LES

GRANDS ÉCRIVAINS

DE LA FRANCE

NOUVELLES ÉDITIONS

PUBLIÉES SOUS LA DIRECTION

DE M. AD. REGNIER

Membre de l'Institut

CHARTRES. — IMPRIMERIE DURAND
Rue Fulbert, 9.

MÉMOIRES

DE

SAINT-SIMON

TOME XXIX

MÉMOIRES

DE

SAINT-SIMON

NOUVELLE ÉDITION
COLLATIONNÉE SUR LE MANUSCRIT AUTOGRAPHE
AUGMENTÉE
DES ADDITIONS DE SAINT-SIMON AU JOURNAL DE DANGEAU
et de notes et appendices

PAR A. DE BOISLISLE
Membre de l'Institut

AVEC LA COLLABORATION DE L. LECESTRE
ET DE J. DE BOISLISLE

TOME VINGT-NEUVIÈME

PARIS
LIBRAIRIE HACHETTE ET Cie
BOULEVARD SAINT-GERMAIN, 79

1918

MÉMOIRES

DE

SAINT-SIMON

(Suite de 1715.) M. le duc d'Orléans surpris par la mort du Roi. La pompe funèbre réduite au plus simple. Point d'États généraux.

La[1] mort du Roi surprit la paresse de M. le duc d'Orléans, comme si elle n'avoit pu être prévue ; il en étoit demeuré où on a vu que je l'avois laissé[2]. Il n'avoit fait

1. Saint-Simon a laissé dans son manuscrit, avant ce paragraphe, un blanc d'une ligne; de plus il a écrit les quatre premiers mots en gros caractères et a fait commencer l'alinéa au milieu de la ligne. Tout cela indique bien son intention d'entamer une sorte de seconde partie de ses Mémoires, la première se terminant à la mort de Louis XIV.

2. Dans le tome XXVII, p. 51-52, il a dit qu'il avait conseillé au duc d'Orléans de fixer ses choix par avance et d'arrêter ses décisions pour le moment qui suivrait la mort du Roi, mais qu'il ne fit rien, par paresse. Cependant il est certain que le prince s'occupa de ce qui se passerait au Parlement; il convoqua le 29 août les gens du Roi, leur fit part de ses intentions et régla avec eux la conduite à tenir et les résolutions à prendre. L'avocat général Joly de Fleury en conserva l'indication dans ses papiers (Bibliothèque nationale, ms. Joly de Fleury 3, fol. 93-95), et rédigea même des conclusions pour les différentes circonstances qui pourraient se présenter (*ibidem*, fol. 12-17). De plus le duc prit la précaution d'envoyer à certains membres du Parlement un mémoire des propositions qu'il comptait faire (*Mémoires de Mathieu Marais*, tome I, p. 174-176), et par suite d'indiscrétions un résumé en courut dans Paris dès le jour même (ms. Joly de Fleury 3, fol. 18). Il semble

aucun progrès dans aucunes[1] des résolutions qu'il falloit avoir prises, tant sur les affaires que sur les divers choix, et il fut noyé d'ordres à donner et de choses à régler, toutes plus petites ou plus médiocres les unes que les autres, mais toutes si provisoires et si instantes qu'il lui arriva ce que je lui avois prédit pour[2] ces premiers jours, qu'il n'auroit pas le temps de penser à rien d'important. Deux jours auparavant, Mme Sforze[3] m'avoit envoyé prier de passer chez elle un matin. Elle étoit inquiète, et Mme la duchesse d'Orléans encore plus, des résolutions de M. le duc d'Orléans et de ses choix. Ni l'une ni l'autre ne pouvoient croire qu'il fût demeuré dans l'inaction intérieure[4]. J'assurai Mme Sforze qu'elle n'en seroit que trop tôt convaincue[5], et elle et Mme la duchesse d'Orléans le furent en effet pleinement quatre jours après.

J'appris la mort du Roi à mon réveil. J'allai aussitôt faire ma révérence au nouveau monarque. Le premier flot y avoit déjà passé ; je m'y trouvai presque seul[6]. Je fus de là chez M. le duc d'Orléans, que je trouvai enfermé, et tout son appartement plein à n'y pas pouvoir faire tomber une épingle par terre[7]. Je le pris à part dans son

évident que le prince tenait Saint-Simon un peu à l'écart et ne lui communiquait pas toutes ses intentions.

1. Il y a bien *aucunes*, au pluriel, dans le manuscrit.

2. L'abrévation de *p^r* corrige celle de *que*, et plus loin *pas* corrige *le*.

3. Voyez ce qu'il a dit de cette dame comme confidente intime de la duchesse d'Orléans, dans le tome XXVI, p. 306 et 309-312.

4. On a vu (tome XXVII, p. 142 et suivantes) que la duchesse s'inquiétait depuis longtemps des projets de son mari lorsqu'il serait régent.

5. Il avait d'abord écrit *asseurée* ; il a biffé ce mot et a écrit à la suite *convaincue*, en s'apercevant de la répétition.

6. Dangeau n'a pas mentionné cette visite isolée de notre auteur. Il dit seulement que, Louis XIV étant mort à huit heures et un quart du matin, « les courtisans allèrent aussitôt après chez M. le duc d'Orléans, qui les présenta sans rang au nouveau Roi » (*Journal de Dangeau*, tome XVI, p. 137).

7. Il a déjà employé cette comparaison pour une occasion analogue, dans le tome XXVII, p. 284.

cabinet pour faire un dernier effort sur la convocation des États généraux[1], qui fut entièrement inutile, et pour le faire souvenir de la parole qu'il m'avoit donnée, et à dix ou douze pairs avec moi, de trouver bon que nous demeurassions couverts lorsque nos voix seroient demandées, et pour les autres indécences des séances du Parlement, dont il convint avec moi. Je le fis souvenir aussi de ce que je lui avois proposé sur ce qui regardoit la totalité de la pompe funèbre, et qu'il avoit agréé : c'étoit d'épargner la dépense, la longueur, et les disputes que feroit naître une si longue cérémonie, et d'en user, quoique le Roi n'eût rien ordonné là-dessus, comme il avoit été pratiqué pour Louis XIII, qui avoit tout défendu et réduit au plus simple[2]. M. le duc d'Orléans s'y conforma en effet, et il ne se trouva personne qui se souciât assez du feu Roi pour relever un retranchement si entier, et qu'il n'avoit point ordonné. Je montai de là chez le duc de la Trémoïlle[3], où nous devions nous assembler aussitôt après la mort du Roi, et où presque tous les ducs qui étoient à Versailles étoient déjà en très grand nombre[4]. M. de la Trémoïlle étoit l'ancien de tous ceux qui avoient un appartement au château[5]. Monsieur de Reims[6], le premier des dix ou douze

Liberté accordée aux pairs sur les usurpations du Parlement, puis commuée en protestations et promesses de décision.

1. Le Régent y avait renoncé dès avant la mort du Roi : tome XXVII, p. 172-173.

2. Dans l'Addition au *Journal de Dangeau* du 9 septembre (ci-après, n° 1264, p. 403), Saint-Simon n'avait pas dit que cette parcimonie avait été suggérée par lui au Régent ; il semblait au contraire la blâmer. Les obsèques de Louis XIV à Saint-Denis seront relatées ci-après, p. 40-41.

3. Charles-Louis-Bretagne : tome XII, p. 155.

4. Voyez ci-après, appendice I, p. 470, la relation des papiers Clairambault.

5. L'érection de la vicomté de Thouars en duché remontait à 1563, et ce duché avait été érigé en pairie en 1595 ; le duc de la Trémoïlle n'était dépassé comme ancienneté que par les ducs d'Uzès et de Montbazon.

6. C'était depuis 1710 M. de Mailly : tome XX, p. 79.

ensemble qui avoient vu M. le duc d'Orléans sur le bonnet, rendit compte de la liberté qu'il nous avoit accordée, et moi, après, du renouvellement que j'en venois de prendre tout à l'instant. L'union et les résolutions furent bien confirmées, et la totale séparation du premier président[1] sur le pied sans mesure où nous étions avec lui; après quoi on se sépara.

Je revis bientôt après M. le duc d'Orléans, qui se trouva un peu moins accablé, pendant l'heure du dîner, de tout le monde, qui m'avoua qu'il n'avoit fait aucune liste ni aucun choix par delà ceux dont j'ai parlé, ni pris son parti sur rien. Ce n'étoit pas le temps de gronder ni de reproches. Je me contentai de hausser les épaules, et de l'exhorter d'être au moins en garde contre les sollicitations et les ministres. Je m'assurai encore de la totale expulsion de Pontchartrain et de Desmaretz[2], sitôt que les conseils seroient formés et déclarés, et que le nouveau gouvernement commenceroit. Puis je le mis sur le testament et sur le codicille, et je lui demandai comment il prétendoit se conduire là-dessus au Parlement, où nous allions le lendemain[3], et où la lecture de ces deux pièces seroit faite. C'étoit l'homme du monde le plus ferme dans son cabinet tête à tête et qui l'étoit le moins ailleurs. Il me promit merveilles; je lui en remontrai l'importance et tout ce dont il y alloit pour lui. Je fus près de deux heures avec lui. Je passai un moment chez Mme la duchesse d'Orléans, qui étoit entre ses rideaux avec force femmes en silence, et m'en vins[4] dîner avec gens qui m'attendoient chez moi, pour m'en aller après à Paris. Il étoit

1. C'est-à-dire, la scission entre les ducs et le premier président de Mesmes, avec qui ils étaient brouillés depuis la première affaire du bonnet : tome XXVI, p. 38-41.

2. Tome XXVII, p. 59.

3. Ces deux mots ont été ajoutés en interligne.

4. Saint-Simon a écrit le mot *vins* sur la marge à la fin d'une ligne et a biffé *allay* au commencement de la ligne suivante.

fort tard; nous eûmes à raisonner après le dîner, et j'allois partir, lorsque M. le duc d'Orléans m'envoya chercher, et quelques ducs qui se trouvèrent chez moi, qu'on n'eut pas la peine d'aller trouver ailleurs. Nous fûmes donc chez lui. Il étoit dans son entresol avec le duc de Sully, Monsieur de Metz, et quelques autres ducs qu'il avoit mandés; car il avoit envoyé chercher tous ceux qu'on ne trouveroit pas partis. Il étoit huit heures du soir[1]. Là M. le duc d'Orléans nous fit un discours bien doré pour nous persuader de n'innover rien le lendemain comme il nous avoit permis de le faire, en représentant le trouble que cela pourroit apporter dans les plus grandes affaires de l'État qui devoient y être réglées, telles que la régence et l'administration du royaume, et l'indécence qui retomberoit sur nous de les arrêter, et au moins les retarder, pour nos intérêts particuliers. Plusieurs de ceux qui étoient là se trouvèrent bien étonnés d'un changement si subit depuis la fin de la matinée. D'Antin, Monsieur de Metz, et quelques autres insistèrent sur la situation où nous jetoit l'étrange tour qu'on avoit su donner à une affaire qu'on avoit fait entreprendre malgré nous[2]; tout cela fut rappelé en peu de mots. M. de Sully, Charost, moi et quelques autres, Monsieur de Reims sur tous, à qui la permission avoit été donnée, et qui l'avions portée à tous de sa part, moi tout récemment, et en la réitérant le matin de ce même jour à la nombreuse assemblée chez le duc de la Trémoïlle, demandâmes quel effet il pouvoit attendre d'une telle variation, et de la considération que la première dignité du royaume si blessée et les personnes qui en étoient revêtues croyoient au moins, pour la plupart,

1. Six heures seulement, selon la relation Clairambault : ci-après p. 470. Ces réunions des ducs chez M. de la Trémoïlle, les entrevues avec le Régent et les décisions prises sont racontées dans une lettre conservée au château de Dampierre et qui a été publiée en appendice du tome XVIII du *Journal de Dangeau*, p. 378-379; elle concorde assez bien avec le récit de Saint-Simon.

2. L'affaire du bonnet : tome XXVI, p. 1 et suivantes.

mériter de lui. Son embarras fut extrême, mais sans s'ébranler. Nous nous regardâmes tous et nous nous[1] dîmes les uns aux autres que ce qui nous étoit demandé étoit impossible après ce qui s'étoit passé. M. le duc d'Orléans parut fort peiné, avoua plusieurs fois que ce bonnet étoit une usurpation insoutenable, que les autres dont nous nous plaignions ne l'étoient pas moins, mais qu'il falloit y pourvoir en temps et lieu, et ne pas troubler une séance si importante par une querelle particulière ; que plus elle étoit juste, plus il nous seroit obligé de la suspendre, plus nous mériterions de l'État, plus nous serions approuvés du public de préférer les affaires générales aux nôtres. « Mais, lui dis-je, Monsieur, quand les publiques seront réglées, vous vous moquerez de nous et des nôtres, et, si nous ne prenons une conjoncture telle que celle-ci, vous nous remettrez sans fin, et nous vous aurons sacrifié nos intérêts en vain. » M. le duc d'Orléans nous protesta merveilles, et nous engagea sa parole positive, formelle, solennelle, de juger en notre faveur toutes nos disputes sur les usurpations du Parlement : bonnet, conseiller sur le banc, etc., aussitôt que les affaires publiques seroient débouchées. Je le suppliai de prendre garde à l'engagement, de ne promettre que ce qu'il voudroit tenir, et de ne se pas mettre à portée des plaintes et des sommations qu'il pouvoit s'assurer que nous ne lui épargnerions pas, si nous nous apercevions qu'il cherchât à éluder sa parole. Il nous la donna bien authentiquement de nouveau, et nous demanda la nôtre de rien innover de nouveau le lendemain au Parlement. Ces Messieurs étoient également foibles et mécontents ; ils grommeloient sans oser s'expliquer. Ils sentoient l'importance de manquer la conjoncture ; mais, accoutumés à la servitude, pas un n'osoit hocher le mors[2] au prince qui représentoit le feu Roi, dont

1. Le second *n°*. oublié, a été ajouté après coup dans le manuscrit.
2. « *Hocher*, secouer, branler. On dit figurément *hocher le mors*, *hocher la bride à quelqu'un* pour dire, essayer de l'animer, de l'exciter

l'ombre leur faisoit encore frayeur. Ce murmure sourd dura quelque temps. Comme je désespérai qu'il en sortît rien de résolu, je repris la parole. Je dis à M. le duc d'Orléans que ce seroit un grand embarras que d'arrêter le lendemain tous les pairs qui s'étoient[1] trouvés ce matin chez le duc de la Trémoïlle, et ceux qu'ils auroient avertis en arrivant à Paris; que de plus, je ne voyois pas comment les persuader de la parole qu'il nous donnoit de juger en notre faveur le bonnet et les autres usurpations dont nous avions tant à nous plaindre, à moins qu'il ne trouvât bon qu'en entrant en séance le lendemain, un de nous déclarât, avant toute affaire, la résolution que nous avions prise, en même temps que, par respect pour ce qu'il nous venoit de marquer qu'il desiroit de nous, et pour ne pas retarder les affaires publiques pour notre intérêt particulier, que[2] nous consentions à laisser les choses comme elles étoient jusqu'à ce que les affaires publiques fussent réglées; que[3] cependant nous protestions contre les usurpations, nommément du bonnet, du conseiller sur les bouts des bancs[4], etc.; que néanmoins nous ne les aurions pas soufferts[5] davantage sans la parole positive, expresse, nette, authentique qu'il nous avoit donnée de juger, et de nous faire pleine justice de toutes ces usurpations, aussitôt après que les affaires publiques seroient réglées, et en même temps que celui qui feroit la protestation se tournât vers lui et l'interpellât d'affirmer la vérité de ce qui étoit avancé, et de la confirmer en donnant de nouveau en pleine séance la même parole. M. le duc d'Or-

à faire quelque chose » (*Académie*, 1718). Saint-Simon écrit *mords*, suivant son habitude.

1. Il y a *s'estant* dans le manuscrit.

2. Ce *que*, qui est une répétition, a été ajouté en interligne.

3. Avant ce mot, il y a *après*, biffé, dans le manuscrit, et Saint-Simon avait commencé à écrire *fai*[*sions*] avant *protestions*.

4. Il a expliqué cette particularité dans le tome XXV, p. 285-286.

5. Il y a bien *soufferts*, dans le manuscrit, se rapportant à *bonnet* et *conseiller*.

léans commença lors à respirer, et ne fit nulle difficulté sur la protestation, ni sur la réitération de sa parole. Il ajouta qu'il me chargeoit de faire la protestation, et toutes les plus fortes assurances d'un jugement prompt, net et favorable, dès que les affaires publiques se trouveroient réglées, et que la Régence auroit pris une forme stable et permanente pour le gouvernement de l'État.

Monsieur de Reims et quelques autres avoient bien envie d'attaquer les bâtards dès cette première séance; je les avois arrêtés avec peine par la considération de trop d'entreprises à la fois, et la nécessité de nous tirer d'abord de celles du Parlement contre nous; mais, dès qu'ils virent la remise que M. le duc d'Orléans en exigeoit, ils voulurent revenir aux bâtards. M. le duc d'Orléans remontra que, avant toutes choses, il étoit nécessaire d'empêcher qu'ils n'usurpassent une autorité sous laquelle tout succomberoit, et avec laquelle, si elle passoit telle qu'il étoit plus que vraisemblable que le testament du Roi et son codicille[1] la leur donnoit, il n'y avoit personne, à commencer par lui, qui pût leur résister en rien, bien moins leur contester ce dont ils se trouvoient déjà en possession, sur laquelle il falloit attendre d'autres temps et d'autres conjonctures. Ce raisonnement étoit vrai; je l'appuyai d'autant plus que la vérité, qui m'en avoit frappé, m'avoit rendu facile à m'engager, comme on l'a vu, à Mme la duchesse d'Orléans qu'il ne se feroit rien contre les bâtards en ces premières séances[2]. Tout ce qui étoit présent s'y rendit, mais en prit occasion d'insister sur les usurpations du Parlement. M. le duc d'Orléans ne laissa

1. Le duc d'Orléans connaissait la teneur du codicille, qui lui avait été communiqué par le Chancelier dès le 25 août (notre tome XXVII, p. 265); on a vu que ce codicille ne faisait aucune allusion au duc du Maine ni à la régence, mais avait seulement trait à ce que devait faire le maréchal de Villeroy comme gouverneur du jeune Roi (*ibidem*, p. 370-372).

2. *Ibidem*, p. 173-175.

rien à desirer là-dessus par les engagements qu'il prit de nouveau, en conséquence de ce qui venoit d'être dit, et me chargea de nouveau de faire la protestation. Je m'en défendis sur ce qu'elle seroit plus dignement faite par Monsieur de Reims, qui par acclamation avec les autres me la remit. Je résistai, et, après avoir demandé un moment de silence, je dis que j'avois trois raisons de m'en excuser : la première, parce qu'il convenoit qu'elle se fît par le plus ancien, qui étoit Monsieur de Reims[1], dès qu'il étoit présent ; la seconde, parce que, si on convenoit qu'elle se fît par un autre, cela ne pouvoit regarder que M. d'Antin, ou un de ceux par qui l'affaire du bonnet avoit principalement passé ; la troisième, parce que la connoissance que j'avois de moi-même me faisoit craindre de la faire trop fortement, surtout dans l'interpellation à M. le duc d'Orléans. On se moqua de moi sur tous les trois. Monsieur de Reims déclara qu'il ne la feroit point, qu'il falloit me la laisser, parce que je m'en acquitterois mieux que personne, comme on dit toujours quand on veut se décharger. D'Antin prétendit que d'être entré dans le détail de l'affaire du bonnet n'avoit aucun trait à rendre plus propre à faire la protestation. M. le duc d'Orléans déclara qu'il agissoit de si bonne foi, qu'il trouveroit bonne[2] toute manière d'interpellation qui lui pourroit être faite. Le bruit confus recommença ; plusieurs me dirent à l'oreille que la protestation et l'interpellation auroient tout un autre poids dans ma bouche par la situation où personne n'ignoroit que j'étois avec M. le duc d'Orléans ; en un mot, personne ne voulut s'en charger. M. le duc d'Orléans se mit de plus belle à me presser de la faire ; il n'y eut pas moyen de m'en délivrer[3]. Tout réglé et convenu de

1. L'archevêque-duc de Reims était regardé comme le premier pair de France.

2. Avant *bonne*, Saint-Simon a biffé *bon toutte*.

3. On verra plus loin que ce ne fut pas Saint-Simon qui fit la protestation, mais bien l'archevêque de Reims; toutes les relations

la sorte, à notre grand regret à tous, il fallut voir comment avertir les absents dans un terme aussi court d'un changement si considérable, et dont il falloit qu'ils fussent instruits avant d'entrer le lendemain matin au Parlement. Nous convînmes que chacun de nous enverroit chez les plus à portée de chez soi, les prier le soir même de se rendre chez l'archevêque de Reims, le lendemain à cinq heures du matin, en habit de Parlement[1], pour chose très importante et très pressée. Il étoit dix heures du soir lorsque nous arrivâmes à Paris, et aussitôt chacun de nous fit à l'égard des autres ce qui étoit convenu[2].

Presque tous se trouvèrent entre cinq et six heures du matin chez l'archevêque de Reims, au bout du Pont Royal, derrière l'hôtel de Mailly[3]. Il rendit compte de ce qui s'étoit passé la veille au soir chez M. le duc d'Orléans. Le murmure fut grand; mais il n'y eut pas de remède: il fallut bien s'y conformer. J'essayai encore de me décharger de la protestation sur quelque autre. Ce fut très inutilement; l'acclamation fut unanime. On m'opposa ce qui étoit convenu la veille, qu'il ne s'y pouvoit rien changer sans l'aveu de M. le duc d'Orléans, qui avoit voulu le premier, et toujours persisté depuis à m'en charger; qu'il n'y avoit ni temps de l'aller trouver ni raison pour le faire

sont d'accord sur ce point. Cependant, comme Saint-Simon avait pensé qu'il pourrait en être chargé, il avait préparé à l'avance un discours et une protestation, qu'il comptait lire en séance au nom des pairs. Ces deux morceaux sont conservés dans le volume 50 de ses Papiers (aujourd'hui *France* 205), fol. 20-23. Chose curieuse, le projet de discours fut soumis par lui au président de Maisons, qui y apporta des corrections nombreuses, et Saint Simon en fit alors une rédaction définitive; mais tout cela fut inutile, puisque ce fut l'archevêque de Reims qui parla. Le texte du discours, dans ses trois états successifs, a été publié par M. de Boislisle en 1880 dans l'*Annuaire-Bulletin de la Société de l'histoire de France*, p. 125-128.

1. Tome XXIII, p. 327.

2. Le texte du billet qui leur fut envoyé est donné par la relation Clairambault : ci-après, appendice I, p. 471.

3. Tome I, p. 88.

changer là-dessus, et on finit par m'exhorter à m'en acquitter avec courage, et à ne pas ménager dans l'interpellation M. le duc d'Orléans, qui nous ménageoit lui-même si peu, et si tôt par une si subite variation, qui se pouvoit nommer un manquement de parole. Ces derniers propos me firent sentir la nécessité de tâcher de ramener les esprits. Je représentai la situation embarrassante de M. le duc d'Orléans entre le Parlement dépositaire du testament et du codicille du Roi[1], et les bâtards, pour la grandeur et l'autorité desquels il n'y avoit personne qui doutât qu'ils ne fussent faits; qu'il y alloit du tout pour lui, pour l'État, pour nous-mêmes, que les bâtards ne remportassent pas ce que le Roi leur avoit très vraisemblablement attribué; que la permission que M. le duc d'Orléans nous avoit donnée et réitérée étoit un effet de son équité, de sa bonne volonté pour nous, de sa persuasion de nos raisons; que ce qui s'étoit passé le soir étoit un effet de ses réflexions; que nous ne pouvions le blâmer de ne vouloir pas hasarder pour nous de réunir contre lui le Parlement avec les bâtards, dans le moment critique de décider du pouvoir du Régent, ou d'hasarder un éclat et une suspension d'affaires si majeures et si instantes, où il n'auroit qu'à perdre et nous encore plus, à qui le public, disposé comme il étoit à notre égard, se prendroit de tout pour avoir voulu mêler nos querelles particulières avec le règlement du gouvernement; qu'il étoit des temps et des conjonctures où il étoit force de se prêter, et que rien ne pouvoit nous être plus dommageable que de souffrir la moindre autorité dans l'État à des bâtards que nous ne pouvions ignorer être les plus intéressés ennemis de notre dignité, et les plus grands de la plupart

1. Le codicille n'avait pas été déposé au Parlement; le duc d'Orléans l'apporta à la séance (*Journal de Buvat*, tome I, p. 485, extrait des registres du Parlement). Il l'avait reçu du chancelier Voysin, qui en était dépositaire (Arch. nat., K 696, n° 1, fol. 1 v°, récit du président d'Aligre).

de nos personnes ; qu'enfin M. le duc d'Orléans, établi une fois dans toute l'autorité qui appartenoit à sa naissance et à sa régence, ne pourroit ne nous pas savoir gré d'une déférence qui lui devenoit si nécessaire pour y parvenir, ni cesser de penser comme il avoit toujours fait sur les usurpations du Parlement à notre égard, ni nous manquer de parole si solennellement donnée, comme il alloit faire en plein Parlement, de nous juger et de nous rendre justice, dès qu'il auroit donné ordre aux affaires publiques. Ce petit discours me parut avoir ramené les esprits. Il étoit plus de sept heures du matin, et nous nous en allâmes tous ensemble tout droit au Parlement, avec tous nos carrosses et notre cortège à notre suite.

Séance au Parlement

Nous le trouvâmes tout entier en séance[1], avec M. de la

1. Cette séance du Parlement, qui fut si importante au point de vue politique et où Saint-Simon se donne un rôle si principal, a été l'objet de très nombreuses relations. Il y a d'abord le récit officiel extrait des registres du Parlement, qui fut imprimé plusieurs fois à l'époque même en petites plaquettes mises dans le commerce (il y en a des exemplaires aux Archives nationales, cartons K 137, n° 1[1], et K 696, n° 2, et une très belle édition in-folio dans la collection Joly de Fleury, tome 3, fol. 22) ; il a été reproduit dans Isambert, *Anciennes lois françaises*, tome XXI, p. 2 et suivantes, et dans l'appendice du tome I du *Journal de Buvat*, p. 479-502 ; on en trouve en outre plusieurs copies manuscrites. On ne connaît pas moins d'une quinzaine d'autres relations, non officielles, mais plus curieuses par les détails qu'elles donnent ; nous les énumérerons ci-après à l'appendice I, et nous reproduirons les plus intéressantes. Sur cette séance mémorable, on peut voir encore le court récit du *Journal de Dangeau*, tome XVI, p. 162-163, et celui, encore plus bref, de la *Gazette*, p. 432 ; la lettre conservée aux archives du château de Dampierre que les éditeurs de Dangeau ont placée en appendice à leur tome XVIII, p. 379-381 ; la suite du « Journal historique », extrait du *Mercure* et rédigé par Lefebvre de Fontenay, dont il a été parlé dans notre tome XXVII, p. 338, n° VIII ; les correspondances de Paris insérées dans la *Gazette d'Amsterdam*, Extraordinaires LXXIV, LXXVII, LXXIX, LXXXII et LXXXIII ; le *Journal de Mathieu Marais*, tome I, p. 157 ; les Mémoires inédits du duc d'Antin, ms. Mazarine 2351, p. 74 et suivantes ; le *Journal des Anthoine*, publié par Édouard Drumont, p. 141 et suivantes. Tous ceux de ces documents qui sont entrés dans le détail ne

pour la Régence*. Le duc de la Rochefoucauld reçu au Parlement. Scélératesse et piège du premier président, que le duc de la Rochefoucauld évite avec noblesse.

Rochefoucauld, M. d'Harcourt, et deux ou trois autres seulement, qui avoient mandé à Monsieur de Reims qu'ils se rapporteroient à ce qui seroit réglé chez lui entre nous, mais qu'ils n'y pouvoient venir, parce qu'ils étoient obligés de se trouver à la réception de M. de la Rochefoucauld. Ce duc, qui n'avoit pu encore digérer ma préséance, avoit toujours différé sa réception[1]. Mais il ne voulut pas se priver d'assister à tout ce qui devoit se passer au Parlement à la mort du Roi, et il s'étoit fait recevoir ce même matin avant que personne arrivât[2]. Je sus, presque aussitôt que je fus entré en séance, que le premier président avoit eu la hardiesse de lui proposer, et encore en plein Parlement, ce matin-là même, de protester contre le jugement rendu par le feu Roi entre lui et moi, et d'en appeler au Parlement, avec assurance qu'on y seroit bien aise de lui faire justice, et que le duc de la Rochefoucauld lui avoit très dignement répondu qu'il se tenoit pour bien jugé par le Roi, qu'il ne songeroit jamais à en appeler, et qu'il n'étoit plus question d'une affaire finie et consommée ; dont le premier président demeura confus[3]. Cet honnête homme ne cherchoit qu'à mettre la discorde parmi nous. M. de la Rochefoucauld en sentit le piége, et quel pas ce

confirment pas ce que dit notre auteur au point de vue de l'importance du rôle qu'il s'attribue. Chéruel, dans *Saint Simon considéré comme historien de Louis XIV*, p. 90-95, avait déjà montré l'inexactitude, ou plutôt l'exagération, du récit de Saint-Simon ; nous y insisterons dans le commentaire qui va suivre. Ajoutons encore que le greffier du Parlement Delisle a réuni dans sa collection, à côté de la copie des pièces officielles, divers documents intéressants qu'on ne rencontre pas ailleurs (Archives nationales, reg. U 357).

1. Son père était mort depuis le mois de janvier 1714.

2. Le procès-verbal de réception est dans les registres du Parlement ; Archives nationales, X[1A] 8431, fol. 427 v° ; la copie de l'information de vie et mœurs est dans le registre U 357 des Archives nationales : les témoins étaient le curé de Saint-Sulpice, le duc de Luxembourg, le maréchal de Berwick, le comte de Caraman et le brigadier Pellot.

3. Rien ne vient confirmer cette particularité.

* La première phrase a été ajoutée après coup en tête de la manchette.

seroit qu'appeler du Roi au Parlement, et sagement se garda d'y tomber. En effet, dès que je parus, il se baissa[1] pour me laisser place au-dessus de lui, où je me mis tout de suite, et je lui parlai de ce qui s'étoit passé la veille au soir chez M. le duc d'Orléans, et le matin chez Monsieur de Reims, que je vis être fort peu de son goût. Je glissai avec lui, parce que nous n'étions plus, depuis le jugement de préséance, sur le pied où nous avions été autrefois, et parce que, sans savoir pourquoi, il étoit éloigné de M. le duc d'Orléans. Lorsque je sus ce qui se venoit de passer, à mon égard, entre lui et le premier président, je fus tenté de lui en faire une honnêteté; mais je m'en retins pour laisser vieillir la rancune et l'habitude de ma préséance, et ne rien hasarder avec un homme rogue[2], piqué encore et de peu d'esprit, qui peut-être n'auroit pas trop bien reçu ce compliment.

Duc du Maine arrive en séance*. Protestation des pairs sur les usurpations du Parlement à leur égard et interpellation à M. le duc d'Orléans sur sa promesse de les juger dès que les affaires du gouvernement seroient réglées, à laquelle il

Moins de demi-quart d'heure après que nous fûmes en séance, arrivèrent les bâtards. M. du Maine crevoit de joie. Le terme est étrange; mais on ne peut rendre autrement son maintien. L'air riant et satisfait surnageoit[3] à celui d'audace, de confiance, qui perçoient néanmoins[4], et à la politesse qui sembloit les combattre. Il saluoit à droit et à gauche, et perçoit chacun de ses regards. Entré dans le parquet quelques pas, son salut aux présidents eut un air de jubilation, que celui du premier président réfléchissoit d'une manière sensible. Aux pairs le sérieux, ce n'est point trop dire le respectueux, la lenteur, la profondeur de son inclination vers eux de tous les trois côtés fut parlante. Sa tête demeura abaissée même en se relevant, tant est forte la pesanteur des forfaits aux

1. C'est-à-dire, il se recula d'une place.
2. Il a parlé de la « roguerie » des la Rochefoucauld dans nos tomes XVII, p. 338, et XXV, p. 139.
3. Il avait d'abord écrit ce verbe au pluriel,
4. Ces trois mots ont été ajoutés en interligne.

* La première phrase de la manchette a été ajoutée après coup.

jours même qu'on ne doute plus du triomphe. Je le suivis exactement partout de mes regards, et je remarquai sur les trois côtés également que l'inclination du salut qui lui fut rendu fut roide et courte. Pour son frère, il n'y parut que son froid ordinaire.

acquiesce en pleine séance. [Add. St-S. 1261]

A peine étions-nous rassis que Monsieur le Duc arriva, et l'instant d'après M. le duc d'Orléans[1]. Je laissai rasseoir le bruit qui accompagna son arrivée, et, comme je vis que le premier président se mettoit en devoir de vouloir parler en se découvrant, je fis signe de la main, me découvris et me couvris tout de suite, et je dis[2] que j'étois chargé par Messieurs les pairs de déclarer à la Compagnie assemblée que ce n'étoit qu'en considération des importantes

1. Le duc d'Orléans était arrivé au Parlement ayant dans son carrosse les six princes du sang : duc de Bourbon, comte de Charolais, prince de Conti, duc du Maine, prince de Dombes et comte de Toulouse. Ils avaient tous entendu la messe à la Sainte-Chapelle et c'était là que la députation de deux présidents et deux conseillers était allée chercher le Régent : voyez le récit officiel. Les relations disent au contraire que les princes suivaient le duc d'Orléans.

2. D'après toutes les relations (voyez celle du président d'Aligre, dans la *Revue rétrospective*, deuxième série, t. VI, 1836, p. 10-11, et celles qui sont reproduites ci-après à l'appendice I), cet incident se passa tout différemment. A peine arrivé à sa place, le duc d'Orléans invita tout haut les ducs et pairs à ne soulever aucun incident, les assurant que tout ce qui se passeroit dans la séance ne préjudicieroit en rien aux droits qu'ils pouvaient avoir. C'est alors que l'archevêque de Reims, et non point Saint-Simon, lut une protestation au nom des pairs ; le rôle de Saint-Simon se borna à en demander acte et à prendre à témoin le duc d'Orléans de la promesse qu'il avait faite aux ducs de les juger. Déjà, en écrivant l'Addition à Dangeau indiquée ci-contre, il s'était attribué à lui seul la protestation ; il est étonnant que sa mémoire l'ait trompé à ce point. Le texte que lut l'archevêque fut imprimé en 1716 dans un recueil de pièces relatives aux différends des ducs et des présidents (ms. Clairambault 736, fol. 263) ; il est conforme à celui qu'on trouvera ci-après, p. 472, si ce n'est que la phrase suivante a été ajoutée à la fin : « *déclarant en outre que ce sera pour la dernière fois, et de ce ils demandent acte* ». Les registres du Parlement ne mentionnèrent pas cet incident, dont par conséquent il n'est pas parlé dans le procès verbal imprimé.

et pressantes affaires publiques qu'il s'agissoit maintenant de régler, que les pairs vouloient bien encore souffrir l'usurpation plus qu'indécente du bonnet, et les autres dont ils avoient à se plaindre, et montrer[1] par ce témoignage public la juste préférence qu'ils donnoient aux affaires de l'État sur les leurs les plus[2] particulières, les plus chères et les plus justes, qu'ils ne vouloient pas retarder d'un instant; mais qu'en même temps je protestois au nom des pairs contre ces usurpations, et contre leur durée, de la manière la plus expresse, la plus formelle, la plus authentique, au milieu et en face de la plus auguste assemblée, et autorisé de l'aveu et de la présence de tous les pairs, et que je protestois encore que ce n'étoit qu'en considération de la parole positive et authentique que M. le duc d'Orléans ci-présent nous donna hier au soir dans son appartement, à Versailles, de décider et juger nettement ces usurpations aussitôt que les affaires publiques du gouvernement seront réglées; et qu'il a trouvé bon que je l'énonçasse clairement ici comme je fais, et (me découvrant et me recouvrant aussitôt) que j'eusse l'honneur de l'interpeller ici lui-même d'y déclarer que telle est la parole qu'il nous a donnée, et sur laquelle uniquement nous comptons[3], et en conséquence nous bornons présentement à ce qui vient d'être dit et déclaré par moi, de son aveu et permission expresse et formelle, en présence de quinze ou seize pairs ci-présents qu'il manda hier au soir chez lui[4]. Le silence profond avec lequel je fus écouté témoigna la surprise de toute l'assistance. M. le duc d'Orléans se découvrit, en affirmant

1. *Monstrer* est en interligne au-dessus de *tesmoigner*, biffé.

2. Ce mot *plus* surcharge un premier *particuli[ères]*.

3. *Comptons* surcharge *av[ons]*.

4. Tout ce discours est complètement inventé, et il n'a même pas de rapport étroit avec le texte que Saint-Simon avait préparé comme il a été dit ci-dessus (p. 9, note 3). Son intervention se réduisit à quelques mots : voyez la relation Clairambault, ci-après, p. 473, et les autres.

ce que je venois de dire, assez bas et l'air embarrassé, et se recouvrit aussitôt après. Je regardai M. du Maine, qui me parut avec un air content d'en être quitte à si bon marché, et que mes voisins me dirent avoir eu l'air fort en peine à mon début.

Députation du Parlement va quérir le testament et le codicille du Roi.

Un silence fort court suivit ma protestation, après quoi je vis le premier président dire quelques mots assez bas à M. le duc d'Orléans, puis faire tout haut la députation du Parlement pour aller chercher le testament du Roi[1] et son codicille, qui avoit été mis au même lieu[2]. Le silence continua pendant cette grande et courte attente; chacun se regardoit sans se remuer. Nous étions tous aux siéges bas; les portes étoient censées fermées; mais la grand chambre étoit pleine de curieux de qualité et de tous états, et de la suite nombreuse de ce qui étoit en séance.

Stair dans une lanterne, le duc de Guiche bien payé dans une autre, le régiment des gardes aux avenues.

M. le duc d'Orléans avoit eu la facilité de se laisser leurrer, en cas de besoin, du secours d'Angleterre, et pour cela de faire placer Mylord Stair[3] dans une des lanternes. Ce fut l'ouvrage du duc de Noailles, de Canillac, de l'abbé Dubois. Il y en avoit un autre[4] plus présent: le régiment

1. Saint-Simon n'avait évidemment pas sous les yeux ni le procès-verbal de la séance ni quelque relation. Il ne se trouve d'ailleurs aucune de ces dernières dans ses Papiers, mais seulement le procès-verbal officiel dans le volume 37 (*France* 193), et, dans le volume 60, *France* 215, la copie de la protestation lue par l'archevêque de Reims. Il omet en effet tout ce qui se passa avant la lecture du testament de Louis XIV. Après le compliment de bienvenue du premier président, le duc d'Orléans lut un discours pour demander la régence par droit de naissance et pour répéter les paroles du Roi mourant à cet égard. Les gens du Roi prirent des conclusions conformes, en demandant qu'il fût procédé d'abord à l'ouverture du testament. C'est alors qu'on fit la députation pour l'aller chercher.

2. On a vu ci-dessus (p. 11, note 1) que c'est une erreur : les deux codicilles, écrits sur la même feuille de papier, étaient restés entre les mains du Chancelier, et ce fut le duc d'Orléans qui les apporta à la séance.

3. Tome XXVI, p. 186. Ce détail n'est confirmé par aucune relation.

4. Un autre secours.

des gardes occupoit sourdement toutes les avenues, et tous les officiers, avec des soldats d'élite dispersés, l'intérieur du Palais[1]. Le duc de Guiche, démis à son fils[2], étoit dans la lanterne basse de la cheminée. Il avoit capitulé avec M. le duc d'Orléans, et en avoit tiré six cent mille livres pour ce service[3], qu'il avoit eu le talent de lui faire valoir. Il s'étoit donné pendant la vie du Roi pour un homme attaché aux bâtards. Ils y avoient compté, et, comme on le voit, ne tardèrent pas à se mécompter. La précaution ne fut utile qu'au duc de Guiche ; tout se passa, il est vrai, peu doucement, mais sans la plus légère apparence de donner la moindre atteinte à la tranquillité parfaite[4].

La députation ne fut pas longtemps à revenir. Elle remit le testament et le codicille entre les mains du premier président[5], qui les présenta, sans s'en dessaisir, à M. le duc d'Orléans[6], puis les fit passer de main en main par les présidents à mortier à Dreux, conseiller au Parlement[7], père du grand maître des cérémonies, disant

Dreux, conseiller de la grand

1. L'avocat Prévost, dans sa relation (ci-après, appendice I, p. 477), remarque avec étonnement ce déploiement de troupes.

2. Le duc de Louvigny : tome XIX, p. 33. Saint-Simon fait erreur : le duc de Guiche n'avait point cédé à son fils la charge de colonel des gardes françaises ; ce fut seulement en décembre 1716 qu'il en obtint la survivance pour celui-ci (*Dangeau*, tome XVI, p. 505 et 506).

3. Rien ne confirme ce dire de notre auteur.

4. Le duc d'Orléans avait pris une autre précaution qu'ignorait Saint-Simon et que font connaître les *Mémoires de Mathieu Marais*, tome I, p. 180 : il avait fait remettre aux principaux membres du Parlement un mémoire pour soutenir ses droits ; le texte en est donné dans le même ouvrage, p. 174-176, et on en trouve une copie aux Archives nationales, K 544, n° 49[5].

5. Le premier président, ayant une des trois clefs du caveau, faisait partie de la députation (voir le récit officiel et les relations).

6. La relation du président d'Aligre donne à ce sujet des détails curieux ; celles de Clairambault et des papiers Corberon (ci-après, p. 473 et 485) disent que l'enveloppe était « fort gâtée et moisie » et « le corps du testament fort humide, mais entier ».

7. Thomas II Dreux de la Galissonnière : tome VI, p. 306.

qu'il lisoit bien et d'une voix forte, qui seroit bien entendue de tous, de la place où il étoit sur les siéges hauts derrière les présidents près de la lanterne de la buvette. On peut juger avec quel silence il fut écouté, et combien les yeux et les oreilles se dressèrent vers ce lecteur. A travers toute sa joie, le duc du Maine montra une âme en peine; il se trouvoit au moment d'une forte opération qu'il falloit soutenir. M. le duc d'Orléans ne marqua[1] qu'une application tranquille. Je ne m'arrêterai point à ces deux pièces[2], où il n'est question que de la grandeur et de la puissance des bâtards, de Mme de Maintenon et de Saint-Cyr, du choix de l'éducation du Roi, et du conseil de régence au pis pour M. le duc d'Orléans, et de le livrer entièrement dépouillé de tout pouvoir au pouvoir sans bornes du duc du Maine. Je remarquai un morne et une sorte d'indignation qui se peignit sur tous les visages à mesure que la lecture avançoit, et qui se tourna en une sorte de fermentation muette à la lecture du codicille, que[3] fit l'abbé Menguy[4], autre conseiller de la grand chambre, mais clerc, et en la même place de Dreux pour être mieux entendu. Le duc du Maine la sentit[5], et en pâlit; car il n'étoit appliqué qu'à jeter les yeux sur tous les visages, et les miens le suivoient de près tout en écoutant, et regardant de fois à autre la contenance de M. le duc d'Orléans.

chambre, fait à haute voix lecture du testament, et l'abbé Menguy, conseiller clerc de la grand chambre, du codicille.

La lecture achevée, ce prince prit la parole[6], et, passant les yeux sur toute la séance, se découvrit, se recouvrit,

Discours de M. le duc d'Orléans.

1. *Marqua* surcharge *monstra*.

2. On en a donné le texte dans le tome XXVII, appendice II.

3. Tout ce qui suit jusqu'à la fin de la phrase a été ajouté en interligne.

4. Guillaume, abbé Menguy : tome XIII, p. 197. Saint-Simon est seul à dire que les codicilles furent lus par ce conseiller.

5. Sentit la fermentation muette. *Sentit* est en interligne au-dessus de *remarqua*, biffé.

6. Le texte de son discours est dans le procès-verbal officiel, et a été reproduit dans les *Mémoires de Mathieu Marais*, tome I, p. 173-174.

et dit un mot de louange et de regret du feu Roi. Élevant après la voix davantage, il déclara qu'il n'avoit qu'à approuver tout ce qui regardoit l'éducation du Roi, quant aux personnes, et ce qui se trouvoit sur un établissement aussi beau et aussi utile que l'étoit celui de Saint-Cyr, dans les dispositions qu'on venoit d'entendre ; qu'à l'égard de celles qui regardoient le gouvernement de l'État, il parleroit séparément de ce qui en étoit contenu dans le testament et dans le codicille ; qu'il avoit peine à les concilier avec ce que le Roi lui avoit dit dans les derniers jours de sa vie, et avec les assurances qu'il lui[1] avoit données publiquement qu'il ne trouveroit rien dans ses dispositions dont il pût n'être pas content, en conséquence de quoi il avoit lui-même toujours depuis renvoyé à lui pour tous les ordres à donner, et ses ministres pour les recevoir sur les affaires ; qu'il falloit qu'il n'eût pas compris la force de ce qu'on lui avoit fait faire, regardant du côté du duc du Maine, puisque le conseil de régence se trouvoit choisi, et son autorité tellement[2] établie par le testament qu'il ne lui en demeuroit plus aucune à lui ; que ce préjudice fait au droit de sa naissance, à son attachement pour la personne du Roi, à son amour et à [sa] fidélité pour l'État, étoit de nature à ne pouvoir le[3] souffrir avec la conservation de son honneur ; et qu'il espéroit assez de l'estime de tout ce qui étoit là présent pour se persuader que sa régence seroit déclarée telle qu'elle la[4] devoit être, c'est-à-dire entière, indépendante, et le choix du conseil de régence, à qui il ne disputoit pas la voix délibérative pour les affaires, à sa disposition, parce qu'il ne les pouvoit discuter qu'avec des personnes qui, étant approuvées du public, pussent aussi avoir sa

1. Avant *luy*, il y a dans le manuscrit *y av[oit]*, biffé.
2. Le mot *tellement* a été ajouté en interligne, ainsi que les mots *à luy*, à la fin de la phrase.
3. Tel est bien le texte du manuscrit.
4. Ce *la* a été ajouté en interligne.

Le testament du Roi abrogé quant à l'administration de l'État.

confiance[1]. Ce court discours parut faire une grande impression. Le duc du Maine voulut parler. Comme il se découvroit, M. le duc d'Orléans avança la tête par-devant Monsieur le Duc, et dit au duc du Maine d'un ton sec : « Monsieur, vous parlerez à votre tour[2]. » En un moment l'affaire tourna selon les desirs de M. le duc d'Orléans. Le pouvoir du conseil de régence et sa composition tombèrent; le choix du conseil de régence fut attribué à M. le duc d'Orléans, régent du royaume, avec toute l'autorité de la régence, et à la pluralité des voix du conseil de régence la décision des affaires seulement, avec la voix du Régent comptée pour deux en cas de partage[3]. Ainsi toutes les grâces et les punitions demeurèrent[4] en la main seule de M. le duc d'Orléans. L'acclamation fut telle que le duc du Maine n'osa dire une parole. Il se réserva pour soutenir le codicille, dont la conservation, en effet, eût annulé par soi-même tout ce que M. le duc d'Orléans venoit d'obtenir[5].

Forte dispute publique, puis particulière, entre M. le duc d'Orléans et le duc du Maine* sur le codicille du Roi. Sur** l'avis du duc de la Force, je fais passer la

Après quelques moments de silence, M. le duc d'Orléans reprit la parole. Il témoigna une nouvelle surprise que les dispositions du testament n'eussent pas suffi à qui les avoit suggérées, et que, non contents de s'y être établis les maîtres de l'État, ils en eussent eux-mêmes trouvé les clauses si étranges qu'il avoit fallu, pour se rassurer, devenir encore les maîtres de la personne du Roi, de la sienne à lui, de la cour et de Paris. Il ajouta que, si son

1. Tout ce résumé du discours est loin d'être exact, comme on peut le voir en se reportant au texte officiel.

2. Aucune relation ne parle de cette apostrophe.

3. La relation du greffier Delisle, dont il sera parlé à l'appendice I, p. 468, n° VIII, dit que le comte de Toulouse fut « seul d'avis contre M. le duc d'Orléans ».

4. *Demeurent* corrigé en *demeurerent*.

5. On a vu que le codicille n'a aucunement trait au duc du Maine.

* Les mots *et le D. du Maine* sont ajoutés en interligne.

** Toute la fin de la manchette a été ajoutée après coup.

dispute dans la quatrième des Enquêtes; je l'y fais après suspendre, et fais lever la séance et remettre à l'après-diner.

honneur se trouvoit blessé au point où il lui paroissoit que la Compagnie l'avoit senti elle-même par les dispositions du testament, ainsi que toutes les lois et les règles, les mêmes étoient encore plus violées par celles du codicille, qui ne laissoit ni sa liberté ni sa vie même en sûreté, et mettoit la personne du Roi dans l'absolue dépendance de qui avoit osé profiter de l'état de foiblesse d'un Roi mourant pour lui arracher ce qu'il n'avoit pu entendre. Il conclut par déclarer que la régence étoit impossible à exercer avec de telles conditions, et qu'il ne doutoit pas que la sagesse de la Compagnie n'annulât un codicille qui ne se pouvoit soutenir[1], et dont les règlements jetteroient la France dans les malheurs les plus grands et les plus indispensables[2]. Tandis que ce prince parloit, un profond et morne silence lui applaudissoit, sans s'expliquer. Le duc du Maine, devenu de toutes les couleurs, prit la parole, qui pour cette fois lui fut laissée. Il dit que l'éducation du Roi, et par conséquent sa personne, lui étant confiée, c'étoit une suite toute naturelle qu'il eût, privativement à tout autre, l'entière autorité sur sa maison civile et militaire, sans quoi il ne pouvoit se charger de le faire servir, ni répondre de sa personne; et de là à vanter son attachement, si connu du feu Roi qu'il y avoit mis toute sa confiance. M. le duc d'Orléans l'interrompit à ce mot, qu'il releva. M. du Maine voulut le tempérer par les louanges du maréchal de Villeroy adjoint à lui, mais sous lui, dans la même charge et la même confiance. M. le duc d'Orléans reprit qu'il seroit étrange que la première et plus entière confiance ne fût pas en lui, et plus encore qu'il ne pût vivre auprès du Roi que sous l'autorité et la protection de ceux qui se seroient rendus les maî-

1. *Soustenir* est en interligne au-dessus d'*exécuter*, biffé.

2. Toute cette argumentation tombe à faux, puisque le codicille n'avait pas la teneur que lui attribue Saint-Simon; ni le procès-verbal officiel, ni aucune des relations ne donnent ce sens aux paroles du duc d'Orléans.

tres absolus du dedans et du dehors, et de Paris même par les régiments des gardes.

La dispute s'échauffoit[1], se morceloit par phrases coupées de l'un à l'autre, lorsque, en peine de la fin d'une altercation qui devenoit indécente, et cédant à l'ouverture que le duc de la Force venoit de me faire par-devant le duc de la Rochefoucauld, qui siégeoit entre nous deux, je fis signe de la main à M. le duc d'Orléans de sortir et d'aller achever cette discussion dans la quatrième des Enquêtes, qui a une porte de communication dans la grand chambre, et où il n'y avoit personne. Ce qui me détermina à cette action fut que je m'aperçus que M. du Maine s'affermissoit, qu'il se marmucoit[2] confusément de partage, et que M. le duc d'Orléans ne faisoit pas le meilleur personnage, puisqu'[il] descendoit à plaider pour ainsi dire sa cause contre le duc du Maine. Il avoit la vue basse; il étoit tout entier à attaquer et à répondre, en sorte qu'il ne vit point le signe que je lui faisois. Quelques moments après je redoublai, et, n'en ayant pas plus de succès, je me levai et m'avançai quelques pas,

1. Aucun récit ne parle de cette discussion entre les deux princes ni de l'intervention de Saint-Simon dont il va être question. Seule la relation du fonds Clairambault, rédigée sous l'influence des pairs et peut-être sous celle de Saint-Simon, mentionne que le duc d'Orléans se retira dans la quatrième chambre des Enquêtes et y eut une conversation avec les gens du Roi d'abord, ensuite avec MM. du Maine et de Toulouse, mais elle ne parle ni de discussion ni d'aigreur; on en peut voir le texte ci-après, p. 474. La relation du greffier Delisle dit simplement que, pendant que les gens du Roi s'étaient retirés pour délibérer sur les demandes du duc d'Orléans, celui-ci passa en la quatrième chambre des Enquêtes « pour s'y rafraîchir » et qu'il fut suivi par les princes du sang et par plusieurs; il ne parle pas de discussion ni de dispute. Il est certain que, si Saint-Simon n'invente pas complètement, il exagère et grossit démesurément. D'après toutes les relations, l'attitude du duc du Maine fut beaucoup plus mesurée et conciliante que ne le dit notre auteur.

2. Mot déjà rencontré, au sens de murmurer, dans le tome XIX, p. 65 et 277.

et lui dis, quoique d'assez loin : « Monsieur, si vous passiez dans la quatrième des Enquêtes avec M. du Maine, vous y parleriez plus commodément, » et m'avançant au même instant davantage, je l'en pressai par un signe de la main et des yeux qu'il put distinguer. Il m'en rendit un de la tête, et à peine fus-je rassis que je le vis s'avancer par-devant Monsieur le Duc à M. du Maine, et aussitôt après tous deux se lever, et s'en aller dans la quatrième des Enquêtes. Je ne pus voir qui de ce qui étoit épars hors de séance, les y suivit ; car toute la séance se leva à leur sortie, et se rassit en même temps sans bouger, et tout en grand silence. Quelque temps après, M. le comte de Toulouse sortit de place et alla dans cette chambre. Monsieur le Duc l'y suivit un peu après. Au bout de quelque temps le duc de la Force en fit autant. Il y fut assez peu. Revenant en séance, il dépassa le duc de la Rochefoucauld et moi, mit sa tête entre celle du duc de Sully et la mienne, parce qu'il ne voulut pas être entendu par la Rochefoucauld, et me dit : « Au nom de Dieu, allez-vous-en là dedans ; cela va fort mal ; M. le duc d'Orléans mollit. Rompez la dispute ; faites rentrer M. le duc d'Orléans ; et, dès qu'il sera en place, qu'il dise qu'il est trop tard pour achever, qu'il faut laisser la Compagnie aller dîner, et revenir achever au sortir de table ; et pendant cet intervalle, ajouta la Force, mander les gens du Roi au Palais-Royal, et faire parler aux pairs dont on pourroit douter, et aux clefs de meute[1] parmi les magistrats. » L'avis me parut bon et important. Je sortis de séance et allai à la quatrième des Enquêtes. Je trouvai un grand cercle assez fourni de spectateurs, M. le comte de Toulouse vers l'entrée en avant, mais collé à ce cercle, Monsieur le Duc vers le milieu en même situation, tous assez éloignés de la cheminée, devant laquelle M. le duc d'Orléans et le duc du Maine étoient seuls, disputant d'action

1. Locution tirée du langage de la vénerie et qui a déjà été relevée dans le tome XVI, p. 239.

à voix basse[1], avec l'air fort allumé tous deux. Je considérai quelques moments ce spectacle; puis je m'approchai de la cheminée, en homme qui vouloit parler. « Qu'y a-t-il, Monsieur? me dit M. le duc d'Orléans d'un air vif d'impatience. — Un mot pressé, Monsieur, lui dis-je, que j'ai à vous dire. » Il continuoit à parler au duc du Maine, moi presque en tiers; je redoublai; il me tendit l'oreille. « Non pas cela, lui dis-je, et, lui prenant la main. Venez-vous-en ici. » Je le tirai au coin de la cheminée. Le comte de Toulouse, qui étoit là auprès, se recula beaucoup, et tout le cercle de ce côté-là. Le duc du Maine se recula aussi d'où il étoit en arrière[2]. Je dis à l'oreille à M. le duc d'Orléans qu'il ne devoit pas espérer de rien gagner sur M. du Maine, qui ne sacrifieroit pas le codicille à ses raisons; que la longueur de cette conférence devenoit indécente, inutile, dangereuse; qu'il étoit là en spectacle à tout ce qui y étoit entré comme en séance, et encore mieux vu et examiné; qu'il n'avoit de parti que de rentrer en séance, et, dès qu'il y seroit, la rompre, etc. « Vous avez raison, me dit-il, je vais le faire. — Mais, repris-je, faites-le donc sec[3] sur-le-champ, et ne vous laissez point amuser. C'est M. de la Force à qui vous devez cet avis, et qui m'envoie vous le donner. » Il me quitta sans plus rien dire, alla à M. du Maine, lui dit en deux mots qu'il étoit trop tard, et qu'on finiroit l'après-dînée.

J'étois demeuré où il m'avoit laissé. Je vis aussitôt le duc du Maine lui faire la révérence, comme se séparant tous deux, et se retirer, et dans le même moment Monsieur le Duc venir joindre M. le duc d'Orléans, et se parler, tandis que M. du Maine joignit le cercle et s'arrêta le dos dedans, pour voir apparemment ce colloque. Il dura assez

1. Ces trois mots ont été ajoutés en interligne.

2. Cette profusion de détails infimes ferait croire à l'exactitude du récit, et cependant est-il possible que toutes les relations aient passé sous silence un incident qui paraît si dramatique ?

3. Ce mot avait été omis dans les éditions précédentes.

peu, et fut fort en douceur, quoi[que] Monsieur le Duc en air d'empressement. Comme il falloit passer à peu près où j'étois pour rentrer dans la grand chambre, tous deux vinrent vers moi.

Madame la Duchesse, en haine des bâtards, en récente et secrète mesure avec M. le duc d'Orléans, qui déclare Monsieur le Duc en séance chef du conseil de régence. Le Régent rend au Parlement les remontrances, lui promet de lui parler de la forme du gouvernement et lève la séance avec grand applaudissement.

En ce moment je sus que Monsieur le Duc venoit de demander à M. le duc d'Orléans d'entrer au conseil de régence[1], puisqu'on n'avoit point égard au testament, et d'en être déclaré chef, et qu'il l'avoit obtenu. La haine des bâtards, et par le rang de prince du sang, etc., et par le procès de la succession de Monsieur le Prince, avoit engagé Madame la Duchesse à faire des pas auprès de M. le duc d'Orléans dans les dernières semaines de la vie du Roi, et M. le duc d'Orléans à les bien recevoir, pour se fortifier contre M. du Maine. Il n'avoit, je pense, osé me dire qu'il s'étoit engagé à cette place de chef du conseil de régence; mais je crois que l'engagement en étoit pris, et que Monsieur le Duc l'en somma plutôt qu'il ne lui demanda. Bref, M. le duc d'Orléans me dit qu'il en alloit parler au Parlement avant de lever la séance; j'en fis un air de félicitation et d'approbation à Monsieur le Duc, et nous rentrâmes aussitôt en séance. Le bruit qui accompagne toujours ces rentrées étant apaisé, M. le duc d'Orléans dit qu'il étoit trop tard pour abuser plus[2] longtemps de la Compagnie, qu'il falloit aller dîner, et rentrer au sortir de table pour achever. Tout de suite il ajouta qu'il croyoit convenable que Monsieur le Duc entrât dès lors au conseil de régence et que ce fût avec la qualité de chef de ce conseil, et que, puisque la Compagnie avoit rendu à cet égard la justice qui étoit due

1. D'après le procès-verbal et les relations, le duc d'Orléans parla de lui-même dans son discours de cette question de l'entrée du duc de Bourbon au conseil de régence, et non pas sur sommation du jeune prince, comme Saint-Simon le dit. La question avait d'ailleurs été réglée entre eux dès avant la mort du Roi (voyez ci-après, p. 469, appendice I, la lettre du procureur général Daguesseau du 1er septembre), et Saint Simon le croit aussi (voyez la suite du récit).

2. *Plus* corrige *si*.

à sa naissance et à la qualité de régent, il lui expliqueroit ce qu'il pensoit sur la forme à donner au gouvernement, et qu'en attendant il profitoit du pouvoir de sa régence pour profiter des lumières et de[1] la sagesse de la Compagnie, et lui rendoit dès maintenant l'ancienne liberté des remontrances[2]. Ces paroles furent suivies d'un applaudissement éclatant et général, et la séance fut aussitôt levée[3].

Mesures au Palais-Royal, où je vais dîner.

J'étois prié à dîner ce jour-là chez le cardinal de Noailles[4]; mais je sentis l'importance d'employer le temps si court et si précieux de l'intervalle jusqu'à la rentrée de l'après-dîner, et de ne pas quitter M. le duc d'Orléans, dont le duc de la Force me pressa dès que je fus rentré en séance. Je m'approchai de M. le duc d'Orléans dans la fin du parquet, et lui dis à l'oreille: « Les moments sont chers; je vous suis au Palais-Royal; » et me remis après où je devois être pour sortir avec les pairs. Montant en carrosse, j'envoyai un gentilhomme m'excuser au cardinal de Noailles, et lui dire que je lui en dirois la raison. Je m'en allai au Palais-Royal, où la curiosité avoit rassemblé tout ce qui n'étoit pas au Palais, et où vint encore une partie de ce qui y avoit été spectateurs[5]. Tout ce que

1. *Et de* surcharge *de la*.

2. Il est curieux que le procès-verbal officiel ne mentionne pas que le Régent rendit au Parlement le droit de remontrances; cela est pourtant confirmé par plusieurs des relations (voyez surtout ci-après, p. 475). Peut-être cette omission fut-elle volontaire, les magistrats ne voulant pas marquer qu'ils l'eussent jamais perdu. Cependant, dès que la déclaration royale, datée du 15 septembre, fut rendue, ils s'empressèrent de l'enregistrer le lendemain même (reg. X[1A] 8714, fol. 746; voyez aussi le registre O[1] 59, fol. 138 et 233). Ce droit était rendu également aux autres cours souveraines.

3. Tous les récits disent que la séance fut levée sur la proposition des gens du Roi, étant données l'heure avancée et les questions importantes qui restaient encore à traiter.

4. La relation Clairambault dit en effet que plusieurs ducs y allèrent.

5. Ce mot est bien au pluriel dans le manuscrit.

j'y trouvai de ma connoissance me demanda des nouvelles avec empressement. Je me contentai de répondre que tout alloit bien et dans la règle, mais que tout n'étoit pas encore fini. M. le duc d'Orléans étoit passé dans un cabinet, où je le trouvai seul avec Canillac, qui l'avoit attendu. Nous prîmes là nos mesures, et M. le duc d'Orléans envoya chercher le procureur général Daguesseau[1], depuis chancelier, et le premier avocat général Joly de Fleury[2], depuis procureur général. Il étoit près de deux heures. On servit une petite table de quatre couverts, où Canillac, Conflans, premier gentilhomme de la chambre de M. le duc d'Orléans[3], et moi, nous mîmes avec ce prince, et, pour le dire en passant, je n'ai jamais mangé avec lui depuis qu'une fois, chez Mme la duchesse d'Orléans à Bagnolet[4].

1. Avant ce nom, il a biffé *Joly de Fleur*[*y*].

2. Tome VIII, p. 378. C'est lui qui, dans la séance, avait toujours porté la parole au nom des gens du Roi. L'avocat Prévôt (ci-après, p. 480) confirme qu'ils furent appelés au Palais-Royal.

3. Alexandre-Philippe, marquis de Conflans : tome III, p. 336.

4. La maison de Bagnolet, qui avait été bâtie par la princesse de Carignan, Marie de Bourbon-Soissons, morte en 1692, avait été acquise à la mort de cette princesse par le fermier général le Juge, qui l'avait beaucoup embellie. En septembre 1717, la duchesse d'Orléans, femme du Régent, la fit acheter sous le nom de la duchesse Sforze (*Dangeau*, tome XVII, p. 158), pour avoir une maison de campagne à elle. Le Régent fit ajouter deux ailes à la construction primitive et y dépensa beaucoup pour l'aménagement intérieur et l'embellissement des jardins. Piganiol de la Force (*Description de Paris*, tome IX, p. 34) en donne une description ; on y voyait deux tableaux peints par le Régent. A l'époque de la Fronde, Mlle de Longueville, plus tard duchesse de Nemours et nièce de Mme de Carignan, y allait souvent faire des parties de campagne (*Muse historique* de Loret, tome I, p. 14, 16 et 27). La duchesse d'Orléans y fit de fréquents séjours, surtout après la mort de son mari, et y donna des fêtes somptueuses ; dès 1719, elle y avait installé un jeu de biribi public (*Dangeau*, tome XVII, p. 474 ; *Mercure*, juin 1727, p. 1250-1253, et février 1730, p. 413-415). Elle donna même le nom de « bagnolettes » à une coiffure qu'elle mit à la mode. C'est dans cette demeure que, cinquante ans

Courte joie du maréchal de Villeroy, etc.

Le maréchal de Villeroy étoit demeuré à Versailles. Il avoit chargé Goësbriand, gendre de Desmaretz, de venir au Palais et de lui mander souvent des nouvelles. Il en reçut trois courriers fort près à près, qui le remplirent tellement de joie et d'espérance, lui et la duchesse de Ventadour, son ancienne bonne amie, qu'ils ne doutèrent pas que ce qui se passoit sur le codicille ne le soutînt, et ne rétablît le testament, de sorte qu'ils ne purent se contenir, et répandirent la victoire complète du duc du Maine sur M. le duc d'Orléans dans Versailles. Paris fut aussi dans la même erreur, répandue[1] par les émissaires du duc du Maine de tous côtés; mais le triomphe ne fut pas de longue durée.

Séance de l'après-dîner ; discours de M. le duc d'Orléans.

Nous retournâmes au Parlement un peu avant quatre heures. J'y allai seul dans mon carrosse un moment avant M. le duc d'Orléans, et j'y trouvai tout en séance. J'y fus regardé avec grande curiosité, à ce qu'il me parut; je ne sais si on étoit instruit d'où je venois. J'eus soin que mon maintien ne montrât rien. Je dis seulement en passant au duc de la Force que son conseil avoit été salutaire, que j'avois lieu d'en espérer tout succès, et que j'avois dit à M. le duc d'Orléans que c'étoit lui qui l'avoit pensé et me l'avoit dit. M. le duc d'Orléans arrivé, et le bruit inséparable d'une nombreuse suite apaisé, il dit qu'il falloit reprendre les choses où elles en étoient demeurées le matin ; qu'il devoit dire à la cour qu'il n'étoit demeuré d'accord de rien avec M. du Maine, en même temps lui remettre devant les yeux les clauses monstrueuses d'un codicille arraché à un prince mourant, clauses bien plus étranges encore que les dispositions du testament que la cour n'avoit pas jugé devoir être exécutées[2], et que la

plus tard, le petit-fils du Régent finit par vivre presque continuellement avec Mme de Montesson.

1. Avant *répandue*, Saint-Simon a biffé *par les*.

2. Saint-Simon continue son erreur sur le codicille du Roi. Il est étonnant que, lorsqu'il écrivait, notre auteur n'ait pas eu sous les

cour ne pouvoit passer à M. du Maine d'être maître de la personne du Roi, de la cour, de Paris, par conséquent de l'État, de la personne, de la[1] liberté, de la vie du Régent, qu'il seroit en état de faire arrêter à toute heure, dès qu'il seroit le maître absolu et indépendant de la Maison du Roi civile et militaire; que la cour voyoit ce qui devoit nécessairement résulter d'une nouveauté inouïe qui mettoit tout entre les mains de M. du Maine, et qu'il laissoit aux lumières, à la prudence de la Compagnie, à sa sagesse, à son équité, à son amour pour l'État, à déclarer ce qu'elle en pensoit.

Le duc du Maine ose à peine répondre. Le codicille est en tout abrogé.

M. du Maine parut alors aussi méprisable sur le pré[2], qu'il étoit redoutable dans l'obscurité des cabinets. Il avoit l'air d'un condamné, et, lui toujours si vermeil, avec la pâleur de la mort sur le visage. Il répondit à voix fort basse et peu intelligible, et avec un air aussi respectueux et aussi humble qu'il l'avoit eu audacieux le matin. On opinoit cependant sans l'écouter, et il passa tout d'une voix comme en tumulte à l'entière abrogation du codicille. Cela fut prématuré, comme l'abrogation du testament l'avoit été le matin, l'un et l'autre par une indignation soudaine. Les gens du Roi devoient parler, et ils étoient là, avant que personne opinât; aussi le premier président n'avoit point demandé les voix : elles avoient prévenu l'ordre. Daguesseau, quoique procureur général, et Fleury, premier avocat général, parlèrent donc[3] : le premier en

yeux un exemplaire du procès-verbal imprimé de la séance, ce qui lui aurait évité de commettre les nombreuses erreurs dont son récit fourmille. Dans la séance de l'après-midi, le duc d'Orléans exposa en gros le projet des divers conseils, demanda d'avoir le choix des membres du conseil de régence, la libre disposition des places, des grâces et des bénéfices, et le commandement des troupes de la maison du Roi; tout cela lui fut accordé.

1. Le mot *la* surcharge *S. M.* (Sa Majesté).

2. Locution déjà relevée au figuré dans le tome XXVII, p. 115.

3. Les relations ne parlent que de M. Joly de Fleury et point du procureur général Daguesseau.

peu de mots, l'autre avec plus d'étendue, et fit un fort beau discours. Comme il existe dans les bibliothèques[1], je ne parlerai que des conclusions conformes de tous deux, en tout et partout favorables à M. le duc d'Orléans. Après qu'ils eurent parlé, le duc du Maine, se voyant totalement tondu[2], essaya une dernière ressource. Il représenta avec plus de force qu'on n'en attendoit de ce qu'il avoit montré en cette seconde séance, mais pourtant avec mesure, que, s'il étoit dépouillé de l'autorité qui lui étoit donnée par le codicille, il demandoit à être déchargé de la garde du Roi, de répondre de sa personne, et de conserver seulement la surintendance de son éducation. M. le duc d'Orléans répondit : « Très volontiers, Monsieur; il n'en faut pas aussi davantage[3]. » Là-dessus le premier président, aussi abattu que le duc du Maine, prit les voix[4].

Le Régent est revêtu de tout pouvoir. Contenance des bâtards; acclamations.

Chacun répondit de l'avis des conclusions[5], et l'arrêt fut prononcé, en sorte qu'il ne resta nulle sorte de pouvoir au duc du Maine, qui fut totalement remis entre les mains du Régent, avec le droit de mettre dans la Régence qui il voudroit, d'en ôter qui bon lui sembleroit, et de faire tout ce qu'il jugeroit à propos sur la forme à donner au gouvernement, l'autorité toutefois des affaires demeurant au conseil de régence, à la pluralité des voix, celle du Régent comptée pour deux en cas seulement de partage, et Monsieur le Duc déclaré chef sous lui du conseil de régence, avec, dès à présent, la faculté d'y entrer et d'y opiner[6]. Pendant

1. Il ne semble pas qu'il ait été imprimé; il est reproduit sous la forme indirecte dans le procès-verbal.

2. Tome XXI, p. 113.

3. Tout cela ne fut pas aussi précipité ni aussi sec : voyez les relations ci après, p. 481, 488 et 494.

4. Ces trois mots, oubliés, ont été ajoutés en interligne.

5. C'est-à-dire, chacun fut d'un avis conforme aux conclusions des gens du Roi.

6. Tout ce résumé est conforme à l'arrêt qui fut dressé en

les opinions, le prononcé[1], et le reste de la séance, le duc du Maine eut toujours les yeux baissés, l'air plus mort que vif, et parut immobile. Son fils et son frère ne donnèrent aucun signe de prendre part à rien. L'arrêt fut suivi de fortes acclamations de la foule qui étoit éparse hors de la séance, et celle qui remplissoit le reste du Palais y répondit à mesure qu'elle fut instruite de ce qui avoit été décidé.

Compliment du Régent, qui propose six conseils et s'y appuie de Mgr le duc de Bourgogne, et pourquoi. Applaudissements; fin de la séance.

Ce bruit un peu long apaisé, le Régent fit un remerciement court, poli, majestueux à la Compagnie, protesta du soin qu'il auroit d'employer au bien de l'État l'autorité de laquelle il étoit revêtu, puis dit à la Compagnie qu'il étoit temps de l'informer de ce qu'il jugeoit nécessaire d'établir pour lui aider dans l'administration de l'État[2]. Il ajouta qu'il le faisoit avec d'autant plus de confiance, que ce qu'il se proposoit n'étoit que l'exécution de ce que M. le duc de Bourgogne, car il le nomma ainsi[3], avoit résolu, et qu'on avoit trouvé parmi les papiers de sa cassette. Il

conséquence. Le 1er octobre, il fut expédié au prince un brevet de pension de cent cinquante mille livres comme chef du conseil de régence (Archives nationales, K 544, n° 20, original).

1. C'est pendant qu'on allait aux voix qu'eut lieu une scène assez vive, dont Saint-Simon ne parle pas, parce qu'il y joua un rôle assez ridicule. Il demanda au nom des pairs qu'il leur fût donné acte de leur protestation du matin; à quoi le président de Novion lui répondit que, puisqu'ils demandaient acte à la cour, c'est qu'ils la reconnaissaient pour juge. Saint-Simon s'adressa alors au Régent, qui répondit qu'il examinerait l'affaire et la déciderait en toute équité. Mais Novion répliqua que la question était de la seule compétence du Roi et qu'il faudrait attendre sa majorité. Le Régent, piqué, leva brusquement la séance. Il faut lire le récit de l'incident dans les *Mémoires de Mathieu Marais*, tome I, p. 182-183, et dans les diverses relations que nous donnons à l'appendice I, particulièrement dans celles du fonds Clairambault et de l'avocat Prévot, ci-après, p. 475 et 481, et aussi celles du président d'Aligre et du greffier Delisle.

2. Cette annonce des futurs conseils de gouvernement avait été faite par le Régent dés le début de la séance de l'après-midi.

3. Au contraire, le procès-verbal officiel dit: « Monsieur le Dauphin dernier mort», mais toutes les relations ajoutent « duc de Bourgogne ».

fit un court et bel éloge des lumières et des intentions de ce prince, puis déclara que, outre le conseil de régence, qui seroit le suprême où toutes les affaires du gouvernement ressortiroient, il se proposoit d'en établir un pour les affaires étrangères, un pour[1] les affaires de la guerre, un pour celles de la marine, un pour celles des finances, un pour les affaires ecclésiastiques, et un pour celles du dedans du royaume, et de choisir quelques-uns des magistrats de la Compagnie pour entrer dans ces deux derniers[2] conseils, et les aider de leurs lumières sur la police du royaume, la jurisprudence, et ce qui regardoit les libertés de l'Église gallicane. L'applaudissement des magistrats éclata, et toute la foule y répondit. Le premier président conclut la séance par un compliment fort court au Régent, qui se leva, et en même temps toute la séance, et on s'en alla.

Il faut ici se souvenir de la très singulière rencontre en même pensée sur ces conseils entre le duc de Chevreuse et moi, p. 793[3], conseils destinés et adoptés par M. le duc de Bourgogne, et donnés en cette seconde séance par le Régent pour avoir été trouvés dans ses papiers. On ne peut exprimer l'impression que fit ce nom auguste, ni à quel point la mémoire de ce prince parut chère, et sa personne regrettée et respectée avec la plus sincère vénération[4].

Il alla droit du Palais[5] à Versailles, parce qu'il étoit Le Régent

1. Les mots *les Aff. estrangeres,* oubliés, ont été ajoutés sur la marge après *pour,* à la fin d'une ligne et *un pr* a été écrit au commencement de la ligne suivante.

2. L'abréviation *drs* est en interligne.

3. Cette page du manuscrit correspond aux pages 154 et suivantes de notre tome XVII.

4. Toute cette dernière phrase, depuis *On ne peut* a été ajoutée après coup par Saint-Simon dans le blanc resté à la fin du paragraphe et sur la marge. Cela explique que la phrase suivante commence par *Il,* se rapportant au Régent.

5. Le mot *droit* est répété ici une seconde fois, dans le manuscrit.

retourne à Versailles, où, en arrivant, Madame lui demande pour grâce unique l'exclusion entière de l'abbé Dubois de tout, et en tire publiquement sa parole*.

fort tard, et qu'il voulut voir le Roi avant qu'il se couchât, comme pour lui rendre compte de ce qui s'étoit passé. Il y reçut les compliments forcés des deux vieux amants[1], et de là s'en alla chez Madame. Elle fut au-devant de lui l'embrasser, ravie de joie[2], et, après les premières questions et conjouissances, elle lui dit qu'elle ne desiroit rien autre chose que le bonheur de l'État par un bon et sage gouvernement, et sa gloire à lui; qu'elle ne lui demanderoit jamais rien qu'une seule chose, qui n'étoit que pour son bien et son honneur, mais qu'elle lui en demandoit sa parole précise : c'étoit de n'employer jamais en rien du tout, pour peu que ce fût, l'abbé Dubois, qui étoit le plus grand coquin et le plus insigne fripon qu'il y eût au monde, et dont elle avoit mille et mille preuves, qui, pour peu qu'il pût se fourrer, voudroit aller à tout, et le vendroit lui et l'État pour son plus léger intérêt[3]. Elle en dit bien d'autres sur son compte, et pressa tant Monsieur son fils qu'elle en tira parole positive de ne l'employer jamais. J'arrivai une heure après à Versailles. J'allai chez Mme la duchesse de Berry, qui étoit ravie. M. le duc d'Orléans en sortoit. Je vis après Mme la duchesse d'Orléans, qui me parut tâcher d'être bien

1. Le maréchal de Villeroy et la duchesse de Ventadour.

2. Elle écrivait à sa tante de Hanovre le 6 septembre (*Correspondance*, recueil Brunet, tome I, p. 184) : « Ç'a été pour moi une grande consolation de voir tout le peuple et les troupes et le Parlement entier venir voir mon fils et le reconnaître publiquement pour régent. Ses ennemis, qui s'agitaient tous autour du lit de mort du Roi, ont été tous déconcertés, et leur cabale a dû lâcher le terrain.... Mon fils a prononcé un discours au Parlement, et l'on assure qu'il n'a point mal parlé. »

3. Madame détestait l'abbé Dubois; on peut voir dans sa *Correspondance*, recueil Brunet, tome II, p. 183-184, et recueil Jæglé, tome II, p. 202 et 203, comment elle parle de lui, et aussi le portrait qu'en a fait Saint-Simon dans notre tome XXVI, p. 281.

* Cette manchette se trouve placée trop bas sur la marge du manuscrit, à cause de l'addition de la dernière phrase du paragraphe précédent.

aise[1]. J'évitai les détails avec elle sous prétexte de m'aller reposer; ce n'étoit pas sans besoin. J'appris le lendemain la parole exigée et donnée de l'exclusion totale de l'abbé Dubois. On ne verra que trop tôt que les paroles de M. le duc d'Orléans ne furent jamais que des paroles, c'est-à-dire des sons qui frappent l'air.

Conseils à l'ordinaire. Les entrailles du Roi portées à Notre-Dame tout simplement.

Le lendemain, mardi 3 septembre[2], le Régent tint à Versailles deux conseils; un le matin, l'autre l'après-dîner, où il n'y eut que les ministres du feu Roi, c'est-à-dire le maréchal de Villeroy, Voysin, chancelier de France et secrétaire d'État de la guerre, Torcy, secrétaire d'État des affaires étrangères, qui avoit les postes, et Desmaretz, contrôleur général des finances. Ils étoient tous nommés par le testament du Roi, avec ses deux bâtards et les maréchaux de Villars, d'Harcourt, de Tallard et d'Huxelles, pour composer le conseil de régence, avec M. le duc d'Orléans, et avec Monsieur le Duc dans un an, à vingt-quatre ans. Mais, par ce qui avoit été décidé la veille au Parlement, le Régent étoit pleinement le maître de le composer tout comme il lui plairoit, et tous ces Messieurs fort en peine. Il y eut encore conseil le lendemain avec les mêmes ministres du feu Roi seulement[3], et les entrailles du Roi furent portées sans aucune cérémonie à Notre-Dame, par deux[4] aumôniers du Roi, dans un de ses carrosses, sans personne d'accompagnement. Elles le devoient être à Saint-Denis; mais cela fut changé sur la représentation que fit le cardinal de Noailles que les entrailles des derniers rois étoient toutes à Notre-Dame[5].

1. Il a noté déjà, tome XXVII, p. 144, combien ses préférences alloient à ses frères, et surtout au duc du Maine.

2. Notre auteur retrouve ici le guide précieux du *Journal de Dangeau*, tome XVI, p. 165.

3. *Ibidem*, p. 166.

4. *Deux* corrige *les*, qui était dans Dangeau.

5. *Dangeau*, p. 166; *Mercure* d'octobre, 2e partie, p. 102-103; registre de Desgranges, ms. Mazarine 2346, fol. 7 v° et 13-14. Les entrailles

Harangues des Compagnies au Roi. Force réformes civiles.

Le jeudi 5 septembre, le Parlement et les autres Compagnies[1] haranguèrent le Roi[2]. Ce même jour, il parut de grandes réformes dans la Maison du Roi et les bâtiments, et ses équipages de chasses furent réduits[3] sur le pied qu'ils avoient été sous Louis XIII[4].

Le cœur du Roi fort simplement porté aux Grands Jésuites. Merveilleuse et prompte ingratitude. [*Add. S^tS. 1262*].

Le vendredi 6 septembre, le cardinal de Rohan porta le cœur aux Grands-Jésuites[5] avec très peu d'accompagnement et de pompe ; outre le service purement nécessaire, on remarqua qu'il ne se trouva pas six personnes de la cour aux Jésuites à cette cérémonie[6]. Ce n'est pas à moi, qui après mon père n'ai de ma vie manqué d'assister tous les ans à l'anniversaire de Louis XIII à

furent mises dans un petit baril en plomb, enfermé dans un autre en bois de chêne, avec l'inscription convenable. Le procès-verbal de réception à Notre-Dame et la requête du cardinal de Noailles et du chapitre sont dans les registres capitulaires : Archives nationales, LL 232[8].

1. *Comp^es* surcharge *Cours* ; comparez la même correction ci-après, p. 47.

2. *Dangeau*, p. 167 ; relation du président d'Aligre, dans la *Revue rétrospective*, 2e série, t. VI, 1836, p. 23-25 ; registres du Parlement, X^1a 8431, fol. 427-429, et copie dans le registre U 357.

3. *Reduire*, par erreur, dans le manuscrit.

4. Tout cela est pris à Dangeau ; voyez aussi le *Journal de Buvat*, tome I, p. 49-50.

5. La maison professe de la rue Saint-Antoine.

6. Le procès-verbal de ce dépôt est aux Archives nationales, carton K 1248, n° 4, fol. 26. La cérémonie fut mentionnée dans le *Mercure* d'octobre et est décrite dans le registre de Desgranges, fol. 14-17 v°. Les *Mémoires de Mathieu Marais*, tome I, p. 187, et le *Journal de Buvat*, tome I, p. 51, donnent quelques curieuses particularités ; la cérémonie se passa à minuit, aux flambeaux ; voyez la mention qui en est faite dans la Relation reproduite ci-après, appendice II. Desgranges a consigné dans son registre (fol. 82 v°-83 v°) le petit discours que fit le cardinal de Rohan. Au moment de l'autopsie, le cœur avait été embaumé et mis dans une boîte de plomb par le premier gentilhomme de la chambre ; la boîte, scellée sur-le-champ par un plombier, fut enfermée dans une autre boîte en or portant l'inscription appropriée (*ibidem*, fol. 7). Il y a un couplet satirique sur cette cérémonie dans le *Nouveau Siècle de Louis XIV*, t. III, p. 468.

Saint-Denis, et qui y ai déjà été cinquante-deux fois[1] sans y avoir jamais vu personne, à relever une si prompte ingratitude.

Le Régent visite à Saint-Cyr Mme de Maintenon et lui continue sa pension. Madame l'y visite aussi le même jour. [*Add. St-S. 1263*].

Ce même jour, le Régent fit une action du mérite le plus exquis, si la vue de Dieu l'eût conduit, mais de la dernière misère parce que la religion n'y eut aucune part, et qu'alors il se devoit garder plus de respect à soi-même, et n'afficher pas au moins si subitement avec quelle sécurité il étoit permis de le persécuter de la manière la plus opiniâtre et la plus cruelle. Il alla à huit heures[2] du matin voir Mme de Maintenon à Saint-Cyr[3]. Il fut près d'une heure avec cette ennemie qui lui avoit voulu faire perdre la tête, et qui tout récemment l'avoit voulu livrer pieds et poings liés au duc du Maine par les monstrueuses dispositions du testament et du codicille du Roi. Le Régent l'assura dans cette visite que les quatre mille francs que le Roi lui donnoit tous les mois lui seroient continués, et lui seroient portés tous les premiers jours de chaque mois par le duc de Noailles, qui avoit apparemment engagé ce prince à cette visite et à ce présent. Il dit à Mme de Maintenon que, si elle en vouloit davantage, elle n'avoit qu'à parler, et l'assura de toute sa protection pour Saint-Cyr, où il vit les classes des demoiselles toutes ensemble en sortant[4]. Il faut savoir que, outre la terre de Maintenon et

1. L'anniversaire de Louis XIII tombait le 14 mai. Or le père de notre auteur mourut le 3 mai 1693; ce fut donc lui qui dut aller à Saint-Denis cette année-là. D'autre part. Saint-Simon va dire un peu plus loin, p. 87, qu'il écrit la présente partie des Mémoires en mars 1746. Or, si l'on compte depuis l'anniversaire de 1693 jusqu'à celui de 1745, on en trouve non pas cinquante-deux, mais cinquante-trois. Comme Saint-Simon affirme ici, et déjà deux fois auparavant (tomes XVI, p. 129, et XXI, p. 242), qu'il n'y a jamais manqué, il faut donc qu'il se soit trompé dans son calcul, à moins qu'il ne s'y soit pas rendu en 1693, dix jours après la mort de son père, auquel cas sa supputation serait juste.

2. L'abréviation *h.*, omise, a été ajoutée en interligne.

3. *Dangeau*, p. 167 et 168.

4. Mlle d'Aumale (*Souvenirs sur Mme de Maintenon*, tome I, p. 206-

les autres biens de cette fameuse et trop funeste fée[1], la maison de Saint-Cyr, qui avoit plus de quatre cent mille livres de rente et beaucoup d'argent en réserve[2], étoit obligée par son établissement à y recevoir Mme de Maintenon, si elle venoit à vouloir s'y retirer, à lui obéir en tout comme à la supérieure unique et absolue en tout, à l'entretenir elle et tout ce qu'elle y auroit auprès d'elle, ses domestiques et équipages dedans et au dehors[3], de toutes choses sans exception à son gré, sa table et les autres nourritures aussi à son gré, aux dépens de la maison, ce qui a été très ponctuellement exécuté jusqu'à sa mort. Ainsi elle n'avoit pas besoin de cette belle libéralité d'une continuation de pension de quarante-huit mille livres[4]. C'étoit bien assez que M. le duc d'Orléans daignât oublier qu'elle fût au monde, et ne pas troubler son repos à Saint-Cyr. Madame la fut voir aussi le même matin sur

210) a raconté cette visite du Régent, et y a joint le résumé de leur conversation, rédigé sur-le-champ par Mme de Maintenon elle-même; voyez aussi Lavallée, *La Maison royale de Saint-Cyr*, p. 277 et suivantes, et les *Mémoires de Mathieu Marais*, tome I, p. 186.

1. Mme de Maintenon, au dire de Mlle d'Aumale (p. 213-216) ne jouissait alors, tant par sa pension que par ses revenus personnels, que de soixante-quatre mille livres de rente, dont la majeure partie était employée en bonnes œuvres, et il serait impossible d'établir que sa fortune fût plus considérable.

2. Ceci est très exagéré; étant donné les malheurs des dernières années du règne, la situation de la maison était plutôt embarrassée; on ne fournissait plus aux jeunes filles la dot habituelle.

3. Aussitôt après la mort du Roi (*Mlle d'Aumale*, p. 211-212), elle avait renvoyé tous ses domestiques, ne gardant que deux femmes de chambre et un valet; huit jours plus tard elle vendit ses chevaux, puis son unique carrosse; car elle se servait toujours d'un de ceux du Roi, comme Saint-Simon lui-même l'a dit dans le tome XXVIII, p. 251. Dans le public, on s'étonna de ces économies (*Journal de Buvat*, tome I, p. 96).

4. Le chiffre *48 000* corrige *56 000*. — Le brevet, du 12 septembre, est dans le registre O[1] 59, fol. 137 v°; voyez aussi le ms. Clairambault 1165, fol. 199. Voltaire (*Siècle de Louis XIV*, chap. XXVII) prétend à tort que cette pension était de quatre-vingt mille livres.

les onze heures[1]. Pour elle, on a vu qu'elle lui dut tout à la mort de Monsieur[2], et Madame lui devoit au moins cette marque de reconnoissance. Le Régent se garda bien de me parler de sa visite, ni devant ni après, et je ne pris pas non plus la peine de la lui reprocher et de lui en faire honte. Elle fit grand bruit dans le monde et n'en fut pas approuvée. L'affaire d'Espagne[3] n'étoit pas encore oubliée, et le testament et le codicille fournissoient alors à toutes les conversations.

Le Parlement continué pour un mois.

Le samedi 7 septembre étoit le jour pris pour le premier lit de justice du Roi ; mais il se trouva enrhumé la nuit, qu'il ne passa pas trop bien[4]. Le Régent vint seul à Paris. Le Parlement étoit assemblé, et j'allai jusqu'à une porte du Palais, où je fus averti du contre-ordre qui ne venoit que d'arriver et qui ne put nous trouver chez nous. Le premier président et les gens du Roi furent aussitôt mandés au Palais-Royal, et le Parlement, qui alloit entrer en vacance, fut continué pour huit jours à l'égard des procès, et pour tout le reste du mois quant aux affaires générales[5].

Le Roi va à Vincennes.

Le lendemain, le Régent, qui étoit importuné du séjour de Versailles, parce qu'il aimoit à demeurer à Paris, où il avoit tous ses plaisirs sous sa main, et trouvant de l'opposition dans les médecins de la cour, tous commodément logés à Versailles, au transport de la personne du Roi à

1. *Dangeau*, p. 167 ; *Mlle d'Aumale*, p. 210. La reine d'Angleterre lui fit aussi une visite officielle de condoléances (*Mlle d'Aumale*, p. 211), dont la relation est conservée dans le carton K 1303 des Archives nationales, n° 92.

2. Tome VIII, p. 349 et suiv. — 3. Tome XVIII, p. 45 et suiv.

4. C'est Dangeau qui dit cela, p. 168. Jean Buvat (*Journal*, p. 51-52) raconte qu'il y avait plutôt là l'effet d'un caprice du jeune Roi ; mais Mathieu Marais (p. 188) spécifie qu'il avait eu la nuit une « fonte d'eau » (rhume de cerveau) et un « dévoiement ». Sur les préparatifs faits au Parlement, voyez les papiers du greffier Delisle, U 357.

5. Registres du Parlement aux Archives nationales, X^{1a} 8431, fol. 429 v°-430. Les autres cours souveraines furent prorogées également dans les mêmes limites : les expéditions conformes sont dans le registre O^1 59, fol. 145 v° et 165 v°.

Vincennes sous prétexte d'un petit rhume, fit venir tous ceux de Paris qui avoient été mandés à voir le feu Roi. Ceux-là, qui n'avoient rien à gagner au séjour de Versailles, se moquèrent des médecins de la cour, et sur leur avis il fut résolu qu'on mèneroit, le lendemain lundi 9 septembre, le Roi à Vincennes, où tout étoit prêt à le recevoir[1]. Il partit donc ce jour-là sur les deux heures après-midi de Versailles, entre le Régent et la duchesse de Ventadour au fonds, le duc du Maine et le maréchal de Villeroy au devant, et le comte de Toulouse à une portière, qui l'aima mieux que le devant. Il passa sur les remparts de Paris sans entrer dans la ville, et arriva sur les cinq heures à Vincennes, ayant trouvé beaucoup de monde et de carrosses sur le chemin pour le voir passer[2].

Le corps du Roi porté à Saint-Denis.

Le même jour, le corps du feu Roi fut porté à Saint-Denis[3]. On a déjà dit[4] qu'il n'avoit rien réglé ni défendu

1. Saint-Simon prend ce récit à Dangeau, p. 169; Mathieu Marais (p. 190-191) le confirme en quelque sorte et donne d'abondants détails sur la consultation.

2. *Dangeau*, p. 169-170; *Mathieu Marais*, p. 191-192; *Buvat*, p. 52-53. Marais dit que le jeune roi était habillé de violet, et Buvat de noir.

3. Il y a de nombreux récits de cette cérémonie : *Dangeau*, p. 170; *Mémoires de Mathieu Marais*, p. 192; *Journal de Buvat*, p. 54; *Gazette*, p. 443-444; relation des premiers gentilshommes de la chambre, Archives nationales O^1 821, publiée en partie dans le *Carnet historique*, tome IV, 1899, p. 473-477; Du Mont, *Supplément au Corps diplomatique*, tome IV, p. 413-415; relation anonyme dans le ms. Arsenal 3724, reproduite ci-après, appendice II; procès-verbal de Desgranges, ms. Mazarine 2356, fol. 17 v°-23; relations et pièces diverses à la Bibliothèque nationale, ms. Clairambault 485, fol. 96 et suivants, et aux Archives nationales, cartons K 1017 et K 1716, n° 2; les expéditions officielles sont dans le registre O^1 59, fol. 168 v° à 175 v°. Le cardinal de Rohan, en remettant le corps aux religieux, prononça un discours, dont on trouvera le texte dans la relation donnée à l'appendice II; voyez aussi le recueil de Desgranges, fol. 83 v° et le carton K 1716, n° 13[4]. Il y eut comme toujours diverses contestations de préséance et de cérémonial; Desgranges a conservé les mémoires présentés par les intéressés et les décisions prises : ms. Mazarine 2346, fol. 76-158.

4. Ci-dessus, p. 3.

Entreprise de Monsieur le Duc, qui fait monter avec lui dans le carrosse du Roi le chevalier de Dampierre, son écuyer*. [Add. StS. 1264]

pour ses obsèques, et qu'on se conforma au dernier exemple pour éviter la dépense, l'embarras, la longueur des cérémonies. Louis XIII, par modestie et par humilité, avoit lui-même ordonné des siennes au moindre état qu'il avoit pu. Ces vertus, ainsi que tant d'autres héroïques ou chrétiennes, il ne les avoit pas transmises à son fils. Mais on se servit de l'autorité du dernier exemple, et personne ne le releva ni ne le trouva mauvais, tant il est vrai que l'attachement et la reconnoissance sont des vertus qui se sont envolées au ciel avec Astrée[1], comme il y avoit paru aux Grands-Jésuites depuis si peu de jours, lorsque le cœur du Roi y fut porté, ce cœur qui n'aima personne et qui fut[2] aussi si peu aimé. Monsieur le Duc, au lieu de M. le duc d'Orléans, qui n'étoit pas payé pour en prendre la fatigue, mena le convoi[3]. Il fit monter dans le carrosse du Roi, où il étoit, le chevalier de Dampierre, son écuyer[4], ce qui surprit étrangement. Je ne m'arrêterai

[Add. StS. 1265].

1. Astrée était fille de Jupiter et de Thémis, selon Ovide. Elle vint habiter sur la terre pendant l'âge d'or; mais, les crimes des hommes l'en ayant chassée, elle remonta au ciel où elle prit place dans la constellation de la Vierge. Honoré d'Urfé composa, sous ce titre, au commencement du dix-septième siècle, un roman pastoral qui eut une vogue incroyable pendant cinquante ans.

2. *Qui fut* surcharge *de qui*.

3. Le greffier Delisle (reg. U 357) nous a conservé plusieurs curieuses estampes populaires qui représentent la pompe funèbre.

4. François de Cugnac, chevalier de Dampierre, entré de bonne heure dans l'ordre de Malte, fut enseigne des gendarmes de Flandre en février 1705, eut une commission de mestre-de-camp en novembre de la même année, et reçut la sous-lieutenance des gendarmes de Berry en 1709. Devenu premier écuyer du duc de Bourbon, il parvint au grade de brigadier de cavalerie en 1719, et mourut à Paris le 10 mai 1729, à cinquante-et-un ans, ayant le titre de grand bailli honoraire de l'ordre de Malte. On trouvera dans le tome XXI et supplémentaire de l'édition de nos *Mémoires* de 1873, p. 236, une lettre amicale que Saint-Simon lui adressa en juillet 1716 lors de la petite vérole de Monsieur

* A la fin de cette manchette, il y a un *Le*, effacé du doigt, comme si Saint-Simon avait commencé à écrire à la suite la manchette suivante.

pas ici à cette entreprise, qui ne fut que de légères prémices de toutes celles qui se succédèrent bientôt les unes aux autres. Dampierre étoit Cugnac[1], et pouvoit entrer dans les carrosses par sa naissance; mais on a vu ailleurs[2] combien les principaux domestiques des princes du sang en étoient exclus par cette qualité, de quelque naissance qu'ils pussent être, à la différence de ceux des fils et petits-fils de France; combien le feu Roi étoit jaloux et attentif là-dessus, et divers exemples. Cette hardiesse fit grand bruit, et ce fut tout. M. le duc d'Orléans n'étoit pas fait pour les règles ni pour les bienséances, mais pour laisser usurper chacun contre les unes et les autres[3], sans droit, et contre tout exemple constant.

Le Régent permet à tous les carrosses d'entrer dans la dernière cour du Palais-Royal, et à qui voulut de draper, jusqu'au

Ainsi il permit l'entrée de la seconde cour du Palais-Royal à toutes sortes de carrosses, jusqu'alors réservée comme la seconde cour de Versailles, et il souffrit que drapât du Roi qui voulut, jusqu'au premier président de Mesmes[4]. Jusqu'alors cette[5] distinction n'avoit point passé au delà des officiers de la couronne et des grands officiers des maisons du roi, de la reine et des fils de France[6]. Il

le Duc. Lorin grava son portrait. Saint-Simon reparlera de lui dans la suite des *Mémoires*, tome XVI de 1873, p. 431.

1. Maison originaire de Guyenne où elle était connue, disent les généalogies, dès le douzième siècle; plusieurs de ses branches s'établirent en Quercy, Périgord, Angoumois, Champagne et Picardie (*Histoire généalogique*, tome IX, p. 110 et 483; Expilly, *Grand dictionnaire géographique*, tome II, p. 576-577). La terre de Dampierre (Loiret, canton d'Ouzouer-sur-Loire) avait été érigée en baronnie en faveur de François de Cugnac, par lettres du 9 février 1598, avec le titre de première baronnie du comté de Gien (Archives nationales, X[1A] 8643, fol. 144).

2. Tome III, p. 204-208; voyez aussi tome XVII, p. 262-263.

3. Dans les éditions précédentes on avait imprimé *les uns et les autres*.

4. Les lettres et ordres expédiés pour le deuil sont dans le registre O[1]59, fol. 176 v°.

5. *Cette* surcharge *ce M*.

6. Il a répété cela dans les *Écrits inédits*, tome VI, p. 258.

n'y avoit pas même plus de cinquante ans que les magistrats, quels qu'ils fussent, avoient commencé à draper de leurs pères, mères et femmes[1], et rien n'avoit paru plus nouveau ni plus ridicule au deuil de Monseigneur que quelques magistrats du Conseil, en fort petit nombre, qui hasardèrent de paroître en pleureuses[2], et qui ne furent point imités par les autres[3]. Le Régent crut apparemment se dévouer le Parlement et le premier président, en flattant son orgueil extrême ; il ne fit que faire mépriser son extrême facilité. On en verra bien d'autres, et en tout genre, dans la suite.

premier président du Parlement. Nouveauté pour les magistrats de draper des plus grands deuils de famille et de porter des pleureuses. [Add. St-S. 1266].

Le lendemain de l'arrivée du Roi à Vincennes, le Régent travailla tout le matin séparément avec les secrétaires d'État[4], qu'il avoit chargés de lui apporter la liste de toutes les lettres de cachet de leurs bureaux, et leurs causes, qui sur ces dernières se trouvèrent souvent courts. La plupart des lettres de cachet[5] d'exil et de prison avoient été expédiées pour jansénisme et pour la Constitution, quantité dont les raisons étoient connues du feu Roi seul et de ceux qui les lui avoient fait donner, d'autres du temps des précédents ministres, parmi lesquelles[6] beaucoup étoient ignorées et oubliées depuis longtemps. Le Régent leur rendit à tous pleine liberté, exilés et prisonniers, excepté ceux qu'il connut être arrêtés pour crime effectif et affaires d'État[7], et se fit donner des bénédictions

Prisons ouvertes ; horreurs. [Add. St S. 1267].

1. Dans les *Changements arrivés à la dignité de duc et pair* (*ibidem*, tome III, p. 136), il a encore dit que même les présidents à mortier ne drapaient pour aucun deuil que ce fût.

2. Tome VIII, p. 15.

3. Dans le tome XXI, p. 124, il avait seulement raconté qu'il s'était mêlé quelques gens de robe au cortège des visites.

4. Avec Pontchartrain et la Vrillière seulement : *Dangeau*, p. 171.

5. Les quatre derniers mots ont été ajoutés en interligne.

6. Il y a *parmi lesquels*, par mégarde, dans le manuscrit.

7. Jean Buvat dans son *Journal de la Régence*, tome I, p. 93-94, donne les noms de quelques-uns des prisonniers ainsi mis en liberté ; il cite notamment l'abbé Servien, qui avait été enfermé à Vincennes

infinies pour cet acte de justice et d'humanité. Il se débita là-dessus des histoires très singulières, et d'autres fort étranges, ce qui fit déplorer le malheur des prisonniers et la tyrannie du dernier règne et de ses ministres. Parmi ceux de la Bastille, il s'en trouva un arrêté depuis trente-cinq [ans], le jour qu'il arriva à Paris d'Italie, d'où il étoit, et qui venoit voyager. On n'a jamais su pourquoi, et sans qu'il eût jamais été interrogé, ainsi que la plupart des autres. On se persuada que c'étoit une méprise. Quand on lui annonça sa liberté, il demanda tristement ce qu'on prétendoit qu'il en pût faire; il dit qu'il n'avoit pas un sou, qu'il ne connoissoit qui que ce fût à Paris, pas même une seule rue, personne en France, que ses parents d'Italie étoient apparemment morts depuis qu'il en étoit parti, que ses biens apparemment aussi avoient été partagés, depuis tant d'années qu'on n'avoit point eu de nouvelles de lui, qu'il ne savoit que devenir ; il demanda de rester à la Bastille le reste de ses jours avec la nourriture et le logement. Cela lui fut accordé, avec la liberté qu'il y voudroit prendre[1]. Pour ceux qui furent tirés des cachots où la haine des ministres et celle des jésuites et des chefs de la Constitution les avoit fait jeter, l'horreur de l'état où ils parurent épouvanta, et rendit croyables toutes les cruautés qu'ils racontèrent dès qu'ils furent en pleine liberté[2]. Le même jour le Régent tint conseil avec

Duc du Maine et comte

en 1714 (notre tome XXIV, p. 154), et divers ecclésiastiques accusés de jansénisme ou d'opposition à la Constitution *Unigenitus*; de même la *Gazette d'Amsterdam*, Extraordinaire LXXVI. Le Régent ordonnança une somme de quinze mille livres pour payer les dettes d'un certain nombre de prisonniers de la Conciergerie et du For l'Évêque. Ceux-ci lui avaient adressé une supplique, avec exemples à l'appui, qui fut imprimée (Archives nationales, reg. U 357). Il n'y a pas trace de ces mises en liberté dans les registres de la Maison du Roi.

1. Nous ne connaissons pas d'autre témoignage qui confirme cette anecdote.

2. Même observation pour cette assertion. Il est à remarquer que l'Addition à Dangeau indiquée ci-dessus, écrite quinze ans plus tôt, ne parle pas de ces « horreurs ».

les ministres du feu Roi, et il y fit entrer le duc du Maine et le comte de Toulouse[1].

de Toulouse admis au Conseil avec les seuls ministres du feu Roi.

Ce même jour mourut Mme de la Vieuville[2], dans un âge peu avancé, d'un cancer au sein, dont jusqu'à deux jours avant sa mort elle avoit gardé le secret avec un courage égal à la folie de s'en cacher, et de se priver par là des secours. Une seule femme de chambre le savoit et la pansoit[3]. On a suffisamment parlé d'elle et de son mari, p. 1007[4], lorsqu'elle[5] fut faite dame d'atour de Mme la duchesse de Berry. Cette princesse étoit à Saint-Cloud avec sa petite cour en attendant que le Luxembourg fût en état qu'elle y vînt loger[6]. Elle disposa de la charge de sa dame d'atour en faveur de Mme de Pons, qui étoit une de ses dames[7], qu'elle remplaça de Mme de Beauvau, dont le mari fut chevalier de l'Ordre en 1724[8], et son frère aussi, qui étoit archevêque de Narbonne[9]. Cette dame

Mort de Mme de la Vieuville. Mme la duchesse de Berry à Saint-Cloud; fait Mme de Pons sa dame d'atour et la remplace de Mme de Beauvau

1. Monsieur le Duc assista aussi à ce conseil : *Dangeau*, p. 171.

2. Marie-Louise de la Chaussée d'Eu d'Arrest : tome IV, p. 319.

3. Écrit *pensoit*, suivant l'habitude de notre auteur.

4. Cette page du manuscrit correspond aux pages 339-346 de notre tome XIX.

5. *Elle*, oublié, a été remis en interligne.

6. On obligea tous ceux qui avaient des logements au Luxembourg à les quitter, malgré leurs protestations : *Mémoires de Mathieu Marais*, p. 193 ; *Journal de Jean Buvat*, p. 51.

7. Marie-Guyonne de Rochefort-Théobon, mariée par contrat du 6 avril 1711 à Louis de Pons-Saint-Maurice (ci-après, p. 377), dame de la duchesse de Berry en mai 1715 (tome XXVI, p. 201 ; c'est par erreur qu'à cet endroit nous avons indiqué, note 9, comme titulaire de cette charge Charlotte-Louise d'Hostun de Verdun, marquise de Pons la Caze) ; nommée dame d'atour de Mme de Berry en septembre 1715, elle devint dame d'honneur de la duchesse d'Orléans en mars 1724 (*Mercure* de mars, p. 600), et mourut le 6 janvier 1764, à quatre-vingt deux ans.

8. *1624* corrigé en *1724*.

9. Il a été parlé de Mme de Beauvau et de son mari, Pierre-Madeleine de Beauvau du Rivau, dans nos tomes XVIII, p. 150 et 510, et XXI, p. 137, et de l'archevêque de Narbonne dans le tome XVI, p. 295, alors qu'il était évêque de Tournay.

étoit aussi Beauvau, d'une autre branche[1]; son père[2] avoit été capitaine des gardes autrefois de Monsieur. On donna au duc et à Mme la duchesse du Maine un magnifique appartement en bas, aux Tuileries[3], et M. de Bouillon obtint pour le duc d'Albret, son fils, la charge de grand chambellan sur sa démission, en ayant vainement tenté la survivance[4].

Duc d'Albret est grand chambellan sur la démission du duc de Bouillon son père.

Le Roi tient son premier lit de justice.

Le jeudi 12 septembre, le Roi vint tenir son premier lit de justice[5], où il n'y eut point de foi et hommage et rien

1. De la branche de Mont-Gaugé, comme il a été dit dans le tome XXVI, p. 202, note 4.

2. Gabriel-Henri, marquis de Beauvau : tome XXI, p. 136.

3. « On donne un très bel appartement dans les Tuileries à Mme la duchesse du Maine, qui n'a plus de logement à Paris, parce que l'Arsenal est hors d'état d'être occupé », disait *Dangeau*, p. 172. Le duc du Maine logeait à Vincennes dans le « double » (on a vu tome XXIV, p. 112, note 4, ce que signifiait ce mot) de l'appartement du jeune Roi, comme surintendant de son éducation (*Mathieu Marais*, p. 197). Celui des Tuileries était l'ancien appartement de la Reine (*ibidem*, p. 202). Saint-Simon reparlera ci-après, p. 322-323, de leur logement dans ce palais.

4. *Dangeau*, p. 172. Les provisions, datées du 15 septembre, sont dans le registre O[1]59, fol. 139; le nouveau titulaire obtint en même temps une pension de vingt mille livres et un brevet de retenue de huit cent mille livres : *ibidem*, fol. 140 v° et 141 v°.

5. Le procès-verbal officiel de ce lit de justice est dans les registres du Parlement, X[1a] 8431, fol. 431 v°-443. Il fut imprimé, et il y en a deux éditions différentes, avec la minute préparée par le greffier, dans le carton des Archives nationales coté K 696, n°s 4, 5 et 5 bis. Clairambault nous en a conservé un plan et une vue gravés dans le volume 719 de ses papiers, fol. 593 et 595. Voyez aussi le *Journal de Dangeau*, p. 172-173; les *Mémoires de Mathieu Marais*, p. 199-201; le *Journal de Buvat*, p. 58-74; la *Gazette*, p. 444; la *Gazette d'Amsterdam*, n° LXXVI et Extraordinaire LXXX; etc. Le jeune Roi souffrit beaucoup de la chaleur et alla changer de linge et faire une légère collation dans le cabinet du premier président avant la fin de la séance (*Mathieu Marais*, p. 201; note marginale portée sur les registres du Parlement, X[1A] 8431, fol. 443, pour spécifier que le verre d'eau et de vin pris à la buvette lui fut présenté par les serviteurs de la Compagnie). Un tableau de Dumesnil et un autre de J.-B. Martin au musée de Versailles représentent cette séance solennelle et le départ du jeune

de particulier, sinon que la duchesse de Ventadour y eut un petit siége, et que le maréchal de Villeroy en eut un aussi fort bas, hors de rang, entre le trône et la première place des pairs ecclésiastiques[1]. Ce fut une tolérance, car il ne pouvoit être en fonction tant que le Roi étoit entre les mains des femmes. Le prince Charles[2], comme grand écuyer, le porta depuis le carrosse jusqu'à la porte de la grand chambre, où le duc de Tresmes le prit et le porta sur son trône. Il servit de grand chambellan, et en eut la place comme premier gentilhomme de la chambre en année, parce que le duc d'Albret, qui ne l'étoit que de la veille, n'avoit pas prêté serment[3].

Le samedi 14 septembre, les Compagnies[4] allèrent haranguer le Roi à Vincennes[5], et le Chancelier donna la démission de sa charge de secrétaire d'État de la guerre[6], suivant l'engagement qu'on a vu qu'il en avoit pris avec

Le Roi harangué par les Compagnies à Vincennes. Le Chancelier

Roi du Palais, et le greffier Delisle nous a conservé des estampes montrant son entrée à Paris par la porte Saint-Antoine et son arrivée au Parlement, avec d'autres documents (reg. U 357).

1. Ces particularités sont indiquées dans le procès-verbal officiel.

2. Il y a, dans le manuscrit, *le P. Ch.*; cette abréviation avait été lue jusqu'à présent : *le premier chambellan*. C'était une erreur ; car cette charge n'existait pas, et ensuite son titulaire n'aurait pu agir « comme grand écuyer ». Dangeau dit d'ailleurs le prince Charles, de même que Mathieu Marais. C'est le prince Charles de Lorraine (notre tome XVII, p. 267), qui avait eu la survivance de la charge de grand écuyer en mars 1712 à la mort de son frère le comte de Brionne, et qui remplaçait son père le comte d'Armagnac.

3. On a vu ci-dessus, p. 46, note 4, qu'il n'eut ses provisions que le 15 septembre.

4. *Comp^es* surcharge *Cours*; et cette correction indique qu'il ne s'agit pas des cours souveraines, mais d'autres corps constitués, comme on va le voir à la note suivante. Nous avons déjà relevé la même correction ci-dessus, p. 36.

5. Ce fut seulement le Grand conseil, l'Université et l'Académie française : *Dangeau*, p. 174 ; on a vu ci-dessus, p. 36, que le Parlement et la Chambre des comptes étaient allées haranguer le Roi à Versailles dès le 5 septembre.

6. *Dangeau*, p. 174.

se démet pour 400 000[#] de sa charge de secrétaire d'État.

M. le duc d'Orléans pour se conserver les sceaux[1]. On en [a] assez dit sur cette belle convention pour n'avoir rien à y ajouter. Il en eut encore quatre cent mille livres[2], outre tout ce qu'il en avoit tiré du feu Roi[3].

Crozat, quel; fait grand trésorier de l'Ordre pour des avances. Terrat, quel; en a le râpé. [Add. S[t]S. 1208].

Peu de jours après, la facilité du Régent et l'extrême et pressant besoin des finances fit accorder à Crozat[4] l'agrément de la charge de trésorier de l'Ordre, à rembourser aux héritiers de l'avocat général Chauvelin[5]. Le Régent y trouva le prêt d'un million au Roi en barres d'argent, et l'engagement pour deux autres millions que fit Crozat. Terrat[6] eut le râpé[7] de cette charge. Il étoit depuis longtemps chancelier et surintendant des affaires de Monsieur, et de M. le duc d'Orléans ensuite, exact, appliqué, désintéressé, vertueux et fort honorable, qui faisoit sa charge avec dignité, au profit de son maître et à la satisfaction de tout ce qui avoit affaire à lui : *rara avis* certes au Palais-Royal. Le mérite fit passer ce râpé au public; mais, pour Crozat, ce fut un cri général.

Crozat étoit de Languedoc, où il s'étoit fourré chez

1 Tome XXVII, p. 285.

2. C'était le montant de son brevet de retenue, qu'on promit de lui rembourser dès qu'on pourrait. C'est à ce propos que Saint-Simon avait écrit l'Addition au *Journal de Dangeau* qui a été insérée dans notre tome XXVII sous le numéro 1239.

3. Notamment cinq cent mille livres sur le revenant-bon du non-complet des troupes, comme on l'a vu dans le tome XXVI, page 193 et 249.

4. Antoine Crozat : tome VI, p. 198.

5. C'est le 16 septembre que Dangeau enregistre cette grâce : p. 177; voyez aussi les *Mémoires de Mathieu Marais*, tome I, p. 204-205, le *Mercure* de septembre, p. 296-299, et la *Gazette d'Amsterdam*, n°s LXXXII et LXXXV, où est reproduit le texte des patentes. La mort de l'avocat général Louis IV Chauvelin a été mentionnée dans notre tome XXVI, p. 254.

6. Gaston-Jean-Baptiste Terrat (Saint-Simon écrit tantôt *Terrat*, tantôt *Térat*) : tome VIII, p. 356. Il avait plus de soixante-quinze ans.

7. On a vu dans nos tomes VI, p. 251, et XI, p. 174, ce que signifiait ce mot.

Pennautier en fort bas étage; on a dit même qu'il avoit été son laquais; il fut petit commis et parvint par degrés à devenir son caissier[1]. On a vu p. [1190][2] quel étoit Pennautier. Enrichi dans ce poste, il nagea en plus grande eau; mais il ne voulut point tâter de la finance ordinaire. Il donna dans la banque, dans les armateurs, et devint le plus riche homme de Paris. Le Roi voulut qu'il fût intendant du duc de Vendôme, quand il ôta le maniement de ses affaires délabrées des mains et du pillage du Grand Prieur et de l'abbé de Chaulieu, à qui il les avoit confiées depuis longtemps[3]; enfin Crozat fut trésorier ou receveur[4] du clergé, qui est un emploi fort lucratif[5]. On peut juger qu'il étoit énormément riche, et glorieux à proportion, par le mariage qu'il fit de sa fille avec le comte d'Évreux[6], qui devint le repentir et la douleur de tout le reste de sa vie; mais il eut aussi de quoi se consoler par le mérite de ses trois fils[7], qui a fait oublier tout le reste en leurs personnes.

1. Il a été parlé de la carrière de Crozat dans nos tomes VI, p. 189, note 1, et XIV, p. 362-363.

2. Ce chiffre est resté en blanc dans le manuscrit; il correspond aux pages 84-86 de notre tome XXII.

3. En 1699 : tome VI, p. 196 et suivantes.

4. Les mots *ou Receveur* ont été ajoutés en interligne.

5. Tome XXII, p. 84. — 6. En 1707 : tome XIV, p. 362-364.

7. L'aîné, Louis-François Crozat, marquis du Châtel, acheta une cornette aux mousquetaires noirs en juin 1716, eut en 1718 le régiment des dragons de Languedoc, devint brigadier en février 1734, maréchal de camp en mars 1738, lieutenant général en mai 1744 et grand croix de Saint-Louis; il mourut le 31 janvier 1750, à cinquante-cinq ans. Il avait épousé, le 5 septembre 1722, Marie-Thérèse-Catherine Gouffier d'Heilly, qui mourut le 12 septembre 1746; le président Hénault a parlé de l'un et de l'autre dans ses *Mémoires* (p. 237-238). Leurs deux filles furent les duchesses de Gontaut et de Choiseul-Stainville. — Le second fils, Joseph-Antoine, dit M. Crozat de Thugny, acheta de M. de Bonrepaus en juin 1719, pour vingt mille écus, une des charges de lecteur du Roi; il eut en 1720 une place de conseiller aux requêtes du Palais, devint maître des requêtes en 1724, acheta en mai 1726 une charge de président à la quatrième chambre des Enquêtes, passa

La Bazinière, trésorier de l'Épargne[1], qui ne valoit pas mieux que Crozat, avoit eu sous le feu Roi la charge de prévôt et grand maître des cérémonies de l'Ordre[2], qui est à preuves[3], et par là grâce bien plus étrange, et le Roi avoit fait, surtout en 1688, bien des chevaliers de l'Ordre plus étranges encore en leur genre, dont on avoit crié, mais jamais au point qu'on fit sur le cordon bleu de Crozat. Rien de si court en robe que les Chauvelins, qui étoient des va-nu-pieds sans magistrature, quand la fortune du chancelier le Tellier les débourba, parce que lui et le père[4] de Chauvelin, conseiller d'État, avoient épousé les deux sœurs[5], lorsque le Tellier étoit encore

honoraire en 1740 et mourut en 1751, laissant une belle collection de tableaux, gravures et objets d'art. Il s'était marié le 27 mars 1725 à Michelle-Catherine Amelot de Gournay, qui ne mourut que le 6 juin 1777, âgée de soixante-sept ans. — Le troisième, Antoine-Louis, marquis de Moy et baron de Thiers, connu sous le nom de M. de Thiers, fut brigadier de cavalerie en février 1743, exerça la charge de maréchal général des logis des camps et armées du Roi, acheta une des lieutenances générales de Champagne en novembre 1761, et mourut le 15 décembre 1770, à soixante-dix ans. Il avait épousé le 19 décembre 1726 Marie-Louise-Augustine de Montmorency-Laval, qui mourut à Barèges le 23 août 1770, âgée de cinquante-huit ans. Il eut trois filles qui furent la marquise de Béthune, la comtesse de Béthune et la maréchale de Broglie. La terre de Thiers, en Auvergne, dont il portait le nom, avait été achetée par son père, en 1714, de M. de Lauzun, qui la tenait des libéralités de Mlle de Montpensier. — Antoine Crozat eut encore d'autres enfants, qui moururent jeunes ou sans alliance : voyez l'ouvrage du vicomte de Breuil, *Ascendants et descendants de.... Antoine-Louis Crozat, baron de Thiers....*, 1893, in-4°.

1. Macé Bertrand de la Bazinière : tome XI, p. 170.
2. Tomes XVII, p. 99, et XXII, p. 226.
3. C'est-à-dire, dont le titulaire doit faire ses preuves de noblesse.
4. Avant *père*, il a biffé *grd*.
5. Sur l'origine et la généalogie des Chauvelin, on peut voir au Cabinet des titres le volume 179 des Dossiers bleus, le ms. Clairambault 754, fol. 207 v°, les notes du P. Léonard aux Archives nationales, carton M 609, n° 56, et registres MM 818, fol. 28, 821, fol. 64, et 824, fol. 42, le supplément à l'*Histoire généalogique* par Potier de Courcy, tome IX, deuxième partie, p. 482, et les *Mémoires de Mathieu*

petit compagnon au Châtelet[1], et Chauvelin, conseiller d'État, étoit père de l'avocat général par la mort duquel la charge de trésorier de l'Ordre vaquoit. Or, dans la robe, ces charges n'étoient jamais tombées qu'aux premiers présidents du Parlement, très rarement à des présidents à mortier. On fut surpris lorsque le Roi permit à Pontchartrain de vendre la sienne de prévôt et grand maître des cérémonies de l'Ordre à le Camus, premier président de la cour des aides[2]. Un avocat général en cordon bleu, cela parut un monstre qui révolta le Parlement même; mais cet avocat général, qui n'avoit pas moins d'ambition qu'en a montré depuis le garde des sceaux, son frère cadet, avec bien plus de talents que lui, étoit le mignon des jésuites, le favori de la Constitution, par conséquent du Roi, avec qui il avoit secrètement des rapports continuels[3], et entroit fort souvent chez lui par les derrières[4].

Crozat étoit loin de tout cela, et on se donnoit plus de liberté avec M. le duc d'Orléans qu'avec Louis XIV. Ces charges étoient pour les ministres, et leur indignation de voir Crozat paré comme eux passa au public, qui fit leur écho sans y avoir intérêt, lequel a vu depuis avec beau-

Marais, tome III, p. 229. Ce qui paraît le plus certain, c'est que le premier Chauvelin connu, Toussaint, était procureur à Moulins-Engilbert, en Nivernais, et devint procureur au parlement de Paris vers 1550. Il eut un fils, François, qui fut maître des requêtes de Catherine de Médicis, puis procureur général de la reine Marie de Médicis. Le fils de celui-ci, Louis Ier, fut le grand-père de Louis III, le conseiller d'État (notre tome XXIII, p. 68) et le bisaïeul de l'avocat général et du garde des sceaux. La sœur de Louis Ier, Claude Chauvelin, épousa en 1599 Michel le Tellier, père du chancelier. La parenté était donc autre que le dit Saint-Simon.

1. Le chancelier le Tellier avait été procureur du Roi au Châtelet en 1631.

2. Nicolas V le Camus; nous avons vu l'annonce de cette vente dans le tome XXVI, p. 193-194.

3. Après *continuels*, il a biffé *avec luy*.

4. Déjà dit dans le même tome, p. 250.

coup plus de silence et de tranquillité les énormes choix de la promotion de 1724, et de beaucoup encore depuis. Ainsi est fait le public et le monde.

Conseils ; d'où pris, comment pervertis. [*Add.StS.1269*].

J'ai[1] passé légèrement sur les cérémonies depuis la mort du Roi jusqu'à présent, parce que leur retranchement ôta l'occasion des grandes disputes, et que tout s'y passa sans rien de particulier, et je me suis arrêté au reste le moins qu'il a été possible, comme peu important. Il faut maintenant venir aux conseils, pris[2] sur le plan que j'en avois donné autrefois au duc de Chevreuse, si singulièrement conforme à son idée, sans nous en être jamais parlé[3] auparavant[4]. Il avoit[5] passé entre les mains de Mgr le duc de Bourgogne par celles du duc de Beauvillier, et avoit été agréé de ce prince comme la meilleure forme du gouvernement, dont il avoit résolu de se servir quand Dieu l'y auroit appelé. Mais il s'en fallut bien que ce premier plan fût suivi par M. le duc d'Orléans. Il n'en prit que la plus foible écorce. J'expliquerai comme ce malheur arriva, sous lequel la France gémit encore et gémira longtemps, parce que, pour les États ainsi que pour les corps humains, il n'y a rien de plus pernicieux que les meilleurs remèdes tournés en poisons.

[*Add.StS.1270*].

M. le duc d'Orléans[6], qui, avant la mort du Roi, devoit, comme on l'a vu en son temps, avoir fait ses choix à tête reposée, et n'avoir plus qu'à les déclarer, n'y avoit rien déterminé, ni peut-être pas songé, quoique[7] je l'en eusse fait souvenir souvent[8]. Il se trouva donc à la mort du Roi

1. Ici l'écriture change dans le manuscrit, indiquant un arrêt dans e travail.

2. Avant *pris*, il y a un *qui*, biffé.

3. *Parlès*, par mégarde dans le manuscrit.

4. Tome XVII, p. 154 et suivantes.

5. *Il avoit* est en interligne, au-dessus d'*avoit*, biffé.

6. Saint-Simon va reproduire, en la développant, dans les pages qui vont suivre, la grande Addition qui est indiquée ci-contre et qu'il avait faite à l'article du 17 septembre du *Journal de Dangeau*.

7. *Quoy*, oublié, a été ajouté en interligne. — 8. Ci-dessus, p. 1.

comme surpris d'un événement annoncé depuis si longtemps, et, comme je le lui avois prédit, noyé alors d'affaires et de bagatelles, d'ordres à donner et de choses sans nombre à régler. Il se trouva en même temps assiégé de gens qui vouloient être de ces conseils qu'il avoit annoncés au Parlement. Il y en avoit d'indispensables pour celui de régence par leur état, et ceux-là lui étoient ennemis ou suspects. Il les fallut balancer par d'autres, ce qui étoit d'autant plus important que c'étoit en ce conseil, où ressortissoient tous les autres, où aboutissoient toutes les affaires d'État et du gouvernement, et qu'elles y devoient être réglées à la pluralité des voix. C'est ce qui causa l'extrême lenteur de sa formation. L'indigeste composition et formation de tout le nouveau gouvernement fut due à l'ambition, à l'astuce et aux persévérantes adresses du duc de Noailles, qui n'oublia rien pour mettre le plus grand désordre qu'il put dans l'économie des districts[1] et des fonctions des conseils, pour les rendre en eux-mêmes ridicules et odieux encore par le mélange et l'enchevêtrement des matières, et la difficulté de l'expédition, pour les faire tomber le plus tôt qu'il pourroit, et demeurer lui premier ministre[2] : tellement que choix, rangs, administration, décisions, il y mit tous les obstacles qu'il put y faire naître, pour fatiguer M. le duc d'Orléans, rebuter le public, qui fut d'abord ravi de ces établissements, lasser même ceux qui en seroient, en les commettant tous les uns avec les autres, et les corps aussi des conseils entre eux. Il en résulta beaucoup d'embarras, de désordres, de maux dans les affaires, et ce pernicieux homme en eut tout le succès qu'il s'en étoit proposé, excepté celui pour lequel il brassa tous les autres, et après lequel il ne s'est jamais lassé de courir et court encore plus de trente ans après, à travers tous les opprobres qu'il a recueil-

1. Au sens de divisions, départements, limites de leur compétence.
2. Saint-Simon a déjà dit (tome XXVII, p. 215 et suivantes) que c'était là l'ambition du duc de Noailles.

lis en ces dernières guerres, et qu'il avale sans cesse dans son néant à la cour et dans le Conseil, noyé qu'il est dans le mépris universel[1].

Je fais déclarer le cardinal et le duc de Noailles chef du conseil de conscience et président de celui des finances.

Dès les premiers jours que nous fûmes à demeure à Paris, c'est-à-dire aussitôt que le Roi fut à Vincennes, il fut question des conseils entre M. le duc d'Orléans et moi[2]. Ce ne fut pas sans quelques reproches de ma part de ce que les choix étoient à faire. Il me parla douteusement sur la place de président des finances, quoiqu'il l'eût promise au duc de Noailles, comme je l'ai dit[3], dès avant la mort du Roi. Je savois de reste alors à quoi m'en tenir avec ce galant homme; mais je crus devoir plus à l'État et à mon premier plan qu'à moi. Je le croyois encore capable de travail par lui-même, instruit sur tout comme il l'étoit depuis deux ans par Desmaretz[4]. Ses richesses et ses établissements m'assuroient de la netteté de ses mains; son ambition même, de tous ses efforts à bien faire dans une place si considérable, où je voulois un seigneur, et pour laquelle je n'en voyois point qui l'égalât. Je raffermis donc M. le duc d'Orléans dans la résolution de la lui donner. En même temps j'achevai de le fortifier contre les efforts qui se faisoient contre le cardinal de Noailles. Les cardinaux de Rohan et de Bissy, le nonce Bentivoglio et les autres chefs de la Constitution étoient dans les plus vives alarmes du traitement que le cardinal de Noailles recevoit depuis le moment de la mort du Roi[5].

1. Saint-Simon écrit ceci, comme il va le dire ci-après, p. 87, en mars 1746.

2. La déclaration royale qui institua les six conseils est du 15 septembre; elle fut enregistrée le 16 au Parlement. Elle fut imprimée sur le moment; Isambert l'a reproduite dans son *Recueil des anciennes lois françaises*, tome XXI, p. 36.

3 Tome XXVII, p. 47-50 et 167.

4. *Ibidem*, p. 49 et note 5.

5. Dès le jour même de la mort du Roi, le duc d'Orléans en avait fait avertir le cardinal, qui était venu aussitôt à Versailles; le Régent l'avait fort bien reçu, et il était allé saluer le jeune Roi (*Mémoires de*

Ils mouroient de frayeur de le voir à la tête des affaires ecclésiastiques; ils remuoient tout pour l'empêcher; ils crioient à l'aide à tout le monde; ils demandoient aux gens principaux leur protection pour la religion et pour la bonne cause. Bissy, dès Versailles, me l'avoit demandée tout éperdu; je lui avois répondu avec une très froide modestie. Un soir qu'il y avoit assez de monde, mais trayé, chez M. le duc d'Orléans, de ces premiers jours à Paris, je vis le duc de Noailles parler à Canillac, tous deux raisonner ensemble, me regarder, et tout de suite Canillac venir à moi et me tirer à part. C'étoit pour me représenter le danger du délai de déclarer le cardinal de Noailles chef du conseil de conscience ou des affaires ecclésiastiques, car ce conseil eut ces deux noms, les mouvements et les intrigues du parti opposé, et l'embarras où se trouveroit M. le duc d'Orléans, s'il donnoit le temps au Pape de lui écrire un bref d'amitié par lequel il lui demanderoit comme une grâce de ne pas mettre le cardinal de Noailles à la tête de ce conseil. Cette raison me frappa; je convins avec Canillac qu'il n'y avoit point de temps à perdre. Il me proposa d'en parler à l'heure même au Régent. Quelques moments après je le fis. Je lui fis peur de l'embarras où il se trouveroit entre désobliger si formellement le Pape, ou lui donner pied à se mêler du gouvernement intérieur, avec les conséquences pernicieuses qui en résulteroient. Il les sentit; mais il avoit peine à finir[1]. Je lui proposai alors, pour éviter toute affectation, de déclarer tout à la fois les places du duc et du cardinal de

Mathieu Marais, tome I, p. 177-178). Dangeau, en notant cette visite, ajoutait: « Il a été si bien reçu qu'on ne doute pas que ses affaires ne prennent un bon chemin en France. » C'est à ce propos que Saint-Simon écrivit l'Addition qu'on trouvera indiquée ci-après, p. 58, n° 1271. Dès le lendemain, 2 septembre, le cardinal avait adressé aux fidèles de son diocèse un mandement ordonnant des prières pour le repos de l'âme du feu Roi (Archives nationales, K 544, n° 19[3]).

1. C'est-à-dire, il avait peine à se décider à achever quelque chose.

Noailles, d'appeler le duc sur-le-champ, de faire la déclaration tout haut, en présence de tout ce monde, et de le charger de l'aller dire à son oncle. Le Régent balança encore ; je le pressai, et j'en vins à bout. Il appela le duc de Noailles, en s'approchant du monde, et fit la déclaration. Noailles me parut également surpris et ravi de joie, fit son remerciement pour soi et pour son oncle[1]. Tout retentit de cette nouvelle aussitôt après dans le Palais-Royal, et dès le soir à Paris. Le lendemain toute la ville le sut, et la joie et les applaudissements parurent universels, autant que la douleur et le dépit furent extrêmes dans le parti opposé, naguère si gros et si triomphant, alors si réduit en nombre et en crédit. Le remerciement du cardinal de Noailles, le lendemain, au Régent, acheva de consommer la chose. Il en étoit temps. On sut que la prière du Pape étoit résolue[2]. Il la changea en plaintes, mais assez douces[3], auxquelles le Régent répondit plus doucement encore, mais avec une fermeté sur la chose, mêlée de force compliments et respects.

Réflexion sur le pouvoir et le grand nombre en matière de religion.

On vit[4] alors bien à clair le pouvoir de la puissance temporelle sur les matières ecclésiastiques, et bien à nu la gaze déliée de ce manteau de religion qui couvre tant d'ambition, de cabales, de brigues et d'infamies. Cette bonne cause, dont sous le feu Roi la foi et toute la religion sembloit dépendre, cette Constitution qui avoit

1. Dangeau ne mentionne pas cette déclaration publique ; mais le 18 septembre, il annonce quels devaient être les présidents des six conseils (p. 194); il semble donc que ce fut le 17 au soir.

2. Le Régent chargea le cardinal de la Trémoïlle de faire part au Pape de sa prise de possession de la régence et de la nouvelle forme qu'il projetait de donner au gouvernement; il insista sur le conseil de conscience, à la tête duquel il avait décidé, disait-il, à la satisfaction générale, de mettre le cardinal de Noailles. Les lettres qu'il écrivit à cet effet au souverain pontife et au cardinal de la Trémoïlle sont dans le registre KK 1323 des Archives nationales, à la date du 13 septembre.

3. *Journal de Buvat*, tome I, p. 104.

4. L'écriture change encore ici.

obscurci l'Évangile, compté pour peu en comparaison, et ce que j'avance en soi n'est point exagération, changea tout à coup de situation avec ce parti de mécroyants[1], de révoltés, de schismatiques, d'hérétiques proscrits, persécutés, dont les plus hautes têtes abattues sous[2] la plus profonde disgrâce se voyoient au moment de leur dégradation, et les membres livrés à la persécution la plus ouverte, dispersés en exil, jetés dans les prisons et les cachots sans pouvoir trouver de refuge dans les cas où la justice et l'humanité réclamoit inutilement pour eux, sans qu'il fût permis à aucun tribunal réglé d'admettre la connoissance de leurs causes. Il ne fallut que ce grand coup à la suite du retour du cardinal de Noailles et des siens en considération à la mort du Roi, pour atterrer leurs ennemis, écrire sur leur front l'ignominie de leur ambition, de leurs complots, de leurs violences ; décrier leur Constitution comme l'opprobre de la religion, l'ennemie de la bonne doctrine, de l'Écriture, des Pères; leur cause comme la plus odieuse et la plus dangereuse pour la religion et pour l'État. Je me garde bien ici de prétendre décider rien: mon état laïque et la nature de ces *Mémoires*, purement historique, ne le pourroient souffrir. Mais je rapporte avec la plus fidèle exactitude quelle fut l'opinion générale et transcendante du monde laïque et ecclésiastique du vivant et après la mort du Roi, et je m'y arrête d'autant plus volontiers que, outre que ce fait est trop marqué pour ne le pas rapporter, il prouve avec la dernière évidence le cas qu'on doit faire, en choses d'opinion et de religion, de ce que la cour appuie ouvertement, jusqu'à y mettre toute son autorité et son honneur et à y déployer toute sa puissance et sa violence, par conséquent le cas qu'on doit faire du grand nombre,

1. Le *Dictionnaire de l'Académie* de 1718 ne donnait que *mécréant*, et non pas *mécroyant*.

2. *Sous* a été ajouté à la fin d'une ligne, et *dans* biffé au commencement de la ligne suivante.

lorsque pendant tant d'années les grâces, les tolérances, toutes sortes de bienfaits, encore plus d'espérance se trouvent d'un côté; toute persécution, déni de justice, exclusion radicale de tout, prisons, cachots, expatriations sont de l'autre, sans qu'aucune voix puisse être écoutée, sans qu'aucun crédit ose s'y hasarder, sans que le plus léger doute ou soupçon soit moins qu'un crime irrémissible.

[*Add.St-S.1271*]. Vingt-quatre heures suffirent à un si grand changement; quinze jours y mirent le comble. L'herbe croissoit à l'archevêché; il n'y paroissoit que quelques Nicodèmes[1] tremblants sous l'effroi de la synagogue. En un moment on s'en rapprocha; en un autre tout y courut[2]. Les évêques qui s'étoient le plus prostitués à la cour, ceux du second ordre qui s'étoient le plus fourrés pour faire leur fortune, les gens du monde qui avoient eu le plus d'empressement de plaire et de s'appuyer des dictateurs ecclésiastiques, n'eurent pas honte de grossir la cour du cardinal de Noailles, et il y en eut d'assez impudents pour essayer de lui vouloir persuader qu'ils l'avoient toujours aimé et respecté et que leur conduite avoit été innocente. Il en eut lui-même honte pour eux; il les reçut tous en véritable père, et ne montra quelque froideur qu'à ceux où la duperie auroit été trop manifeste, mais sans aigreur et sans reproches, peu ému au reste de ce subit changement, qu'il voyoit être la preuve d'un autre contraire, si la cour venoit à cesser la faveur qu'elle lui montroit. L'abattement de ses ennemis fut incroyable. Il montra bien qu'ils ne pouvoient s'appuyer que sur un bras de chair, et ils en étoient si convaincus que, après le premier étourdissement, les plus furieux se réunirent pour chercher à conjurer l'orage, et à revenir avec le temps d'où ils étoient tombés, par les mêmes intrigues qui les y avoient portés la première fois. Dieu, qui veut éprouver les siens, dont

1. Tome XXVII, p. 441.
2. Voyez les *Mémoires de l'abbé Le Gendre*, p. 323.

le règne n'est pas de ce monde, et pour lequel Jésus-Christ a déclaré qu'Il[1] ne prioit pas[2], permit que ce même monde vînt enfin à bout de ses complots, et que la bonace[3] fût de peu de durée.

Conseil de conscience.

Cette déclaration faite[4], il devint pressé de former ce conseil, et d'en choisir les membres. Les matières de Rome, les affaires des divers diocèses de nature à avoir besoin de la main du roi, celles des divers ordres et communautés qui pouvoient passer pour majeures, certaines matières bénéficiales particulières, quelques dépendances de celles de la Constitution, étoient du ressort de ce conseil ; car, pour la distribution des bénéfices, le cardinal de Noailles en eut en même temps la feuille[5]. Le Régent crut avec raison le devoir composer de peu de personnes, et que les unes fussent du métier, c'est-à-dire ecclésiastiques, les autres du Parlement, à cause des matières bénéficiales, de celles de Rome, et des libertés de l'Église gallicane. Le cardinal de Noailles fut du même avis, et j'en avois parlé de même à M. le duc d'Orléans avant la mort du Roi. On choisit donc, de concert avec le

1. Ce mot *Il* est ainsi écrit par une majuscule.

2. *Regnum meum non est de hoc mundo* (Évangile selon saint Jean, chapitre XVIII, verset 36) ; — *Non pro mundo rogo, sed pro his quos dedisti mihi* (*ibidem*, chapitre XVII, verset 9).

3. Tome XII, p. 326.

4. Saint-Simon va raconter la formation des divers conseils et donner les noms de leurs membres. Comme il n'a d'autre guide que Dangeau, qui s'est contenté d'enregistrer les noms au fur et à mesure qu'il les apprenait, notre auteur a commis quelques erreurs et quelques omissions. La *Gazette d'Amsterdam* donna dans son numéro LXXIX une liste des membres des conseils qui est incomplète ; on trouvera la liste officielle avec les fonctions attribuées à chaque membre dans l'*Almanach royal* de 1716, p. 54-63.

5. Dangeau ne parle pas de la constitution ni de la composition du conseil de conscience, ni de la charge de la feuille des bénéfices au cardinal de Noailles. Le règlement particulier de ce conseil ne fut approuvé que le 21 décembre par la Régence, sur le rapport de l'archevêque de Bordeaux (ms. Franç. 23672, fol. 4 v°) ; il fut daté du 22 et imprimé (reg. U 358).

cardinal de Noailles, l'archevêque de Bordeaux, qui le fut après de Rouen[1], l'abbé Pucelle, conseiller clerc de la grand chambre[2], de la première réputation pour la capacité et l'intégrité, et qui l'a bien montré depuis avec un sage, mais insigne courage, Daguesseau, procureur général, et Joly de Fleury, premier avocat général[3], l'un aujourd'hui chancelier, l'autre procureur général. L'archevêque étoit frère du maréchal de Bezons et avoit été évêque d'Aire, le même que j'avois fait travailler sous Mgr le duc de Bourgogne, comme on l'a vu en son temps[4], la première fois que le Roi lui renvoya l'affaire de la Constitution. Par être frère de Bezons, il étoit agréable au Régent, avoit toujours tenu une conduite honnête avec le cardinal de Noailles, et avec les cardinaux de Rohan et de Bissy et les jésuites, sans bassesse d'aucun côté, ni prostitution ; il étoit en réputation d'homme d'honneur, et du plus

Caractère de Bezons, archevêque de Bordeaux, puis de Rouen, de Pucelle et de Joly de Fleury.

1. Armand Bazin de Bezons : tome V, p. 37 ; il devint archevêque de Rouen en 1719.

2. René, abbé Pucelle, né à Paris le 1er février 1655, était fils du célèbre avocat Claude Pucelle et d'une sœur du maréchal Catinat ; il se destina d'abord à l'état ecclésiastique ; puis il fit quelques campagnes sous son oncle. Au bout de quelques années il se fit donner le sous-diaconat, et, ayant étudié le droit, il obtint en 1684 une place de conseiller clerc à la grand chambre. Le Roi lui donna en 1694 l'abbaye de Saint-Léonard de Corbigny, et il fut nommé en 1707 marguillier d'honneur de Saint-Benoît. Entré au conseil de conscience en 1715, il fit peu à peu de l'opposition à la cour et fut plus tard un des fanatiques du diacre Paris. Il fut exilé en 1732 à son abbaye et ne revint qu'au bout de quelques années. Il mourut le 7 janvier 1745, à près de quatre-vingt dix ans ; il fut enterré à Saint-Benoît, et É. Raunié a relevé son épitaphe (*Épitaphier du vieux Paris*, tome I, p. 372). Le duc de Luynes (*Mémoires*, tome VI, p. 282) dit que, quoique enragé janséniste, il mourut en bon catholique. Les *Nouvelles ecclésiastiques* firent son éloge, dans le n° du 23 janvier, p. 13-16. Rigaud avait fait son portrait en 1721, pour cinq cents livres.

3. Joly de Fleury ne fit point partie de ce conseil à l'origine, mais seulement lorsque, Daguesseau étant devenu chancelier en février 1717, il l'eut remplacé comme procureur général.

4. Tome XXII, p. 67-68 et 145.

capable dans toutes les affaires temporelles et bénéficiales du clergé, aux assemblées duquel il étoit fort rompu et fort considéré, et, sous un extérieur fort rude, il avoit un liant et une douceur fort propre à la conciliation ; avec cela point faux, bon homme et bonne tête pour tout, et ne s'en [1] faisant accroire sur rien, respectueux et fort courtisan, sans être néanmoins corrompu, mais complaisant autant qu'il pouvoit l'être honnêtement, avec assez d'esprit pour se savoir bien tirer d'affaires [2]. La composition de ce conseil déplut horriblement aux chefs du parti de la Constitution ; ils n'avoient pu, dans leur puissance, s'assujettir l'archevêque de Bordeaux, et en même temps ils ne pouvoient s'en plaindre ; mais les trois magistrats leur étoient insupportables par leurs lumières, par l'expérience qu'ils avoient de leurs artifices, de leurs détours, de leur violence, et par la fermeté et la capacité avec laquelle Pucelle s'étoit conduit contre eux au Parlement, et donné [3] courage à cette Compagnie de leur résister sans cesse [4], et avec laquelle Daguesseau avoit résisté au feu Roi, jusqu'à s'exposer à perdre sa charge [5]. Ils n'étoient pas plus contents de Joly de Fleury, qui, avec plus d'art, de douceur, d'adresse et de finesse, ne leur étoit pas moins opposé, et doucement rallioit ses confrères et tout le Parlement, et leur fournissoit des armes sans y paroître que le moins qu'il pouvoit, mais se montrant dans le besoin avec une capacité très supérieure et des lumières infinies. Les

1. Avant *s'en*, Saint-Simon a biffé *se fai*[*sant*].

2. Saint-Simon refera ce portrait dans des termes analogues en 1721, lors de la mort de l'archevêque (suite des *Mémoires*, tome XVII de 1873, p. 287).

3. Et avait donné.

4. L'abbé Pucelle avait été opposé à l'acceptation de la Constitution ; mais il ne semble pas que son rôle ait été alors aussi prépondérant que le dit notre auteur. Saint-Simon est égaré par la conduite postérieure du magistrat, lorsque, sous Louis XV, les persécutions reprirent contre les jansénistes.

5. Tome XXVII, p. 175-177 et 343-344.

chefs de la Constitution crurent tout perdu par la feuille[1] et par ce conseil ainsi composé. Ils n'y trouvèrent de remède que par Rome, et n'oublièrent rien pour irriter le Pape, et l'engager d'en demander la destruction, et de la procurer par toutes sortes de voies. Ils eurent le dépit de trouver Rome plus sage qu'eux, et un pape qui, bien que très affligé, prit le parti du silence, et ne voulut jamais se commettre. Le Parlement, transporté de joie de voir ceux de ses membres qu'il estimoit le plus employés dans ce conseil, et avant tous autres, se répandit en applaudissements, et le public entier y répondit par les siens, dans l'espérance de voir enfin en tout genre la fin de la tyrannie qui commençoit par celle de la religion, et par un choix justement applaudi de tout le monde.

Dorsanne, son caractère et sa fin.

Ce conseil se tint à l'archevêché. Le cardinal de Noailles proposa au Régent l'abbé Dorsanne[2] pour en être le secrétaire. C'étoit un saint prêtre et fort instruit, qui dans la place d'official de Paris avoit mérité l'estime et l'approbation publique. Il s'acquitta très dignement de cet emploi, et fut toujours semblable à soi-même. Il n'étoit pas favorable à la Constitution. Ses ennemis prétendirent que le cardinal de Noailles puisoit dans ses lumières, et que Dorsanne le retenoit dans sa fermeté[3]. Il mourut d'une

1. La feuille des bénéfices donnée au cardinal de Noailles : ci-dessus, p. 59.

2. Antoine Dorsanne, docteur de Sorbonne, chanoine de Notre-Dame en 1707, fut nommé archidiacre de Josas le 19 février 1709 et exerça en même temps les fonctions d'official, fut secrétaire du conseil de conscience de 1715 à 1718, devint grand chantre du chapitre en juillet 1717, et mourut le 13 novembre 1728, dans sa soixante-quatrième année. Il appartenait à une ancienne famille d'Issoudun dont la généalogie a été donnée par La Thaumassière, *Histoire du Berry*, p. 1057-1059; voyez aussi les Dossiers bleus, vol. 240, où se trouve une sorte de journal de la famille, le Recueil Fontanieu, tome CCLXXIX, p. 463-550, généalogie par Gilbert de Murat de Caieron, et la *Généalogie de Messieurs Dorsanne*, par Nicolas Catherinot, s. d., 8 pages in-4°.

3. L'abbé Le Gendre dans ses *Mémoires* (p. 285) en fait un portrait peu flatteur : « Homme tout plein de lui, et sans raison, car il ne valoit

manière fort prompte et fort singulière, qui ne fit pas honneur dans l'opinion publique à Messieurs de la Constitution[1].

Conseil des finances.

Ce conseil réglé, le plus pressé à former parut être celui des finances. Le maréchal de Villeroy en demeura chef, mais sans s'en mêler directement, et il demeura à cet égard comme il étoit du temps du feu Roi[2]. Noailles, qui sous le titre de président s'en arrogea toute l'autorité en repaissant le maréchal de toutes sortes de bassesse[3], avoit hâte de se voir en fonction[4]. Il y avoit sept intendants des finances, qui, pour six cent mille livres que leurs charges leur avoient coûté, touchoient chacun quatre-vingt mille[5] livres de rente, sans le tour du bâton[6], que personne ne pouvoit supputer. On les supprima tous sept, en

pas mieux qu'un autre; homme faux, sans entrailles, faisant le mal avec plaisir, le bien à regret, passionné janséniste, et bien plus propre à aigrir qu'à calmer le prélat. » Voyez aussi les papiers du P. Léonard aux Archives nationales, M 762. Il publia à partir de 1716 avec P. le Merre, en dix volumes in-folio, un *Recueil des actes, titres et mémoires du clergé*, que Saint-Simon avait dans sa bibliothèque (*Catalogue*, n° 132). Il avait aussi écrit un *Journal de tout ce qui s'est passé à Rome et en France dans l'affaire de la Constitution Unigenitus*, qui fut publié longtemps après sa mort, en 1753, à Rome, deux volumes in-4°.

1. Il mourut aux Incurables, en novembre 1728, comme il a été dit plus haut (Bibliothèque nationale, ms. Nouv. acq. franç. 3617, n°s 2763 et 2764), laissant par testament cent soixante-quinze mille livres à la caisse du parti janséniste.

2. Nous l'avons vu succéder dans cette place au duc de Beauvillier en 1714 : tome XXV, p. 80.

3. Ce mot est bien au singulier dans le manuscrit.

4. Dans une lettre du 24 septembre à Mme de Maintenon que l'abbé Millot a insérée dans ses *Mémoires de Noailles* (édition Michaud et Poujoulat, p. 260-261), le duc disait qu'il ne prenait qu'à regret la direction du conseil des finances.

5. Saint-Simon avait écrit *800 000*; il a surchargé le dernier zéro par la première lettre de *de*.

6. On a vu dans le tome XXIV, p. 144, ce que signifiait cette locution.

leur payant l'intérêt de leur finance, c'est-à-dire trente mille livres de rente à chacun, en attendant leur remboursement de six cent mille livres[1]. Ces sept étoient Caumartin[2] et des Forts[3], conseillers d'État, le Rebours[4] et Guyet[5], que Chamillart y avoit mis, et qui n'avoient qu'une suprême impertinence[6]; Bercy, gendre de Desmaretz[7], d'une humeur étrange[8] et de mains fort soupçonnées; Poulletier[9], fils d'un riche financier[9], qui avoit donné huit cent mille [livres], c'est-à-dire deux cent mille livres plus que les autres, et Fagon[10], tous maîtres des requêtes[11], qui fut presque[12] le seul qui entra dans le nouveau conseil des finances. C'étoit le fils du premier médecin du feu Roi, qui en ce genre étoit d'une grande capacité, et qui le montra bien dans la suite. Noailles, ami après son père de Rouillé du Coudray[13], conseiller d'État, qui avoit été

1. Tous ces détails viennent de Dangeau, p. 174.
2. Louis-Urbain Lefebvre de Caumartin: tome II, p. 194.
3. Michel-Robert le Peletier des Forts: tome VI, p. 266.
4. Alexandre le Rebours (*ibidem*, p. 305), cousin germain de Chamillart.
5. François Guyet: *ibidem*, p. 304. Le frère de Chamillart avait épousé sa fille.
6. « Un sot et un impertinent pommé », a-t-il dit de Guyet, et il a fait de le Rebours « le véritable original du marquis de Mascarille » (*ibidem*).
7. Charles-Henri de Malon de Bercy; tome XIII, p. 124.
8. Jean Buvat (*Journal*, tome I, p. 106-107) raconte une anecdote sur sa grossièreté et sa brusquerie.
9. Jacques Poulletier (tome XV, p. 386) n'était pas « fils d'un riche financier », mais avait fait lui-même sa fortune.
10. Louis Fagon : tome XXIV, p. 319.
11. Ni le Rebours, ni Guyet, ni Poulletier n'étaient maîtres des requêtes.
12. *Presque*, ajouté en interligne lorsque Saint-Simon s'est aperçu que Dangeau avait mis dans son *Journal* : « On croit que M. des Forts et M. Fagon seront du conseil des finances. » Fagon y entra en effet et fut fait conseiller d'État : ci-après, p. 125.
13. Hilaire Rouillé du Coudray : tome IX, p. 18. Le maréchal de Noailles « étoit fort accusé de n'avoir pas renoncé à la grisette et d'en

directeur des finances, l'y fit entrer[1], et d'Ormesson, maître des requêtes, frère de la femme du procureur général Daguesseau[2], qui étoit tout aux Noailles. Le Régent y joignit Effiat, que je lui avois proposé pendant la vie du feu Roi pour ce conseil, par la richesse dont il étoit, et le grand ordre qu'il tenoit dans ses affaires, et qui étoit fort propre à bien voir tout ce qu'il s'y passeroit, et à en tenir M. le duc d'Orléans bien averti. Le duc de Noailles choisit la Blinière[3], ancien avocat, pour secrétaire, qui s'étoit acquis de l'estime au barreau. Peletier des Forts, Gaumont[4],

faire des parties secrètes avec Rouillé du Coudray, son ami intime et grand et très public débauché » (notre tome XVI, p. 378).

1. Ces trois mots sont en interligne, au-dessus de *en fut aussy*, biffé.

2. Henri-François-de-Paule le Fèvre d'Ormesson et sa sœur Anne-Françoise, dame Daguesseau : tome XXVI, p. 250.

3. Saint-Simon a ajouté ce nom après coup sur son manuscrit, dans un blanc laissé à cette intention, parce qu'il n'en trouvait pas la mention dans Dangeau. — Louis de la Blinière, avocat au Parlement, avait accompagné le maréchal d'Huxelles à Gertruydenberg et s'y était fait connaître par des mémoires, des relations, et une correspondance active avec Torcy (Dépôt des affaires étrangères, vol. *France* 1874, et *Hollande* 228 ; notre tome XIX, p. 18, note 3). En juin 1713, il demanda une pension, en rappelant les services qu'il avait rendus (vol. *Hollande* 252, fol. 113). En 1717, on songea à lui pour remplacer au contrôle général des finances le premier commis le Cousturier (*Dangeau*, tome XVII, p. 194). Il y eut à ce conseil un second secrétaire, le sieur le Fèvre, avocat du Roi au bureau du domaine (Archives nationales, reg. E 1980, fol. 573).

4. Jean-Baptiste de Gaumont, conseiller à la cour des aides en 1688, puis maître des requêtes en juin 1711, avait travaillé pour le duc de Bourgogne et fut choisi en février 1708, sur la recommandation de Beauvillier, pour diriger les affaires de la princesse de Conti douairière (Archives nationales, G[7] 543[1]); désigné pour conseiller d'honneur au Parlement en août 1716 (X^{1A} 8716, fol. 170), il devint en 1718 un des quatre administrateurs des fermes générales, eut en 1721 une expectative de conseiller d'État, fut intendant des finances en 1722, conseiller d'État semestre le 25 février 1724 (registre O^1 68, p. 95), se démit de son intendance en septembre 1734, et mourut à Paris le 21 juillet 1750, à quatre-vingt-sept ans.

Gilbert de Voisins [1] et Baudry [2] y furent joints [3].

Le chancelier de Pontchartrain raffermit secrètement son fils. [*Add.St-S.1272*].

Ces établissements, parmi lesquels on ne disoit mot à Pontchartrain, le mirent en grande inquiétude. Il s'étoit bassement mis sous la protection du maréchal de Bezons dont il réclamoit la parenté [4], et d'Effiat par lui, à qui

1. Pierre Gilbert de Voisins, né le 13 août 1684, d'abord avocat du Roi au Châtelet en décembre 1703, eut une charge de conseiller au Parlement en août 1707, devint maître des requêtes en mai 1711, quitta le conseil des finances en 1718 pour devenir avocat général au Parlement (décembre), donna sa démission en 1737, eut une place de conseiller d'État semestre en mars 1740, fut désigné pour présider le Grand Conseil en 1744, passa conseiller d'État ordinaire en 1747 et ne mourut que le 20 avril 1769; il avait épousé, le 25 juillet 1714, Anne de Fieubet.

2. Gabriel Taschereau de Baudry fut d'abord lieutenant particulier au présidial de Tours, dont il était originaire ; sa parenté avec du Chesne, premier valet de chambre du duc de Bourgogne, et avec le P. de Linières, confesseur de Madame, ses deux oncles, lui procura en octobre 1710 la charge de secrétaire des commandements de cette princesse; il devint maître des requêtes en 1711, et fit partie du conseil des finances en 1715. En février 1721, il fut nommé lieutenant général de police à la place de M. d'Argenson; il n'y resta qu'un an, et d'Argenson reprit ses fonctions en avril 1722. M de Baudry fut alors gratifié d'une cinquième charge d'intendant des finances créée spécialement pour lui ; il entra en outre dès lors au conseil d'État comme conseiller semestre, passa ordinaire en 1750, et mourut le 22 avril 1755, âgé de quatre vingt-deux ans. On prétendit à sa mort qu'on avait trouvé chez lui cinq cent mille écus en or (*Mémoires du duc de Luynes,* tome XIV, p.144).

3. Cette dernière phrase a été ajoutée par Saint-Simon à la fin du paragraphe et sur la marge, lorsqu'il a trouvé ces noms dans le *Journal de Dangeau* quelques jours plus tard (p. 195). Dangeau indique encore comme membre du conseil des finances le président Dodun, qui en fut en effet, ainsi que M. de la Houssaye, intendant d'Alsace (*Dangeau,* p. 206), auquel Saint-Simon avait pensé pour secrétaire d'État de la guerre (notre tome XXI, p. 373); voyez ci-après, p. 126. Les arrêts de nomination des divers membres du conseil des finances sont dans le registre E 1980, aux Archives nationales, p. 585 et suivantes, et les procès-verbaux des séances pour 1715 et 1716 dans le carton G[7] 1849.

4. La parenté entre Bezons et Pontchartrain a été expliquée dans le tome XXVII, p. 206, note 4.

Bezons s'étoit de longue main amalgamé [1]. Ils ne se trouvèrent pas assez forts pour se promettre de le maintenir. Ils firent donc venir son père de Pontchartrain, à qui ils procurèrent une audience secrète de M. le duc d'Orléans au Palais-Royal par les derrières [2], qui conservoit de la considération pour lui. L'ex-chancelier lui parla si bien qu'il en obtint que son fils ne seroit point chassé, tellement que, lorsque j'en voulus presser le Régent, je trouvai un changement que je ne pouvois prévoir. Je fus quelque temps à découvrir cette visite ; il fallut attendre ; mais je ne perdis pas mon dessein de vue, et bientôt après j'en vins à bout [3].

Conseil des affaires étrangères.

Peu après, le maréchal d'Huxelles, avec qui le Régent avoit déjà travaillé [4], fut déclaré chef du conseil des affaires étrangères. Le maréchal et l'abbé d'Estrées s'intriguoient depuis longtemps auprès de M. le duc d'Orléans, je n'oserois ajouter auprès de moi, mais avec une crainte et des mystères tout à fait plaisants [5]. L'abbé avoit donné plusieurs mémoires historiques sur le gouvernement de l'État à M. le duc d'Orléans et à moi [6]. Il parvint donc à être de ce conseil des affaires étrangères, porté par ses ambassades, par la haine de Mme des Ursins, par les Noailles et par moi. J'y fis entrer Cheverny, dont j'ai parlé ailleurs [7], qui avoit été envoyé extraordinaire à Vienne et ambas-

1. Tome XVII, p. 364; ce verbe était rarement employé alors.

2. Dangeau annonça cette audience le 15 septembre (p. 175) et ne dit pas qu'elle fût secrète.

3. Ci-après, p. 232.

4. Dangeau mentionne un travail particulier avec lui le 11 septembre (p. 172).

5. Voyez la *Gazette de la Régence* (par Jean Buvat), publiée par Édouard de Barthélemy, p. 82-83.

6. Il avait rédigé en 1713, avec les abbés de Thésut et de Longepierre, un « Mémoire historique du gouvernement de la France par les conseils sous la troisième race », dont une copie de la main de Saint-Simon forme le volume *France* 1195 au Dépôt des affaires étrangères.

7. Louis de Clermont-Monglat : tome VI, p. 358.

sadeur en Danemark, et M. le duc d'Orléans y ajouta [Add.S^tS.1273]. Canillac. Pecquet, le principal chef des bureaux de Torcy[1], en fut le secrétaire.

Conseil de guerre.

Villars, second maréchal de France, fut chef du conseil de guerre. Il ne pouvoit ne l'être point dans le brillant où il étoit, dès que Villeroy, doyen des maréchaux de France, lui en laissoit la place libre par son titre de chef du conseil des finances et ses autres futurs emplois. Le duc de Guiche, longtemps depuis maréchal de France[2], en fut fait président[3], parce qu'il étoit beau-frère du duc de Noailles, et beaucoup plus parce qu'il étoit colonel du régiment des gardes et que le Régent compta se le dévouer.

Caractère du duc de Guiche.

Avec[4] moins d'esprit qu'il n'est possible de l'imaginer, fort peu de sens, une parfaite ignorance, une longue et cruelle indigence et de grands airs[5], un grand usage du monde lui avoit appris à se retourner. Valet des bâtards avec la dernière bassesse, qui comptoient sur lui, et de toute faveur, comme les Noailles, ses beau-père et beau-frère, il sut, dans les dernières semaines de la vie du Roi, faire accroire à M. le duc d'Orléans qu'il se tenoit caché pour éviter de recevoir des ordres qui lui fussent contraires, comme si un homme comme lui eût pu être diffi-

1. Antoine Pecquet, secrétaire-audiencier de la chambre des comptes de Bretagne, et trésorier général des finances de cette province en 1713, occupa en même temps, depuis 1696 environ, les fonctions de premier commis des affaires étrangères, acquit une charge de secrétaire du Roi en 1717, quitta le ministère en 1726, à la suite d'une attaque d'apoplexie et dut mourir peu après. Sa capacité était reconnue de tout le monde (notre tome XI, p. 427 ; *Mémoires de Foucault*, p. 380-381 ; Armand Baschet, *Histoire du dépôt des affaires étrangères*, p. 163-164 et 189). Il avait été anobli en juillet 1715 (Archives nationales, registres du Parlement, X^1a 8716, fol. 20 v°).

2. En février 1724.

3. Avant *President*, Saint-Simon, a biffé *vice-pr[esident]*.

4. Portrait déjà ébauché dans le tome XXVI, p. 350.

5. Il n'avait rien d'aimable, même pour sa femme, a dit notre auteur dans le tome XII, p. 33.

cile à trouver. Il sut si bien faire valoir ce service et ceux qu'il étoit en situation de pouvoir rendre, qu'il tira pour soi et pour les siens tout ce qu'il voulut en tout genre, et, pour de l'argent, on ne seroit pas cru si on articuloit le quart de ce qu'il en eut du Régent, puis de Law, lorsque celui-ci exista[1]. Du reste inepte à tout, payant de grandes manières et de sottise, il n'eut de dupe que le régent du royaume; et si[2] ce n'étoit pas manque d'esprit ni de connoissance; mais la parentèle[3] et le régiment des gardes tinrent lieu de tout.

J'y fis entrer un peu à force Biron et Lévis, tous deux depuis devenus ducs et pairs, et le premier maréchal de France[4]. Biron étoit neveu de M. de Lauzun par sa femme, fille de sa sœur[5], et il en avoit deux, Mmes[6] de Nogaret et d'Urfé[7], avec qui Mme de Saint-Simon et moi avions intimement vécu à la cour[8]. Lévis étoit gendre du feu duc de Chevreuse, neveu par conséquent du feu duc de Beauvillier, mérite transcendant pour moi. Puységur, trop tard maréchal de France[9], n'y dut une place qu'à son rare mérite, qui a fait l'honneur des quatre ou cinq dernières

1. Notre auteur a déjà parlé à diverses reprises des affaires de finances que lui et la duchesse sa femme faisaient et auxquelles ils gagnaient gros : tomes X, p. 381, et XXVII, p. 48 et 114.

2. Au sens de cependant, comme dans le tome XVIII, p. 342.

3. Tome XIV, p. 353.

4. Charles-Armand de Gontaut, duc de Biron en 1723, maréchal de France en 1734 (tome III, p. 57), et Charles-Eugène, marquis de Lévis, duc et pair aussi en 1723 (tome IV, p. 224).

5. Le marquis de Biron avait épousé le 14 août 1686 Marie-Antonine Bautru de Nogent, qui mourut le 4 août 1742, âgée de soixante-seize ans, ayant donné vingt-six enfants à son mari. Elle était fille de Diane-Charlotte de Caumont-Lauzun, comtesse de Nogent (notre tome XX, p. 196), sœur du duc de Lauzun.

6. *Mes* surcharge *av[ec]*.

7. Marie-Madeleine-Agnès de Gontaut, marquise de Nogaret, et Louise de Gontaut, marquise d'Urfé (tome III, p. 194 et 195).

8. Il a parlé à diverses reprises de leur intimité avec ces deux dames; voyez notamment tome XXI, p. 279.

9. En 1734 seulement.

campagnes de M. de Luxembourg, et qui avoit servi depuis toujours très utilement. M. le duc d'Orléans y mit aussi Joffreville[1], Saint-Hilaire[2], Reynold[3] et le chevalier d'Asfeld, longtemps depuis maréchal de France[4]. Le premier et le dernier étoient gens de talent et de mérite, d'un grand soulagement pour un général, dont le maréchal de Berwick, qui les estimoit et aimoit fort, s'étoit fort utilement servi en Espagne, et avec toute confiance. Ils étoient aussi fort gens d'honneur, avec des mains fort nettes, et ils s'étoient fort attachés à M. le duc d'Orléans en Espagne. Il les avoit fort employés, avoit pris pour eux beaucoup d'estime et d'amitié, et disoit qu'Asfeld étoit le meilleur intendant d'armée par ses soins et sa prévoyance.

Les fortifications données à Asfeld *.

Louvois, qui vouloit surtout avec jalousie ce qui avoit trait à la guerre, avoit pris les fortifications avec le titre de surintendant. A son exemple. Seignelay en avoit fait autant de celles de[s] places maritimes[5]. A sa mort, Louvois se les fit donner ; il ne les garda qu'un an et mourut. Le Roi, qui ne vouloit partout que des gens de robe, et de qui Peletier de Sousy étoit fort connu par son intendance de Lille, du temps des campagnes du Roi en Flandres, et que Louvois son ami lui avoit vanté, crut[6] que ce conseiller d'État et intendant des finances entendroit bien les fortifications, parce que ses yeux en avoient vu, et les lui

1. Tome XXVIII, p. 313.
2. Armand de Mormès de Saint-Hilaire : tome XVI, p. 298 et 679.
3. Avant ce nom il a biffé un *et*. — François de Reynold : tome XXVII, p. 114.
4. Claude-François Bidal (tome X, p. 288), qui ne fut maréchal de France, comme Puységur, qu'en 1734.
5. Voyez l'*Histoire de Colbert*, par P. Clément, tome II, p. 165-196.
6. Saint-Simon avait d'abord écrit : *il crut donc* ; il a biffé le premier et le dernier mot.

*. Dans le texte, Saint-Simon a écrit *Hasfeld ;* dans cette manchette il a mis *Asfelde*, et la même forme se retrouve dans le texte, vingt lignes plus bas.

donna avec le titre de directeur général. Il devint ainsi le maître de cette dépense, l'arbitre du mérite des ingénieurs, le seul ministre de ce district à part[1], et de leurs promotions, avec un travail réglé avec le Roi tête à tête toutes[2] les semaines, qui lui en faisoit toujours passer une partie à Marly[3]. Rien peut-être n'étoit plus ridicule qu'un magistrat arbitre des fortifications et des ingénieurs. Le Régent, ôtant la guerre à la robe, lui en[4] ôta aussi cette partie si principale, et je l'engageai assez aisément de la donner à Asfeld[5].

Saint-Hilaire, lieutenant général de l'artillerie, en eut le département au conseil de guerre[6]. Il étoit fils de celui qui eut le bras emporté du même coup de canon qui tua M. de Turenne[7], et il y étoit présent[8]. C'étoit un homme

1. Il l'a appelé « tiercelet de ministre » dans le tome VI, p. 265.

2. Avant *touttes*, il y a un second *avec le Roy*, biffé, qui avait été répété par mégarde.

3. Déjà dit plusieurs fois; notamment tome III, p. 283, et tome VI, p. 265-266.

4. Le mot *en* est en interligne, au-dessus d'*osta*, biffé et écrit de nouveau à la suite.

5. Asfeld, qui était encore en Espagne, ne fut nommé que plus tard, et ne siégea qu'en novembre, à son retour (*Dangeau*, p. 229). Au moment de la formation du conseil de la guerre, on avait seulement parlé d'y faire entrer un lieutenant général qui aurait la charge des fortifications (*ibidem*, p. 178).

6. Il est regrettable que Saint-Hilaire ait arrêté ses *Mémoires* à la mort de Louis XIV; il aurait peut-être donné quelques renseignements sur ses fonctions dans ce conseil. Les archives du ministère ne semblent posséder aucun document sur ce sujet.

7. Pierre de Mormès de Saint-Hilaire, lieutenant d'artillerie à Pignerol en 1648, puis en Guyenne, Limousin et Périgord en 1659, et à l'Arsenal de Paris en 1665. Il commanda l'artillerie de l'armée de Turenne en Alsace de 1673 à 1675, eut le bras emporté à Saasbach, mais ne mourut que le 21 janvier 1680. Sur l'épisode dont parle notre auteur, on peut voir les *Mémoires* de son fils, édition de la Société de l'histoire de France, tome I, p. 208-212, et les *Lettres de Mme de Sévigné*, tome IV, p. 33-34.

8. Saint-Hilaire servait sous son père, et il assista à la mort du maréchal (*ibidem*).

fort lourd, mais qui entendoit bien l'artillerie. Lui et Reynold[1] furent regardés comme deux nulles[2]. Ce dernier étoit colonel du régiment des gardes suisses, et eut[3] le corps des Suisses pour son département au conseil de guerre. Il s'étoit offert de très bonne grâce[4] à M. le duc d'Orléans tout d'abord, et sans autre ménagement pour M. du Maine, avec qui il étoit bien, que de respect, cela en galand homme qui va droit où l'autorité doit être. L'autre en avoit fait autant pour l'artillerie. Tous ces Messieurs étoient lieutenants généraux.

Il fallut songer aux vivres, étapes, fourrages, et aux divers marchés, par conséquent à des gens dont ce fût plus particulièrement le métier. C'est ce qui fit choisir deux intendants de frontière distingués en ce genre : le Blanc, de la partie maritime de la Flandre[5], et Saint-Contest, de Metz, qui étoit de mes amis, et qu'on a vu ici aller signer en troisième la paix de l'Empereur et de l'Empire à Baden[6]. C'étoit un homme d'un extérieur lourd et grossier, avec toutes les manières ridiculement bourgeoises, qui avoit tout l'art, la finesse, la souplesse, les vues et les tours pour arriver à ses fins sans avoir l'air de penser à rien, lors même qu'il y travailloit le plus. Cela lui étoit naturel. Avec cela doux, liant, accessible et honnête homme[7]. Il fut enfin reconnu à Cambray par les

Caractère de Saint-Contest et de le Blanc.

1. Ici *Raynold*, et plus haut toujours *Reynold*.

2. Nous avons déjà rencontré cette locution dans le tome IV, p. 254. Le *Dictionnaire de l'Académie* de 1718 disait : « *Nulle*, caractère qui ne signifie rien et qu'on n'emploie dans les lettres en chiffres que pour les rendre plus difficiles à déchiffrer ». Les précédents éditeurs avaient cru pouvoir corriger en *nuls*.

3. *Eut* est en interligne au-dessus de *tout*, biffé, qui surchargeait un autre mot illisible.

4. *Grâce*, répété deux fois, à la fin d'une ligne et au commencement de la suivante, a été biffé la première fois.

5. Louis-Claude le Blanc (tome XII, p. 157) était intendant de la Flandre maritime depuis 1707.

6. Tome XXIV, p. 202.

7. Au contraire la duchesse de Lorraine le regardait comme « un

ministres étrangers du congrès, où il étoit l'un des ambassadeurs de France[1]. Ils l'aimoient tous ; mais ils le craignoient. L'autre étoit plein d'esprit, de capacité, d'expédients, fort liant aussi, tous deux gens de travail et d'expérience[2], qui connoissoient le monde, et qui avoient toujours su contenter tous ceux qui avoient eu affaire à eux. Leur choix aussi fut fort applaudi. Je ne connoissois point du tout le Blanc ; je m'en accommodai fort. Il y aura beaucoup lieu d'en parler dans la suite, et l'histoire de son temps ne se pourra taire de sa fortune, de sa catastrophe, et de son triomphant retour[3]. Ce sont des événements que tout le poids d'un prince du sang premier ministre ne sauroit étouffer[4].

Conseil de marine.

Le conseil de marine fut aisé à composer. Le comte de Toulouse, comme amiral, en fut chef ; le maréchal d'Estrées, premier vice-amiral, en fut président ; le maréchal de Tessé y entra comme général des galères ; Coëtlogon, mort maréchal de France[5], et d'O, comme lieutenants généraux de mer[6] ; Bonrepaus qui avoit été intendant

homme bien faux » et se plaint vivement de lui (*Lettres à la marquise d'Aulède*, publiées par A. de Bonneval en 1865, p. 25-27).

1. Nous le verrons désigné avec Morville comme plénipotentiaire au congrès de Cambray en 1721 (suite des *Mémoires*, tome XVII de 1873, p. 162 et 213).

2. Saint-Simon fera à nouveau le portrait de M. le Blanc lors de sa disgrâce en 1723 : suite des *Mémoires*, tome XIX de 1873, p. 107.

3. Notre auteur parlera surtout de M. le Blanc en 1719, quand il deviendra secrétaire d'État de la guerre, puis à propos de la conspiration de Cellamare, enfin en 1723, lorsqu'il sera disgracié (suite des *Mémoires*, tomes XVI de 1873, p. 104, 134 et suiv., et XIX, p. 55 et suivantes) ; mais son retour au ministère en 1725 dépasse le terme de nos Mémoires.

4. Allusion à la conduite du duc de Bourbon, qui, devenu premier ministre après la mort du Régent et poussé par Mme de Prye, sa maîtresse, fit emprisonner le Blanc et le fit traduire pour concussion devant la chambre de l'Arsenal, puis devant le Parlement, qui l'acquitta.

5. Alain-Emmanuel, comte de Coëtlogon (tome I, p. 268), fait maréchal de France en 1730, mourut huit jours après sa promotion.

6. Saint-Simon oublie M. Bochard de Champigny, chef d'escadre.

général de la marine[1], que j'aidai à en être ; Vauvré[2] et un autre intendant de marine[3], avec la Grandville, maître des requêtes, pour rapporteur des prises[4]. J'y fis mettre pour secrétaire ce même la Chapelle que Pontchartrain avoit chassé de ses bureaux, et dont j'ai parlé plus d'une fois[5].

Conseil des affaires du dedans du royaume.

La place de chef du conseil des affaires du dedans du royaume, qui étoit proprement le conseil des dépêches, celles des départements des provinces des quatre secrétaires d'État, et quelques autres encore de pareille na-

1. François Dusson de Bonrepaus (tome IV, p. 198) avait été intendant général des armées navales de 1683 à 1692, avant d'entrer dans les ambassades.

2. Jean-Louis Girardin de Vauvré (Saint-Simon écrit *Vauvray*), enseigne de vaisseau en 1665, fut nommé en 1670 commissaire de la marine à Rochefort, puis commissaire général à Toulon en 1673 ; intendant de la marine au Havre en 1674, il eut la charge de commissaire général pour l'expédition de Sicile en août 1676, fut au retour intendant de la marine à Dunkerque (1679), puis à Toulon (1680), et conserva ces fonctions jusqu'en 1716, quoiqu'il eût acheté une charge de président au parlement de Metz en janvier 1681, et une autre de maître d'hôtel du Roi en octobre 1700. Membre du conseil de marine de septembre 1715 à octobre 1719, il fut nommé alors conseiller d'État, et mourut à Paris le 30 septembre 1724, à soixante-dix-sept ans. Rigaud avait fait son portrait en 1695, et il fut gravé par J. Coetemans.

3. Ce ne fut pas un autre intendant de marine, mais l'intendant de la généralité de Bretagne, Antoine-François Ferrand (tome VI, p. 134), qui fut choisi.

4. Julien-Louis Bidé de la Grandville, conseiller au Grand Conseil en 1711, maître des requêtes en avril 1715, n'entra au conseil de marine qu'en novembre 1719 à la place de Ferrand, devint intendant d'Auvergne en 1723, passa à Lille en 1730 et fut chef du conseil du comte de Toulouse, puis chancelier du duc d'Orléans ; nommé conseiller d'État en avril 1740, intendant d'Alsace en mars 1743, il fut désigné pour présider au Grand Conseil en 1746, et mourut en avril 1760. Saint-Simon se trompe en le faisant entrer au conseil de marine dès 1715 ; ne trouvant pas son nom dans le *Journal de Dangeau* et se souvenant que ce magistrat en avait fait partie, il l'a inscrit ici sans se rendre compte de l'erreur qu'il commettait.

5. Henri Besset de la Chapelle : tomes XXIII, p. 306-307, et XXVI, p. 136-137.

ture[1], fut offerte au maréchal d'Harcourt. Il s'en excusa sur le travail de cet emploi, et sur la difficulté de parler bien librement qui lui étoit demeurée de ses apoplexies[2], et qui le mettoit hors d'état de rapporter souvent et longuement les affaires de ce conseil à la Régence. Ces raisons étoient vraies et solides. Harcourt, dans la considération où il s'étoit mis, voyoit bien que le Régent ne pourroit se dispenser de l'admettre au conseil de régence, et se tint ferme aux refus réitérés. Je ne voyois que d'Antin à mettre à la tête du conseil du dedans : je le proposai ; je fus refusé. C'est le seul homme pour qui M. le duc d'Orléans, si fort sans aucun fiel pour ses plus mortels ennemis, ait conservé rancune, et le seul encore pour qui ce prince, si indifférent à la vertu, n'ait pu vaincre son mépris. On a vu les raisons de l'un et de l'autre dans le cours de ces *Mémoires*[3]. D'ailleurs lié étroitement aux bâtards par état et par besoin sous le feu Roi, et tout à Madame la Duchesse, ce prince si aisément soupçonneux ne le pouvoit souffrir.

D'Antin, depuis qu'il étoit duc[4], s'étoit peu à peu jeté à moi. Monsieur et Madame la Dauphine[5], les ducs de Chevreuse et de Beauvillier, le maréchal de Boufflers étoient disparus ; il n'y avoit plus trace de Monseigneur ni de la cabale de Meudon ; le mariage de Mme la duchesse de Berry étoit fait ; elle étoit veuve, et Madame la Duchesse

1. Il y eut pour ce conseil une ordonnance spéciale, spécifiant sa compétence, sa composition et les attributions particulières de chacun de ses membres, datée de Vincennes, 1er octobre : Isambert l'a reproduite dans son *Recueil des anciennes lois françaises*, tome XXI, p. 43-46.

2. Déjà dit dans le tome XXVII, p. 235.

3. Saint-Simon n'a parlé nulle part de l'antipathie du duc d'Orléans pour M. d'Antin ; il répétera seulement dans la suite des *Mémoires*, tome XVI, p. 101, qu'il faisait peu de compte de lui.

4. En 1711 : tome XXI, p. 251.

5. Monsieur le Dauphin et Madame la Dauphine, c'est-à-dire le duc et la duchesse de Bourgogne.

l'étoit aussi depuis longtemps; mon éloignement pour d'Antin avoit cessé avec les personnes et les causes qui le formoient. Je sentois également tout son fumier; mais je n'en pouvois ignorer les perles qui y étoient semées, et je ne voyois personne de rang qui eût plus de talents pour bien remplir cette place. D'Antin d'ailleurs avoit trop d'esprit et trop peu de courage[1] pour se laisser engager contre le Régent; il connoissoit trop aussi M. et Mme du Maine pour s'attacher véritablement à eux; il tenoit trop d'ailleurs de tout temps à Madame la Duchesse, qui les détestoit souverainement. Par cette liaison intime, il étoit propre à en former une entre le Régent et Monsieur le Duc, sur qui l'âge et la confiance de Madame la Duchesse lui donnoit de l'autorité, qui demeureroit crédit et créance quand ce prince viendroit à l'âge d'être compté, ce qui arriveroit bientôt; enfin l'esprit courtisan de d'Antin, et la servitude tournée en lui en nature me rassuroit pleinement. C'étoit[2] un homme naturellement brutal et livré à tous les vices, mais si maître de soi, qu'il étoit doux, liant, patient, plein de ressources. Personne n'avoit plus d'esprit, ni de toutes sortes d'esprits, de persuasion, et, avec un air tout grossier et tout naturel, plus d'art, de tour, de persuasion, de finesse, de souplesse. Il étoit et il disoit tout ce qu'il vouloit, et comme il le vouloit, et, hors d'intérêt, il étoit bon homme et aimoit à faire plaisir. Toutes ces raisons me déterminèrent à m'opiniâtrer pour lui. La défense du Régent dura plus de douze ou quinze jours. Il se rendit enfin, mais de mauvaise grâce; d'Antin fut déclaré chef du conseil des affaires du dedans du royaume[3]; mais, quelque soin, quelques contours qu'il pût employer, jamais il ne prit bien avec M. le duc d'Orléans.

1. Il a parlé de sa poltronnerie proverbiale dans le tome XV, p. 111-113.
2. A rapprocher du portrait déjà donné dans le tome XV, p. 108.
3. Dangeau l'annonce dès le 18 septembre : p. 194.

Je proposai à ce prince le marquis de Brancas[1] et Beringhen, premier écuyer du Roi, pour entrer dans ce conseil. Je réussis aisément pour le premier des deux, qui s'étoit bien conservé avec lui, et à qui sa brouillerie ouverte avec la princesse des Ursins[2] avoit ajouté du mérite. Je n'obtins pas l'autre avec tant de facilité.

Caractère de Beringhen, premier écuyer, et du marquis de Brancas.

C'étoit[3] un personnage de ce qu'on appeloit alors de la vieille cour, mais plus par ses amis et ses liaisons, le soutien de sa charge, et l'habitude de la cour et du grand monde, que par lui-même. Il étoit fort honnête homme, court d'esprit, pesant de langage, fort bien avec le Roi, avec le duc du Maine, avec le maréchal de Villeroy, avec Harcourt, avec son cousin germain le maréchal d'Huxelles, avec le premier président, intime de ces deux derniers, fort lié encore avec le duc d'Aumont, son beau-frère, que j'empêchai d'arriver à rien, assez aussi avec le duc d'Humières[4], son autre beau-frère, pour qui M. le duc d'Orléans m'avoit promis merveilles, et à lui-même aussi, car je les avois abouchés tous deux, dans les derniers jours de la vie du Roi, en rendez-vous pris exprès dans un bosquet de Versailles près de l'Orangerie. Je n'ai pu démêler ce qui nous fit manquer de parole ; mais jamais je n'ai pu parvenir à rien pour lui, quelque travail que je m'en sois donné. Enfin je résolus le Régent à mettre Beringhen dans le conseil du dedans. On a vu qu'il étoit intimement avec le chancelier de Pontchartrain[5], que je l'y avois connu, et que nous étions ensemble sur le pied de confiance. J'étois aussi ami du marquis de Brancas, longtemps depuis grand d'Espagne et maréchal de France[6].

1. Louis de Brancas-Céreste : tome IX, p. 220.
2. Tome XXIV, p. 221 et suivantes.
3. Comparez les portraits déjà donnés dans les tomes XVI, p. 51-52, et XXI, p. 391.
4. Louis-François d'Aumont : tome II, p. 177.
5. « Intimement avec le Chancelier, qui avoit beaucoup de créance en lui » (tome XXI, p. 391).
6. Il fut grand d'Espagne en 1730 et maréchal de France en 1741.

On a vu en son temps l'origine et les chemins de sa fortune[1]. Jamais il ne négligea aucun des chemins qui l'y pouvoient conduire. Mme de Maintenon fut sa protectrice ; il fut très bien avec M. et Mme du Maine, qu'il cultiva dans tous les temps, et sut n'en être pas moins bien avec M. le duc d'Orléans. Il parvint à manger également au râtelier[2] de la guerre et à celui de la cour, et les faire servir réciproquement l'un à l'autre. Aussi avoit-il de l'esprit, encore plus d'art, d'adresse et de manége, avec une ambition insatiable qui ne lui a jamais laissé de repos. C'étoit un grand homme fort bien fait, d'une figure avenante, avec des manières polies, aisées, entrantes[3], qui ne faisoit jamais rien sans dessein, et qui, aîné de quinze ou seize frères ou sœurs[4], avec sept ou huit mille livres de rente entre eux tous, devenu conseiller[5] d'État d'épée[6], chevalier du Saint-Esprit et de la Toison, lieutenant général de Provence[7], gouverneur de Nantes et tenant les états de Bretagne, grand d'Espagne et maréchal de France, avec un grand mariage pour son fils[8], l'archevêché d'Aix

[Add. StS. 1274]

1. Tomes III, p. 179, VI, p. 74, et XXIV, p. 221 et note 6; voyez aussi l'Addition à Dangeau indiquée ci-contre.

2. Locution déjà rencontrée dans le tome XXIII, p. 232.

3. « *Entrant,* insinuant. Il se dit ordinairement en mauvaise part » (*Académie,* 1718).

4. Son père, Henri de Brancas-Céreste, mort en 1700, avait eu en réalité treize enfants, sept fils et six filles. Des fils, trois, entrés dans l'armée, moururent sans alliance assez jeunes ; un autre, le comte de Céreste, a été mentionné déjà par notre auteur (tome IX, p. 220); les deux derniers furent d'église et nous allons les retrouver quelques lignes plus loin. Des filles, trois se marièrent et trois furent religieuses.

5. Avant *Consr,* il a biffé *ce qu'il est.*

6. En 1719.

7. A la mort de M. de Simiane en février 1718, il eut la charge qu'avait occupée le marquis de Grignan.

8. Ce fils était Louis-Buffile de Brancas, titré comte de Forcalquier, né le 28 septembre 1710, lieutenant général de Provence en survivance de son père, prit le titre de marquis de Brancas à la mort de celui-ci en 1750, et mourut lui-même trois ans plus tard, le 3 février 1753, sans enfants. Il avait épousé, le 6 mars 1742, Marie-Françoise-

et l'évêché de Lisieux pour ses frères[1], se mouroit de douleur de n'être pas ministre d'État, duc et pair, et gouverneur de Monseigneur le Dauphin. J'en parle comme d'un homme mort par les apoplexies dont il est accablé[2], qui apparemment ne le laisseront pas vivre longtemps. Il a la main droite toujours gantée, même en mangeant; les doigts en paroissent vuides; il n'y a qu'un mouvement léger du pouce[3] : homme vivant ne l'a jamais vue. A la grosseur du dedans, et à tout ce qu'on en voit, il paroît que c'est une patte de crabe ou de homard[4]. Ses façons et sa conversation étoient agréables, et il étoit fort instruit de tout ce qui se passoit au dedans et au dehors ; dévot et constitutionnaire jusqu'au fanatisme, et du petit troupeau de Fénelon, qui n'empêche pas l'ambition à pas un des disciples de cette école. Brancas eut les haras, qui furent d'abord ôtés à Pontchartrain[5], et le premier écuyer les grands chemins, ponts et chaussées, pavé de Paris, etc., dont il s'acquitta en perfection. Il n'en fut pas de même

Renée de Carbonnel de Canisy, fort riche, et veuve depuis moins d'un an du marquis d'Antin. Elle fut nommée en 1754 dame pour accompagner Mesdames de France.

1. Les deux frères du marquis qui entrèrent dans les ordres furent: Henri-Ignace de Brancas-Céreste, nommé évêque de Lisieux en 1714 (notre tome XXI, p. 87), et Jean-Baptiste-Antoine, qui eut une place d'aumônier du Roi en septembre 1717 et l'abbaye de Saint-Pierre de Melun en novembre de la même année, fut agent général du clergé en 1720, doyen du chapitre de Lisieux, évêque de la Rochelle en avril 1725, passa à l'archevêché d'Aix en juin 1729, et y mourut le 30 août 1770, à soixante-dix-sept ans.

2. Quand il mourut, en 1750, le duc de Luynes (*Mémoires*, tome X, p. 306) disait qu'il était presque en enfance depuis plusieurs années.

3. Nous n'avons pas trouvé la confirmation de cette particularité.

4. Saint-Simon écrit *crable* et *houmar*. Le *Dictionnaire de l'Académie* de 1718 ne donnait que le second de ces noms et l'orthographiait comme de nos jours.

5. M. de Brancas conserva l'administration générale des haras lors de la suppression des conseils (suite des *Mémoires*, tome XVI, p. 104) ; ce ne fut qu'en 1732 qu'elle lui fut retirée pour être donnée à Maurepas (*Revue rétrospective*, deuxième série, 1836, tome V, p. 32).

des haras, que Brancas acheva de laisser perdre[1], quoiqu'il en eût douze mille livres[2] d'appointements particuliers[3]. A ces Messieurs on joignit Roujault, intendant de Rouen[4], avec un autre ou deux[5], et l'abbé Menguy[6] et Goislard[7], tous deux conseillers de la grand chambre, à cause des procès fréquents en ce conseil, et des évocations qu'on y en pouvoit faire. Le choix fut aussi fort applaudi.

1. Il y a des documents sur l'administration des haras à cette époque aux Archives nationales, série F[10], liasses 23 et suivantes.

2. Une tache d'encre sur le manuscrit rend douteuse la lecture du commencement de ce nombre.

3. Lorsque ces fonctions furent données à Maurepas on en évaluait le revenu à quarante mille livres, — ce qui est confirmé en 1749 par le *Journal de Barbier,* tome IV, p. 363, — sur lesquelles le nouveau titulaire devait faire à son prédécesseur une pension de douze mille livres (*Revue rétrospective,* deuxième série, 1836, tome V, p. 32). Saint-Simon s'est sans doute rappelé ce chiffre, et c'est ce qui lui a fait écrire ici « douze mille livres d'appointements particuliers », ce que rien ne confirme.

4. Nicolas-Étienne Roujault (Saint-Simon écrit *Rougeault*), d'abord avocat du Roi au Châtelet, conseiller au Parlement en 1689, maître des requêtes en 1696, fut chargé de l'intendance de Bourges en octobre 1699, passa à celle de Hainaut en décembre 1705, à Poitiers en août 1708, enfin à Rouen en septembre 1712; membre du conseil du dedans en septembre 1715, et aussi du conseil du commerce, il continua à faire partie de ce dernier lors de la suppression des conseils en 1718, eut en 1722 une pension de six mille livres (brevet du 9 juillet : registre O[1] 66, p. 242), et mourut le 6 mai 1723. Il avait épousé une Maynon, qui était devenue disciple de Fénelon pendant que son mari était intendant à Maubeuge.

5. Dangeau (p. 195) cite encore M. de Fieubet et M. Ferrand, conseiller au Parlement. — Paul de Fieubet, conseiller au Parlement en 1689, maître des requêtes en janvier 1691, fit en effet partie du conseil des affaires du dedans, et mourut subitement le 1er mars 1718 à cinquante quatre ans. — Ambroise Ferrand, conseiller à la grand chambre depuis le mois d'août 1677, mourut doyen du Parlement, le 3 mai 1731, à quatre-vingt trois ans.

6. Guillaume, abbé Menguy : tome XIII, p. 197, et ci-dessus, p. 19.

7. Anne-Charles Goislard de Montsabert, avocat du Roi au Châtelet en 1698, était conseiller au Parlement depuis 1701 ; il mourut le 20 octobre 1733, à cinquante cinq ans. — Saint-Simon écrit *Goeslard.*

Larroque[1], attaché à d'Antin, homme d'esprit et capable, fut, à sa recommandation, secrétaire de ce conseil.

Conseil de régence.

Tous ces conseils choisis, il fallut enfin en venir à celui de régence, dont la formation étoit la plus difficile. Il devoit être composé d'assez peu de membres pour le rendre plus auguste, et il y avoit plusieurs personnages ennemis de M. le duc d'Orléans, ou fort suspects, que leur état ne permettoit pas d'en exclure. Tels étoient le duc du Maine, le comte de Toulouse, le maréchal de Villeroy, le maréchal d'Harcourt dès qu'il avoit refusé la place de chef du conseil des affaires du royaume, le chancelier Voysin dès que M. le duc d'Orléans avoit fait la faute énorme de se laisser engager à lui laisser les sceaux. Toulouse et Harcourt n'étoient que suspects : ils l'étoient beaucoup, l'un par son être et par son frère, quelque différent qu'il fût de lui, l'autre par son ancienne intimité avec Mme de Maintenon et la princesse des Ursins[2]. Tous les autres étoient ennemis. Il falloit donc les contre-balancer par des gens sûrs pour M. le duc d'Orléans, et qui fussent en état de se faire écouter dans le Conseil, où toutes les affaires du dehors et du dedans étoient rapportées des autres conseils, et décidées en dernier ressort en celui-ci à la pluralité des voix. Il fallut de plus considérer que celle de Monsieur le Duc ne pouvoit encore être

1. Daniel de Larroque, né à Vitré en 1660, d'une famille de zélés protestants, venait d'être reçu ministre lorsque la révocation de l'édit de Nantes le força à se retirer à Londres, puis en Danemark. Revenu en France en 1690, il abjura le protestantisme; mais, ayant participé à la rédaction d'un libelle sur la disette de 1693, il fut enfermé au château de Saumur et y resta cinq ans. Mis en liberté à la prière de l'abbesse de Fontevrault, tante du duc d'Antin, Torcy le prit dans ses bureaux. A la suppression des conseils, il obtint une pension de quatre mille livres et en jouit jusqu'à sa mort, 5 septembre 1731. Il a composé divers ouvrages d'histoire et de polémique et fut un des continuateurs des *Nouvelles de la république des lettres*. — Saint-Simon écrit *la Roque*.

2. Tome XI, p. 235.

d'aucun poids, et que ce poids, venu avec l'âge, se pouvoit, par les intérêts et les cabales, détourner aussi aisément contre que pour M. le duc d'Orléans. La facilité de ce prince fut telle en chose de cette importance, qu'il se laissa aller aux instances du maréchal de Bezons, appuyé d'Effiat[1], pour le changer du conseil de guerre, où il étoit destiné, et où il n'y avoit que la bienveillance du Régent qui l'y pût faire préférer à d'autres, pour le placer dans le conseil de régence.

Caractère de Bezons.

C'étoit un rustre brutal[2], qui s'étoit échappé tout jeune de la maison de son père[3], qui le vouloit faire d'Église, s'étoit enrôlé dans les troupes qui passoient clandestinement en Portugal, et y porta le mousquet[4]. Y étant reconnu par les perquisitions de son père, il fut bientôt fait officier, et servit avec application. C'est avec le latin qu'il savoit avant que de s'enrôler, toute l'éducation qu'il avoit eue. Il étoit bon officier général, entendoit bien à mener une aile de cavalerie, et de certains détails; encore ses brusqueries et son emportement l'empêchoient-ils souvent de voir et d'entendre. Ce qui étoit au delà surpassoit fort sa portée, comme il a[5] paru quand il a eu quelquefois des armées à commander, par accident. Avec une humeur

1. Bezons s'était fait l'ami de celui-ci, a-t-il dit dans le tome XXVII, p. 207.

2. Comparez le portrait du maréchal qu'il a déja donné en 1709 : tome XVIII, p. 306-307.

3. Il était fils de Claude Bazin, seigneur de Bezons, avocat général à la cour des aides en 1639, qui eut un brevet de conseiller d'État en 1648, fut intendant en Soisonnais la même année, puis en Languedoc (1653), en revint en 1673 et siégea au conseil d'État jusqu'à sa mort, 20 mars 1684. Très mêlé à la société des écrivains et gens de théâtre, ami de Patru, Conrart et autres, il succéda à Séguier en 1672 comme membre de l'Académie française. Tallemant des Réaux a fait de lui une peinture assez ridicule dans l'historiette qu'il lui a consacrée : tome V, p. 201-205. Son portrait a été gravé par Van Schuppen en 1673, d'après C. le Febvre.

4. Ceci est confirmé par l'article du *Moréri*.

5. Avant *a*, il a biffé *luy*.

insupportable et fort peu d'entendement, c'étoit un homme brave de sa personne, et qui savoit ce que c'étoit que l'honneur, mais embarrassé de tout, infiniment timide, qui ménageoit tout, avoit grande passion d'être et d'avoir, fort bas et fort plat, qui ne manquoit pas de sens ni d'un certain petit esprit de courte intrigue, avec assez de jugement. Une tête de lion fort grosse[1], lippu[2], dans une grosse perruque, qui eût fait une bonne tête de Rembrandt[3], et qui, paroissant tout d'une pièce comme tout son corps, passoit parmi les sots pour une bonne tête[4]. Son père étoit conseiller d'État, et son frère aîné[5], qui étoit mort, l'avoit été aussi[6], tous deux avec réputation. Leur nom est Bazin, de la plus courte bourgeoisie[7], et Bezons, dont ils portoient tous le nom, est ce village sur la Seine, près de Paris, si connu par la foire qui s'y tient tous les ans[8], dont le père avoit acquis la seigneu-

1. Entre *lyon* et *fort*, Saint-Simon a ajouté en interligne *et de*, qui ne sert à rien.

2. « *Lippu*, qui a une grosse lippe; on le dit plus ordinairement au substantif qu'à l'adjectif: *C'est un gros lippu* » (*Académie*, 1718).

3. Tome XVIII, p. 306.

4. Dans le tome XI, p. 41, il avait presque employé les mêmes expressions pour caractériser la tête du maréchal d'Huxelles.

5. Louis Bazin de Bezons : tome V, p. 38.

6. C'est une erreur; il était mort depuis 1700, intendant à Bordeaux, mais ne fut jamais conseiller d'État.

7. Il a été parlé de cette famille dans le tome XVIII, p. 306, note 11.

8. On a peu de renseignements sur l'origine et l'histoire de ce village, situé sur la rive droite de la Seine en aval d'Argenteuil. Au moyen âge, les Montmorency et l'abbaye de Saint-Denis y eurent des possessions. L'abbé Lebeuf dit qu'on ignore à qui appartint la seigneurie jusqu'aux Chanterel, qui en étaient seigneurs à la fin du seizième siècle. Il s'y tenait le dimanche qui suivait la Saint-Fiacre (30 août) une foire, qui eut une grande vogue aux dix-septième et dix-huitième siècles et qui était devenue une réunion de plaisirs. On s'y rendait beaucoup de Paris et on y mettait des masques et des déguisements: voyez V. Fournel, *le Vieux Paris, fêtes, etc.* 1887, p. 69, et le *Mercure* de septembre 1695, p. 308-310. Buvat raconte (*Journal*, tome I, p. 165) que, en

rie[1]. Ce n'étoit pas là un personnage à opposer à personne dans un conseil de régence. M. le duc d'Orléans fut honteux avec moi de s'y être laissé engager, et moi, dont la destination n'avoit point changé, fort fâché de me trouver si mal attelé[2].

Torcy. [*Add.StS.1275*]. Un autre homme que le Régent mit dans le conseil de régence, dont il fut très embarrassé avec moi et qu'il ne me laissa entendre que par degrés, fut Torcy, à la surprise de toute la France. Il étoit lié de tout temps à la cour avec tout ce qui étoit le plus opposé à M. le duc d'Orléans, si on en excepte ses deux plus funestes ennemis, Mme de Maintenon et M. du Maine. M. le duc d'Orléans avoit eu souvent des raisons de n'en être pas content, et, jusqu'après la mort du Roi, jamais lui ni sa femme n'avoient fait aucun pas pour s'en rapprocher. Ils étoient amis intimes de M. et de Mme de Castries[3] et de l'abbé de Castries[4], qui étoit une voie bien naturelle qu'ils pouvoient prendre. Castries étoit chevalier d'honneur et sa femme dame d'atour de Mme la duchesse d'Orléans, et fille de M. de Vivonne, frère de Mme de Montespan, et très bien avec M. et Mme la duchesse d'Orléans. Ils étoient si persuadés que Torcy leur étoit opposé, qu'ils

1716, la duchesse de Berry s'y étant rendue « pour se divertir, il y eut un si grand concours de monde, qu'entre autres choses on y vendit jusqu'à dix charretées de petits moulins à vent, chacun en voulant avoir à l'envi, parce que la princesse en avoit acheté et en avoit fait donner à toute sa suite ». Dancourt écrivit en 1696 une comédie intitulée *la Foire de Bezons*.

1. C'est le bisaïeul du maréchal qui avait épousé Marie Chanterel, dame de Bezons, qui lui apporta cette terre en dot.

2. Le *Dictionnaire de l'Academie* de 1718 ne donnait pas d'emploi de ce verbe au figuré.

3. Joseph-François de la Croix, marquis de Castries, et sa femme Marie-Élisabeth de Rochechouart-Vivonne : tome III, p. 325 et 328.

4. Armand-Pierre de la Croix : tome IV, p. 350. — Ici et plus haut, Saint-Simon avait d'abord écrit *Castres*, conformément à la prononciation usuelle, qu'il a corrigé en *Castries*, pour s'en tenir à l'orthographe admise.

étoient peinés contre les Castries de leur liaison avec lui, et je me souviens que, longtemps après que Mme la duchesse d'Orléans eut commencé d'avoir une table à Marly et que les dames se furent accoutumées à y aller[1], ce fut une manière de négociation de Mme de Castries pour y faire manger Mme de Torcy. Elle n'y avoit point encore été conviée; c'étoit une singularité peu agréable, et néanmoins elle ne s'en empressoit pas. Surtout elle ne pouvoit se résoudre à la présence de M. le duc d'Orléans, et Mme de Castries prit si bien son temps, qu'elle lui procura d'y dîner pendant que ce prince étoit allé faire un tour à Paris. J'étois aussi fort persuadé de l'opposition de Torcy à M. le duc d'Orléans; j'étois gâté sur lui, je l'avoue franchement, par les sentiments que les ducs de Chevreuse et de Beauvillier avoient pris pour lui, quoique leurs raisons d'éloignement ne fussent guères que par rapport aux matières de Rome. Jamais je n'avois eu avec eux[2], non pas de liaison, mais de connoissance la plus légère, et, si la vérité veut qu'on ne cache rien, ils n'avoient chez eux que la meilleure compagnie et la plus trayée, et mon amour-propre n'étoit pas content de n'avoir jamais reçu la moindre avance de leur part. C'étoit de plus un homme de l'ancien ministère, et, dans mon dessein d'anéantir les secrétaires d'État et leur puissance, Torcy, qui l'étoit après son père et son beau-père[3], ne pouvoit être à mon gré. J'avois souvent pressé M. le duc d'Orléans de l'exclure; quoiqu'il ne m'eût jamais répondu là-dessus aussi net que je le desirois, j'espérois pourtant son exclusion, et j'y travaillois encore, lorsque le Régent me laissa entrevoir que je n'y devois pas compter. Je redoublai mes efforts; à la fin il m'avoua avec grand embarras qu'il se le croyoit nécessaire par avoir le secret de toutes les affaires étrangères depuis tant d'années qu'il en étoit le ministre, et par le secret des postes,

1. Tome XXVI, p. 312-314.
2. Il veut parler de M. et de Mme de Torcy.
3. MM. de Croissy et de Pomponne.

dont lui[1] ne pouvoit se passer. Ce fut en effet ce qui conserva Torcy. Pour se l'acquérir entièrement, M. le duc d'Orléans le combla de caresses, de confiance et de choses. Il avoit six cent cinquante mille livres de brevet de retenue sur sa charge de secrétaire d'État; il en eut cent cinquante mille de plus, et tout payé[2] en en donnant sa démission[3]. Sa pension de vingt mille livres de ministre d'État lui fut conservée, et il en eut encore une autre de soixante mille livres sur les postes[4], dont il conserva la direction, l'autorité et la confiance[5]. On ne peut exprimer l'étonnement public de ce traitement. Torcy y passoit, pour le moins, et avec raison, pour n'avoir jamais eu de liaison avec M. le duc d'Orléans, même pour lui avoir été contraire. On ne lui avoit découvert aucun mouvement vers ce prince; les Castries étoient trop foibles et trop suspects par rapport à Mme la duchesse d'Orléans. pour y avoir été utilement employés. Nancré le fut peut-être; mais je l'ai toujours

1. *Luy* est en interligne sur *il*, biffé.

2. Ces trois mots ont été ajoutée en interligne.

3. L'arrêt de remboursement des six cent cinquante mille livres, daté du 1er octobre, est aux Archives nationales, reg. E 1982.

4. Voici ce que disait Dangeau, le 22 septembre, p. 196: « M. de Torcy donne sa démission de la charge de secrétaire d'État, qui sera éteinte; il sera du conseil de la Régence avec voie délibérative. On vendra des charges dans les postes à son profit jusqu'à la somme de six cent cinquante mille livres, qui est la valeur de son brevet de retenue, et, comme on est content de lui au dernier point et qu'on veut le bien traiter, on lui donne la charge de surintendant des postes qu'il n'exerçoit que par commission; on attache à cette charge cinquante mille francs d'appointements, et on lui donne un brevet de retenue de cinquante mille écus pour achever de lui faire son remboursement de huit cent mille francs pour le prix de la charge de secrétaire d'État. » Ce n'est pas tout à fait ce que dit Saint-Simon; on voit notamment qu'il n'est point question de sa pension de ministre.

5. L'édit de création de la surintendance des postes, daté de septembre, est dans le registre X[1a] 8716, fol. 308, aux Archives nationales; les provisions de M. de Torcy, du 1er octobre, sont dans le registre O[1] 59, fol. 150, et le brevet de retenue de cent cinquante mille livres (2 octobre), au folio 152. Voyez ci-après, p. 122 et 321.

ignoré, et tout ce que j'ai tâché de pénétrer là-dessus ne m'a rien rapporté, sinon à me confirmer que le secret des postes avoit seul opéré ce traitement si peu attendu. On verra dans la suite combien je reconnus mon erreur, et la liaison étroite que l'estime, que j'ose dire réciproque, fit entre Torcy et moi, qui a duré intime jusqu'à aujourd'hui que nous sommes en mars 1746[1].

Bouthillier-Chavigny, ancien évêque de Troyes.

M. le duc d'Orléans avoit toujours compté de mettre un évêque dans le conseil de régence. Je croyois qu'il pouvoit s'en passer. Je[2] pensois là-dessus comme le feu Roi, et, je crois, comme tout homme sage, surtout dans le feu des affaires de la Constitution. L'intérêt du feu archevêque de Cambray, par le poids immense du feu duc de Beauvillier sur moi, m'avoit empêché de combattre ce sentiment, de sorte qu'il n'étoit plus temps de s'y opposer avec fruit depuis la mort de ces deux personnages. Je pensai donc alors au moins mauvais et au plus approuvé qu'on pourroit choisir, et je proposai à M. le duc d'Orléans l'ancien évêque de Troyes[3]. On a vu qui et quel il étoit, au commencement de ces *Mémoires*, où je me suis étendu sur lui à l'occasion de sa retraite[4]. Elle arriva tout au commencement de mon mariage. A l'âge que j'avois lors, j'avois vu son visage tout au plus, et je ne l'avois jamais connu ; mais, à ce que j'en savois, il me parut fait exprès pour entrer dans le conseil de régence. Sans répéter ce que j'en ai dit lors de sa retraite, j'y trouvois un prélat consommé dans les affaires temporelles du clergé, versé dans les matières de Rome, et avec cela François ; assez de savoir ecclésiastique ; voilà quelle étoit sa réputation. Il avoit de plus passé sa vie jusqu'à sa retraite dans le plus grand monde de la cour et de la ville, recherché des meil-

1. Saint-Simon a rarement indiqué d'une façon aussi précise l'époque à laquelle il écrit.
2. Avant ce *je*, il a biffé *et*.
3. François Bouthillier de Chavigny : tome IV, p. 115.
4. *Ibidem*, p. 115-119.

leures et des plus importantes compagnies, ami de la plupart des personnages et des principales femmes de son temps, où il s'étoit mêlé de beaucoup de choses. Cette grande connoissance du monde étoit un grand point. C'étoit un évêque sans diocèse, et un évêque qui ne pensoit à rien moins qu'à revenir sur l'eau. Il y avoit quinze ou seize ans qu'il vivoit dans la plus exacte retraite et la plus soutenue. Il ne l'avoit interrompue que depuis quatre ou cinq ans par respect pour cette fantaisie du Roi de voir les gens retirés[1], et qui lui fit dire qu'il vouloit le voir une fois l'année. Il venoit passer quatre jours à Fontainebleau[2], où le Roi lui faisoit merveilles, et où, dans ce qu'il y avoit de plus grand et de meilleur, c'étoit à qui l'auroit. Il alloit de là passer deux jours à Paris, revenoit pour un jour ou deux à Fontainebleau, et s'en retournoit dans sa retraite, sans avoir paru ni rouillé, ni béat, ni déplacé, ni gâté. A Troyes il ne voyoit pas même les passants. Il y vivoit avec son neveu[3] dans l'évêché. Dès que son neveu étoit en visites ou à Paris, il occupoit un appartement qu'il s'étoit accommodé dans la Chartreuse de Troyes[4], où il ne voyoit que les chartreux, et se rendoit assidu à leurs offices : il y passoit de plus les avents et les carêmes[5]. Une telle vie, entée sur celle du plus grand monde, uniquement[6] par choix, et si bien soutenue, me parut devoir être

1. Tomes XII, p. 115-116, XIII, p. 266-267, etc.

2. Dangeau mentionne sa venue à Marly en février 1713 : tome XIV, p. 349.

3. Denis-François Bouthillier de Chavigny : tome IV, p. 118. Son oncle lui avait cédé son évêché en 1697.

4. Ce couvent, fondé vers 1325 sur la paroisse de Saint-Jean-de-Bonneval, transféré ensuite à la Prée, fut enfin ramené à Troyes même, au faubourg Croncels. Au milieu du dix-huitième siècle, il ne s'y trouvait plus que onze religieux, et ses revenus s'élevaient à sept mille livres.

5. Comparez le récit de la « Notice sur la maison de Saint-Simon », dans le tome XXI et supplémentaire de l'édition de nos *Mémoires* de 1873, p. 197-198.

6. *Et unique* corrigé en *uniquemt*.

d'un grand poids pour retenir la licence de la vie de M. le duc d'Orléans. Cet évêque n'avoit rapport à aucune cabale; il étoit frère de la maréchale de Clérambault[1], en amitié avec elle, qui étoit dans l'intimité de Madame, laquelle[2] avoit beaucoup d'amitié aussi et de confiance en lui. Tout me persuada donc qu'il étoit fait exprès pour cette place, dès qu'il y falloit un évêque. M. le duc d'Orléans l'approuva et l'exécuta. Rien ne[3] fut plus applaudi que ce choix. Il le manda; il arriva; il accepta sans simagrée[4]. Le monde, qui exige presque toujours des gens de bien fort au delà du but[5], auroit voulu une défense, ou même un refus. Les commencements furent admirables : on ne le voyoit que pour des devoirs indispensables; je me félicitois d'avoir si bien rencontré. Ces merveilles furent de médiocre durée; je me trompai sur lui comme j'avois fait sur Torcy, mais d'une manière toute opposée; il n'est pas encore temps d'en parler[6]. Le Régent lui fit la galanterie de ne faire entrer Torcy au conseil de régence qu'après que ce prélat y eut assisté une fois, afin de lui assurer sans dispute la préséance sur Torcy[7], qui avoit été jusqu'à la fin ministre d'État sous le feu Roi.

La Vrillière sans voix; son caractère et ses fonctions.

La Vrillière me dut tout ce qu'il fut, et, comme je l'ai dit ailleurs[8], ce ne fut pas sans peine, mais le travail opiniâtre de plus d'une année. Il conserva sa charge de

1. Louise-Françoise Bouthillier : tome V, p. 95.
2. *Laquelle* est en interligne, au-dessus de *qui*, biffé.
3. *Ne*, oublié, ajouté en interligne.
4. « *Simagrée*, terme familier qui se dit de certaines façons de faire affectées, de certaines minauderies » (*Académie*, 1718). Aujourd'hui on ne l'emploie plus qu'au pluriel.
5. Les mots *fort au dela du but* sont en interligne.
6. On le verra en 1717 avoir une dispute avec Saint-Simon en plein conseil de régence à propos de la constitution Unigenitus (suite des *Mémoires*, tome XIII de 1873, p. 246-247). Ci-après, p. 167, notre auteur lui attribuera une conduite peu noble lors de la contestation entre le grand et le premier écuyer.
7. Ce détail ne vient pas de Dangeau. — 8. Tome XXVII, p. 61.

secrétaire d'État, fut établi secrétaire du conseil de régence pour en tenir[1] le registre[2], signer les grâces des départements des autres secrétaires d'État, et tout ce qui avoit besoin de la signature d'un secrétaire d'État[3]; avec le temps celle des expéditions et des ordres secrets, l'autorité sur[4] la police de Paris[5]; enfin en très peu de temps il fut l'unique secrétaire d'État en fonction. Lui et Pontchartrain entrèrent au conseil de régence, tous deux sans voix; Pontchartrain sans nulle fonction. Je me plaignis à M. le duc d'Orléans de la conservation de celui-là. Il balbutia;

Pontchartrain sans voix ni fonction.

1. *Tenir* surcharge *estre le*, biffé.

2. Les procès-verbaux originaux de la Régence nous ont été conservés; ils ont été rédigés par un commis sur la minute de M. de la Vrillière. Ils forment aujourd'hui les manuscrits Franc. 22663 à 22673 à la Bibliothèque nationale, et se composent de onze volumes petit in-folio reliés aux armes de France. Le premier volume contient les procès-verbaux, ou plutôt la mention des affaires traitées et des décisions prises, depuis le 28 septembre jusqu'au 30 novembre 1715, pour toutes les questions ressortissant aux cinq conseils particuliers; celui de conscience ou des affaires ecclésiastiques ne soumit que plus tard ses propositions au conseil de régence, aux mêmes jours que les affaires des provinces. A partir de décembre 1715, le système change: il n'y a plus un registre unique, mais cinq registres concomitants, correspondant à chacun des cinq conseils: affaires étrangères, marine, guerre, provinces et finances. C'est ainsi que pour reconstituer la séance du 3 décembre 1715, il faudra chercher dans les registres relatifs à la marine, aux provinces et à la guerre, parce qu'il y a été question d'affaires ressortissant à ces trois conseils. Voici le détail de ces registres: tome II, Marine; tomes III et IV, Provinces; tomes V-VIII, Affaires étrangères; tome IX, Guerre; tomes X et XI, Finances. Ces cinq divisions se poursuivent jusqu'en septembre ou octobre 1719, époque de la suppression définitive des conseils.

3. Dangeau écrivait le 26 septembre (p. 198): « On laisse à M. de la Vrillière le titre de secrétaire d'État;.... il tiendra la plume au conseil de régence et en gardera les registres »; voir aussi p. 208. Nous le verrons ci-après p. 234 et 352, être chargé des fonctions de secrétaire d'État de Pontchartrain, puis enfin obtenir voix délibérative au conseil de régence.

4. *Sur* corrige *de*.

5. Comme seul secrétaire d'État, c'était lui qui travaillait avec le lieutenant général de police et qui expédiait les lettres de cachet.

il fut embarrassé; je jugeai donc qu'il falloit attendre; j'ignorois alors la visite du chancelier de Pontchartrain[1]. J'attendis donc; mais je n'attendis pas longtemps. La Vrillière étoit un petit homme vif[2], actif, qui, élevé dans les bureaux de son père, en possédoit la routine, obligeant, très serviable, fort poli, intérieurement glorieux, capable d'expédient et de mécanique, liant et rompu au monde, homme d'honneur. Il n'étoit pas heureux en femme[3], qui le gâta à la fin au point qu'il n'étoit plus reconnoissable[4]. Cela se trouvera en son temps.

J'ai, ce me semble, assez fait connoître le caractère et les liaisons de ce qui composoit la cour du feu Roi, et des personnages qui entrèrent dans ces divers conseils, pour n'avoir pas besoin de retoucher cette matière. Mais il faut encore[5] faire voir quel fut le tout ensemble de cet important conseil de régence qui devoit décider de tout à la pluralité des voix, et qui fut en effet un vrai conseil pendant près de trois années. J'y ajouterai les chefs ou autres des autres conseils qui y venoient[6] rapporter leurs affaires, et qui, pour de certaines, y furent quelquefois appelés, tandis que[7] les conseils demeurèrent dans leur premier établissement.

La Régence étoit donc, pour le répéter de suite, ainsi composée: M. le duc d'Orléans, Monsieur le Duc, le duc

1. Nous avons remarqué ci-dessus (p. 67) que cette ignorance est étonnante, puisque la visite n'eut pas de caractère secret.

2. Comparez le portrait qu'il a déjà fait de la Vrillière dans le tome XXVII, p. 60.

3. On a vu en 1700 comment s'était fait son mariage avec Mlle de Mailly: tome VII, p. 143-147. Saint-Simon a relaté aussi (tome XII, p. 272-277) la liaison de Mme de la Vrillière avec Nangis et sa rivalité à ce sujet avec la duchesse de Bourgogne.

4. Est-ce une allusion à ses efforts pour se faire créer duc et pair en 1723 (suite des *Mémoires*, tome XIX de 1873, p. 120)?

5. *Encore* est en interligne au-dessus de *d'avance*, biffé.

6. *Venoit* corrigé en *venoient*.

7. Au sens de *tant que*.

du Maine, le comte de Toulouse, Voysin chancelier, moi, puisqu'il faut que je me nomme, les maréchaux de Villeroy, d'Harcourt, de Bezons, l'ancien évêque de Troyes, et Torcy opinants, et la Vrillière tenant le registre, et Pontchartrain, tous deux sans voix. Ceux qui y venoient rapporter étoient l'archevêque de Bordeaux, les maréchaux de Villars, d'Estrées[1] et d'Huxelles, les ducs de Noailles et d'Antin. On voit ainsi sur quels et sur combien le Régent pouvoit compter pour amis, pour ennemis ou pour assez indifférents. Il arriva pourtant presque toujours que le Conseil fut tranquille et que le Régent y fut maître de tout. Le personnage que chacun de ceux-là y fit se verra avec le temps. De cette façon Desmaretz fut le seul des ministres du feu Roi congédié alors, par une courte lettre que M. le duc d'Orléans lui écrivit[2], et les six conseils furent enregistrés au Parlement, c'est-à-dire leur établissement, non pas les noms ni le nombre de leurs membres[3]. Il n'y fut pas mention du conseil de régence, comme étant le conseil du Roi, et le gouvernement même.

Rage et conduite de Tallard.

Tallard fut aussi le seul qui ne fut point employé de tous ceux que le Roi avoit nommés dans son testament. Ce n'est point trop dire qu'il pensa en devenir fou, et qu'il fit plusieurs extravagances. Il alla disant partout qu'il se feroit écrire le testament du Roi sur le dos ; il cria, clabauda[4], lâcha au Régent le maréchal de Villeroy et les Rohans; plaintes, clameurs, dépits, bassesses, prostitutions, tout fut mis inutilement en usage. Jamais le Régent, si ordinairement facile, ne put être entamé. En

1. Avant *d'Estrées*, Saint-Simon a biffé *et d'Huxelles*, qu'il a répété ensuite.

2. Cette lettre n'est pas dans le registre KK 1323 des Archives nationales; notre auteur prend cela à Dangeau, p. 195.

3. La déclaration, datée du 15 septembre, fut enregistrée au Parlement le lendemain ; on la trouvera dans Isambert, *Anciennes lois françaises*, tome XXI, p. 36-40.

4. Tome XVII, p. 363.

général il le regardoit comme contraire à lui, avec raison; mais il falloit qu'il y eût quelque autre cause que je n'ai point démêlée, qui le soutint le même contre tant d'efforts. Tallard, les voyant enfin inutiles, déclara qu'il n'avoit plus qu'à s'enterrer. Il acheta la Planchette, vilaine petite maison près de Paris[1], et s'y confina en effet sans presque en sortir ni y recevoir personne. Nous verrons sa résurrection dans son temps[2].

Personnages des conseils.

Le Régent vécut en amitié avec Monsieur[3] le Duc, en mesure froide et polie avec le duc du Maine, avec plus d'onction, mais en réserve, avec le comte de Toulouse. Il crut gagner le maréchal de Villeroy à force de marques d'estime, de considération, de distinction, même de confiance fort hasardée; le ramener, au moins émousser ses pointes et ses écarts, par d'Effiat, son ami de tous les temps, et par Monsieur de Troyes, qui l'étoit aussi. Le premier étoit vendu au duc du Maine ; l'autre, marchant sur des œufs[4], n'osoit être que complaisant. Le maréchal reçut toutes sortes de faveurs et se piqua de ne s'en pas laisser ébranler. Il falloit exposer cela d'abord; c'est une matière qui se présentera plus d'une fois. Pour Harcourt,

1. C'était une petite maison de campagne située sur la paroisse de Clichy-la-Garenne, vers le pont de Neuilly, sur la rive droite de la Seine, entre le fleuve et le chemin qui menait de Versailles à Saint-Denis. D'après l'abbé Lebeuf, Jacques Amelot, premier président de la cour des aides, l'avait possédée au milieu du dix-septième siècle; puis, selon une mention du *Journal de Dangeau* (tome XVI, p. 265), elle aurait appartenu à la maréchale de Créquy qui mourut en 1713, et la duchesse de Berry aurait songé à l'acheter en décembre 1715. C'est à ce moment que M. de Tallard en fit l'acquisition. Saint-Simon reparlera encore de la Planchette dans la suite des *Mémoires*, tome XIV de 1873, p. 93.

2. Il entrera au conseil de régence en 1717.

3. *M.*, oublié, a été remis en interligne.

4. Cette locution, qui signifie figurément « se conduire dans des circonstances délicates avec une extrême circonspection », n'était pas encore donnée par le *Dictionnaire de l'Académie* de 1718. Outre Saint-Simon, le *Littré* ne cite son emploi que par Mme Du Deffand.

sa malheureuse santé ne lui permit pas de faire aucun personnage, ni à Voysin le dégoût et le mépris dans lequel il étoit tombé; Villars en fit toujours un fort misérable; Huxelles aussi avec toutefois beaucoup d'importance; Estrées comme point; d'Antin aussi peu. Le cardinal de Noailles ne se haussa ni baissa; il eut assez d'affaires à se défendre des insidieux chefs de la Constitution. Le duc de Noailles joua le grand personnage, Monsieur le Duc encore trop jeune, le duc du Maine silencieux, ténébreux, solitaire, profondément caché, poli jusqu'au respectueux, et attentif au dernier point à tout le monde, quand il étoit forcé d'en voir, le comte de Toulouse froid, tranquille, et menant sa vie ordinaire autant qu'il la put accommoder[1] à ses nouvelles fonctions.

Desmaretz congédié avec une gratification de 350 000* [livres]. Trop juste augure de M. le duc d'Orléans.

Desmaretz tomba dans une surprise incroyable. Sa suffisance extrême lui avoit persuadé qu'il étoit impossible de se passer de lui à la tête des finances. Il étoit de tout temps ami intime du maréchal de Villeroy; il l'étoit demeuré d'Effiat, qui l'avoit toujours été au Palais-Royal de Béchameil, son beau-père[2]. Il comptoit donc entièrement sur ces deux appuis; mais ce qui combla son étonnement et son indignation fut de voir le duc de Noailles à sa place, lui qui l'avoit recueilli, lorsqu'à son retour d'Espagne il ne sut, comme on l'a vu dans son temps[3], où[4] donner de la tête[5], qui en avoit fait son disciple et son élève dans les finances[6], et pour qui il avoit contraint toute sa féroce humeur. Noailles ne songea pas seulement à garder avec lui aucunes mesures, et on verra bientôt

1. *Accomoder* est en interligne, au-dessus *d'accoustumer*, biffé, que Saint-Simon avait commencé à surcharger en *accom[oder]*.
2. Louis Béchameil : tome II, p. 203.
3. Tome XXII, p. 191.
4. *Où* est en interligne.
5. « On dit qu'*un homme ne sait où donner de la tête*, pour dire qu'il ne sait que devenir » (*Académie*, 1718).
6. Déjà dit ci-dessus, p. 54.

* Il y a *1 350 000* dans le manuscrit.

jusqu'où il poussa l'ingratitude à son égard[1]. M. le duc d'Orléans néanmoins, pressé par Effiat et par le maréchal de Villeroy, lui fit donner trois cent cinquante mille livres au renouvellement des fermes, sur ce qu'ils lui représentèrent que c'étoit un droit des contrôleurs généraux, que Desmaretz n'avoit pas voulu toucher au dernier renouvellement, dans l'extrémité où étoient les besoins de l'État[2]. Une si forte grâce, et faite si fort à contretemps, à la suite de plusieurs autres facilités du Régent, dont j'ai parlé, et d'autres moindres que j'ai omises, firent augurer en lui une foiblesse fort nuisible à l'État et aux honnêtes gens, et fort utile aux impudents et aux effrontés. Malheureusement l'augure ne s'est trouvé[3] que trop véritable.

Catastrophe de Mme Desmaretz; Beroy, son gendre, chassé. [Add. St-S. 1276].

Mme Desmaretz[4] qui, sous l'ombre de la place de son mari, faisoit à part pour elle quantité d'affaires[5], culbuta avec lui. Un nommé la Fontaine, longtemps receveur de Monsieur le Prince à Senonches, près de la Ferté[6], où je

1. On le verra ci-après, p. 315-316, soutenir les accusateurs du ministre disgracié.

2. « Le feu Roi faisoit donner à M. Desmaretz, comme contrôleur général, trois cent cinquante mille livres au renouvellement des fermes : il a représenté à M. le duc d'Orléans qu'il n'a point touché cette somme à ce dernier renouvellement-ci, parce qu'il y avoit des affaires plus pressées ; ce prince a promis de la lui faire payer » (*Dangeau*, p. 195-196).

3. Il y a *trouvée* dans le manuscrit ; mais ce peut être l'effet d'une inadvertance, et il serait téméraire, sans autre preuve, d'en conclure que Saint-Simon fît *augure* du féminin.

4. Il écrit ici *des Marests*.

5. Il est parlé de ses affaires d'argent et de ses galanteries dans les *Mélanges historiques, satiriques et anecdotiques de M. de Boisjourdain*, tome III, p. 79-80 ; mais ce n'est peut-être pas une garantie suffisante de véracité. Cependant en 1712 une lettre d'un sieur Jaquotot (Archives nationales, G^7 584, 22 juillet), qu'on trouvera ci-après aux Additions et Corrections, peut faire penser qu'elle avait cette réputation dans le public.

6. Il a été déjà question de ce financier, Gabriel de la Fontaine, dans le tome XXI, p. 8.

l'avois vu, et qui de là, qui est aussi auprès de Maillebois[1], avoit été leur complaisant pendant leur exil, avoit aussi fait fortune avec eux et s'étoit fait trésorier du régiment des gardes. C'étoit l'homme de confiance de Mme Desmaretz, pour lui faire faire tous les jours des affaires, et pour placer et gouverner l'argent qu'elle en tiroit. Tout cela se renversa à la chute de la place. Elle prétendit avoir été volée. Elle en fut étrangement troublée. Dans cet état la petite vérole la prit[2]; elle en releva folle, et personne même ne l'a jamais vue depuis, quoiqu'elle ait encore vécu quelques années[3]. Ainsi les deux rivales des bonnes grâces de Mme de Maintenon, Mme Voysin et Mme Desmaretz, sont mortes, l'une de désespoir de les avoir perdues et d'être supplantée par sa rivale[4], celle-ci folle de la perte de sa place et de son magot[5] particulier.

[*Add.St S.1277*]. Bercy[6], intendant des finances et gendre de Desmaretz, qui faisoit tout sous lui[7], fut chassé en même temps sans retour, avec l'acclamation publique[8].

1. Tome VII, p. 133, et ci-après, p. 319.

2. C'est seulement à la fin de 1716 que Mme Desmaretz eut la petite vérole; Dangeau annonce la maladie le 29 novembre et en parle encore le lendemain (tome XVI, p. 498); puis il n'est plus question de Mme Desmaretz dans le *Journal*.

3. Elle ne mourut que le 14 juin 1725, à soixante-dix ans environ, quatre ans après son mari (*Gazette*, p. 300).

4. Tome XXIV, p. 236.

5. « On appelle *magot* un amas d'argent caché; il est du style familier » (*Académie*, 1718).

6. Cette dernière phrase a été ajoutée dans le blanc resté à la fin du paragraphe et en interligne.

7. On a vu ci-dessus, p. 64, que sa charge d'intendant des finances avait été supprimée avec les autres.

8. Dangeau écrit le 10 novembre 1715 (*Journal*, tome XVI, p. 231-232) : « M. de Bercy, gendre de M. Desmaretz et qui étoit intendant des finances, a reçu ordre par M. de la Vrillière de s'en aller pour quelque temps à ses terres de Normandie. On l'accuse d'avoir eu la nuit des rendez-vous avec des gens d'affaires pour travailler de concert avec eux afin d'empêcher la circulation de l'argent. Cette accusation-là ne paroît pas trop apparente ; il faut qu'il y ait quelque autre raison. »

Lieux des divers conseils; leurs appointements; réglements particuliers.

Il fut réglé que le conseil de conscience se tiendroit à l'archevêché, et tous les autres en divers appartements du vieux Louvre[1], qu'on fit accommoder et meubler. Mais peu à peu le maréchal de Villars usurpa de tenir celui de guerre fort souvent chez lui, et à son exemple le maréchal d'Huxelles, que les autres chefs ne suivirent pas. Je ne m'arrêterai pas aux prétentions, aux entreprises, aux usurpations, aux tracasseries du duc de Noailles entre le conseil des finances et les autres conseils, des conseils des uns aux autres, et des membres de chacun entre eux, pour lasser et eux et M. le duc d'Orléans, fatiguer le public, les rendre incommodes et ridicules et les faire tomber, dans les vues qui ont été expliquées[2]; cela seroit trop long et ennuyeux[3]. Mais il faut parler du général. Monsieur le Duc, le duc du Maine et le comte de Toulouse ne voulurent point d'appointements. Le Chancelier, le maréchal de Villeroy, Torcy, la Vrillière, Pontchartrain, conservèrent les leurs sans innovation, et on ne donna rien au cardinal de Noailles, au procureur général ni à l'avocat général. Harcourt, Bezons, l'évêque de Troyes et moi, pour la Régence, les chefs des conseils, les ducs de Noailles, de Guiche et le maréchal d'Estrées, eûmes vingt mille livres d'appointements, et les membres des conseils dix mille livres, les secrétaires six mille livres[4]. Il fut

C'est à ce propos que Saint-Simon a fait l'Addition indiquée ci-contre. Le *Journal de Buvat* (p. 106-107) raconte que sa disgrâce fut déterminée par son insolence à l'égard de Terrat, chancelier du Régent. Le 25 septembre, le Régent avait mené le jeune Roi à Bercy voir la maison de campagne de l'intendant.

1. On appelait le « vieux Louvre » les deux parties du carré des bâtiments qui regardent l'ouest et le sud, c'est-à-dire les Tuileries et la Seine. Dangeau (p. 204) dit que le conseil des affaires du dedans se tenait le matin dans la même salle où l'Académie française s'assemblait l'après-midi.

2. Ci-dessus, p. 53.

3. Ces quatre mots, oubliés par mégarde, sont en interligne.

4. Ces détails ne sont pas pris à Dangeau.

réglé que les conseils tiendroient aussi souvent qu'il seroit nécessaire, à la discrétion des chefs, et que les chefs auroient chacun un jour de chaque semaine, ou davantage quand il seroit nécessaire, pour venir rapporter les affaires de son conseil en celui de régence, où il ne rapporteroit pas son avis particulier, mais celui de la pluralité des voix de chaque délibération de son conseil[1], et leurs jours aussi pour travailler seuls avec le Régent. Il fut décidé que les chefs ou présidents des conseils ne seroient dans le conseil de régence que pour les affaires de leurs conseils, et qu'ils en sortiroient dès qu'elles seroient finies, où ils auroient leurs voix, quoique le Conseil ne levât pas, et qu'ils couperoient les membres de la Régence, quant à la séance, suivant leur rang entre eux; mais qu'ils s'y mettroient en la dernière place, s'ils n'étoient point ducs ou officiers de la couronne, et, à l'égard de l'opinion, qu'en quelque place qu'ils fussent ils opineroient les premiers de tous à la suite de leur rapport. Les ducs, comme partout, eurent la préséance, et les officiers de la couronne après eux, les uns et les autres suivant leur ancienneté de dignité; et, entre les ducs, que la pairie y auroit la préséance, parce que cette séance tenoit plus des fonctions d'État et de la couronne que des cérémonies de cour[2]. Ils ne disputèrent pas, pour

1. L'article 5 de la déclaration du 15 septembre disait que le chef de chaque conseil viendrait faire au conseil de régence « le rapport des résolutions qui y auront été prises ». Le conseil de régence tenant quatre séances par semaine, chacune était affectée à un genre d'affaires particulier : le mardi, guerre, marine et provinces, le mercredi et le dimanche affaires étrangères, le samedi finances. En cas de question urgente à trancher, le chef du conseil intéressé venait en faire le rapport à la Régence, même quand ce n'était pas le jour de son conseil; mais en ce cas il n'y entrait que pour le temps de l'affaire qu'il venait rapporter.

2. Tous ces détails sur l'organisation des conseils, et ceux qui vont suivre, ne sont point donnés par les pièces officielles qui nous sont parvenues. Chaque conseil se donna un règlement particulier, dans lequel étaient spécifiées les attributions de chacun de ses membres. Ces

ne rien innover, la préséance usurpée du chancelier au Conseil, en sorte que Voysin y fut toujours au-dessous immédiatement, et sans intervalle, du duc du Maine d'un côté, et moi pareillement de l'autre du comte de Toulouse. Chacun étoit ainsi par rang, à droit ou à gauche, et on opinoit comme on étoit assis, le dernier du Conseil opinant après le rapporteur, et tous les autres après, l'un après l'autre, en remontant, et M. le duc d'Orléans le dernier. Les sièges furent égaux pour tout le monde dans tous les conseils. Celui de régence n'eut que des ployants, le Régent comme les autres, parce que le Roi étoit censé y être, et que son fauteuil vuide étoit au bout de la table longue, seul. Le Régent à droit, en retour, à la première place, Monsieur le Duc vis-à-vis de lui. Au bas bout, vis-à-vis le fauteuil du Roi, étoient Pontchartrain et la Vrillière.

Aucun de tous les conseils ne prêta de serment, sur le fondement que les ministres d'État n'en prêtoient point, et aucun de ceux du conseil de régence n'eut de patente ni de lettre du Roi ou du Régent pour y entrer, parce que les ministres d'État n'en ont point. Mais, comme ils ne se peuvent présenter au Conseil qu'ils ne soient avertis à chaque fois d'y venir de la part du Roi, par l'huissier de son cabinet, les membres de la Régence le furent ainsi la première fois, et, au premier conseil de régence, M. le duc d'Orléans[1] intima[2] celui d'après, et ainsi de l'un à l'autre,

règlements furent promulgués sous forme d'ordonnances à des dates diverses : le conseil des affaires du dedans dès le 1er octobre (recueil d'Isambert, tome XXI, p. 43), ceux de la guerre et de la marine le 3 novembre (*ibidem*, p. 49 et 56), celui des finances le 14 (p. 61), et le conseil de conscience seulement le 22 décembre (p. 71). Seul le conseil des affaires étrangères n'eut pas de règlement particulier ; la nature des affaires dont il s'occupait ne demandait pas, comme dans les autres, une division du travail. Voyez *Dangeau*, p. 228 et 242.

1. Les mots *M. le duc d'Orleans* ont été ajoutés en interligne.

2. « *Intimer*, terme de pratique, déclarer, faire savoir, signifier. On dit *intimer un concile* pour dire assigner le lieu et le temps auxquels se doit tenir un concile » (*Académie*, 1718).

et on n'avertit plus, parce qu'il y auroit eu trop à courir, sinon pour des conseils extraordinaires et imprévus auxquels on ne pouvoit s'attendre. Le Régent arrivé, on n'attendoit personne sans exception ; si on arrivoit le Conseil commencé, ce qui étoit rare, on entroit et on s'approchoit de la table derrière ; le Régent vous disoit de prendre place, qui dans ces cas étoit laissée vuide, et on la prenoit avec un mot d'excuse.

Prétention des conseillers d'Etat de ne céder qu'aux ducs et aux officiers de la couronne.

Aucun conseil ne s'étoit encore rassemblé qu'il y eut une rare difficulté pour celui des finances, tant les prétentions, pour ridicules qu'elles puissent être, prennent[1] de force du mépris qu'on en fait, quand on se contente du mépris, sans les proscrire, comme fit le Roi, qui se contenta de se moquer de la chimère des conseillers d'État, mise pour la première fois en avant, de ne céder qu'aux gens titrés, lors de la signature du traité de Baden, et de châtier la Houssaye, nommé troisième ambassadeur, avec le maréchal de Villars et le comte du Luc, en y envoyant Saint-Contest au lieu de lui[2]. Sur ce bel exemple, qui n'en fut jamais un, mais une dérision, comme le Roi s'en expliqua alors, les conseillers d'État qui étoient
[Add.S^tS.1278]. du conseil des finances, et il n'y en avoit point dans les autres conseils, prétendirent y précéder le marquis d'Effiat, qui étoit de leur étoffe à la vérité[3], mais dont le grand-père[4] étoit mort chevalier de l'Ordre, ambassadeur, surintendant des finances, et, par commission, de l'artillerie, et maréchal de France. Il étoit fils du frère aîné de Cinq-Mars[5], grand écuyer de France, et lui-même étoit chevalier de l'Ordre de la promotion de 1688. Ces Messieurs allé-

1. *Prennent* corrige *prenne*.
2. Il a raconté cela dans le tome XXIV, p. 202-203.
3. Les Coiffier venaient d'un receveur des tailles du Limousin : notre tome XXVI, p. 369.
4. Antoine Coiffier-Ruzé, maréchal d'Effiat : tome VI, p. 32.
5. Martin Coiffier-Ruzé, marquis d'Effiat (tome VI, p. 33), frère aîné d'Henri Coiffier-Ruzé, marquis de Cinq-Mars (tome I, p. 182).

guoient qu'aux conseils de Charles IX et d'Henri III, et aux États généraux du règne de ce dernier roi, les conseillers d'État de robe avoient eu la droite sur ceux d'épée qui n'étoient pas ducs ou officiers de la couronne, et ils disoient vrai. Mais ils se gardoient bien d'ajouter que c'étoit une innovation jusqu'alors inouïe et abrogée par Henri IV, et qui n'a jamais eu lieu depuis, innovation faite par les Guises, dans le même esprit qui les engagea à faire établir les charges de l'ordre du Saint-Esprit comme elles le furent, pour favoriser et s'attacher la bourgeoisie, qu'ils avoient séduite, ainsi que le clergé, et abattre, en tout ce qu'ils purent, la noblesse, qu'ils craignoient et qu'ils haïssoient, comme étant trop attachée au roi et à la couronne, ainsi qu'il y a bien paru par tout le secours qu'en reçut Henri IV, qui lui affermit la couronne sur la tête et qui l'arracha à ces perfides étrangers.

Noailles et Canillac avocats des conseillers d'État contre les gens de qualité. J'expose au Régent la qualité et le ridicule de cette prétention.

J'arrivai une après-dînée chez le Régent, comme il se promenoit dans sa grande galerie[1] entre Canillac et le duc de Noailles, qui discutoient cette belle difficulté de préséance. C'étoient les deux champions de ce qu'ils avoient appelé la noblesse à l'occasion de l'insigne calomnie du duc de Noailles contre moi. Ma surprise fut donc extrême lorsque, m'étant joint à cette promenade, je les entendis tous deux plaider avec chaleur[2] la cause des conseillers d'État contre les gens de qualité non titrés. Après les avoir écoutés[3] quelque temps, le Régent me demanda ce que je disois à cela. Je souris, et répondis que je ne me serois

1. Il y avait au Palais-Royal deux galeries : « la galerie des hommes illustres », construite par Richelieu au premier étage de l'aile gauche de la seconde cour et ornée de peintures représentant des héros, et la « grande galerie » élevée à la fin du dix-septième siècle par Hardouin-Mansart du côté de la rue de Richelieu, sur l'emplacement du palais Brion ; au-dessous, au rez-de-chaussée, se trouvaient les appartements de Madame. C'est de cette seconde galerie qu'il est ici question.

2. Les mots *avec chaleur* ont été ajoutés en interligne.

3. *Écoutés* a été mis en interligne au-dessus d'*entendus*, biffé.

pas attendu à la prétention, moins encore aux avocats que je venois d'entendre. Je remis le fait des Guises que je viens de rapporter, celui du comte du Luc, et je suppliai le Régent de se souvenir comment le feu Roi et l'universalité du monde avoit pris cette prétention des conseillers d'État. De là, je vins au fonds de la chose, et je dis qu'en France il n'y avoit que trois états; que tous les trois avoient toujours été précédés par les pairs, les ducs et les officiers de la couronne sans nulle difficulté partout[1], et qui aux États généraux étoient avec le Roi sur le théâtre, et en bas les trois états; qu'entre personnes de même état il se pouvoit qu'il y eût des prétentions de préséance, mais que d'état à état il n'y en eut jamais en aucun temps; que l'Église et la noblesse, la première à droite[2], l'autre à gauche, étoient assis et couverts, et parloient en cette sorte en égalité parfaite de l'un à l'autre; qu'au fonds de la salle, vis-à-vis du théâtre, étoit le tiers état, assis, mais découvert, et qui pour parler se mettoit à genoux, posture qui en est restée à tout le Parlement, et au premier président comme aux autres membres, parlant aux lits de justice, parce que tout magistrat, quel qu'il soit de naissance, est du tiers état par sa magistrature; que les conseillers d'État étoient de robe et magistrats, par conséquent aussi du tiers état, d'où il résultoit que, entre conseillers d'un même conseil, le tiers état devoit céder aux deux premiers; d'où il étoit clair que la prétention des conseillers d'État de robe étoit sans aucun fondement contre le marquis d'Effiat. Ce raisonnement, auquel Noailles et Canillac ne s'étoient pas apparemment attendus, leur ferma la bouche, et à M. le duc d'Orléans aussi. J'ajoutai, après un moment de silence, que je parlois contre mon intérêt, puisque la prétention que je

1. La syllabe *par* a été écrite en interligne au-dessus d'un premier *par*, biffé, qui surchargeait *les*[*quels*].

2. Ici, il y a bien *droitte*, et non *droit*, comme il écrit d'ordinaire.

venois de combattre alloit à mettre un étage de gens, dans la personne des conseillers d'État de robe, entre les ducs et officiers de la couronne et les gens de qualité, mais que la vérité devoit toujours être la plus forte, et que je ne comprenois pas la patience de Son Altesse Royale de souffrir des disputes aussi ineptes, et dont la tolérance et le délai à les finir comme elles le doivent être, donneroit lieu à cent autres dont l'impertinence feroit honte et troubleroit tout. Noailles et Canillac n'osèrent en attendre davantage, ne répondirent pas un mot, et s'en allèrent. Le rare est que les gens de qualité ignorèrent leur conduite à cet égard, ou la voulurent ignorer ainsi que la mienne, et que la robe leur sut et à moi tout le divers gré que nous méritâmes d'elle là-dessus. Resté seul avec le Régent, je le pressai de décider. Ces deux hommes, qui avoient peur de tout, et lui aussi, l'avoient effarouché sur la robe. Il me proposa l'expédient de faire d'Effiat vice-président pour précéder à ce titre. Je lui représentai en général les inconvénients des *mezzo termine,* qui sont les pères des plus folles prétentions, et qui ne sont jamais qu'en faveur de ceux qui ont tort et contre ceux qui ne peuvent perdre en jugement définitif[1], et en particulier l'indécence et le danger de tolérer une prétention absurde, dont le succès en feroit naître de toutes les couleurs. Je le laissai dans sa bonne amie l'irrésolution et l'indécision, après avoir parlé d'autres affaires.

Mollesse du Régent; adresse des conseillers d'État. Effiat vice-président.

Deux jours après, qui se passèrent en ridicules négociations, les conseillers d'État, qui ne demandoient pas mieux que d'en sortir avec un titre qui réalisât leur prétention, eurent la bonté de consentir de céder au titre de vice-président; ce qui étoit s'assurer la préséance sur tout autre homme de qualité qui pourroit entrer au conseil de finances, etc. Le Régent reçut cette complaisance

1. *Diffinitif,* dans le manuscrit. On a vu aux tomes VI, p. 52, et XXIV, p. 130, que Saint-Simon emploie toujours cette forme archaïque, et encore ci-après, p. 363.

avec gratitude, et d'Effiat fut déclaré vice-président[1].

Forme des conseils du feu Roi adaptée au conseil de régence.

Ce que j'avois prédit au Régent arriva, et il vaut mieux le raconter tout de suite que d'en interrompre des matières plus importantes. Il fut réglé que les procès évoqués au Roi, qui se voient dans un bureau du conseil des parties, les affaires des prises qui se voient au conseil des prises, et maintenant de marine, quelques-unes de finances qui étoient contentieuses ou qui demandoient un règlement, toutes choses usitées sous le feu Roi, se rapporteroient comme de son temps devant lui, c'est-à-dire alors au conseil de régence, à quoi on ajouta certaines affaires du conseil de guerre, comme étapes, etc., et autres genres de règlements concernant les troupes. Sous le feu Roi, le bureau du conseil des parties qui avoit vu une affaire évoquée devant lui entroit tout entier au Conseil où étoit le Roi et ses ministres, et le maître des requêtes qui avoit rapporté l'affaire au bureau du conseil des parties la rapportoit devant le Roi. Les conseillers d'État de ce bureau opinoient tous quatre ou cinq après lui, puis les ministres, et le Roi jugeoit en se rendant toujours ou presque toujours à la pluralité des voix. Pour les affaires des prises[2], il y avoit sous le feu Roi un conseil des prises[3], composé

1. L'affaire ne semble pas avoir eu l'importance que lui donne notre auteur. Dangeau en parle le 21 septembre (p. 195) : « Les conseillers d'État qui sont dans le conseil des finances disputent le rang à M. d'Effiat, quoiqu'il soit chevalier de l'Ordre ; M. le duc d'Orléans croyoit finir la dispute en le faisant vice-président ; mais ils ne veulent point céder pour cela ». Et à la fin de l'article du même jour il écrit : « On croit que Messieurs les conseillers d'État céderont à M. d'Effiat à cause de sa qualité de vice-président. » Une autre question de préséance ayant été soulevée en novembre 1716 au conseil de guerre à propos de M. de Saint-Contest (*Dangeau*, p. 498), c'est alors que Saint-Simon a écrit l'Addition indiquée ci-dessus, n° 1278, où il a raconté la compétition avec M. d'Effiat. Une première rédaction de ce récit se trouve dans la notice du duché de Coislin (*Écrits inédits de Saint-Simon*, tome VI, p. 252). Voyez aux Additions et Corrections.

2. Après *prises*, il a biffé *ou des finances*, qui va se retrouver plus loin.

3. Une notice sur le bureau ou conseil des prises a été donnée dans

de quelques conseillers d'État, qui se tenoit chez M. le comte de Toulouse quand il y avoit matière, lequel entroit après au conseil du Roi, seul avec le maître des requêtes qui avoit rapporté chez lui, et qui rapportoit devant le Roi et ses ministres, le comte de Toulouse présent et opinant, et se retirant avec le rapporteur dès que l'affaire étoit jugée. A l'égard de celles de finance dont on vient de parler, le contrôleur général en chargeoit un maître des requêtes à son choix, qui entroit seul au conseil du Roi un jour de conseil des finances, et qui rapportoit l'affaire[1]. Dans tous ces conseils, tout ce qui y entroit y étoit assis, excepté le maître des requêtes rapporteur qui rapportoit debout. Il fut donc réglé que cela se passeroit de même à la Régence, et qu'à l'égard des affaires du détail de la guerre, dont on vient de parler[2], elles seroient[3] rapportées au conseil de régence par l'un des deux maîtres des requêtes de ce conseil, le Blanc et Saint-Contest. Pour ne rien laisser en arrière sur les conseils du feu Roi, il faut ajouter que le seul conseil des dépêches étoit tout différent des autres[4]. La matière en étoit les disputes ou les règlements à faire dans les provinces et dans les villes, qui étoit proprement celle des départements des provinces des secrétaires d'État, qui, étant bien aises de s'en rendre les maîtres, en disoient un mot le matin au Roi à l'issue de son lever, puis expédioient comme ils vouloient, ce qui rendoit ces conseils plus rares, sous prétexte de soulager le Roi. Mais il y avoit aussi telle nature de ces affaires, ou telles personnes qui s'y trouvoient intéressées, que les secrétaires d'État ne pouvoient crosser[5] de la sorte, et qui

l'appendice I de notre tome VII, p. 413-414. Les jugements rendus par lui de 1695 à 1782 sont aux Archives nationales, G[5]218 à 262.

1. Notre tome VI, p. 500 et suivantes.

2. Ci-dessus, p. 104. — 3. Avant *seroient,* il a biffé *le.*

4. Voyez la notice de ce conseil dans notre tome V, p. 464 et suivantes.

5. Nous avons déjà rencontré ce verbe au sens propre dans le tome

se rapportoient au conseil des dépêches. Il y avoit aussi des natures d'affaires contentieuses qui s'y rapportoient aussi par le secrétaire d'État du département duquel elle venoit, ou, si elle n'étoit d'aucun plus que d'un autre, par un des secrétaires d'État nommé pour cela par le Roi, très rarement par un maître des requêtes nommé par le chancelier, lequel seul d'extraordinaire entroit un jour de conseil de dépêches; et il y en avoit un de règle tous les quinze jours. En ces conseils des dépêches, il n'y avoit d'assis que les fils de France, le chancelier et le duc de Beauvillier. Les quatre secrétaires d'État y demeuroient toujours debout, même M. de Croissy, tout goutteux et tout président à mortier au parlement de Paris qu'il étoit[1], et ils y rapportoient tout de suite chacun leurs affaires, suivant entre eux leur ancienneté de secrétaire d'État. S'il y avoit un maître des requêtes rapporteur, les quatre secrétaires d'État y demeuroient également debout, et y opinoient. Le contrôleur général n'y entroit point, s'il n'étoit aussi secrétaire d'État, et alors debout, comme ses trois autres confrères. Ce conseil des dépêches[2] devint proprement celui des affaires du dedans du royaume, que d'Antin duc et pair venoit seul rapporter, ou, si c'étoit un procès évoqué, un maître des requêtes de ce conseil qui l'y avoit rapporté ; ainsi la forme unique de ce conseil des dépêches ne put avoir lieu depuis l'établissement du conseil de régence et des autres conseils.

Les maîtres des requêtes refusent de

On fut bien étonné la première fois qu'un maître des requêtes eut à rapporter au conseil de régence, qu'il dé-

XXIII, p. 387. Au figuré, « *crosser* se dit populairement pour dire traiter avec un grand mépris » (*Dictionnaire de Trévoux*).

1. Croissy, devenu secrétaire d'État en 1680, conserva jusqu'en 1689 sa charge de président à mortier au parlement de Paris; elle fut alors vendue au jeune Novion (notre tome III, p. 140-141, et ci-après, p. 356-357).

2. Les mots *Conseil des depesches*, qui se trouvent au commencement d'une ligne, surchargent *On fut bien estonné* effacé du doigt, mots qui commencent le paragraphe suivant.

clara au Chancelier qu'il prétendoit rapporter assis, ou que tout ce qui n'étoit ni duc, ni officier de la couronne ou conseiller d'État[1], se tînt debout tant qu'[il] seroit lui-même debout. Ce fut une suite de la mollesse du Régent dans la prétention des conseillers d'État de précéder Effiat. On se récria, on hua; mais il n'en fut autre chose : le Régent n'eut pas la force de commander. On eut recours aux conseillers du Parlement qui étoient dans les conseils; ils répondirent qu'ils ne prétendoient pas moins que les maîtres des requêtes. On fut donc réduit à faire tout rapporter par les chefs ou les présidents des conseils[2], qui, excepté d'Antin, qui y excella, n'y étoient pas propres. Je raconterai là-dessus deux aventures qui montreront combien les affaires en souffrirent.

Rapporter au conseil de régence, s'ils n'y sont assis ou si ceux de ce conseil qui ne sont ni ducs ni maréchaux de France* ou conseillers d'État n'y sont** debout tant que les maîtres des requêtes y seroient. Les conseillers au Parlement mis dans les conseils imitent les maîtres des requêtes, et le Régent le souffre.

Le[3] maréchal de Villars, qui griffonnoit à ne pouvoir être lu de personne[4], vint au conseil de régence avec un règlement de quarante ou cinquante articles que le conseil de guerre avoit fait sur les étapes, les magasins, la

1. Les mots *ou Consr d'Estat* ont été ajoutées en interligne, et cette correction, portée au moment où Saint-Simon inscrivait les manchettes sur la marge de son manuscrit, a déterminé celle que nous y indiquons.

2. Dangeau n'a pas mentionné cet incident; Saint-Simon l'avait déjà raconté dans la notice du duché de Coislin (*Écrits inédits*, tome VI, p. 252-254). Mais il semble qu'il fait erreur en disant que l'affaire ne fut pas tranchée; voici en effet ce qu'on lit dans le procès-verbal du conseil de régence du 18 janvier 1716 (ms. Franç. 23672, fol. 11 v°): « Il a été décidé tout d'une voix qu'ils (les maîtres des requêtes) avoient encore moins le droit d'être assis au conseil [de régence] qu'aux grandes directions, puisque, outre que le fauteuil du Roi y étoit également, Monseigneur le Régent y étoit en personne. » Il n'est pas question de la seconde alternative.

3. Ici l'écriture change dans le manuscrit; Saint-Simon a dû prendre une autre plume.

4. L'écriture du maréchal était en effet particulièrement mauvaise, comme on peut en juger par le fac-similé donné dans le tome IV de l'*Isographie des hommes célèbres* (1843), et par un billet reproduit

* Après *Mx de Fr.* il a biffé *ny sont debout.*

** Il y a *fust*, par mégarde, dans le manuscrit, au lieu de *sont.*

Deux exemples de l'inconvénient qui en résulte pour les affaires.

marche des troupes par le royaume, et divers détails qui les concernoient[1]. Il en fit la lecture par articles, sur chacun desquels on opina à mesure qu'il les lisoit, et on fit divers changements à plusieurs, qu'il écrivit aussi à mesure à la marge. Quand tout fut achevé, M. le duc d'Orléans dit au maréchal de Villars de relire le tout par articles, avec chacun la note qu'il y venoit de mettre, pour qu'on vît si tout étoit bien, et s'il n'y avoit plus rien à changer ou à y ajouter. Le maréchal, qui étoit auprès de moi, prit donc son papier, lut un article; mais, quand ce fut à la note, le voilà à regarder de près, à se tourner au jour d'un côté, puis de l'autre, enfin à me prier de voir si je pourrois la lire. Je me mis à rire, et à lui demander s'il croyoit que j'en pusse venir à bout quand lui-même ne pouvoit lire sa propre écriture, et qu'il venoit d'écrire tout présentement. Tout le monde en rit, sans qu'il en fût le moins du monde embarrassé. Il proposa de faire entrer son secrétaire, qui étoit, disoit-il, dans l'antichambre, et qui savoit lire son écriture, parce qu'il y étoit accoutumé. Le Régent dit que cela ne se pouvoit pas, et chacun se regarda en riant, sans savoir par où on en sortiroit. A la fin, le Régent dit qu'il n'y avoit qu'à recommencer comme si on n'avoit rien fait, et m'ordonna de prendre la plume pour écrire les notes à mesure qu'on opineroit de nouveau sur chaque article, ce qui doubla la longueur de cette affaire. Il est vrai que ce ne fut que du temps ridiculement perdu. Mais l'inconvénient étoit bien plus fâcheux quand, par de mauvais rapports d'affaires longues et embarrassées, on n'étoit pas mis[2] en état de les bien entendre, par conséquent de les bien décider.

par le marquis de Vogüé, *Villars d'après sa correspondance*, tome I, p. 176.

1. Saint-Simon doit faire allusion au Règlement en trente articles promulgué le 25 octobre 1716 « touchant le logement des troupes qui seront envoyées dans les villes du dedans du royaume » (Archives nationales, ADvi 14).

2. *Mis* a été ajouté en interligne.

L'autre histoire y a plus de rapport, et la voici. Le maréchal d'Estrées rapportoit au conseil de régence tout ce qui y passoit du conseil de marine, et la Vrillière le comparoit plaisamment, mais trop justement, à une bouteille d'encre fort pleine, qu'on verse tout à coup, et qui tantôt ne fait que dégoutter[1], tantôt ne jette rien, tantôt vomit de[s] flaques[2] et de gros bourbillons épais. Comme il commençoit un jour le rapport d'une affaire de prise fort embarrassée, le comte de Toulouse, qui s'étoit fort appliqué aux affaires de sa charge, et dont l'esprit étoit juste, exact, concis, et lui-même fort judicieux, me dit que je n'entendrois rien au rapport du maréchal d'Estrées, que cependant l'affaire étoit importante, et méritoit d'être bien entendue, et qu'il me l'alloit rapporter à l'oreille tandis que le maréchal parleroit. Je l'entendis donc assez clairement pour être en connoissance de cause de l'avis du comte de Toulouse, mais non avec assez d'instruction pour bien appuyer mon opinion, d'autant que le comte de Toulouse me parloit encore, lorsque ce fut à mon autre voisin à opiner. Quand ce fut à moi, je dis au Régent que M. le comte de Toulouse[3] me venoit d'expliquer si clairement l'affaire tandis qu'on la rapportoit, que je l'entendois assez distinctement pour être de l'avis dont seroit M. le comte de Toulouse, mais non assez pour m'en assez bien expliquer. Le Régent se mit à rire, et à dire qu'on n'avoit jamais opiné de la sorte. Je répondis, en riant aussi, que, s'il ne vouloit pas prendre mon avis ainsi, il eût la bonté

1. On avait jusqu'ici imprimé *ne fait que d'égoutter*. Or, le manuscrit porte très clairement *degoutter*, sans apostrophe, et de plus le verbe *égoutter* n'est donné par aucun lexique, tandis que *dégoutter* signifie « couler goutte à goutte » (*Académie*, 1718).

2. Il y a *de flaques*, et non *des*, dans le manuscrit. Le *Dictionnaire de l'Académie* de 1718 définit le mot *flaque*, « petite mare d'eau qui croupit en quelque endroit » ; ce n'est pas tout à fait le sens que lui donne ici Saint-Simon.

3. Ici par extraordinaire, Saint-Simon, qui écrit toujours *Tolose*, a mis *Toulouse*.

de compter pour deux celui de M. le comte de Toulouse, et la chose passa ainsi. On sut bientôt quel il étoit, car il n'y avoit jamais que le Chancelier à opiner entre lui et moi. Je pris cette occasion le lendemain pour remontrer à M. le duc d'Orléans le préjudice essentiel qui arrivoit aux affaires de l'opiniâtreté des maîtres des requêtes, et de sa mollesse à la souffrir. Je n'y gagnai rien.

Les maîtres des requêtes cèdent enfin aussitôt après la mort du chancelier Voysin, et, sans plus de prétentions, rapportent debout* au conseil de régence. Les conseillers d'État emportent d'y précéder tout ce qui n'est pas duc ou officier de la couronne, lorsqu'ils y viennent extraordinairement**.

Je crois que le Chancelier soutenoit sourdement cette prétention par malice, et ce qui m'en persuada mieux, c'est que, dès qu'il fut mort et que Daguesseau fut chancelier[1], tout idolâtre qu'il fût de la robe, il la fit cesser, et les maîtres des requêtes vinrent rapporter debout tout ce qu'on voulut au conseil de régence, sans plus parler d'y être assis ni d'y faire lever personne[2]. Mais à l'égard des conseillers d'État, lorsque pour un procès évoqué devant le Roi, c'est-à-dire au conseil de régence, le bureau du conseil des parties qui avoit vu l'affaire, venoit au conseil de régence avec le rapporteur, ces conseillers d'État s'y mettoient après les maréchaux de France, et au-dessus des autres de la Régence, le rapporteur maître des requêtes rapportant debout.

Éclat des princes du sang sur la qualité de prince du sang prise par le duc

A peine M. le duc d'Orléans fut-il sorti de l'embarras, où il s'étoit bien voulu laisser mettre, de la prétention des conseillers d'État, par la vice-présidence d'Effiat, qu'il s'en éleva un autre d'une autre importance. Je ne ferai ici qu'en marquer l'époque, parce que les suites n'en sont pas de ce moment-ci. Le procès de la succession de Monsieur le Prince alloit son train[3]. Dans une signification que le duc du Maine y fit, il y prit la qualité de prince du sang,

1. En février 1717.

2. Dans les *Écrits inédits*, tome VI, p. 254, il avait dit que c'étaient les conseillers d'État qui avaient fini par y obliger les maîtres des requêtes.

3. Il y a diverses pièces à ce sujet dans la collection du greffier Delisle, U 357 et 358, aux Archives nationales.

* *Debout* a été mis en interligne.

** La fin de la manchette, depuis *lorsqu'ils*, a été ajoutée après coup.

comme autorisé par la déclaration du feu Roi, enregistrée au Parlement, qui la lui donnoit, et lui permettoit de la prendre en tous actes et partout, tant à lui et à ses enfants qu'au comte de Toulouse[1]. Madame la Duchesse et Monsieur le Duc, qui n'avoient osé souffler sous le feu Roi, firent grand bruit et prétendirent que, quelque protection que le duc du Maine prétendît tirer de cette déclaration, elle ne lui donnoit pas droit de se qualifier prince du sang avec les princes du sang véritables, ni dans les significations juridiques dans un procès avec eux[2]. Ils attirèrent Mme la princesse de Conti et Monsieur son fils dans cet intérêt commun de princes du sang, quoique unis avec M. et Mme du Maine par communauté d'intérêt dans le procès contre Monsieur le Duc pour la succession de Monsieur le Prince. L'éclat fut grand; le Régent chercha à l'apaiser[3]. On en verra ailleurs les suites[4].

du Maine avec eux. [*Add. St S. 1279 et 1280*].

Le prince de Courtenay, l'abbé son frère, et le fils unique du premier[5], auxquels cette branche se trouvoit

Protestation de MM. de Courtenay

1. Tomes XXIV, p. 371, et XXVI, p. 218-219.

2. Il semble que, par la dernière déclaration du 23 mai 1715, les deux bâtards avaient obtenu le droit de prendre la qualification de prince du sang, même vis-à-vis des autres princes du sang. Saint-Simon a bien spécifié alors (tome XXVI, p. 218) que c'était à la suite d'une réclamation de Monsieur le Duc et du prince de Conti.

3. Dangeau mentionne cette affaire dès le 21 septembre (p. 195); puis, le 19 octobre, il annonce qu'elle a été accommodée chez Madame la Princesse (p. 213). Saint-Simon va y revenir ci-après, p. 158.

4. En 1716; suite des Mémoires, tome XIII de 1873, p. 116 et ss.

5. Il a été parlé en dernier lieu de Louis-Charles, prince de Courtenay, et de son fils Charles-Roger, à l'occasion de la mort de la seconde femme du premier en 1713 : tome XXIV, p. 138-141. — Son frère était Roger, abbé de Courtenay, né le 29 mai 1647 et mort le 5 mai 1733; il passa ses thèses de philosophie au collège de Navarre le 20 décembre 1664 (*Gazette*, p. 1277) et celle de théologie en Sorbonne le 23 mars 1668 (*Gazette*, p. 320); il possédait déjà, depuis février 1659, l'abbaye de Saint-Pierre d'Auxerre, par démission de son oncle Roger de Harlay; à la mort de celui-ci en 1669, il reçut l'abbaye des Écharlis; il était aussi prieur de Dicy, au diocèse de Sens, et le 23 août 1707, il fit don à ce prieuré d'une maison qu'il avait acquise dans le village pour rempla-

pour la conservation de leur état et droits présentée au Régent. Malheur et extinction de cette branche de la maison royale.

réduite, présentèrent au Régent une parfaitement belle protestation, forte, prouvée, mais respectueuse et bien écrite, pour la conservation de leur état et droits[1], comme ils ont toujours fait aux occasions qui s'en sont présentées, et à chaque renouvellement de règne[2]. Elle fut reçue poliment et n'eut pas plus de succès que toutes les précédentes[3]. L'injustice constante faite à cette branche de la maison royale légitimement issue du roi Louis le Gros est une chose qui a dû surprendre tous les temps qu'elle a duré[4], et montrer en même temps la funeste merveille de

cer l'ancienne maison prieurale ruinée (Archives nationales, reg. Y 280, fol. 198).

1. Ils firent imprimer cette protestation, et un exemplaire s'en trouve à la Bibliothèque nationale: Lm³ 281; voyez aussi la *Gazette d'Amsterdam*, Extraordinaire LXXXIX.

2. La première qu'on connaisse fut celle qu'ils présentèrent en 1603; ils la renouvelèrent en 1608-1609, puis en 1614. De 1618 à 1626, ils adressèrent à Louis XIII et au chancelier toute une série de requêtes et de lettres; nouvelles protestations en 1662 et 1666, en 1697, en 1714 lorsque les bâtards furent déclarés aptes à succéder à la couronne; puis enfin vint celle de 1715 (Bibliothèque nationale, Lm³ 252 à 282; voyez aussi les mss. Clairambault 485, fol. 207-212, et 719, p. 335-457, et bien d'autres recueils du temps). En 1607, ils avaient fait paraître sous le titre *De stirpe et origine domus de Courtenay*... un recueil de dissertations sur leur origine; puis en 1661, du Bouchet avait publié l'*Histoire généalogique de la maison de Courtenay*, dont un exemplaire avec des remarques et des critiques de Clairambault est à la Réserve de la Bibliothèque nationale, Lm³ 277. Jusqu'au dix-huitième siècle, les Courtenay eurent l'habileté de soustraire dans les archives d'établissements religieux tous les documents originaux qui pouvaient leur être utiles; c'est ainsi que furent constitués les séries qui se retrouvent à la bibliothèque de l'Arsenal, ms. 6023 et 6024, et à la Bibliothèque nationale, ms. Franç. 16215, fol. 615 et suivants (dont une table est dans le ms. 17012, fol. 347), et 32952-32953; voyez les *Lettres de la marquise d'Huxelles*, p. 298.

3. D'après le *Longueruana*, p. 9, Louis XIV aurait répondu en 1662 au prince de Courtenay: « Si mon grand père vous a fait tort, je suis prêt de le réparer. Mais nous ne sommes que les cadets; justifiez que nos aînés vous aient reconnus, et je vous reconnoîtrai. »

4. La descendance légitime et régulière des Courtenay du dix-septième siècle de Pierre, dernier fils du roi Louis le Gros, n'était pas

cette maison, qui dans un si long espace n'a pu produire un seul sujet dont le mérite ait forcé la fortune, d'autant plus que nos rois ni personne n'a jamais douté de la vérité de sa royale et légitime extraction, et le feu Roi lui-même; j'en ai parlé p. 1354[1]. Ce prince de Courtenay-ci étoit [Add.S^tS.1281]. un homme dont la figure corporelle marquoit bien ce qu'il étoit. Le cardinal Mazarin eut envie de voir s'il en pourroit faire quelque chose, et, s'il le trouvoit un sujet, de le faire reconnoître pour ce qu'il étoit, en lui donnant une de ses nièces. Pour l'éprouver à loisir par soi-même, il le mena dans son carrosse de Paris à Saint-Jean de Luz pour les conférences de la paix des Pyrénées. Le voyage étoit à journées, et il fut plein de séjours. Courtenay étoit né en mai 1640; il avoit donc près de vingt ans. Il n'eut ni l'esprit ni le sens de cultiver une si grande fortune. Il passa tout le voyage avec les pages du cardinal, qui ne le vit jamais qu'en carrosse, et qui désespéra d'en pouvoir faire quoi que ce soit. Aussi l'abandonna-t-il en arrivant à la frontière, où il devint et d'où il revint comme il put[2]. Il n'a pas laissé de servir volontaire avec valeur en toutes les campagnes du feu Roi[3], et je l'ai vu souvent à la cour chez M. de la Rochefoucauld, sans qu'il ait jamais été de rien. Pendant le fort du Mississipi[4], le cardinal Dubois se

sérieusement contestée; mais on leur opposait que ce Pierre avait renoncé à son titre, au nom et aux armes de France pour épouser la riche héritière des anciens Courtenay, dont il avait pris les armes, d'or à trois tourteaux de gueules; ses descendants avaient continué à porter ces armoiries, sauf ceux qui avaient fait la branche des empereurs de Constantinople (*Les portraits de la cour* dans les *Archives curieuses*, par Cimber et Danjou, deuxième série, t. VIII, 1839, p. 401, et les *Mémoires de Bussy-Rabutin*, tome II, p. 112).

1. Notre tome XXIV, p. 138-141.

2. L'abbé de Choisy (*Mémoires*, tome I, p. 77) dit que Mazarin lui eût donné sa nièce aussi bien qu'à M. de la Meilleraye, s'il l'avait jugé capable de soutenir la grande naissance qu'il voulait lui faire reconnaître.

3. Il fut blessé au siège de Douay en 1667 (*Gazette*, p. 658).

4. C'est-à-dire, pendant la période la plus active de l'agiotage sur les terres du Mississipi, au temps de la banque de Law.

piqua, je ne sais comment, de le tirer de l'affreuse pauvreté où il avoit vécu, et lui fit donner de quoi payer ses dettes, et vivre fort à son aise[1]. Il mourut en 1723. Il avoit perdu son fils aîné, tué mousquetaire au siège de Mons[2] que faisoit le Roi, qui l'alla voir sur cette perte, ce qui fut extrêmement remarqué, parce qu'il ne faisoit plus depuis longtemps cet honneur à personne, et que M. de Courtenay n'avoit ni distinction ni familiarité auprès de lui. Son autre fils servit peu, et fut un très pauvre homme, et fort obscur. Il épousa une sœur de M. de Vertus Avaugour, des bâtards de Bretagne, revenue de[3] Portugal veuve de Gonzalès-Joseph Carvalho Patalin, surintendant des bâtiments du roi de Portugal[4]. C'étoit une femme de mérite, qui n'eut point d'enfants de ses deux maris. M. de Courtenay vécut très bien avec elle. Il étoit riche, se portoit bien, et sa tête et son maintien faisoient plus craindre l'imbécillité que la folie. Cependant, le matin du [7 mai 1730[5]], étant à Paris et sa femme à la messe aux Petits-Jacobins[6], sur les neuf heures du matin, ses gens accoururent dans sa chambre au bruit de deux coups de pistolet tirés sans intervalle qu'il se tira dans son lit, et l'y trouvèrent mort[7], ayant été encore la veille fort gai, tout le jour et tout le soir, et sans qu'il eût aucune cause de chagrin. On étouffa ce malheur, qui éteignit enfin la malheureuse branche légitime de Courtenay ; car il n'en resta

1. Saint-Simon redira cela avec plus de détails, lors de la mort du prince (suite des *Mémoires*, tome XIX de 1873, p. 104).
2. Louis-Gaston : tome XXIV, p. 138, note 3, et 139.
3. Avant *de*, il a biffé *veuve*. — 4. Tome XXIV, p. 139.
5. Cette date est restée en blanc dans le manuscrit.
6. C'est le couvent de la rue Saint-Dominique (tome XXIII, p. 88) qu'on appelait ainsi par opposition au grand couvent de la rue Saint-Jacques ; notre auteur demeurait alors tout auprès.
7. *Gazette*, p. 276 ; *Journal de Barbier*, tome II, p. 121 ; *Mémoires de Mathieu Marais*, tome IV, p. 128 et 133-134 ; *Souvenirs de la marquise de Créquy*, tome I, p. 147 et suivantes. Son portrait est à Versailles, n° 4368.

que le frère de son père[1], qui étoit un prêtre de sainte vie, dans la retraite et les bonnes œuvres, quoiqu'il sentît fort la grandeur de sa naissance. Il avoit les abbayes[2] des Écharlis[3] et de Saint-Pierre d'Auxerre[4], et le prieuré de Choisy-en-Brie[5], et mourut dans une grande vieillesse, le dernier de tous les Courtenay[6]. C'étoit un grand homme bien fait, et dont l'air et les manières sentoient parfaitement ce qu'il étoit. Il n'en reste plus que la fille de son frère, mariée au marquis de Bauffremont[7]. L'extinction de cette infortunée branche méritoit d'être marquée, puisque[8] l'occasion s'en est trouvée si naturellement.

Béthune épouse la fille du duc de Tresmes.

Béthune, fils de la sœur de la reine de Pologne[9], et veuf d'une sœur du maréchal d'Harcourt[10], dont il a eu la maréchale de Belle-Isle[11], se remaria à la fille[12] du duc de

1. L'abbé dont il a été parlé ci-dessus, p. 111, note 5.
2. *Les abbayes* corrige *l'abbaye*.
3. Saint-Simon écrit, suivant l'orthographe habituelle de son temps, *les Eschallis*. — Les Écharlis, aujourd'hui sur la commune de Villefranche, au département de l'Yonne, étaient une abbaye cistercienne du diocèse de Sens, fondée vers 1120; au milieu du dix-huitième siècle, son revenu n'était que de quatre mille livres.
4. Saint-Pierre d'Auxerre, de l'ordre des chanoines réguliers de Saint-Augustin, était encore un bénéfice de plus minime importance; on croyait que ce monastère avait été fondé dès le septième siècle.
5. Nous ne savons si l'abbé de Courtenay posséda ce prieuré, qui était du diocèse de Meaux, dans le canton actuel de la Ferté-Gaucher; mais il eut celui de Dicy, au diocèse de Sens, comme il a été dit ci-dessus, p. 111, note 5.
6. Le 5 mai 1733, à quatre-vingt-six ans, dit la *Gazette*, p. 240.
7. Hélène de Courtenay: tome XXIV, p. 138. Le *Mercure* de septembre 1708 (p. 90) dit que c'était une des plus belles personnes de Paris. Le prince de Bauffremont, décédé récemment en septembre 1917, portait encore le titre de prince de Courtenay et écartelait ses armes de celles de cette maison.
8. L'abréviation de *que* a été ajoutée en interligne après *puis*.
9. Louis-Marie-Victoire, comte de Béthune (tome XV, p. 151), fils de Marie-Louise de la Grange d'Arquien (tome III, p. 309).
10. Henriette d'Harcourt-Beuvron: tome XV, p. 154.
11. Marie-Casimire-Thérèse de Béthune: *ibidem*.
12. *Fille* corrige *sœur*.

Tresmes[1], qui en fit la noce chez lui, à Saint-Ouen, près Paris[2].

Nangis obtient de vendre le régiment d'infanterie du Roi.

Nangis, mort longtemps depuis maréchal de France et chevalier d'honneur de la Reine[3], voyant que le régiment du Roi[4] ne lui étoit plus d'aucun usage depuis la mort du feu Roi, qui entroit dans tous les détails de ce corps, comme on l'a dit ailleurs[5], demanda la liberté de le vendre. Il ne s'achetoit ni ne se vendoit[6]. Le Régent, facile, le lui permit. Il en traita avec le duc de Richelieu pour trente mille écus[7]; mais le marché se rompit, dont on verra la suite[8].

Poirier premier médecin du Roi.

La charge de premier médecin étant l'unique qui se perde par la mort du roi, il en fallut choisir un. Chirac[9], qui avoit la première réputation en ce genre, étoit au Régent,

1. Il a été parlé par avance de cette jeune femme, Marie-Françoise Potier de Tresmes (tome XV, p. 155); elle était fille du duc Bernard-François et sœur du duc François-Joachim-Bernard. Le contrat de mariage est du 17 septembre 1714; Dangeau l'annonce le 22 (tome XVI, p. 196) et lui attribue deux cent mille francs de dot.

2. Cette terre, dont la seigneurie avait appartenu au moyen âge à l'abbaye de Saint-Denis, était au commencement du dix-septième siècle attribuée à la charge de grand aumônier de l'abbaye; elle fut achetée en 1640 par le partisan Sébastien Mauroy, qui la vendit vers 1660 à Boisfranc, surintendant de la maison de Monsieur (notre tome VII, p. 132). Celui-ci y fit bâtir une maison luxueuse par l'architecte le Pautre, dont il fit présent en 1696 à son gendre le marquis de Gesvres, duc de Tresmes; la *Gazette* en donna une description en août 1673, lors d'une visite qu'y fit la cour (p. 784, pour 764, et 768). Léopold Pannier a fait paraître en 1872 une notice sur cette localité, sous le titre de *la Noble maison de Saint-Ouen*; mais ce travail s'arrête au quatorzième siècle.

3. Louis-Armand de Brichanteau : tome III, p. 172.

4. Tomes III, p. 185, et XIII, p. 119.

5. En dernier lieu dans le tome XXVIII, p. 108.

6. Il a déjà été dit dans le tome XIII, p. 119, note 7, que ce corps n'était pas considéré comme vénal, et en effet Nangis l'avait eu sans rien payer en 1711 (*Dangeau*, tome XIII, p. 329).

7. *Ibidem*, tome XVI, p. 196.

8. Suite des *Mémoires*, tome XVI de 1873, p. 116-117 et 360.

9. Pierre Chirac : tome XXIV, p. 249.

et dès là exclus[1]. Boudin, médecin ordinaire[2] et qui avoit été premier médecin de Monseigneur, puis de la dernière Dauphine, y avoit plus de droit que personne, et il étoit porté par toute l'ancienne cour. Mais c'étoit un compagnon d'esprit, d'intrigue, hardi[3], lié à tout ce qui étoit le plus opposé à M. le duc d'Orléans. Il avoit de plus crié sans mesure, et sur le ton de Mme de Maintenon et du duc du Maine, sur les poisons[4], en sorte qu'il ne fut pas seulement question de lui. Faute de mieux parmi les médecins de la cour, Poirier[5] fut choisi[6], parce qu'il avoit été le médecin de Saint-Cyr, et en dernier lieu des enfants de France. Les amis de Boudin crièrent, et on les laissa crier.

Mme la duchesse de Berry logée

Mme la duchesse de Berry vint s'établir à Luxembourg[7] avec sa petite cour[8]. On y chercha de quoi nous loger

1. Nous avons déjà remarqué (tome XXVI, p. 190) que Saint-Simon écrit toujours ce mot avec une *s*, orthographe qui a été conservée pour *inclus*.

2. Jean Boudin : tome X, p. 291.

3. Comparez le portrait qu'il a fait de lui dans le tome XX, p. 230-232.

4. Tome XXII, p. 363 et 368.

5. Louis Poirier, docteur-régent de la faculté de Paris, avait commencé par être médecin du commun, c'est-à-dire des gens de service de la cour ; en janvier 1708, il fut nommé premier médecin du duc de Bretagne (Archives nationales, registre O[1] 52, fol. 16), puis en 1712, il le devint du petit Dauphin après la mort de son frère aîné (O[1] 56, fol. 80). Celui-ci étant devenu roi à la mort de Louis XIV, il était naturel qu'il conservât ses fonctions auprès de lui ; c'est évidemment ce qui le fit choisir. Nous le verrons mourir le 30 mars 1718 (suite des *Mémoires*, tome XIV, p. 378). Il prêta serment le 23 septembre (*Dangeau*, p. 196).

6. Le brevet est du 18 septembre (reg. O[1] 59, fol. 142 v°). Le 24 décembre suivant, il reçut la surintendance générale des eaux minérales et médicinales du royaume (*ibidem*, fol. 216 v°) ; mais celle du jardin royal des plantes fut laissée à Fagon, sa vie durant (*ibidem*, fol. 143 v°).

7. On sait que c'était la façon de parler en usage alors.

8. Dès le 11, la duchesse était allée visiter le palais ; elle y vint dîner le 24 et s'y établit alors définitivement. Le Régent l'y vint voir le 23 et le 24 (*Dangeau*, p. 172, 196 et 197). La veille, 22 septembre,

à Luxembourg avec sa cour, où Mme de Saint-Simon et moi ne voulûmes point habiter.

commodément, Mme de Saint-Simon et moi ; mais Mme de Saint-Simon, ne pouvant honnêtement la quitter[1], prit cette occasion pour en vivre la plus séparée qu'il lui fut possible. Il ne se trouva donc rien qui nous pût loger tous deux, et nous continuâmes de loger à Paris dans notre maison ensemble[2]. Mme la duchesse de Berry voulut pourtant qu'elle prît un logement à Luxembourg; mais elle ne le meubla point et n'y mit jamais le pied. Elle n'alla chez Mme la duchesse de Berry les matins que lorsqu'il y avoit des audiences ou quelque cérémonie, mais presque tous les soirs, à l'heure du jeu public, où les dames eurent permission d'aller sans être en grand habit[3], et où plusieurs étoient retenues à souper avec Mme la duchesse de Berry. Mme de Saint-Simon n'y soupoit presque jamais : nous avions tous les jours du monde à dîner et à souper, comme nous avions eu toujours. Et très rarement aussi la suivoit-elle aux promenades, aux visites, excepté chez le Roi, et aux spectacles, et se tint ferme en cette liberté avec grande et juste raison, mais toujours traitée avec la plus grande considération[4]. Elle avoit toujours demeuré à Saint-Cloud avec elle[5], parce qu'il n'y avoit pas eu moyen de faire autrement. Pour moi j'en usai à mon ordinaire : je n'allois qu'une ou deux fois l'an chez Mme la duchesse de Berry, un moment chaque fois, toujours très bien reçu ; on a vu ailleurs[6] les raisons de cette conduite.

le prévôt des marchands et les échevins étaient allés la saluer à Saint-Cloud (*Gazette*, p. 468).

1. La duchesse de Berry.

2. Rue des Saints-Pères; Saint-Simon n'alla habiter qu'en 1719 rue Saint-Dominique.

3. *Dangeau*, p. 197.

4. Au mois de novembre, le bruit courut que Mme de Saint-Simon allait devenir dame d'honneur de la duchesse d'Orléans (*Les Correspondants de la marquise de Balleroy*, tome I, p. 64).

5. Pendant les séjours que la princesse y avait fait depuis la mort du Roi.

6. Tome XXII, p. 49-52.

Villequier obtient les survivances du duc d'Aumont son père. Deux nouveaux premiers valets de chambre.

Le duc d'Aumont[1] obtint du Régent la survivance de ses charges de premier gentilhomme de la chambre et de gouverneur de Boulogne et pays Boulonnois[2] pour le marquis de Villequier, son fils unique[3]. Bachelier, fils de celui dont j'ai parlé[4], acheta en même temps de Blouin sa charge de premier valet de chambre[5], et je fis donner au fils de Bontemps[6] la survivance de la sienne[7], qui m'en avoit prié. Oncques depuis n'ai ouï parler du père ni du fils. J'ai bien trouvé de leurs semblables.

Le cardinal de Polignac vend sa charge de maître de la chapelle à l'abbé

Le cardinal de Polignac, qui ne se soucioit plus, depuis la mort du Roi, de sa charge de maître de la chapelle[8], obtint permission de la vendre, et il en eut gros du frère de Breteuil[9]. L'un fut depuis évêque de Ren-

1. Louis, duc d'Aumont : tome I, p. 257.

2. Il a été parlé de ce gouvernement dans le tome XII, p. 38.

3. Louis-Marie : tome XVI, p. 163. Les provisions en survivance de premier gentilhomme de la chambre sont du 4 octobre ; il obtint en même temps un brevet de retenue de cinq cent mille livres, comme son père (Archives nationales, registre O[1] 59, fol. 154 et 155 v°). Dangeau annonce cette grâce le 27 septembre (p. 198-199).

4. Nous avons rencontré le père et le fils dans le tome XI, p. 75, lorsque le dernier obtint la survivance de la charge de premier valet de garde-robe.

5. Il la paya cinquante mille écus et en prêta serment le 25 septembre (*Dangeau*, p. 198). Les provisions, du 22, sont dans le registre O[1] 59, fol. 146.

6. Louis-Alexandre Bontemps (tome VIII, p. 46), premier valet de chambre du Roi depuis 1701, eut pour fils Louis-Alexandre II, né en 1703. Celui-ci fut d'abord cadet aux gardes françaises en 1716, exerça la charge conjointement avec son père dès qu'il fut en âge, lui succéda en titre à sa mort en 1742, ayant depuis 1733 la capitainerie de la Varenne du Louvre, et la survivance du gouvernement des Tuileries depuis 1721 ; il mourut dans la nuit du 3 au 4 mars 1748.

7. Les mots *la sienne* sont en interligne au-dessus de *celle de son père*, biffé. — Le brevet de survivance ne se trouve pas dans les registres de la Maison du Roi.

8. Nous l'avons vu obtenir cette charge en 1713 : tome XXIII, p. 407.

9. François-Victor le Tonnellier, marquis de Breteuil, secrétaire d'État en 1723 (tome XII, p. 422) avait pour frère cadet Charles-Louis-

de Breteuil, depuis évêque de Rennes, et le baron de Breteuil la sienne d'introducteur des ambassadeurs à Magny.

nes[1], l'autre secrétaire d'État. Leur[2] oncle, le vieux baron de Breteuil[3], vendit aussi sa charge d'introducteur des ambassadeurs[4] à Magny, fils de Foucault, conseiller d'État[5], à qui il avoit succédé dans l'intendance de Caen, où il fit tant de sottises qu'il en fut rappelé à la fin du dernier règne, après quoi il se défit de sa charge de maître des requêtes[6]. Il y aura plus d'une occasion de parler de cette bonne tête[7].

Le marquis de Simiane lieutenant général de Provence, et Fervacques

Simiane, premier gentilhomme de la chambre de M. le duc d'Orléans[8], eut la lieutenance générale de Provence, demeurée vacante depuis la mort du comte de Grignan, chevalier de l'Ordre, son beau-père[9], et Fer-

Auguste, dit l'abbé de Breteuil, prieur de Deuil, maître de la chapelle-musique du Roi en 1716, évêque de Rennes et abbé de Saint-Pierre de Chaume au diocèse de Sens en octobre 1723, mort le 24 avril 1732, à quarante-trois ans. — Le cardinal de Polignac avait obtenu du Régent la permission de vendre sa charge dès le 25 septembre 1715 (*Dangeau*, p. 197); mais c'est seulement en août 1716 qu'il la vendit à l'abbé de Breteuil pour cent quarante mille livres (*ibidem*, p. 437). Les provisions, du 1er septembre, sont dans le registre O[1] 60, fol. 138.

1. Cet évêché, qui comptait deux cent soixante-trois paroisses, ne rapportait que dix ou douze mille livres; mais il était regardé comme le premier de la Bretagne, et son titulaire était président né aux États.

2. *Leur* surcharge *le B.*

3. Lous-Nicolas le Tonnellier: tome VI, p. 37.

4. Il vendit cette charge pour deux cent cinquante mille francs (*Dangeau*, p. 206) et obtint le 19 novembre des lettres de vétérance (registre O[1] 59, fol. 202); M. Foucault de Magny fut pourvu par lettres du 8 octobre (*ibidem*, fol. 178 v°),

5. Il a été parlé du père et du fils dans le tome XIII, p. 437 et 438.

6. Sa révocation comme intendant de Caen en août 1709 entraîna sa démission de sa charge de maître des requêtes.

7. Nous le verrons, en 1718 mis à la Bastille et privé de sa charge d'introducteur, puis compromis dans la conspiration de Cellamare et obligé de se sauver en Espagne. — On a rencontré l'expression *bonne tête, meilleure tête,* dans le tome XXI, p. 174; mais ici Saint-Simon lui donne un sens péjoratif que n'ont pas mentionné les lexiques.

8. Louis, marquis de Simiane : tome XXI, p. 343.

9. Tome XXVI, p. 68-69. Malgré quelques retranchements, la

vacques, fils de Bullion[1], eut, sur sa démission, le gouvernement du Perche et du Maine[2]. C'est ainsi que M. le duc d'Orléans donnoit à toutes mains à qui vouloit avoir, et qu'il profita si peu du conseil qu'on a vu que je lui avois donné là-dessus[3]. Monsieur le Grand, au père duquel la charge de grand écuyer n'avoit coûté que le vol qu'il en fit, comme on l'a vu, à mon père[4], fit donner au prince Charles, son fils[5], qui en avoit la survivance, un million de brevet de retenue dessus[6], ce qui étoit la rendre héréditaire, et cajolèrent si bien le duc d'Elbeuf, qui n'avoit point d'enfants, que peu après ils obtinrent pour le même prince Charles la survivance du gouvernement de Picardie du duc d'Elbeuf[7]. Jusque-là j'avois eu patience; mais cela me piqua. J'en dis mon avis à M. le duc d'Orléans, et j'ajoutai que, puisqu'il donnoit tout indifféremment à tout le monde, je voulois aussi la survivance de mes deux gouvernements pour mes deux fils, de Blaye pour l'aîné, de Senlis pour le cadet, qu'il me donna sur-le-champ[8].

gouverneur du Perche et du Maine sur la démission de Bullion son père. Le prince Charles de Lorraine obtient un million de brevet de retenue sur sa charge de grand écuyer et peu après la survivance du gouvernement de Picardie du duc d'Elbeuf. J'eus aussi la survivance de mes deux gouvernements pour mes deux fils et l'abbaye de Jumièges

charge valait encore plus de vingt mille livres de rente, et Simiane obtint un brevet de retenue de deux cent mille francs (*Dangeau*, p. 206 et 208).

1. Anne-Jacques de Bullion, marquis de Fervacques (tome XV, p. 438 et 616) et son père Charles-Denis (tome V, p. 133).

2. *Dangeau*, p. 205. Il a été parlé de ce gouvernement lorsque Bullion l'obtint en 1698 (tome X, p. 133).

3. Il a raconté, au début de 1715, qu'il avait conseillé au duc d'Orléans de supprimer toutes les survivances et de n'en plus donner aucune : tome XXVII, p. 117 et suivantes.

4. Tome I, p. 186 et suivantes. — 5. Ci-dessus, p. 47.

6. C'est seulement en mai 1717 que le grand écuyer obtint cette grâce pour son fils (*Dangeau*, tome XVII, p. 79).

7. Cette survivance fut accordée en février 1716 ; le gouvernement de Picardie et Artois, auquel était joint celui de Montreuil-sur-mer, rapportait à son titulaire environ quatre-vingt mille livres de rente (*Dangeau*, tome XVI, p. 324).

8. Il est possible que ce soit la survivance des gouvernements du duc d'Elbeuf accordée au prince Charles en février 1716 qui ait décidé Saint-Simon à demander pour son fils aîné le vidame de Chartres, la survivance du gouvernement de Blaye, qu'il obtint en mars. Dan-

pour l'abbé de Saint-Simon. [*Add. St-S. 1252*].

Torcy donna la démission de sa charge de secrétaire d'État, qui fut supprimée[1] comme celle qu'avoit Voysin[2], et prêta serment entre les mains du Roi de sa nouvelle charge de grand maître des postes[3].

Réflexion sur les coadjutoreries régulières.

J'avois représenté à M. le duc d'Orléans la triste situation de la branche aînée de ma maison[4], et je l'avois supplié de donner au jeune abbé de Saint-Simon[5], qui avoit près de vingt ans, une abbaye dont il pût aider ses frères[6], parce

geau l'annonce le 14 (p. 339); mais il ajoute : « On assure qu'il y a longtemps que cette affaire-là est faite ; mais elle n'est publique que depuis quelques jours ». Il est donc probable que la faveur accordée à Saint-Simon n'était pas postérieure à l'autre, mais antérieure, et cette opinion est confirmée par ce fait que, dès le mois d'octobre 1715, il avait obtenu pour son second fils, le marquis de Ruffec, la survivance de ses charges de capitaine de Pont-Sainte-Maxence et de bailli et gouverneur de Senlis : les lettres de provisions du 21 octobre sont dans le registre O[1] 59, fol. 183 et 184 v°. Que penser alors de ses belles théories sur l'abus des survivances et la nécessité de n'en plus donner? En tout cas, la grâce accordée à son second fils ne fut point la conséquence de celle faite au prince Charles, puisqu'elle est antérieure de quatre mois. Voyez ci-après aux Additions et Corrections.

1. Ci-dessus, p. 86.

2. Il reviendra sur la suppression de cette charge ci-après, p. 354.

3. Saint-Simon prend tout cela dans les articles des 2 et 4 octobre du *Journal de Dangeau*, p. 201 et 202. L'édit de création de la charge de grand maître et surintendant des postes est daté de septembre et fut imprimé. Les provisions pour Torcy sont du 1er octobre et furent enregistrées au Parlement le 5 décembre, par la chambre des vacations; mais le Parlement ne ratifia pas (voyez ci-dessus, p. 86, et ci-après, p. 321, et notre prochain volume).

4. Dans le tome XXIII, p. 114-115, lorsqu'il a annoncé la mort du marquis Eustache-Titus, il a dit que « son père et son frère avoient mangé obscurément plus de quarante mille livres de rente sans sortir de chez eux ». Nous avons dit alors quelle parenté éloignée le marquis avait avec notre auteur.

5. Claude, abbé de Saint-Simon : tome IX, p. 221.

6. Il lui restait trois frères : 1° Bernard-Titus de Rouvroy, né le 25 août 1693, qui avait pris le titre de marquis de Saint-Simon à la mort de son père, enseigne aux gardes françaises en décembre 1711, puis lieutenant en septembre 1712 (*Sourches*, tome XIII, p. 252 et 494), eut un régiment d'infanterie en mars 1718, mais mourut le 16 mai sui-

que je n'aime pas la pluralité des bénéfices. Il lui donna Jumièges[1], en même temps qu'Anchin au[2] cardinal de Polignac, et Saint-Vaast d'Arras au cardinal de Rohan[3]. Mais il souffrit qu'ils eussent des coadjuteurs religieux de ces abbayes, qui, étant régulières, pouvoient être possédées

vant (*Dangeau*, tome XVII, p. 268 et 313-314); 2° autre Claude, né en 1694, entra dans la congrégation des chanoines réguliers de Saint-Augustin à l'abbaye de Saint-Victor de Paris, se défroqua et se sauva en Angleterre, où il se maria, fut arrêté à la demande de sa famille, ramené en France et enfermé au fort de Joux, obtint enfin l'annulation de ses vœux et entra dans l'ordre de Malte en juillet 1728, y devint général des galères (1735), puis bailli (1736) et eut successivement les commanderies de Renneville, la Romagne, Oisemont et Boncourt, fut ambassadeur de l'ordre en Sicile et en France (1775), et mourut à Paris le 2 avril 1777; en 1757, il avait été un des candidats à la grande maîtrise de Malte. Comme Saint-Simon ne parlera pas de lui dans ses *Mémoires*, on trouvera ci-après aux Additions et Corrections des détails complémentaires sur ce personnage; 3° Henri, chevalier, marquis de Saint-Simon à partir de 1718, dont il a été parlé dans le tome IX, p. 221. Un autre fils, Alexandre, né en 1696, était mort en 1714.

1. L'abbaye bénédictine de Saint-Pierre de Jumièges, au diocèse de Rouen, fondée au septième siècle et dont il reste des ruines majestueuses, dépendait de la congrégation de Saint-Maur et était vacante depuis 1695, lors de la mort de l'abbé François de Harlay; les revenus en étaient affectés à la caisse des nouveaux convertis (*Dangeau*, tome VIII, p. 66). Elle valait plus de vingt mille livres de rente (*ibidem*, tome V, p. 255). Un grand rapport de l'intendant, daté du 15 mai 1712, est dans le registre E 1967 des Archives nationales, fol. 78-106. Son histoire écrite par un religieux de la congrégation a été publiée de 1882 à 1885 en trois volumes par l'abbé Julien Loth pour la Société de l'histoire de Normandie. — Saint-Simon écrit *Jumiége* et *Jumièges*.

2. Avant *au*, il a biffé *à l'abbé d*.

3. Nous avons déjà rencontré l'abbaye de Saint-Vaast dans le tome XX, p. 12, et celle d'Anchin au tome XXV, p. 164. — Saint-Simon fait ici confusion. L'abbaye de Jumièges ne fut accordée à l'abbé de Saint-Simon qu'à la distribution de janvier 1716 (*Dangeau*, tome XVI, p. 295). et il n'en eut les bulles qu'en 1719, tandis que les deux autres avaient été données aux deux cardinaux par Louis XIV dès le mois de juin 1715 (*ibidem*, tome XV, p. 432). Mais notre auteur, trouvant dans le *Journal* au 30 septembre (tome XVI, p. 200) la mention de l'arrivée des bulles pour ces deux dernières, en a rapproché la grâce faite trois mois plus tard à son parent.

en commende par des cardinaux, dont un des principaux privilèges est de pouvoir tout engloutir. Mais les moines surent si bien représenter à Rome la lésion de leur droit de s'élire des abbés réguliers par la nomination successive de cardinaux à leurs abbayes, que le Pape insista pour ces coadjutoreries, et que le Régent eut la foiblesse d'y consentir[1]. Je dis la foiblesse, parce que jamais Rome ne se seroit opiniâtrée à une chose de cette qualité, et que, puisqu'on[2] a le peu de sens de vouloir des cardinaux en France, et la manie de se persuader qu'il leur faut cent mille écus de rente à chacun, il vaux mieux[3] les prendre sur de riches abbayes régulières qu'autres que des cardinaux ne peuvent posséder[4], que laisser cent mille livres de rente à un abbé moine, et donner aux cardinaux de grosses abbayes qu'autres qu'eux pourroient posséder.

Grand et fort étrange présent du Régent au duc de la Rochefoucauld.

M. le duc d'Orléans[5] fit un prodigieux présent au duc de la Rochefoucauld, qui n'avoit jamais marqué que de l'éloignement pour lui, et qui n'en montra pas moins après. Ce fut de toutes les pierreries de la garde-robe qui n'étoient pas de la couronne. Ce don monta fort haut, et reçut peu l'approbation du public[6]. M. de la Rochefoucauld n'avoit droit que sur les habits, étoffes et autres choses pareilles de la garde-robe, et aucun sur pas une des pierreries, qui devoient demeurer au Roi[7]. Il étoit

1. Ce n'est point le Régent qui eut cette « foiblesse » ; Louis XIV l'avait accordée aux religieux dès qu'il avait donné les deux abbayes aux deux cardinaux (*Dangeau*, tome XV, p. 433).

2. L'abréviation de *que* a été répétée deux fois après *puis*.

3. *Mieux*, oublié, a été ajouté sur la marge.

4. C'est-à-dire : qui ne peuvent être possédées par personne autre que par des cardinaux.

5. Il y a *de Orleans* dans le manuscrit, parce que Saint-Simon avait d'abord écrit *M. le duc de T*[*resmes*] ; il a surchargé *T* en *O*, mais a laissé *de*.

6. Ce n'est pas dans le *Journal de Dangeau* que Saint-Simon prend cette nouvelle, non plus que la suivante.

7. Le cérémonial de Godefroy et l'*État de la France* ne parlent pas

d'ailleurs extrêmement riche. Le duc de Tresmes, premier gentilhomme de la chambre en année quand le Roi mourut, eut gros aussi, parce que l'ameublement dans lequel le Roi mourut étoit fort beau ; mais M. de Tresmes n'eut que ce qui appartenoit de droit et d'usage à sa charge.

Dépouille de l'appartement du feu Roi au duc de Tresmes.

Le conseil de finances commença à prendre forme. M. le duc d'Orléans y assista quelquefois, mais rarement ; le maréchal de Villeroy presque jamais. Toute l'autorité en fut dévolue au duc de Noailles, qui prit Rouillé[1] du Coudray pour son mentor, et qui fit tout dans ce conseil avec sa férocité accoutumée[2], qui n'étoit plus contrainte comme lorsqu'il n'étoit que directeur des finances avec Armenonville sous Chamillart[3]. Sa débauche, bien plus cachée alors, n'eut plus de frein ni de secret, et le duc de Noailles, toujours réglé sur le ton du maître, et qui depuis son retour d'Espagne avoit été dévot jusqu'à la mort du Roi, prit en ce temps-ci et entretint publiquement une fille de l'Opéra[4]. Fagon[5] fut fait conseiller d'État surnuméraire[6], sur l'exemple de ce même Rouillé, qui étoit unique, et que le Roi avoit fait ainsi lorsqu'il[7] supprima les deux directeurs des finances après que Desmaretz fut contrôleur général[8]. Des Forts et Fagon eurent les mêmes dépar-

Noailles et Rouillé maîtres des finances, dont le conseil prend forme et les autres conseils aussi.

de ces droits du grand maître de la garde-robe ni de ceux des premiers gentilshommes de la chambre, dont il va être question ; il y est dit seulement que le grand maître de la garde-robe a droit aux vêtements et hardes, quand le roi ne veut plus s'en servir.

1. Il écrit tantôt *Rouillé* et tantôt *Roullier*.

2. C'est de Rouillé qu'il parte, et non pas du duc de Noailles, comme pourrait le faire croire la conjonction *et*.

3. Elle s'appelait Mlle Heuzé et mourut en septembre 1716 (*les Correspondants de la marquise de Balleroy*, tome I, p. 87).

4. Tome IX, p. 17 et suivantes. — 5. Ci-dessus, p. 64.

6. Ses lettres de conseiller d'État en surnombre sont du 18 octobre (registre O[1] 59, fol. 181 v°) ; mais M. Bouchu étant mort peu après, il eut dès le 2 novembre sa place de conseiller semestre (*ibidem*, fol. 191).

7. L'abréviation de *que* est répétée deux fois.

8. En 1703 : tome XI, p. 256.

tements qu'ils avoient étant intendants des finances[1]; Ormesson, Gilbert, Gaumont, Baudry et Dodun[2] eurent les autres départements. On en garda un pour la Houssaye[3], qu'on fit revenir de Strasbourg, où on envoya Angervilliers intendant en sa place, qui l'étoit de Dauphiné[4]. Les quatre premiers étoient maîtres des requêtes et devinrent conseillers d'État[5]. Dodun étoit président d'une chambre des Enquêtes, qui vendit sa charge[6]. Nous verrons enfin la Houssaye et lui successivement contrôleurs généraux[7].

1. Voyez la répartition des fonctions des conseillers du conseil des finances dans le règlement particulier de ce conseil : Isambert, *Anciennes lois françaises*, tome XXI, p. 63.

2. Plus haut, p. 66, il a omis de nommer ce dernier. — Charles-Gaspard Dodun a déjà été mentionné dans le tome XI, p. 207 ; nous complétons et rectifions la notice donnée alors. Né le 7 juillet 1679, il eut une place de conseiller au Parlement avec dispense d'âge (26 novembre 1701), devint président à la quatrième chambre des Enquêtes le 21 décembre 1709, fut nommé conseiller au conseil des finances en 1715, un des quatre administrateurs des fermes générales en 1718, fut désigné pour remplacer M. de Courson à l'intendance de Bordeaux en juin 1720 et acheta alors une charge de maître des requêtes ; le 21 avril 1722, il remplaça M. de la Houssaye au contrôle général des finances, puis dut quitter cette charge en juin 1726 ; il avait été pourvu de la lieutenance générale du Blésois le 10 septembre 1724 (reg. O¹ 68, fol. 488) et nommé grand trésorier des ordres du Roi en 1723 ; il mourut le 25 juin 1736 à près de cinquante-sept ans. En mars 1723, il avait obtenu l'érection de sa terre d'Herbault en marquisat (reg. O¹ 67, fol. 156).

3. Il n'avait pas non plus parlé de celui-ci lorsqu'il a énuméré les membres du conseil des finances.

4. Dangeau annonce cela le 9 octobre (p. 206) avec tous les autres changements qu'il y eut alors dans les intendances et que notre auteur n'a notés que plus tard, ci-après, p. 135.

5. Ils ne devinrent conseillers d'État que beaucoup plus tard et à des dates diverses, comme on a pu le voir dans leurs notices (ci-dessus, p. 65 et 66).

6. Il ne vendit pas sa charge, puisque sa nomination de maître des requêtes ayant souffert des difficultés en 1720, il fut question qu'il reprît ses fonctions de président (*Dangeau*, tome XVIII, p. 328).

7. M. de la Houssaye devint contrôleur général en décembre 1720,

Rouillé eut dix-huit mille livres d'appointements[1], et régenta ouvertement les finances. Il devint à la mode d'admirer ses brutalités et ses débauches. Les conseils de guerre et de marine furent aussi partagés en départements et en différents détails entre les membres de ces conseils[2]. M. le duc d'Orléans alla quelquefois aussi au conseil de guerre, mais fort rarement. Il travailla particulièrement aux finances[3] et aux affaires étrangères. Il entendoit très bien ces dernières, et se piquoit de capacité en finance.

Premier conseil de régence.

Le samedi 28 septembre, après dîner, se tint à Vincennes, dans le grand cabinet du Roi, le premier conseil de régence, auquel pour cette fois les chefs et présidents des autres conseils furent admis[4], excepté le cardinal de Noailles, à cause de sa prétention de préséance[5]. Il y fut réglé qu'il y en auroit quatre par semaine, savoir : le samedi après-dîner, le dimanche matin, le mardi après dîner, et le mercredi matin[6] ; qu'on se tiendroit averti une fois pour toutes de ces quatre conseils; mais qu'on le seroit des extraordinaires outre ceux-ci[7], si le Régent en assembloit. Il fut réglé aussi quels jours chaque chef ou président de conseil viendroit y rapporter les affaires de son conseil ; qu'il sortiroit lorsqu'elles seroient finies,

et Dodun lui succéda en avril 1722 (suite des *Mémoires*, tomes XVII de 1873, p. 152, et XVIII, p. 444).

1. Le duc d'Orléans voulait lui donner de gros appointements ; mais il n'accepta que douze mille francs pour lui et six mille pour son secrétaire (*Dangeau*, p. 197).

2. Voyez leurs règlements particuliers dans le recueil d'Isambert, tome XXI, p. 49 et 56.

3. Ceci n'est pas en contradiction avec ce qui a été dit à la page 125, ligne 8, parce que le Régent travailla en effet aux finances en particulier avec le duc de Noailles ou avec les gardes du Trésor royal, mais n'assista que rarement au conseil.

4. *Journal de Dangeau*, p. 199.

5. Dangeau n'a pas relevé cette abstention du cardinal.

6. *Ibidem*, p. 198 et 201.

7. *Cy*, oublié, remis en interligne.

quoique le Conseil ne le fût pas ; que tous les chefs et présidents des conseils y seroient mandés quelquefois pour des affaires extraordinaires, lorsque le Régent le jugeroit à propos. Ce premier conseil se passa en ballottages[1] ; ce ne fut que le suivant[2] qui commença à en être un sérieux[3], qui ne fut que d'affaires d'État.

Je me raccommode avec le maréchal de Villeroy.

En ce premier, comme on fut sur le point de se mettre en place, le maréchal de Villeroy, à qui je ne parlois point et que je saluois fort médiocrement depuis l'affaire du duc d'Estrées et du comte d'Harcourt dont j'ai parlé en son temps[4], vint à moi me dire que, étant ministre d'État sous le feu Roi, et moi ne faisant qu'entrer ce jour-là dans le Conseil, il pourroit être fondé à me disputer la préséance, mais qu'il ne vouloit point former de difficulté. Je lui répondis crûment et nettement que je le précéderois au Conseil, comme je le précédois partout ailleurs[5] ; puis, me radoucissant, j'ajoutai qu'il savoit trop ce qu'il se devoit à lui-même et à sa dignité permanente pour en faire la moindre difficulté ; que c'étoit aussi par cette même raison que je conservois ce qui m'étoit dû, honteux d'ailleurs de précéder un homme de son âge et de son mérite. Cela fut[6] bien reçu, et les compliments finirent par nous mettre en place. Pendant le Conseil, je songeai que,

1. Ce mot n'était pas donné par le *Dictionnaire de l'Académie* de 1718, et les lexiques modernes ne le connaissent qu'au singulier et associé avec le mot *scrutin*. Il semble que Saint-Simon l'emploie ici au sens de bagatelles, de discussions sur des questions secondaires d'organisation. On trouvera ci-après à l'Appendice, n° III, le procès-verbal de ce premier conseil.

2. Le mardi 1er octobre.

3. Torcy n'assista ni au premier ni au second conseil de régence ; son nom ne figure qu'à partir du troisième, le 2 octobre.

4. Tome XXIV, p. 18 et suivantes. Ce n'était pas à cette occasion qu'il était en froid avec le maréchal ; mais il avait toujours détesté ses grands airs. Cependant, au début de 1715, nous avons vu le maréchal en quelque familiarité avec lui (tome XXVI, p. 338-339).

5. Comme plus ancien duc que lui.

6. Avant *fut*, Saint-Simon a biffé *fit b[on effet]*.

[dans] la considération où les emplois du maréchal de Villeroy le mettoient, je pouvois, après ce qui venoit de se passer entre nous, finir galamment une vieille brouillerie qui n'avoit rien de personnel, et où ses prétentions avoient eu pleinement le dessous, qu'il se présenteroit des affaires que nous aurions à traiter ensemble, outre la fréquence des conseils de régence où nous nous trouverions tous deux, et que ce seroit même ôter à M. le duc d'Orléans une brassière qui, fait comme il étoit, l'importuneroit. Je m'amusai donc assez exprès après le Conseil pour laisser retourner le maréchal de Villeroy dans sa chambre, car il logeoit à Vincennes depuis que le Roi y étoit, et j'allai lui faire une visite. Cet homme, également fastueux et bas, fut bien surpris de me voir entrer dans sa chambre. Il se peignit sur son visage une joie singulière. Les compliments de part et d'autre furent merveilleux, et nous nous séparâmes les meilleurs amis du monde. Le lendemain au Conseil, il m'en fit encore quantité, et il chercha depuis à me parler d'affaires, et même fort librement, et à avoir liaison avec moi. Je dis à M. le duc d'Orléans le lendemain matin la visite que j'avois fait la veille ; il en fut aise jusqu'à m'en remercier.

Placets dits *à l'ordinaire*. Tentative échouée de Bezons, qui s'éloigne de

Il régla le même jour[1] que les placets du commun, dits *à l'ordinaire*[2], que du temps du Roi chacun qui vouloit venoit jeter deux fois la semaine sur une table dressée pour cela dans l'antichambre où le Roi soupoit[3], s'y jette-

1. Non pas le même jour, mais le mardi 1er octobre.

2. Ces quatre derniers mots ont été ajoutés en interligne.

3. Il a déjà été parlé des placets dans le tome IX, p. 204. La note suivante rédigée par l'annotateur des *Mémoires de Sourches*, tome I, p. 214, explique fort bien cette organisation : « Tout le monde étoit reçu à présenter des placets au Roi, et on dressoit pour cet effet, tous les lundis, dans la salle des gardes, une table couverte d'un tapis de velours avec de la frange d'or. Au commencement, le Roi recevoit les placets lui-même, c'est-à-dire que les gens qui avoient à en donner venoient les mettre en sa présence sur la table. Depuis, le Roi se lassa

moi de plus en plus.

roient les mêmes jours et de la même manière, mais que, au lieu du secrétaire d'État de la guerre qui s'y trouvoit debout derrière le fauteuil vuide qui étoit contre cette table, et qui emportoit tous ces placets chez lui pour en rendre compte au Roi, ce seroit un des membres de la Régence qui y feroit la même fonction ; qu'il y auroit deux maîtres des requêtes qui emporteroient les placets, qui viendroient les rapporter [1] chez lui ; après quoi il les viendroit rapporter au Palais-Royal au Régent seul, accompagné de[s] deux mêmes maîtres des requêtes avec qui il en auroit fait les renvois et les triages, pour ne rapporter au Régent que ceux en petite quantité qui paroîtroient le mériter [2]. Le Régent régla aussi que les derniers de la Régence commenceroient les premiers en remontant jusqu'au Chancelier exclusivement et non plus [3], puis coulés à fond [4]

de cette occupation, et ce fut M. de Louvois qui les reçut. Ensuite, quand il fut surintendant des bâtiments, son fils M. le marquis de Courtenvaux le soulagea de cette peine. Huit jours après que ces placets étoient donnés, M. de Louvois les rapportoit dans le Conseil et là on les renvoyoit aux ministres ou aux secrétaires d'État du département desquels étoit l'affaire dont il s'agissoit. Huit autres jours après, ceux auxquels ils avoient été renvoyés les rapportoient au Conseil, où le Roi ordonnoit ce qu'il jugeoit à propos. Sur les uns on mettoit *néant* ; sur les autres on mettoit *le Roi y fera considération* ; sur les autres on y mettoit *accordé*, et sur les autres on mettoit où il falloit s'adresser pour avoir justice. »

1. Rapporter, au sens de faire le rapport.

2. Cette organisation avait été déjà proposée par notre auteur au duc d'Orléans, comme on l'a vu dans le tome XXVII, p. 11-12.

3. C'est-à-dire que les derniers membres comme préséance du conseil de régence commenceraient à faire cette fonction de recevoir les placets, et que l'ordre irait en remontant jusqu'au chancelier, lequel n'y serait pas astreint, pas plus que ceux qui étaient au-dessus de lui, c'est-à-dire les princes. Voici d'ailleurs le texte du procès-verbal du Conseil : « Il a été décidé que les placets de particuliers seroient reçus le mardi avant le Conseil et que le conseiller qui y assistera changera tous les mois par tour, à commencer par le dernier, en sorte que M. de Torcy commencera le présent mois. »

4. Tout le monde y ayant passé.

recommenceroient, et que chacun feroit cette fonction pendant un mois de suite[1].

Les membres du conseil de régence n'avoient point de département, parce que tout se portoit devant eux. J'appris que le maréchal de Bezons s'en voulut faire un de ces placets, et qu'il avoit demandé de les recevoir toujours. Cette impudence me choqua ; j'en parlai vivement au Régent, qui étoit déjà ébranlé, et à qui je fis sentir la conséquence d'un ministère direct et continuel, qui embrasseroit bientôt autre chose que ces placets du commun, et qui se rendroit bientôt maître dans une matière qu'il lui seroit aisé d'étendre. J'ajoutai qu'un homme de sa sorte se méconnoissoit étrangement de n'être pas content d'être du conseil de régence, et de ne vouloir pas en partager les fonctions avec des gens en tout genre si supérieurs à lui. Le maréchal échoua vilainement dans ce projet, avec la honte qu'il ne fut pas ignoré[2]. Il n'ignora pas aussi que c'étoit à moi à qui il devoit ce mauvais succès. La liaison entre lui et moi n'avoit pas pris après l'éloignement de Mme d'Argenton[3]. C'étoit un homme entre deux terres[4], qui craignoit le grand jour. D'Effiat, à qui il s'étoit livré depuis[5], l'avoit aussi éloigné de moi, quoiqu'il ne me connût point ; mais il vouloit gouverner son maître, et le mener noyer à son plaisir sans obstacle, et j'en étois un grand à ses desseins dictés par le duc du Maine, auquel il étoit vendu de longue main[6], lequel sûre-

1. Dangeau ne parle pas de ce règlement, ni de la tentative de M. de Bezons.

2. Avant *ignoré*, il a biffé *éloigné*.

3. On a vu dans le tome XVIII, p. 305 et suivantes, que, en 1709, Saint-Simon s'était fait aider par le maréchal pour obtenir que le duc d'Orléans quittât Mme d'Argenton.

4. Locution particulière à Saint-Simon, déjà rencontrée dans le tome XXII, p. 45.

5. Saint-Simon les avait rencontrés ensemble chez Pontchartrain un peu avant la mort du Roi : tome XXVII, p. 206.

6. Tomes XXII, p. 392, et XXVII, p. 116, et ci-dessus, p. 93.

ment ne lui avoit pas inspiré d'affection pour moi. La partialité encore pour et contre Pontchartrain formoit une autre sorte d'éloignement. Cette dernière affaire l'acheva, en sorte qu'il n'y eut[1] plus de commerce que de la plus simple civilité entre Bezons et moi, que déjà je ne voyois plus guères depuis longtemps. Ce fut pour moi une perte des plus légères, d'autant même que son frère l'archevêque et moi demeurâmes comme nous avions toujours été. J'eus loisir de voir comme les autres faisoient pour ces placets, parce que je fus le dernier qui les reçus[2].

Amelot arrive de Rome, qui me conte un rare* entretien entre le Pape et lui sur la Constitution.

M. Amelot arriva de Rome sans avoir pu obtenir le concile national[3], ni aucune chose raisonnable de cette cour, où le nonce Bentivoglio, les cardinaux de Rohan et de Bissy, les jésuites et maints autres ambitieux et brouillons souffloient sans cesse le feu[4]. Quelque temps après son retour, Amelot me vint voir, et nous parlâmes beaucoup de Rome. Il me conta un fait bien remarquable, et qui mérite place ici. Il me dit que le Pape l'avoit pris en goût, et lui parloit souvent avec confiance, gémissant d'être en brassière, et de ne pouvoir ce qu'il voudroit. Dans une de ces conversations, le Pape se répandit avec lui en regrets de s'être laissé aller à donner sa Constitution, que les lettres du Roi lui avoient arrachée, dans la

1. Il a écrit *eu* par mégarde.

2. Saint-Simon a dit ci-dessus, p. 99, qu'il se trouvait immédiatement au-dessous du comte de Toulouse, n'ayant avant lui comme préséance que le chancelier Voysin.

3. Cette mission lui avait été donnée à la fin de 1714 (tome XXV, p. 133-134), et il avait emporté, outre ses instructions, un mémoire rédigé par le cardinal de Rohan (Dépôt des affaires étrangères, vol. *Rome* 542, fol. 124-177).

4. Dès que l'état du Roi était devenu désespéré, Torcy avait dépêché à Amelot un courrier pour lui enjoindre de suspendre toute négociation et de revenir immédiatement. Ce courrier lui parvint dans la nuit du 3 septembre; il eut dès le lendemain une audience du pape et partit le 5 par la route de Toscane (*Gazette*, p. 473; *Gazette d'Amster-*

* *Rare* est répété deux fois.

persuasion où elles l'avoient mis, et toutes celles du P. Tellier, que le Roi étoit si absolu en France, et tellement maître des évêques, du reste du clergé et des parlements, que sa bulle seroit reçue de tous, unanimement enregistrée et publiée partout sans la moindre difficulté ; et que, s'il eût pu penser en trouver la centième partie de ce qu'il en rencontroit, jamais il ne l'auroit donnée. Là-dessus Amelot lui demanda avec liberté pourquoi aussi, voulant donner sa bulle, il ne s'étoit pas contenté de la censure de quelques propositions du livre du P. Quesnel, au lieu d'en faire une baroque de cent une propositions ; que là-dessus le Pape s'étoit écrié, s'étoit mis à pleurer, et, lui saisissant le bras, lui avoit répondu en ces propres termes italiens, répondant à ceux qu'il[1] me dit en françois, que voici : « Hé ! M. Amelot, M. Amelot, que vouliez-vous que je fisse? Je me suis battu à la perche[2] pour en retrancher; mais le P. Tellier avoit dit[3] au Roi qu'il y avoit dans ce livre plus de cent propositions censurables ; il n'a pas voulu passer pour menteur, et on m'a tenu le pied sur la gorge pour en mettre plus de cent, pour montrer qu'il avoit dit vrai, et je n'en ai mis qu'une de plus. Voyez, voyez, M. Amelot, comment j'aurois pu faire autrement[4]. » On peut juger que ce récit

dam, n° LXXVIII). Les papiers relatifs à sa mission sont aux Affaires étrangères, vol. *Rome* 551 et suivants.

1. *Il* est ajouté en interligne, et, à la ligne suivante *Hé* corrige *Ha*.

2. « On dit d'un oiseau de proie qu'il *se bat à la perche*, lorsque, étant sur la perche, il se débat continuellement et étend les ailes comme pour voler, et on dit figurément d'un homme qui se tourmente inutilement d'une affaire où il ne peut apporter de remède qu'il *se bat à la perche* » (*Académie*, 1718). Nous ne croyons pas qu'il y ait de locution italienne correspondante.

3. *Dit* est en interligne.

4. Cette anecdote a été reproduite par La Place dans ses *Pièces intéressantes et peu connues pour servir à l'histoire* (1787), tome II, p. 50-51, et par Duclos dans ses *Mémoires secrets*, édition Michaud et Poujoulat, p. 499 ; mais l'un et l'autre ont dû la prendre dans nos présents Mémoires.

ne se passa pas sans commentaire. Rien ne prouve plus solidement ni plus évidemment que ce discours du Pape le cas qu'il faisoit lui-même de sa Constitution, de la nécessité de la faire, et de la manière dont on la[1] lui a fait donner, par conséquent du respect qui peut être dû à ce fruit de tant de machines infernales, et qui a en effet allumé un feu d'enfer, suivant la louable intention de ceux qui l'ont extorquée et fabriquée, et quelle est cette pièce qui a fait depuis la fortune d'être érigée et présentée en article de foi par ses créateurs. Personne ne révoquera en doute la probité et la vérité d'Amelot dans[2] ce récit, et j'ose dire sans insolence que la même foi est due à celui que j'en fais ici, qui n'en est que le rapport mot pour mot.

Amelot exclus de tout et pourquoi; mis enfin à la tête d'un conseil de commerce. [*Add. St-S. 1283*].

Amelot fut bien reçu[3]; mais sa réputation trop justement établie blessa la jalousie du maréchal d'Huxelles, qui l'accabla de louanges et d'honnêtetés. Elle n'inquiéta pas moins Noailles et Rouillé. Ils n'eurent pas peine à l'exclure. Sa place de conseiller d'État leur y donna beau jeu par les prétentions dont on vient de parler. D'ailleurs M. le duc d'Orléans[4] le craignoit par l'union avec laquelle il avoit vécu avec la princesse des Ursins en Espagne, où sous le nom d'ambassadeur il avoit fait la fonction de premier ministre, y avoit réparé les finances et les troupes, mis l'ordre partout, et avoit en même temps gagné tous les cœurs[5]. C'étoit, dans ces temps de désastres, le comble de la capacité, et en même temps celui de l'esprit, de l'adresse et du liant, d'avoir si longtemps tout fait sans donner de jalousie à une femme qui en étoit si susceptible, et avec qui, de son su à elle, il avoit les ordres du

1. Avant *la*, il y a *luy* biffé.
2. *Dans* est en interligne au-dessus de *de*, biffé.
3. Il arriva le 22 septembre et eut, dès le lendemain, une audience du Régent; on pensait alors qu'il entrerait dans le conseil des affaires étrangères (*Dangeau*, p. 196).
4. Il y a par mégarde, dans le manuscrit : *M. le duc de l'Orleans*.
5. Nos tomes XII, p. 442-443, et XVIII, p. 19, 82 et 99-100.

feu Roi les plus exprès et les plus réitérés de n'agir que de concert et avec dépendance. Il ne put donc entrer dans le conseil des affaires étrangères, ni dans celui des finances[1], lui qui auroit été si utilement et si convenablement placé dans celui de régence, et jamais il ne fut consulté sur rien[2]. Néanmoins on fut honteux de le laisser dans les uniques fonctions judiciaires de sa place de conseiller d'État, qu'il reprit toutes avec la dernière modestie, sans chercher rien. On établit un conseil du commerce[3], dont on le fit président[4]. Il étoit composé des députés des principales villes marchandes du royaume, de quelques conseillers d'État et maîtres des requêtes, et le maréchal de Villeroy et le duc de Noailles y pouvoient aller présider quand ils vouloient; ils n'y furent le premier presque jamais, l'autre fort rarement[5]. Il se fit en même temps un grand changement d'intendants des provinces[6].

Spectacles recommencés. Don à Canillac.

Les spectacles, interrompus à Paris depuis l'extrémité du feu Roi, recommencèrent le 1er octobre[7]. Canillac

1. Dangeau dit le 30 septembre (p. 200) : « M. le duc d'Orléans avoit donné le choix à M. Amelot d'être du conseil de finances ou de celui des affaires étrangères; il a choisi d'être du conseil des affaires étrangères ». Le 13 octobre (p. 209), il annonce qu'il est en compétition de rang avec l'abbé d'Estrées, Canillac et Cheverny, et qu'il « n'est point encore entré dans ce conseil. »

2. Cependant le Régent prit son avis sur l'établissement de la banque de Law (*Dangeau*, p. 211 et 212, 16 et 18 octobre).

3. Ce conseil fut établi par la déclaration du 14 décembre ; voyez ci-après, p. 334.

4. Ce fut Daguesseau père qui fut d'abord président; mais, ayant résigné ses fonctions dans le courant de 1716, un peu avant sa mort, Amelot lui succéda.

5. Tout cela sera dit plus au long ci-après, p. 334-335.

6. Dangeau en donne le détail le 9 octobre, p. 206-207 ; ces changements furent résolus dans le conseil de régence du 8.

7. « On ne croyoit pas qu'ils dussent recommencer si tôt, dit Dangeau (p. 200) ; mais on prétend avoir trouvé dans les registres qu'à la mort de Louis XIII ils ne furent pas suspendus si longtemps. »

obtint un don fort considérable de marais en Flandres, dont une partie à dessécher[1].

Garde-robe et cassette du Roi. Le Grand Prieur est rappelé.

Le Régent régla dix mille francs par mois pour la cassette du Roi, et mille écus pour sa garde-robe[2], tellement que la duchesse de Ventadour eut ainsi la disposition de cinquante-cinq mille écus[3], et le maréchal de Villeroy après elle. Le Grand Prieur, qui se tenoit à Lyon exilé par le Roi[4], eut permission de revenir à Paris, de[5] voir le Roi et d'y demeurer[6].

Belle-Isle obtient 400 000# comptant sur les états de Bretagne. Quel fut Belle-Isle; sa famille.

Une des premières affaires particulières qui se présentèrent au conseil de régence fut une prétention de Belle-Isle contre la province de Bretagne, pour un dédommagement des choses prises par le feu Roi sur le domaine de Belle-Isle[7]. Il la gagna fort lestement, à la fin d'un conseil, par la faveur de Monsieur le Duc, en quoi je l'aidai fort. L'affaire avoit été instruite; le feu Roi étoit persuadé de la justice de la prétention, en sorte qu'il lui fut adjugé quatre cent mille livres payables comptant par les états de Bretagne, qu'il toucha bientôt après[8]. Ce per-

1. « Il y a déjà quelques jours que M. de Canillac a obtenu le don pour le dessèchement des marais de la Moër. Il y en a une petite partie dépendante d'Ypres qui n'est plus à la France ; mais on croit qu'il sera aisé de s'accommoder avec ceux à qui l'Empereur fera le don de ce qui lui en doit revenir » (*Dangeau*, p. 219, 23 octobre).

2. *Ibidem*, p. 208.

3. Treize mille francs par mois ne font que cent cinquante six mille francs pour l'année, et cinquante-cinq mille écus équivalent à cent soixante-cinq mille francs.

4. Tomes XXII, p. 168, et XXIII, p. 86.

5. Avant *de*, il y a un *et* biffé.

6. Ce fut sa belle-sœur la duchesse de Vendôme qui demanda cette grâce au Régent, quoiqu'elle ne fût pas en très bons termes avec son beau-frère ; on fit aussitôt meubler l'hôtel du grand prieuré de France, au Temple, où il devait loger (*Dangeau*, p. 199).

7. Pour les fortifications que son grand-père le surintendant avait fait faire à Belle-Isle par ordre du Roi, dit le *Journal de Dangeau*, p. 200.

8. Dangeau annonce le 29 septembre la décision de l'affaire comme ayant été rendue les jours précédents. Or le premier conseil de régence

sonnage a fait une si surprenante fortune, par[1] des routes si singulières et à travers de si puissants revers, il est même encore aujourd'hui si considérable, après avoir toujours été personnage, de quelque façon que ç'ait été, qu'il est nécessaire de le faire connoître, et pour cela de remonter à son grand-père, M. Foucquet, célèbre par sa haute fortune et par ses profonds malheurs.

Ces Foucquets sont de Bretagne[2], originairement de robe, et ont été conseillers et présidents au parlement de Bretagne jusqu'au père du surintendant[3]. Je fus commissaire de Belle-Isle avec le maréchal de Berwick, quand il

se tint le 28 et il n'en fut pas parlé ; il n'en fut pas question non plus par la suite. Saint-Simon se trompe en attribuant ce règlement au conseil de régence. La décision fut sans doute prise par le Régent de sa propre autorité ; nous n'avons pu trouver l'arrêt qui dut être rendu en conséquence.

1. Avant *par*, il y a un *et*, biffé.

2. Une généalogie des Foucquet a été insérée par Potier de Courcy dans son supplément à l'*Histoire généalogique* du P. Anselme, tome IX, deuxième partie, p. 316 et suivantes ; il y a beaucoup de pièces originales dans les volumes 1217-1219 des Pièces originales à la Bibliothèque nationale ; enfin on trouvera des actes d'état civil dans le manuscrit Nouv. acq. franç. 3617, n°s 3496-3524. Jules Lair a parlé de la famille au début de son *Nicolas Foucquet*, tome I, p. 3 et suivantes, et Th. Juge a publié dans la *Revue nobiliaire* de 1865-1866 une *Étude historique sur les Fouquet de Belle-Isle*, d'après le Cabinet des titres. Il n'y a pas lieu de s'arrêter à la généalogie fantaisiste de Guillard (*Cabinet historique*, tome V, première partie, p. 96 ; réfutation, tome VI, première partie, p. 19), ni aux allégations de Bussy-Rabutin (*Mémoires*, tome II, p. 48) et de l'avocat Barbier (*Journal*, tome VII, p. 333). Selon Th. Juge, les Foucquet seraient originaires de Normandie, puis seraient passés en Anjou, mais n'auraient eu aucune terre en Bretagne avant le surintendant.

3. Le père du surintendant, François Foucquet (page suivante), acheta en effet une charge de conseiller au parlement de Bretagne en 1608, mais ne la garda que peu de temps. Aucun de ses ancêtres n'avait figuré dans cette compagnie. Seul son oncle Christophe Foucquet, tige des Foucquet de Chalain, y fut président à mortier, et presque tous les membres de cette branche y occupèrent par la suite des places de conseiller ou de président.

fut chevalier de l'Ordre, 1er janvier 1735 : il ne farda rien, et ne se donna point pour meilleur qu'il n'est[1]. Le père du surintendant se fit maître des requêtes[2], épousa une fille de Maupeou d'Ableiges, maître des requêtes et intendant des finances[3]. Ce premier Foucquet, établi à Paris, devint conseiller d'État, et il acquit tellement l'estime de Louis XIII et du cardinal de Richelieu par sa probité et sa capacité, qu'ils le voulurent faire surintendant[4] des finances, qu'il refusa par délicatesse de conscience. Sa femme est encore célèbre à Paris par sa piété et ses bonnes œuvres, et par le courage et la résignation avec laquelle elle supporta la chute du surintendant son fils et la disgrâce de toute sa

1. Un extrait de ces preuves est au Cabinet des titres, Dossiers bleus, vol. 279.

2. François III Foucquet, né le 23 mars 1587, fut reçu conseiller au parlement de Rennes le 16 février 1608, puis à celui de Paris le 2 décembre 1609, devint maître des requêtes le 3 juin 1615, fut envoyé comme ambassadeur en Suisse en 1627; nommé conseiller d'État en 1628, il mourut d'hydropisie le 22 avril 1640, âgé de cinquante-trois ans, et fut enseveli dans la chapelle des Visitandines de la rue Saint-Antoine (De Guilhermy, *Inscriptions de la France*, tome I, p. 734). Très apprécié par Richelieu, il fut l'organisateur des compagnies de commerce et de navigation sous la direction du cardinal, et il y eut des intérêts importants que son fils le surintendant augmenta beaucoup.

3. Gilles de Maupeou, seigneur d'Ableiges, ne fut pas maître des requêtes (Saint-Simon confond avec son fils, appelé aussi Gilles, qui eut cette charge en 1624), mais auditeur en la chambre des comptes en 1579, puis maître des comptes en 1589; nommé quelques années plus tard intendant des finances, il embrassa le protestantisme au temple d'Ablon à Pâques de 1600 (*Mémoires de Pierre de l'Estoile*, tome VII, p. 224), passa contrôleur général des finances en 1609, dut quitter ses fonctions pendant la régence de Marie de Médicis, mais les reprit en avril 1617. Il ne mourut que le 3 février 1641, à quatre-vingt-huit ans, ayant abjuré le protestantisme le 28 janvier précédent (*Gazette*, p. 64 et 68). Sa fille, Marie de Maupeou, née en 1590, épousa François Foucquet en février 1610 et mourut le 22 avril 1681 à quatre-vingt onze ans, comme Saint-Simon va le dire plus loin.

4. Avant *Surintendt*, Saint-Simon a biffé *Suri*, qui surchargeait *Int.*

famille. Elle faisoit des remèdes, pansoit[1] les pauvres, et on a encore des onguents très utiles de son invention, et qui portent son nom[2]. Elle mourut, en 1681, à quatre-vingt-onze ans[3], dans les dehors du Val-de-Grâce[4], où elle étoit retirée, aimée et respectée généralement[5]. Elle eut cinq fils et six filles, toutes six religieuses[6]. Des fils, l'aîné fut surintendant des finances[7], auquel je reviendrai; le second, archevêque de Narbonne[8], exilé[9] bien des années hors de son diocèse à la chute de son frère, mort en 1673; l'abbé Foucquet[10], grand important, galant, dépensier, extravagant, qui de jalousie de femmes contribua le plus à la perte de son frère, et en fut perdu lui-même; il avoit été chancelier de l'Ordre après M. Servien[11], en 1656; il étoit con-

1. Il écrit *pensoit*, comme ci-dessus, p. 45.

2. L'éditeur Delescluze fit paraître en 1675 un petit volume intitulé *Recueil de recettes choisies... contre quantité de maux fort communs...*, qui fut réimprimé très fréquemment au dix-septième et au dix-huitième siècles, sous différents titres, dont le plus connu est *Les Remèdes charitables de Mme Foucquet*. Le P. Léonard a parlé d'elle dans le quatrième volume des Auteurs (Archives nationales, M 758), et le P. Cossart célébra sa bonté et sa charité dans ses *Poemata*. Pendant le procès de son fils, elle avait donné à la reine-mère un emplâtre pour guérir ses vapeurs (*Lettres de Mme de Sévigné*, tome I, p. 443, 447-448 et 450).

3. Le mot *ans* a été ajouté en interligne.

4. Il a été parlé de ce couvent dans nos tomes I, p. 128, VIII, p. 369, et XII, p. 462.

5. Dans le peuple, on la regardait comme une sainte.

6. L'aînée, Marie-Élisabeth, fut abbesse du Parc-aux-Dames, au diocèse de Senlis, les autres religieuses dans ce monastère ou à la Visitation du faubourg Saint-Antoine.

7. Saint-Simon fait la même erreur que certaines généalogies en faisant du surintendant l'aîné des fils; c'était l'archevêque de Narbonne, né en 1611, tandis que le surintendant n'était que de 1615.

8. François Foucquet: tome X, p. 106.

9. Avant *exilé*, il a biffé *ami du celebre Evesq. d'Alet*, et plus loin *hors* surcharge *à la*.

10. Basile Foucquet: tome X, p. 107.

11. Abel Servien: tome II, p. 284.

seiller d'État, et avoit des abbayes[1]; il mourut à cinquante-huit ans, tout au commencement de 1680; un conseiller au Parlement, mort jeune sans alliance[2]; l'évêque d'Agde, chancelier de l'Ordre sur la démission de son frère en 1659[3]; il fut exilé à la chute du surintendant en 1661; M. de Péréfixe[4], un an après archevêque de Paris, eut sa charge de l'Ordre. L'abbé Foucquet et l'évêque d'Agde perdirent le cordon bleu et le dernier sa charge de maître de l'oratoire[5]. Il est mort à Agde au commencement de 1708, à soixante-quinze ans. Le dernier des frères[6] étoit premier écuyer de la grande écurie[7], perdit[8] aussi sa charge, et fut chassé. Il avoit épousé la fille du marquis d'Aumont, gouverneur de Touraine, frère aîné du maréchal d'Aumont, dont il n'eut point d'enfants[9]. Les sœurs de sa femme furent religieuses, et ses frères moururent jeunes[10]. Lui est mort en 1694.

1. Celles de Rigny, de Nouaillé et de Barbeaux.
2. Yves Foucquet, seigneur de Mézières, conseiller au Parlement, mort à vingt-trois ans le 13 septembre 1651; il avait été question de son mariage avec Mlle d'Aumont, qu'épousa son frère Gilles (Walckenaer, *Histoire de Jean de la Fontaine,* tome I, p. 50). Il fut enterré, comme Basile, aux Visitandines de la rue Saint-Antoine.
3. Louis Foucquet : tome X, p. 106.
4. Hardouin de Beaumont de Péréfixe : tome V, p. 279.
5. Il a été parlé de cette charge dans le tome VIII, p. 170.
6. Gilles Foucquet, titré aussi seigneur de Mézières, né le 11 mars 1637, acheta de M. de Bullion la charge de premier écuyer de la grande écurie en octobre 1658, mais la perdit en septembre 1661. Il mourut le 9 décembre 1694. Sa mère lui avait fait une cession de ses biens le 30 septembre 1679 (Archives nationales, reg. Y 237, fol. 193).
7. Il sera question de cette charge, ci-après, p. 161 et 163.
8. Avant ce mot, il y a un *et*, biffé.
9. Anne d'Aumont, mariée en mai 1660 (Loret, *Muse historique,* tome III, p. 200), était fille de César d'Aumont (tome XXV, p. 38), frère aîné d'Antoine, maréchal d'Aumont (tome XII, p. 418).
10. Deux frères, l'un mort en bas âge, l'autre à vingt et un ans en 1657, et trois sœurs religieuses; mais une autre de ses sœurs, Charlotte, demoiselle d'Aumont, resta dans le monde et ne mourut que le 7 novembre 1723 à soixante-dix-huit ans.

Le surintendant, qui causa leur fortune et leur perte, fut à vingt ans maître des requêtes, et à trente-cinq ans procureur général au parlement de Paris[1]. Au commencement de 1653, le cardinal Mazarin le fit surintendant des finances. Sa fortune, sa conduite, sa catastrophe[2] ne sont pas de mon sujet et sont connues de tout le monde. Il fut arrêté à Nantes en 1661, où le Roi étoit allé exprès; conduit à Paris à la Bastille, trois [ans] après dans le château de Pignerol, où il demeura prisonnier le reste de ses jours, qu'il employa pieusement, et qui finirent en mars 1680, ayant soixante-trois ans. De Marie Fourché, sa première femme[3], il n'eut qu'une fille, mariée au comte depuis duc de Charost, de laquelle j'ai parlé ailleurs[4], qui fut mère du duc de Charost[5], lequel fut fait gouverneur de la personne de Louis XV, lorsque le maréchal de Villeroy fut chassé[6]. Le surintendant épousa en secondes noces la fille[7] de Pierre de Castille, intendant des finances, et de la fille du célèbre président Jeannin[8], d'où leur fils s'appela Nicolas Jeannin de Castille[9], qui fut greffier de l'Ordre en 1657 sur la démission de Novion, depuis premier président[10], qui en fut chassé pour ses friponneries

Quels sont les Castille, dits Jeannin de Castille. [*Add. St-S. 1284*].

1. Voir les ouvrages de Chéruel et de Jules Lair.
2. Il a écrit par mégarde *castatrophe*.
3. Non pas Marie, mais Louise Fourché, riche héritière de Bretagne, mariée en janvier 1640 (Lair, *Nicolas Fouquet*, tome I, p. 74 et note), et morte le 21 août 1641, à vingt et un ans (Guilhermy, *Inscriptions de la France*, tome I, p. 739).
4. Marie Foucquet (tome II, p. 345), plus connue sous le nom de duchesse de Béthune que son mari, Armand Ier (tome III, p. 93), prit à partir de 1695.
5. Armand II de Béthune : tome V, p. 174.
6. En 1722 : suite des *Mémoires*, tome XVIII de 1873, p. 475, et tome XIX, p. 9-10.
7. Marie-Madeleine de Castille : tome XVII, p. 365.
8. Il a été parlé du président, de son gendre et de sa fille dans le tome XIII, p. 3 et 4.
9. Tome XI, p. 209.
10. Nicolas Potier : tome II, p. 50.

et ses injustices hardies, comme je l'ai dit ailleurs[1]. Castille fut arrêté à la chute de son beau-frère, sous lequel il travailloit, puis exilé chez lui à Montjeu en Bourgogne[2]. C'est lui dont ces fades lettres de Bussy-Rabutin parlent tant[3]. Il avoit eu ordre en prison de donner la démission de sa charge de l'Ordre; ce qu'il refusa sous ce prétexte de ne le pouvoir étant prisonnier. Il eut le même commandement, lorsqu'il fut élargi et exilé; il persista dans son refus. On lui ôta le cordon bleu nonobstant sa charge[4]; et, comme son opiniâtreté duroit toujours, la charge de greffier de l'Ordre fut donnée par commission à Châteauneuf, secrétaire d'État, fils et[5] père des la Vrillière[6], en 1671, enfin en titre en 1683. Ce Jeannin de Castille épousa une Dauvet[7], fille de des Marets, grand fauconnier de France[8], dont il eut une fille unique, que nous avons vue épouser le comte d'Harcourt Lorraine, fils unique du prince et de la princesse d'Harcourt[9], desquels j'ai parlé quelquefois, lequel comte d'Harcourt obtint une terre en Lorraine, à qui il fit donner le nom de Guise par le duc Léopold de Lorraine[10]. Il en prit le nom, que le fils unique de ce mariage[11] porte encore aujourd'hui. Je n'ai pu me défendre de cette petite parenthèse des Castille, qui sont gens de rien, dont l'occasion s'est offerte d'elle-même.

1. Tomes II, p. 51-53, XIII, p. 139, et XXV, p. 273-275.
2. Tome XIII, p. 4.
3. Déjà dit, ainsi que ce qui va suivre, dans le même volume, p. 5-6.
4. Ces trois mots sont en interligne au-dessus de p^r^ *toujours*, biffé.
5. Les mots *fils et* ont été ajoutés en interligne, et plus loin *de* a été corrigé en *des*.
6. Louis Ier et Louis II Phélypeaux : tomes V, p. 83, et VI, p. 269.
7. Louise-Diane Dauvet des Marets : tome XIII, p. 6. Ce n'est pas Nicolas, mais son fils Gaspard, qui épousa Mlle Dauvet des Marets.
8. Nicolas Dauvet, comte des Marets, pourvu le 30 mai 1650, mort en octobre 1678.
9. Tome XIII, p. 1-8.
10. En 1718, comme il a déjà été dit dans le tome XXIV, p. 18.
11. Louis-Marie-Léopold de Lorraine-Harcourt, dit le prince de Guise : tome XX, p. 21.

Revenons maintenant aux enfants que le surintendant Foucquet a[1] eus de cette Castille, sa seconde femme.

Il eut trois fils, et une fille qui épousa, en 1683, le marquis de Crussol[2], fils du chef de la branche de Montsalès[3], lequel étoit frère du troisième duc d'Uzès[4] bisaïeul du duc d'Uzès d'aujourd'hui[5]. Il y a postérité de ce mariage[6]. Les trois fils, frères de cette dame de Montsalès,

1. Le mot *a* a été répété deux fois, à la fin d'une ligne et au commencement de la suivante.

2. Marie-Madeleine Foucquet, baptisée le 31 mars 1656, épousa le 21 juillet 1683 Emmanuel de Crussol, marquis de Montsalès ; l'acte de mariage a été publié dans les *Archives historiques du Bourbonnais*, tome I, p. 150. L'année précédente, Lauzun, l'ayant rencontrée à Bourbon avec sa mère, l'avait quelque peu compromise (J. Lair, *Nicolas Foucquet*, tome II, p. 491-493). Sa conduite dissipée et surtout sa passion pour le jeu durent amener une séparation entre les deux époux ; elle était seule à Paris en 1693, et dans la misère, lorsque l'autorité royale la fit enfermer aux Filles pénitentes. Y étant tombée malade, son oncle, Gilles Foucquet, la fit transporter chez lui (Archives nationales, MM 025, fol. 29 v°, notes du P. Léonard) ; on ignore où elle vécut depuis, jusqu'à sa mort arrivée le 7 septembre 1720 (*Gazette*, p. 444). Son mari, pense-t-on, mourut vers 1713, retiré dans sa province depuis longtemps ; en tout cas, il existait encore en 1709, année où il passa une convention avec son frère le marquis de Crussol (Archives nationales, E 1948, arrêt du 11 septembre) ; mais il était mort avant sa femme.

3. Montsalès (Aveyron, canton de Villeneuve d'Aveyron ; Saint-Simon écrit *Montsalèz*) était venu aux Crussol par Claude Ébrard de Saint-Sulpice, première femme d'Emmanuel, duc d'Uzès, qui tenait cette terre de sa mère Marguerite Balaguier de Montsalès. Elle passa à leur quatrième fils, Alexandre-Galiot de Crussol, qui fut la tige de cette branche et mourut en juillet 1680, laissant le marquis de Montsalès (ci-dessus), Louis de Crussol, dit le comte d'Uzès (ci-après, p. 147), et une fille mariée successivement à un Pontac, puis à un Pardaillan de Gondrin.

4. François de Crussol (tome I, p. 138) ; il était non pas le troisième, mais le quatrième duc d'Uzès.

5. Charles-Emmanuel de Crussol (1707-1762) : tome XXIII, p. 30.

6. Un fils, Louis-Alexandre de Crussol, marquis de Montsalès, qui épousa en mai 1715 une la Tour-du-Pin-Gouvernet, et une fille Marie-Madeleine, mariée en juin 1707 à Thomas, marquis des Cars.

furent M. de Vaux[1], fort honnête et brave homme, qui a servi volontaire, à qui le Roi permettoit d'aller à la cour, mais qui jamais n'a pu être admis à aucune sorte d'emploi.
[Add.StS.1285]. Je l'ai vu estimé et considéré dans le monde. Il avoit épousé la fille de la célèbre Mme Guyon[2], et mourut sans enfants en 1705[3]. Le chevalier de Sully[4], devenu duc et pair par la mort de son frère[5], l'épousa par amour, et ne déclara son mariage que fort tard, à cause de la duchesse du Lude, sa tante, qui en fut outrée, principalement parce qu'elle n'étoit pas en état d'avoir des enfants[6]. Elle étoit fort belle, vertueuse, et avoit beaucoup d'esprit et d'amis[7]. Le second fils fut le P. Foucquet, grand directeur et célèbre prêtre de l'Oratoire[8]; le troisième, M. de Belle-Isle[9], qui non plus que son frère n'a jamais pu obtenir aucune sorte d'emploi, qui n'a jamais paru à la cour, et presque aussi peu dans le monde, fort honnête homme aussi, avec beaucoup d'esprit et de savoir. Je l'ai fort connu à cause de son fils. Il étoit sauvage au dernier point, et néanmoins de bonne compagnie, mais battu de ses malheurs.

Je ne sais où il vit une fille de M. de Charlus, père du duc de Lévis[10]. Ils se plurent peut-être un peu trop ; on les

1. Louis-Nicolas Foucquet, comte de Vaux : tome XVII, p. 366.

2. Jeanne-Marie Guyon épousa M. de Vaux le 25 août 1689 ; devenue veuve le 1er juin 1705, sans enfants, elle se remaria avec le duc de Sully par contrat du 14 février 1719, et mourut le 31 octobre 1736, dans sa soixante-troisième année.

3. Son inventaire après décès est au Cabinet des titres, ms. Franç. 32660.

4. Maximilien-Henri de Béthune : tomes II, p. 135, et XVI, p. 436.

5. Maximilien-Pierre-François-Nicolas, mort en 1712 : tome II, p. 237.

6. Mme de Vaux avait alors au moins quarante-cinq ans.

7. Elle fut en relations avec Voltaire, qui parle d'elle dans le *Siècle de Louis XIV*.

8. Charles-Armand Foucquet : tome XVII, p. 366.

9. Louis Foucquet : *ibidem*, p. 364.

10. Catherine-Agnès de Lévis (*ibidem*, p. 365), fille de Roger de Lévis, comte de Charlus, lieutenant général de Bourbonnais, mort en

fit marier[1]; on ne leur donna rien; on ne les voulut point voir. Ils s'en allèrent vivre à Agde, où ils ont passé nombre d'années au pain et au pot de l'évêque, leur oncle[2]. Ils revinrent enfin à Paris, chez Mme Foucquet leur mère, dans ces mêmes dehors du Val-de-Grâce, qui les nourrit tant qu'elle vécut[3]; après quoi ils eurent quelque peu de bien. Longtemps après, ils recueillirent Belle-Isle et tout ce qui avoit été sauvé des débris du surintendant, par la mort de M. de Vaux, l'aîné des trois, et du P. Foucquet, le second. Ils eurent deux fils, et une fille[4] qui, après l'avoir été longtemps, épousa enfin le fils aîné de M. de la Vieuville et de la sœur du comte de la Motte-Houdancourt[5], sa première femme. Ce la Vieuville étoit un néant obscur, qui bientôt après la laissa veuve avec deux fils[6].

Caractère des deux frères Belle-Isle.

Les deux fils, frères de cette dame de la Vieuville, portèrent le nom de comte et de chevalier de Belle-Isle[7].

1686, et de sa seconde femme Louise de Beauxoncles. Ce Roger n'était pas père du duc de Lévis, Charles-Eugène (tome XVI, p. 42), gendre du duc de Chevreuse, mais son grand-père. Plus loin, p. 147, Saint-Simon va se corriger lui-même en disant que Mme de Belle-Isle était la *tante* du duc de Lévis, par conséquent sœur de son père et fille de son grand-père.

1. La demoiselle avait vingt-six ans et était chanoinesse de Remiremont.

2. Ci-dessus, p. 140.

3. Ils habitèrent en effet avec Mme Foucquet, d'abord au Val-de-Grâce, puis dans son hôtel de la rue Saint-Jacques (P. d'Échérac, *La Jeunesse du maréchal de Belle-Isle*, p. 35, note 2).

4. Marie-Madeleine Foucquet de Belle-Isle épousa le 20 avril 1722, Louis, marquis de la Vieuville (tome XIX, p. 341, note 2), veuf de Marie-Pélagie Toustain d'Aix; elle mourut le 13 novembre 1749. Elle avait une sœur, Marie-Anne, dont Saint-Simon ne parle pas et qui épousa le baron de Montmain.

5. René-François, marquis de la Vieuville (tome XIX, p. 341, note 9), et Anne-Lucie de la Motte-Houdancourt (*ibidem*, p. 340).

6. C'est une erreur; ils n'eurent pas d'enfants, et le titre de marquis de la Vieuville, passa au frère cadet, qui, lui, eut deux fils morts jeunes.

7. Il a été parlé du chevalier, Louis-Charles-Armand, dans le tome XVII, p. 366.

Jamais le concours ensemble de tant d'ambition, d'esprit, d'art, de souplesse, de moyens de s'instruire, d'application de travail, d'industrie, d'expédients, d'insinuation, de suite, de projets, d'indomptable courage d'esprit et de cœur, ne s'est[1] si complètement rencontré que dans ces deux frères, avec une union de sentiments et de volontés, c'est trop peu dire, une identité entre eux inébranlable[2] : voilà ce qu'ils eurent de commun. L'aîné, de la douceur, de la figure, toutes sortes de langages, de la grâce à tout, un entregent[3], une facilité, une liberté à se retourner, un air naturel à tout, de la gaieté, de la légèreté, aimable avec les dames et en bagatelles, prenant l'unisson avec hommes et femmes, et le découvrant d'abord. Le cadet plus froid, plus sec, plus sérieux, beaucoup moins agréable, se permettant plus, se contraignant moins, et paroissant moins aussi, peut-être plus d'esprit et de vues, mais moins justes, peut-être encore plus capable d'affaires et de détails domestiques, qu'il prit plus particulièrement, tandis que l'aîné se jeta plus au dehors, haineux en dessous et implacable, l'aîné glissant aisément et pardonnant par tempérament; tous deux solides en tout, marchant d'un pas égal à la grandeur, au commandement, à la pleine domination, aux richesses, à surmonter tout obstacle, en un mot à régner sur le plus de créatures qu'ils s'appliquèrent sans relâche à se dévouer, et à dominer despotiquement sur gens, choses et pays que leurs emplois leur soumirent, et à gouverner généraux[4], seigneurs, magistrats, ministres dont ils pouvoient avoir besoin, toutes parties en quoi ils réussirent et excellèrent jusqu'à arriver à leurs fins par les puissances qui les craignoient et qui même les haïssoient. C'est ce qui se verra par la suite, et qui s'est vu encore mieux au delà du temps de l'étendue que je puis donner à ces *Mémoires*.

1. *Ne* corrige *n'est*, et *s'est* a été ajouté en interligne.
2. Il écrit *inébranslable*, comme il écrit *bransle*.
3. Écrit : *entrgent*. — 4. *G*x a été ajouté en interligne.

Ils se trouvoient cousins germains des ducs de Charost[1] et de Lévis[2], issus de germains de la comtesse d'Harcourt, mère de M. de Guise[3], et des duchesses de Bouillon et de Richelieu[4], cousins germains[5] de MM. de Crussol Montsalès[6]. Leur mère étoit une femme qui avoit plus d'esprit qu'elle n'en paroissoit, et encore plus de sens, avec beaucoup de douceur et de modestie. Elle et son mari vécurent toujours intimement, et leurs enfants leur furent toujours entièrement attachés. M. de Lévis, qui au fonds étoit bon homme, eut pitié de sa tante; Mme de Lévis[7] encore plus. L'un et l'autre la prirent en amitié, et par elle sa[8] famille. Cette affection alla toujours croissant, en sorte que

1. Armand II de Béthune : tome V, p. 174.

2. Ci-dessus, p. 144. — 3. Ci-dessus, p. 142.

4. Louise-Henriette-Françoise de Lorraine-Harcourt, duchesse de Bouillon (tome XIV, p. 231), et Marie-Élisabeth-Sophie, sa sœur, mariée le 7 avril 1734 à Louis-François-Armand de Vignerot du Plessis, duc de Richelieu, dont elle fut la seconde femme, et morte le 2 août 1740, à vingt-neuf ans.

5. *Cousins germains* est en interligne, au-dessus de *oncles propres*, biffé.

6. Emmanuel de Crussol, marquis de Montsalès (ci-dessus, p. 143), et Louis de Crussol-Montsalès, dit d'abord le comte d'Uzès, puis le marquis de Crussol, né le 18 juin 1653, dont les extravagances forcèrent sa famille, en 1685, à le faire enfermer à la Bastille, en payant sa pension. Relâché par ordre du Roi en septembre 1696, il épousa le 23 octobre 1697, Marie-Judith d'Aumale, veuve de Jean de Maubert de Boisgibault. Les mauvais traitements qu'il exerça contre elle amenèrent d'abord entre eux une sentence de séparation de corps, puis un nouvel internement à la Bastille sur plainte de son beau-fils l'abbé de Boisgibault et sur requête de sa propre famille, le 29 mai 1704; il fut peu après transféré à Vincennes, et enfin aux frères de la Charité de Charenton (25 septembre 1706), où il mourut fou, le 28 octobre 1712 (Ravaisson, *Archives de la Bastille*, tome VIII, p. 287-291; Archives nationales, registres O[1]35, fol. 320 v°; 48, fol. 85 v°; 50, fol. 107; 365, fol. 127 v° et 207 v°; 366, fol. 106, 121 v° et 313; 367, fol. 267; Bibliothèque nationale, ms. Clairambault 985, p. 392-395).

7. Marie-Françoise d'Albert de Luynes, fille du duc de Chevreuse (tome IV, p. 224).

8. *Sa* est en interligne au-dessus de *leur*, biffé.

Mme de Lévis, qui étoit vive et ardente, se seroit mise au feu pour eux. Le duc de Charost ne fut pas moins échauffé pour eux. On a vu souvent dans quelle liaison Mme de Saint-Simon et moi vivions avec lui et avec Mme de Lévis[1], et c'est [ce] qui la forma entre les Belle-Isle et nous, qui de là devint après[2] directe. L'aîné avoit épousé une Durfort-Civrac[3], avec qui ils vécurent tous à merveilles et avec une patience surprenante : c'étoit une manière de folle[4], qui mourut heureusement pour eux, et n'eut point d'enfants. Il servit quelque temps capitaine en Italie[5]. Là et partout où il servit depuis, il s'appliqua à connoître ce qui valoit le mieux en chaque partie militaire : troupes, partisans, officiers généraux, artillerie, génie, jusqu'aux vivres, aux dépôts, aux munitions, à[6] faire sa cour à ces meilleurs-là de chaque espèce, et à les suivre pour s'en faire aimer et instruire. Le Roi, qui connoissoit encore quelque mesure entre les gens, ne put refuser enfin un régiment à Belle-Isle ; mais il lui en refusa d'infanterie et de cavalerie ; il lui permit d'en acheter un de dragons, où les gens d'une certaine qualité ne vouloient pas entrer alors[7], si ce n'étoit tout à coup dans les deux charges supérieures[8]. Belle-Isle, qui avoit déjà capté des généraux, non content de faire les campagnes en homme qui ne ménage rien pour voir tout et apprendre, passoit après les hivers à visiter les différentes frontières, ceux qui y

1. Voyez notamment tomes XXI, p. 304, et XXV, p. 15.

2. *Après* ajouté en interligne.

3. Henriette-Françoise de Durfort-Civrac, dont nous avons vu le mariage en 1711 : tome XXI, p. 324.

4. Son mari avait dû demander leur séparation de biens : *ibidem*, p. 506.

5. Il eut en janvier 1702 une commission de capitaine dans Royal-cavalerie (P. d'Échérac, *La Jeunesse du maréchal de Belle-Isle*, p. 25).

6. Avant *à*, il a biffé *et*.

7. Déjà dit dans le tome XVII, p. 367 ; voyez l'ouvrage de P. d'Échérac, p. 34-35.

8. Celles de mestre-de-camp général et de commissaire général.

commandoient, à[1] s'y instruire de tout ce qu'il pouvoit; et, s'il y avoit en Italie ou ailleurs un reste de campagne plus longue, il y alloit l'achever volontaire, toujours cherchant à apprendre tout et de tous. Cette volonté l'instruisit en effet beaucoup, le fit connoître à toutes les troupes, et lui donna de la réputation. On a vu qu'il en acquit beaucoup à la défense[2] de Lille sous le maréchal de Boufflers, qui le vanta fort, et qu'il en sortit brigadier, fort dangereusement blessé[3]. Sa blessure se rouvrit la campagne suivante en Allemagne; il fut porté à Saverne[4]. Il y fut longtemps; il sut en profiter, et il devint intime du cardinal de Rohan et de tous les Rohans, et l'est toujours demeuré depuis. Son frère en sa manière se conduisit et s'instruisit avec le même soin, et eut à la fin un brevet de colonel de dragons[5]. L'aîné fit pourtant si bien qu'il[6] obtint l'agrément du feu Roi d'acheter, en 1709, d'Hautefeuille, la charge de mestre-de-camp des dragons[7], qui a été le premier pas de sa fortune, où nous le laisserons présentement.

Pontchartrain reçoit en face les plus cruels affronts en plein conseil de régence. [*Add. St-S. 1286*].

J'avois bien résolu, dès que je verrois le conseil de régence prendre forme, d'y faire révoquer l'édit de création des garde-côtes, qui m'avoit brouillé, comme on l'a vu[8], avec Pontchartrain, et de me donner le plaisir de le faire en sa présence. J'en parlai au comte de Toulouse,

1. La préposition *à* est en interligne au-dessus de *de*, biffé.
2. Les mots *à la defense* surchargeant *au sie[ge]*.
3. Tome XVI, p. 448-449.
4. Saverne, dans la Basse-Alsace, à six lieues nord-ouest de Strasbourg, était une seigneurie qui appartenait aux évêques de Strasbourg, et ceux-ci y faisaient leur résidence habituelle dans un beau palais commencé par François-Égon de Fürstenberg et que le cardinal de Rohan acheva.
5. En 1712; mais ni Dangeau, ni Sourches ne signalèrent sa nomination.
6. L'abréviation de *que* a été répétée deux fois, à la fin d'une ligne et au commencement de la suivante.
7. Tome XVII, p. 367.
8. Tome XXI, p. 347 et suivantes.

qui abhorroit Pontchartrain, comme on l'a vu aussi[1], et qui la lui gardoit bonne[2], ainsi que le maréchal d'Estrées. Nous convînmes que cela seroit proposé au conseil du mardi 1er octobre, qui devoit être occupé des affaires de marine, et où le Comte me dit que je verrois de belles choses sur Pontchartrain. En effet, ce jour-là, dès que nous fûmes assis, il proposa cet édit à casser comme inutile, et même préjudiciable au service et au repos des peuples, qu'on harceloit à trente lieues de la mer, le long des rivières, comme il plaisoit à Pontchartrain et aux valets à qui il donnoit les emplois de garde-côtes, ou qui les achetoient pour s'en récompenser au décuple aux dépens des peuples de leur département. Je regardois cependant Pontchartrain de ma place d'un bout de la table à l'autre, avec tout le plaisir que je m'en étois promis depuis longtemps. Chacun approuva en deux mots. Ce que je dis à mon tour fut très court, mais très amer, et l'édit fut supprimé, ainsi que tous ceux qu'il avoit établis, et sur-le-champ destitués de toute sorte de fonction. Pontchartrain rageoit, et je le regardois à le pénétrer[3]. Il n'étoit pas au bout.

Les mémoires pleuvoient contre lui ; il ne passoit pas pour avoir les mains nettes ; la marine entière, qu'il s'étoit complu à désespérer, crioit alors sans crainte et sans mé-

1. Tomes XII, p. 323-327, et XVIII, p. 84.

2. Locution déjà relevée dans le tome VIII, p. 29.

3. Il ne semble pas qu'il ait été question des gardes-côtes dans ce conseil de régence du 1er octobre ; c'est seulement dans celui du 12 novembre qu'il fut parlé de les supprimer ou du moins d'en réduire le nombre à quatre-vingts pris parmi les gentilshommes du pays (ms. Franç. 23663, fol. 98). Le 28 janvier 1716, le maréchal d'Estrées fit approuver un édit qui supprimait les capitaines généraux et lieutenants généraux, et un règlement qui réorganisait ce service. Le Parlement enregistra l'édit le 11 mars ; mais il fit des observations sur le règlement. On décida, le 31 mars, de modifier l'article qui l'avait choqué, et le règlement nouveau fut enregistré le 28 mai (ms. Franç. 23664, fol. 16 et 34 ; Archives nationales, reg. X1A 8715, fol. 141 et 274 v°, et carton AD VII 5 ; *Gazette d'Amsterdam*, 1716, n° XXV).

nagement. Il falloit voir clair à des accusations qui n'alloient à rien moins qu'à le charger d'avoir immensément profité de la vente qu'il avoit fait faire de tous les magasins des ports pour anéantir la marine, et ôter tout moyen au comte de Toulouse et au maréchal d'Estrées de retourner à la mer. Tous les magasins partout se trouvèrent en effet vuides, et le comte de Toulouse ne voulut pas se commettre à rien avancer sans le bien prouver. Il en[1] trouva les preuves parfaites, et en sut faire usage sans que Pontchartrain s'en doutât le moins du monde. Dès que l'affaire de la révocation de l'édit de création des officiers gardecôtes fut finie, le maréchal d'Estrées, qui de concert avec le comte de Toulouse en avoit apporté un mémoire, le tira de sa poche et demanda permission de lire, pour mettre le Conseil au fait de l'état où se trouvoit la marine, et se mit à en faire la lecture. C'étoit un mémoire fort détaillé, et bien exactement prouvé, sur la déprédation des bois de la marine de Rochefort, où les accusations étoient directes et personnelles sans nul ménagement. De temps en temps, le comte de Toulouse interrompoit pour appuyer certains endroits, en faire remarquer d'autres, en commenter quelques-uns avec un air froid et modeste, mais avec la plus grande force, et sans le plus petit égard pour Pontchartrain présent. Il voulut dire quelque chose ; mais, au premier mot, le maréchal d'Estrées lui dit qu'il n'avoit pas droit de parler au Conseil, et le fit taire comme un petit garçon, avec toute la hauteur et le mépris possible. Il continua sa lecture tout de suite, et le comte de Toulouse par-ci par-là ses fâcheuses annotations[2].

1. *En* corrige *le*, et *les preuves parfaittes* a été ajouté en interligne.

2. Saint-Simon a encore ici beaucoup dramatisé l'affaire. Dès la première séance du conseil de marine, il avait été donné lecture d'une lettre de M. de Châteaumorand, intendant à Rochefort, datée du 4 août 1715, par conséquent antérieurement à la mort de Louis XIV, qui signalait diverses déprédations commises par la négligence des préposés dans le magasin des bois à Rochefort (Archives de la marine, B^{1}1, p. 4-5). Le maréchal d'Estrées en rendit compte au conseil de

Surpris au dernier point d'une telle ignominie en face, j'en dis ma pensée au comte de Toulouse, qui me répondit tout bas aussi, en souriant, que je verrois bien autre chose le lendemain matin. Il tint parole. Sitôt que nous eûmes pris nos places, le comte de Toulouse tira de sa poche un mémoire dont il fit la lecture, le plus amer, le plus cruel qui fut jamais. Il traitoit la même matière de la veille, et bien d'autres déprédations, les commenta toutes à mesure, insista sur les ordres que Pontchartrain avoit donnés, et qu'il ne pouvoit nier, montra que de propos délibéré il avoit ruiné la marine, et très nettement qu'il ne s'y étoit rien moins que ruiné lui-même. L'étonnement de chacun fut sans pareil, non du contenu du mémoire qui ne surprit personne pour le fond, mais de ces pointes cruellement acérées à chaque mot, mais du poids qu'y donnoit le lecteur par le sien, et par les réflexions qu'il y faisoit très fréquemment plus dures encore que le texte du mémoire, mais de la présence de Pontchartrain, si

régence le 1er octobre, et voici la mention qui fut mise sur le registre des procès-verbaux de ce conseil (ms. Franç. 22663, fol. 4) : « Sur ce qui a été rapporté qu'il se trouvoit un défaut dans les magasins de Rochefort de 69063 pièces de bois de construction dont on ne peut justifier l'emploi, il a été ordonné que le conseil de la marine proposeroit plusieurs sujets à S. A. R., du nombre desquels elle en choisiroit trois pour être commis aux fins de faire de nouvelles perquisitions et procédures sur ce déficit ». On voit qu'il n'était pas question de la responsabilité du secrétaire d'État, qui ne dut pas être mis en cause ouvertement, comme le dit Saint-Simon, qui avait déjà donné la même version dans l'Addition à Dangeau indiquée ci-contre. Dangeau avait dit simplement : « Au conseil de régence, le maréchal d'Estrées parla fort de la dissipation des bois qu'on avoit amassés à Rochefort pour la construction des vaisseaux, et dont plus de la moitié étoit perdue. M. de Pontchartrain demanda la permission de parler ; mais, comme il n'étoit point préparé à cela, M. le duc d'Orléans lui dit de prendre du temps pour rendre compte du détail de cette affaire ». C'est là très probablement la version exacte. Le 29 octobre, le maréchal d'Estrées proposa au conseil de régence de nommer des commissaires pour examiner la question (ms. Franç. 23663). L'enquête dura longtemps : il en est encore parlé au 16 juin 1716 (ms. Franç. 23 664, fol. 49).

outrageusement attaqué en face, en sa propre personne, qui paroissoit là pis que sur la sellette, et qui, instruit de la veille par le maréchal d'Estrées, n'osa jamais souffler. La lecture fut terminée par l'aveu que fit le comte de Toulouse d'avoir fait lui-même ce mémoire. Ce fut le comble de l'ignominie, d'autant que le Comte ajouta qu'il avoit adouci ce qu'il avoit pu, et supprimé même beaucoup de vérités très fâcheuses[1]. Il est incroyable comment une telle infamie put être supportée, et par un homme de l'insolence, de la tyrannie et de la pédanterie gauche, austère, insupportable avec tout le monde, de[2] Pontchartrain, et qui ajoutoient encore à sa malignité et à sa méchanceté naturelle; car il avoit le bien de les posséder suprêmement toutes deux. Cependant il ne sourcilla pas, et fut assez impudent, ou assez prodigieusement insensible, pour sortir du Conseil comme si rien ne s'y fût passé à son égard. Il ne s'en fallut rien pourtant qu'il ne fût juridiquement attaqué et recherché, et il y auroit sûrement succombé; mais il fut encore sauvé de ce gouffre par la considération de son père.

Bassesse et avarice de Pontchartrain.

Je fus bien étonné chez moi, le lendemain, de me l'entendre annoncer. J'étois alors avec la Chapelle, ce premier commis si fort autrefois de sa confiance et qu'une basse jalousie lui avoit fait chasser, comme on l'a vu en son temps[3], et pour qui j'avois obtenu la place de secrétaire

1. Il n'y a aucune trace de ce mémoire lu par le comte de Toulouse dans les procès-verbaux du conseil de régence, et cela semble étonnant. Le récit de Saint-Simon appelle une observation : il dit que cette lecture eut lieu le lendemain matin ; or le conseil du 2 octobre fut exclusivement consacré aux affaires étrangères, et on a vu que, pour faciliter l'expédition des affaires, on ne les mélangeait pas. Le mémoire du comte de Toulouse n'aurait dû venir qu'à la séance du 8 octobre, consacrée à la marine ; pour ce jour encore, le procès-verbal est muet, et nous ne pouvons que constater ce silence absolu et général, qui laisse fortement douter de l'exactitude du récit de Saint-Simon. Dangeau, non plus, n'en dit rien.

2. Avant *de*, il a biffé *qui estoit*. — 3. Tome XXVI, p. 136-137.

du[1] conseil de marine[2], parce que le comte de Toulouse et le maréchal d'Estrées l'avoient toujours estimé. Je le fis passer dans un arrière-cabinet, et je reçus Pontchartrain, que je ne me souvenois guères d'avoir vu chez moi. Ma surprise fut encore plus grande quand cet homme, à qui je n'avois pas parlé depuis la mort du Roi, et fort rarement longtemps auparavant[3], me dit qu'il venoit à moi pour me parler de sa douleur de la scène de la veille, me[4] demander conseil sur ce qu'il feroit, et protection auprès du Régent. Il ajouta quelques plaintes modestes, bien différent de son ton sous le feu Roi, et me dit qu'il avoit pensé plus d'une fois interrompre, et répondre. Je lui dis que, pour ce dernier article, il avoit bien fait de se contenir; que, encore qu'il y ait grande différence entre se défendre quand on est personnellement attaqué, et opiner dans un conseil, il devoit savoir qu'il n'y avoit point de voix, et sentir qu'on l'eût fait taire, et qu'on n'eût pas souffert, sur des matières si intéressantes, une dispute entre le maréchal d'Estrées et lui, beaucoup moins entre lui et le comte de Toulouse, qui si aisément auroit pu aller trop loin. Il me demanda après ce qu'il avoit donc à faire : « Démentir, lui dis-je, les deux mémoires et leurs preuves par un mémoire et des preuves contraires bien claires et bien évidentes, où jusqu'aux moindres faits soient si nettement articulés qu'il ne soit pas possible de se refuser à la démonstration, le présenter au Régent, le distribuer à tous les conseils, et en inonder Paris et les ports de mer. Si, au contraire, il n'étoit pas en état de présenter un mémoire de cette transcendance, se taire, et tendre le dos en silence sous la gouttière ; sur quoi c'étoit à lui à se juger. Ce conseil, le

1. Il avait commencé à écrire *d'Es[tat]*.
2. Ci-dessus, p. 74.
3. Il a pourtant raconté dans le tome XXVII, p. 205-209, la longue conversation qu'il avait eue avec Pontchartrain peu avant la mort du Roi et où il s'était « joué de lui ».
4. Avant *me*, il y a un *et* biffé.

seul pourtant qu'il pût prendre, me parut ne lui pas plaire. Il barbouilla à son ordinaire avec sa division en trois points, dont il usoit en toute espèce de raisonnement et de choses. Le fait est qu'il n'avoit rien à opposer aux faits et aux preuves qu'il venoit d'essuyer en face, et que le pot aux roses[1] étoit pleinement découvert. Il se rabattit à vanter ses services, à regretter le feu Roi, à se plaindre que, au lieu des récompenses qu'il avoit droit d'attendre, on l'eût réduit à n'être plus rien ; qu'on le faisoit passer pour fort riche ; qu'il n'étoit rien moins (c'est-à-dire qu'il l'étoit à millions) ; que ce seroit bien le moins qu'on pût faire que de lui donner quelque marque de considération publique, et finit tout ce jargon par me prier de demander pour lui au Régent une pension de vingt mille livres. Cette bassesse d'avoir recours à moi, au point où nous en étions ensemble, me fit envie de vomir, et j'en admirai l'avarice, le contretemps et l'impudence. Je lui répondis doucement que ce seroit mal prendre son temps avant d'avoir pleinement détruit les accusations personnelles, qu'il ne pouvoit avoir oubliées depuis vingt-quatre heures qu'il les avoit ouï lire et appuyer, et [en] si bonne compagnie, et que, à l'égard de son indigence, indépendamment de ces accusations et des preuves qu'il en avoit ouïes, indépendamment encore de ses biens et de ses acquisitions connues[2], il avoit plus de cent mille livres de

1. « On dit proverbialement et figurément *découvrir le pot aux roses*, pour dire découvrir le fin, le mystère de quelque affaire secrète, de quelque intrigue » (*Académie*, 1718). Brantôme (*Œuvres*, édition Lalanne, tome IV, p. 341) employait déjà cette locution, qu'on trouve aussi dans la Fontaine (*Œuvres*, édition des Grands écrivains, tome VII, p. 480), mais sous la forme *pot au rose*. Il est curieux de remarquer que Saint-Simon avait écrit d'abord ainsi au singulier dans son manuscrit ; il a ajouté une *s* à *rose* ; mais il a laissé *au* au singulier. D'ailleurs, si l'on rapproche cette locution de celle de *pot au noir* (notre tome XXII, p. 7), il semble que la forme au singulier serait plus logique et plus conforme à l'idée représentée.

2. Par exemple celle de la terre de Palluau, pour laquelle le Roi lui avait donné quatre cent mille livres en 1713 (notre tome XXIV, p. 123).

rente de sa charge de secrétaire d'Etat, et vingt mille livres de pension de ministre par-dessus, quoiqu'il[1] ne l'eût jamais été. Je ne lui dissimulai pas qu'il se feroit moquer de lui, et que ce seroit tout le succès d'une demande si déplacée. Nous nous séparâmes de la sorte, et je ne l'ai vu qu'une fois ou deux depuis chez lui ou chez moi. Dès qu'il fut sorti, je rappelai la Chapelle, et, lui montrant une pièce de tapisserie de l'histoire d'Esther, tendue où nous étions, je lui présentai Aman et Mardochée, et lui dis : « Vous voilà et Pontchartrain. » Ce hasard nous divertit, et plus encore la proposition qu'il venoit de me faire. Il étoit aussi rampant avec tout le monde qu'il avoit été insolent, gauche et brutal, sans exception de personne, et n'y gagna qu'un parfait mépris. Il mouroit de peur d'être chassé, et de rage de ne pouvoir plus mal faire ; le néant et l'oisiveté le rongeoient. Il tenoit encore à un filet[2] par le vain titre de sa charge, dont le conseil de marine ne lui laissoit pas la moindre fonction, et par cette entrée sans voix au conseil de régence. Il s'attachoit néanmoins à ce filet dans l'espérance qu'il lui serviroit enfin à remonter, et pour passer cependant pour être encore quelque chose. Nous ne nous parlâmes point de son édit révoqué des garde-côtes. Il devoit avoir vu que je commençois à lui tenir la parole qu'on a vu que j'avois donnée[3], et comprendre par là que mon dessein étoit de la tenir toute entière, conséquemment à ne me pas choisir pour son conseil et son protecteur. Je crois qu'il fut[4] désabusé par cette visite. Laissons-le végéter dans son humiliation encore quelque temps ; car il étoit sur un pied et sur un autre tandis que le conseil de régence s'assembloit ou sortoit, sans que qui que ce soit lui dît une parole ou lui répondît plus d'un seul mot s'il s'avisoit de parler à quel-

1. *Que* est répété deux fois, à la fin d'une ligne et au commencement de la suivante.
2. Tome XII, p. 455. — 3. Tome XXIII, p. 308-309.
4. Avant *fut*, il a biffé *en*.

qu'un, excepté la Vrillière, encore fort peu, par honneur, et beaucoup moins le maréchal de Bezons[1].

Désordre des finances.

Le conseil des finances les avoit trouvé dans un étrange état[2]. Il étoit dû seize cent mille francs à nos ambassadeurs et à ceux que le Roi tenoit auprès des princes étrangers[3], dont la plupart, à la lettre, n'avoient pas de quoi payer le port de leurs lettres, ayant mangé tout le leur, ce qui faisoit un cruel discrédit par toute l'Europe[4]. Les financiers cependant avoient profité du temps qu'on avoit eu besoin d'eux, jusqu'à passer tout ce qu'ils vouloient. Noailles et Rouillé voulurent les ressasser[5]. L'épouvante se mit parmi eux[6], et Pléneuf[7] disparut et se sauva en Italie[8]. J'aurai à parler de lui ailleurs. Il faudroit une grande connoissance des finances, une vaste et juste mémoire, et de gros volumes uniquement sur cette matière, à qui voudroit exposer tout ce qui fut tenté, manqué, exécuté là-dessus. Ce travail est au-dessus de mes forces et de mon goût. Je me contenterai donc de marquer les

Frayeur des partisans. Pléneuf en fuite. Suite et détail des finances trop fort et trop vaste pour moi à le raconter. [*Add. SᵗS. 1287*].

1. On a vu, tome XXVII, p. 206-207, que le maréchal de Bezons avait d'abord recherché son amitié.

2. « M. le duc de Noailles a fait la lecture d'un mémoire exact de l'état où sont maintenant les finances, et on a vu par ce mémoire que la dépense excède de beaucoup la recette » (Procès-verbal du conseil de régence, 5 octobre, ms. Franç. 23663, fol. 12). Un état général des dettes de l'État à la mort de Louis XIV fut donné dans le *Mercure*, septembre 1720, p. 139-148. Voyez ci-après aux Additions et Corrections.

3. Saint-Simon prend cela dans Dangeau, au 19 octobre (p. 213). Le procès-verbal du conseil de régence du 16 dit : « Il a été lu un mémoire de ce qui est dû aux ministres françois dans les cours étrangères, tant à ceux qui y sont actuellement qu'à ceux qui n'ont pu encore partir. Mgr le duc d'Orléans a dit qu'il aviseroit aux moyens de leur faire incessamment toucher quelque chose » (fol. 38 v°).

4. Voyez, ci-après, p. 371. — 5. Tome XI, p. 252.

6. La nomination de Rouillé du Coudray au conseil des finances avait déjà fait trembler les financiers, à cause de la connaissance qu'il avait de tous les traités (*Dangeau*, p. 169).

7. Jean-Étienne Berthelot de Pléneuf, père de Mme de Prye : tome XIII, p. 426. Ici *Pleinœuf* dans la manchette.

8. Dangeau annonce sa fuite le 10 octobre (p. 207).

événements principaux en ce genre, que je laisserai traiter à fonds par qui en sera plus capable que je ne le suis[1].

Replâtrage entre Monsieur le Duc et le duc du Maine sur la qualité de prince du sang.

L'affaire, dont j'ai fait mention[2], de la qualité de prince du sang prise par le duc du Maine dans une signification de lui à Monsieur le Duc, dans leur procès de la succession de Monsieur le Prince, fut, après bien des allées et venues, replâtrée chez Madame la Princesse, où les parties se trouvèrent avec l'abbé Menguy[3], conseiller de la grand chambre, qui avoit été chargé de ce détail[4]. Monsieur le Duc retira toutes les protestations qu'il avoit faites contre tous les actes où le duc du Maine avoit pris la qualité de prince du sang, s'engagea de promettre à M. le duc d'Orléans de ne les point renouveler sans son consentement, et ne voulut donner aucune parole à M. ni à Mme du Maine, consentit de ne point prendre lui-même la qualité de prince du sang dans les actes qui se feroient avec le duc du Maine, pour que celui-ci ne la prît pas non plus avec lui, et trouva bon que lui et le comte de Toulouse la prissent avec tout ce qui n'est point prince du sang. Ainsi Monsieur le Duc recula sur tout, et le duc du Maine gagna tout, puis [que] Monsieur le Duc et lui demeuroient égaux en ne prenant ni l'un ni l'autre ensemble la qualité de prince du sang, et M. du Maine demeurant autorisé par Monsieur le Duc à la prendre, lui et son frère, avec toutes autres personnes. Il n'y avoit que le *retentum*[5] de ne renouveler ses protestations contre cette qualité que du consentement de M. le duc d'Orléans. Aussi ne fut-ce[6]

1. Il y a dans les *Mémoires de Noailles*, par l'abbé Millot (édition Michaud et Poujoulat, p. 262-263), un résumé des principales opérations financières de l'année 1715.
2. Ci-dessus, p. 110-111.
3. Guillaume, abbé Menguy : tome XIII, p. 197, et ci-dessus, p. 19.
4. Tout ce qui va suivre est la copie du *Journal de Dangeau* du 19 octobre (p. 213). Saint-Simon avait fait à cette occasion l'Addition indiquée p. 111, n° 1280.
5. Mot déjà employé au tome XXVII, p. 160.
6. *Ce*, oublié, a été ajouté en interligne.

qu'un replâtrage, qui n'eut pas même loisir de sécher. Tout se passa entre eux d'une manière fort aride [1], et qui promettoit ce qui arriva depuis. Je passe sous silence ce qui fut convenu sur l'intérêt pécuniaire, comme n'étant intéressant qu'en tant que ce fut cet intérêt qui porta celui de la qualité du rang, etc., jusqu'où les choses [2] furent portées dans la suite.

Monsieur le Grand prétend toute supériorité et autorité sur la petite écurie et sur le premier écuyer du Roi et d'avoir la dépouille de la petite écurie. [*Add. St-S. 1288 et 1289*].

Une autre affaire se présenta à juger au conseil de régence, parce que M. le duc d'Orléans ne sut pas imposer et ordonner que les choses demeureroient sur le même pied qu'elles avoient été sous le feu Roi et sous ses derniers prédécesseurs. Nous étions encore à Versailles après la mort du Roi, que Beringhen, premier écuyer, me dit que Monsieur le Grand vouloit prétendre toute la dépouille de la petite écurie [3], et toute supériorité de sa charge sur la sienne. J'en fus d'autant plus surpris que le comte d'Harcourt [4] et Monsieur le Grand, son fils, d'une part, et les deux Beringhens, père [5] et fils, d'autre part, avoient passé leur vie et toute celle du feu Roi dans ces deux charges, sans prétention d'une part, sans dépendance de l'autre, nonobstant toute la supériorité personnelle et tout le crédit constant des deux grands écuyers, dont le dernier n'avoit qu'à ouvrir la bouche pour obtenir sur-le-champ du Roi tout ce qui lui plaisoit. Je n'ai point su qui mit cela si tard dans la tête de Monsieur le Grand; mais il l'entreprit tout d'un coup, et en fit une affaire majeure, de l'instruction et du rapport de laquelle au conseil de régence M. de

1. Dangeau terminait ainsi son article : « Madame la Princesse auroit fort souhaité que, étant tous chez elle pour cet accommodement, il y eût eu plus de chaleur et d'amitié entre eux ; mais, comme les esprits ont été fort aigris, il faut leur laisser le temps de revenir ».

2. *Les choses* en interligne au dessus d'*elles*, biffé.

3. C'est-à-dire les chevaux, carrosses et livrées, qui, de même que les vêtements et les ameublements de la chambre mortuaire, revenaient à la mort du roi aux grands officiers.

4. Henri de Lorraine : tome I, p. 188.

5. Henri de Beringhen : tome I, p. 192.

Torcy fut chargé par M. le duc d'Orléans[1]. Il se donna des mémoires de part et d'autre[2], et cette affaire partagea toute la cour. Le rare fut que ceux qui en devoient être juges prirent l'épouvante. Ils mouroient de peur de ce reste inanimé de la maison de Lorraine ; surtout ils redoutoient Monsieur le Grand, que le superbe état qu'il avoit tenu toute sa vie, son crédit prodigieux et constant auprès du Roi, les manières si supérieures auxquelles il avoit accoutumé tout le monde, rendoient très autorisé.

Caractère de Monsieur le Grand.

C'étoit un homme sans aucun autre esprit qu'un long usage de la cour et du plus grand monde, gâté par sa faveur et par la sottise du monde, très bon homme, très noble, très désintéressé, fort poli avec discernement, encore plus haut, et le dernier de sa maison qui ait porté jusque [à] la fin de sa vie la grandeur dans toutes ses prétentions, qu'on lui passoit à la faveur de sa maison toujours ouverte, avec le plus grand jeu et la plus grande chère soir et matin ; fort brutal, et alors sans ménagement en face, même aux femmes, quand il s'y mettoit, et d'une gourmandise singulière. Son âge et sa goutte presque continuelle l'avoient affranchi de tout devoir ; mais en aucun temps il n'avoit fait sa cour qu'au Roi, à la vérité avec la plus grande bassesse, et des flatteries dont l'excès et la fadeur faisoient mal au cœur. Jamais il n'avoit mis le pied chez aucun ministre, conservoit avec eux toute sa grandeur, en étoit craint et ménagé, et ne se contraignoit pour personne. C'étoit donc un homme qui, sur ce qu'il s'étoit une fois mis en tête, qu'on craignoit de choquer[3]. D'autre part, Beringhen, premier écuyer, étoit aimé, estimé, considéré de tout temps, et avoit beaucoup d'amis. Il n'avoit d'existence que par sa charge, que Monsieur le Grand

1. *Dangeau*, p. 208.

2. Plusieurs de ces pièces figurent dans le *Catalogue des factums de la Bibliothèque nationale*, tome I, p. 54 ; voyez aussi aux Archives nationales le carton AD I 16.

3. Tel est bien le texte du manuscrit.

prétendoit nettement mettre au niveau de celle du premier écuyer de la grande écurie, qui la commande sous lui, qui lui est soumis et subordonné en tout, et qui n'est proprement qu'un écuyer renforcé[1]. Les juges avoient donc peine à réduire Beringhen à ce néant, si distant d'une des plus belles charges de la cour[2], que son père et lui avoient exercé toute leur vie.

Foiblesse du conseil de régence.

Dans cet embarras chacun des juges eût fort désiré ne l'être point; mais l'affaire étoit engagée. Ils imaginèrent de s'en tirer en proposant à M. le duc d'Orléans de renvoyer le jugement à la majorité du Roi. Le Régent goûta cet expédient et, sans rien déclarer, tira de longue. Monsieur le Grand, qui par ce délai perdoit de fait, puique les choses demeuroient comme elles étoient, se mit à usurper tout sur le service de la petite écurie. Tous les jours c'étoient des voies de fait. Les écuyers, les pages, les valets de pied étoient aux prises jusque dans la cour et dans les antichambres du Roi. C'étoient des mainmises[3] continuelles; chaque écurie ne s'y présentoit qu'en force, prêtes toutes deux à s'entr'égorger. Le premier écuyer contenoit ses gens et se plaignoit, et crioit de toute sa force; le grand écuyer avouoit les siens tout haut, et ne se cachoit pas d'usurper à force ouverte tout ce qu'il prétendoit, en

1. L'*État de la France* de 1712 disait (tome I, p. 556) à propos de cette charge : « Celui qui a la charge de la grande écurie et qui commande aux officiers en l'absence du grand écuyer est le *premier écuyer de la grande écurie*; il prête serment de fidélité entre les mains de M. le grand écuyer et est pourvu de sa charge sous son agrément;.... il n'est appelé sur l'état qu'écuyer ordinaire de la grande écurie. »

2. Le même ouvrage définit ainsi les fonctions de premier écuyer (p. 577-579) : « Le premier écuyer [du Roi] commande la petite écurie du Roi;.... il commande aux pages et valets de pied de la petite écurie;.... il prête le serment de fidélité entre les mains de S. M.... Cette charge de premier écuyer est presque aussi ancienne que celle de grand écuyer de France. »

3. Tome XIII, p. 118. Saint-Simon écrit en deux mots : *mains mises*; aujourd'hui l'usage est plutôt d'écrire *mainmise*. Nous allons retrouver le même mot un peu plus loin, p. 163.

sorte que cela pouvoit aller bien loin entre les écuyers et les pages des deux parties, dans des occasions journelles d'un service continuel impossible à éviter, et une indécence et un manque de respect au Roi extrême[1].

Ce désordre me toucha. J'en parlai au Régent, et je lui remontrai combien il y alloit du sien à le souffrir; qu'à la fin il arriveroit quelque catastrophe peut-être sous les yeux du Roi; qu'il verroit la cour se partialiser, et les choses très aisément à un point qu'il y seroit fort empêché, et auroit à se bien repentir de sa tolérance. J'ajoutai qu'il étoit honteux aux membres de la Régence de montrer une telle timidité, qui les feroit mépriser de tout le monde; que j'étois celui de tous qui avois le plus d'intérêt à ne point juger ce procès, parce que, de quelque côté que je décidasse, je ne manquerois pas d'être blâmé : si en faveur du premier écuyer, on diroit que c'est parce que mon père l'avoit été; qu'il n'étoit pas en moi de n'être pas contre la maison de Lorraine en quoi que ce put être, et que sur Monsieur le Grand en particulier, dont le père avait volé sa charge au mien[2], et après les démêlés publics que lui et moi avions eu ensemble[3], et qui plus d'une fois avoient été jusqu'au feu Roi, je n'étois pas homme à les oublier. Si, au contraire, j'étois pour Monsieur le Grand, je pouvois m'attendre qu'on diroit qu'une passion cédoit à une autre, et les anciennes querelles aux nouvelles; que le premier écuyer étoit l'ami intime du premier président; que Mme de Beringhen, comme il étoit vrai, s'étoit répandue contre moi sans mesure; que c'étoit souvent chez elle où le premier président avoit tenu ses conseils dans l'affaire du bonnet[4], et les y tenoit encore contre nos poursuites; qu'en ces circonstances on pouvoit bien

1. Voyez ci-après aux Additions et corrections.
2. Tome I, p. 186 et suivantes.
3. Voyez nos tomes VI, p. 81-83 et 89, XI, p. 358 et suivantes, XVIII, p. 93, etc.
4. Tome XXVI, p. 19.

s'attendre de quel avis je serois, et avec quel plaisir je saisirois l'occasion d'anéantir la charge de l'ami intime du premier président, et de me venger de Mme de Beringhen. La chose étoit ainsi, et je ne disois que trop vrai. Le Régent sentit le poids de l'indécence et les suites des mainmises, et de ce moment se résolut à juger incessamment. L'affaire est courte et curieuse et mérite bien d'être exposée ici.

Raisons de Monsieur le Grand.

Monsieur le Grand produisoit ses provisions de grand écuyer de France [1], qui lui donnoient égale et entière autorité sur la grande et sur la petite écurie, et sur tous leurs officiers [2]. Il y prouvoit qu'à son égard il n'y avoit ni distinction ni différence entre les deux premiers écuyers de la grande et de la petite écurie; que le titre de premier écuyer du Roi n'est qu'un nom, qu'un usage sans fondement a établi, et que son unique titre est celui de premier écuyer de la petite écurie du Roi, comme le titre de l'autre est de premier écuyer de la grande écurie du Roi, lequel est demeuré jusqu'alors dans son entière dépendance en tout et pour tout. Il ajoutoit que, encore que tous les carrosses et tous les attelages du Roi soient de sa petite écurie, c'étoit de tout temps, sans interruption jusqu'alors, au grand écuyer seul à ordonner le deuil des carrosses et des harnois des attelages toutes les fois que le Roi drapoit, et celui de toute la livrée de la petite écurie sans aucune exception. Enfin il montroit qu'il étoit seul et unique ordonnateur de la petite écurie comme de la grande; que la chambre des comptes ne connoît que sa seule signature pour la petite comme pour la grande écurie, et que, bien qu'il laissât faire au premier écuyer toutes les dépenses de la petite écurie, c'étoit au grand écuyer que ces

1. Il y a des modèles de provisions du grand écuyer et des règlements sur ses fonctions dans le registre O[1]7, fol. 83 v°-86.

2. Saint-Simon résume le principal des mémoires produits par le grand écuyer, qui étaient dus à la plume de l'avocat Bouchevret et qu'on trouvera aux Archives nationales, carton AD I 16.

dépenses étoient apportées lorsqu'il en falloit compter, pour qu'il y fît, comme il l'y faisoit toujours, la même fonction d'ordonnateur qu'il faisoit pour les dépenses de la grande écurie, avec quoi elles étoient allouées à la chambre des comptes, sans que le nom du premier écuyer y parût jamais en rien. Sa conclusion étoit l'entière dépendance de lui de toute la petite écurie et de son premier écuyer, à quoi ne pouvoit préjudicier la complaisance qu'il avoit eue de ne la pas faire sentir, et conséquemment qu'à lui, privativement au premier écuyer, appartenoit toute la dépouille de la petite écurie.

Raisons de Monsieur le Premier.

Monsieur le Premier convenoit de tous ces faits, et en nioit les conséquences[1]. Il prétendit que les provisions de l'office de grand écuyer, toutes copiées sur l'ancien style, ne prouvoient rien contre l'état présent des choses ; que la plupart des charges se sont faites et accrues aux dépens les unes des autres. Il disoit qu'on seroit bien étonné de voir le grand chambellan prétendre se soumettre aujourd'hui les quatre premiers gentilshommes de la chambre, le grand maître et les maîtres de la garde-robe et tous les officiers qui dépendent d'eux, vouloir commander seul dans la chambre et les appartements du roi, y ordonner et payer les fêtes et les cérémonies, ôter aux premiers valets de chambre la cassette du roi, s'arroger un petit sceau du roi, et en sceller comme autrefois une infinité de choses, à l'insu du chancelier, et recevoir, privativement à lui et à la chambre des comptes, un grand nombre de foi et hommages : toutes fonctions qu'il n'est pas contesté qu'il n'ait eues autrefois, et qui peu à peu ont été démembrées de son office ; et qu'il en est ainsi de beaucoup d'autres charges. Sur le deuil des carrosses, harnois, livrée, etc., de la petite écurie, lorsque le Roi drape, ordonné par le grand écuyer, Beringhen représentoit que

1. Ceci est le résumé du factum intitulé *Observations pour M. le Premier en réponse au mémoire de M. le Grand* (Bibliothèque nationale, Fm 406, in-folio).

le grand écuyer, dans les grands deuils de la cour, envoie[1] son propre tailleur prendre la mesure des quatre capitaines des gardes du corps, dont il ordonnoit et payoit les habits de deuil, qu'il leur envoyoit tout faits, et qui passoient sur son ordonnance; que, plus encore, il faisoit faire les étendards des quatre compagnies des gardes du corps[2], les leur envoyoit, les payoit, et les faisoit allouer sur son ordonnance; que néanmoins on n'avoit pas vu que le grand écuyer eût à prétendre ni autorité, ni détail, ni subordination quelconque, sur pas une des quatre compagnies des gardes du corps, ni sur leurs capitaines, ni sur les officiers de ces troupes; d'où il concluoit qu'il n'avoit pas plus de droit sur la petite écurie, ses officiers, et le premier écuyer, par la raison du deuil qu'il y ordonnoit. Quant à ce qui regarde la chambre des comptes, qui ne connoît que la signature du grand écuyer pour les dépenses de la petite écurie, que le premier écuyer lui envoie à signer comme ordonnateur, ce n'est que pour diminuer le nombre des différentes signatures, et entretenir un meilleur ordre dans la chambre des comptes, qui ne lui donne pas plus d'inspection sur la petite écurie que les étendards des quatre compagnies de gardes du corps et les habits de deuil de leurs quatre capitaines, dont il est seul ordonnateur, ne lui[3] en donnent sur eux et sur leurs troupes; enfin que Monsieur le Grand ne peut disconvenir qu'il signe, et a toujours signé ainsi que Monsieur son père, les états de dépense de la petite écurie sans les voir, sans le plus léger examen, et uniquement sur la signature du premier écuyer, qu'il y trouve. A ces raisons générales, le premier écuyer ajoutoit des faits constants. Il disoit qu'il

1. *Envoye* corrige *envoyoit*.

2. Chacune des six brigades de chaque compagnie des gardes du corps avaient un porte-étendard particulier (*État de France*, 1712, tome I, p. 415 et suivantes).

3. *Luy* corrige *leur*, et, plus loin, les mots *sur eux et sur leurs trouppes*, ont été ajoutés sur la marge à la fin d'une ligne.

étoit vrai qu'anciennement le premier écuyer et la petite écurie étoient dans l'entière dépendance du grand écuyer, mais qu'Henri III l'en avoit totalement séparée et rendue indépendante en tout et pour tout, et le premier écuyer et tous les officiers de la petite écurie exempts de toute subordination au grand écuyer; qu'en un mot, ce prince en avoit fait deux choses entièrement distinctes et séparées, en sorte que le premier écuyer étoit devenu dans la petite écurie semblable en autorité au grand écuyer dans la grande écurie. Que cela s'étoit fait en faveur de M. de Liancourt[1], mari de la célèbre marquise de Guercheville[2], qui fut depuis dame d'honneur de Marie de Médicis, lorsqu'Henri IV l'épousa, père et mère du duc de Liancourt[3]; que les choses sont toujours depuis restées de la sorte; qu'Henri III et tous ses successeurs avoient toujours depuis donné l'ordre au grand et au premier écuyer distinctement et séparément, en présence l'un de l'autre[4], et qui plus est, à un simple écuyer de la petite écurie, en présence du grand écuyer, toutes les fois qu'il étoit présent et que le premier écuyer ne l'étoit pas; que Monsieur le Grand ne pouvoit nier que la même chose ne lui fût arrivée tant que le Roi avoit vécu, et qu'il en avoit pris l'ordre, sans que jamais il en eût fait la moindre représentation, beaucoup moins de plainte; enfin que M. de Liancourt avoit eu toute la dépouille de la petite écurie par deux fois, à la mort d'Henri III et à celle d'Henri IV, et mon père à celle de Louis XIII, tous trois sans la moindre difficulté ni opposition[5]. Sa conclusion étoit qu'il devoit

1. Charles du Plessis, seigneur de Liancourt : tome XXIV, p. 156, où Saint-Simon a déjà parlé de cette séparation des deux charges (p. 157 et note 1).

2. Antoinette de Pons : tome III, p. 214.

3. Roger du Plessis : *ibidem*, p. 215.

4. L'*État de la France* disait en effet (p. 280) : « Le grand et le premier écuyer reçoivent l'ordre pour les chevaux et carrosses. »

5. On peut voir dans le *Mémoire pour M. le comte d'Armagnac* comment celui-ci expliquait ce qui s'était passé dans ces trois occa-

continuer à vivre avec Monsieur le Grand comme il y avoit toujours vécu, c'est-à-dire que le premier écuyer, la petite écurie et tout ce qui y appartenoit, demeurassent, à l'égard du grand écuyer et de la grande écurie, sur le pied de séparation entière et de totale indépendance où Henri III l'avoit mise et où les rois ses successeurs l'avoient maintenue jusqu'alors, sans que, depuis près de cent quarante ans, il y eût jamais eu de prétention ni de plainte au contraire.

Monsieur de Troyes s'enfuit à Troyes, de peur de juger l'affaire de Monsieur le Grand et de Monsieur le Premier.

Les mémoires de part et d'autre, redoublés et imprimés[1], furent distribués aux juges[2] et au public. Monsieur le Grand et les siens agissoient comme dans une affaire dont son honneur dépendoit, Monsieur le Premier et les siens comme dans une affaire où il y alloit de tout son état et de toute sa fortune. Une attaque et une défense si vive et si sérieuse, et le grand nombre de personnes considérables qui s'intéressoient pour l'une ou pour l'autre partie, acheva de déconcerter les juges, tellement que Monsieur de Troyes, sur le point du jugement, s'enfuit à Troyes sous prétexte d'un reste de déménagement, et ne revint qu'après que l'affaire fut jugée[3]. Le Régent lui-même ne se trouva pas peu embarrassé. Il voyoit trop clair pour ne pas comparer intérieurement le procédé de Monsieur le Grand à la fable du loup et de l'agneau ; mais il avoit un foible héréditaire pour les Lorrains, qui, par Monsieur et par le chevalier de Lorraine, lui avoient imposé dans sa première jeunesse, et ce foible étoit soutenu par Mme la duchesse de Lorraine, sa sœur, qu'il aimoit fort, et par le ton haut de Madame, toute Allemande. Les

sions et comment il déniait la conséquence que M. de Beringhen en vouloit tirer.

1. *Dangeau*, p. 215.

2. Il y a *au juges*, par mégarde, dans le manuscrit, et, plus loin, *ses siens* et non *les siens*.

3. Les procès-verbaux du conseil de régence ne mentionnent pas l'évêque de Troyes parmi les membres présents, ni le 19 octobre, ni le 22, jour du jugement, ni aux jours suivants jusqu'au 5 novembre.

entreprises de la grande écurie sur la petite ne foiblissoient point, soit que le Régent ne voulût ou ne crût pas pouvoir imposer assez à Monsieur le Grand là-dessus. Il se repentoit de ne l'avoir pas fait d'abord, et ordonné provisoirement jusqu'à la majorité que les choses demeurassent comme le feu Roi les avoit laissées. Mais il n'étoit plus temps, et, pour arrêter cette petite guerre, également indécente, dangereuse et journalière, rien n'étoit plus pressé que de juger. C'est aussi à quoi enfin M. le duc d'Orléans se résolut.

Je savois bien à quoi m'en tenir sur cette affaire; mais je m'y défiai de moi-même, et je voulus me mettre au large et à mon aise avec moi-même là-dessus. Je priai l'abbé Pucelle[1], habile et intègre conseiller clerc de la grand chambre, qui depuis est justement devenu célèbre, et qui a toujours joui en ces deux genres de la première réputation, de me donner une après-dînée de son temps. Il vint chez moi. Nous y lûmes ensemble tous les mémoires de part et d'autre; nous les discutâmes exactement pour et contre; je lui expliquai cet usage de donner l'ordre qu'il ne pouvoit savoir. Je ne m'ouvris en aucune sorte; j'appuyai même autant que je le pus les raisons de Monsieur le Grand, parce que je ne les trouvois pas bonnes. J'eus la satisfaction que l'abbé Pucelle fut de mon avis avant que d'avoir su quel il étoit, et qu'il me dit nettement que cela ne faisoit pas de question. Je disputai encore contre lui. A la fin, je lui avouai que j'avois toujours été du même avis que lui, mais que j'avois voulu le lui cacher jusqu'au bout, pour rendre sa décision plus libre. Plus je me sentis fixé dans mon avis, plus j'étois en garde et serré avec le premier écuyer, qui venoit souvent me faire ses plaintes et chercher à me pénétrer. Il me pria avec les dernières instances de lui prêter le compte rendu à mon père par[2] son intendant de l'année 1643. Comme ces pièces se con-

1. Ci-dessus, p. 60.
2. Ce mot surcharge *de*.

servent toujours dans les maisons qui ont quelque ordre, je ne pus nier que je ne l'eusse; mais je lui dis que, étant juge de son affaire, je me garderois bien de lui rien administrer. Il avoit avancé que mon père avoit eu la dépouille de la petite écurie ; c'étoit le dernier exemple et le dernier état. Il falloit le prouver et le trouver dans ce compte ; c'étoit pour lui une preuve transcendante. Il me pressa beaucoup sans succès, puis me tourna tant qu'il put pour apprendre si en effet mon père avoit eu cette dépouille. Je ne le satisfis pas plus sur cela que sur les instances de lui montrer au moins ce compte.

Quatre jours après, le prince Charles vint chez moi avec force excuses de Monsieur le Grand, que la goutte empêchoit d'y venir, qui l'avoit chargé de me prier de vouloir bien lui prêter ce même compte. Sur les difficultés que je lui en fis, il redoubla ses instances. Je lui dis que Monsieur le Premier m'avoit fait les mêmes, et que je l'avois refusé, mais que, si Monsieur son père et lui le vouloient absolument, je le lui prêterois à deux conditions : l'une, qu'il ne le garderoit que trois jours ; l'autre, que Monsieur le Grand et lui trouveroient bon que je tinsse la balance égale, et que je l'envoyasse à Monsieur le Premier dès qu'ils me l'auroient rendu, et que je le lui laissasse aussi trois jours. Le prince Charles accepta pour Monsieur son père et pour lui les deux conditions, et il emporta mon compte. Il fut fidèle à me le rendre au bout des trois jours, et moi à l'envoyer sur-le-champ à Monsieur le Premier, qui en fut bien étonné, et qui n'avoit pas lieu de s'y attendre. Il me le rapporta au bout des trois jours, bien satisfait d'y avoir trouvé ce qu'il desiroit, c'est-à-dire le compte entier de toute la dépouille de la petite écurie dans ce compte [1].

1. Aucune des deux parties n'a fait état dans ses factums de ce compte de l'intendant de Claude de Saint-Simon, parce que, s'il leur fut communiqué, comme le dit notre auteur, ce ne fut que peu de temps avant le jugement. Jusque-là M. de Beringhen n'avait rapporté qu'un

Lorsqu'on fut sur le point de juger, Monsieur le Premier me vint prier de porter ce compte au conseil de régence. Je le refusai, et lui dis que ce n'étoit qu'au rapporteur à porter des pièces, que je ne savois à qui celle-là pouvoit être favorable, contraire ou indifférente, mais que ce n'étoit pas à moi à la porter, et que très certainement je ne la porterois pas. La dispute avoit duré ; le Premier, qui sentoit le poids de la pièce, s'étoit échauffé et me dit : *Mais si M. le duc d'Orléans vous l'ordonne*[1] ? Alors j'avoue que je le regardai fixement, et lui dis d'un ton brusque, mais bien articulé : *S'il me l'ordonne verbalement, je n'en ferai rien.* Le Premier comprit la réponse et ne répliqua pas. Mais je fus surpris que, la veille du jugement, je reçus un billet de la main de M. le duc d'Orléans, qui m'ordonnoit d'apporter le lendemain matin le compte rendu à mon père, de l'année 1643, au conseil de régence, à quoi j'obéis.

Conseil de régence où les prétentions du grand et du premier écuyer sont jugées,

J'arrivai le mardi matin 22 octobre à Vincennes pour le conseil extraordinaire de régence destiné au jugement de ce procès. Monsieur le Grand, M. le prince Charles ni Monsieur le Premier n'y parurent. Les chefs et les présidents des conseils y étoient mandés[2]. Le maréchal de

extrait du compte de l'écurie de 1643, où il était dit : « A M. le duc de Saint-Simon, premier écuyer de S. M., la somme de 36000# à lui ordonnée par le roi pour employer au renouvellement des chevaux de la petite écurie de S. M., à cause du changement arrivé par le décès du feu roi Louis XIII. » Monsieur le Grand soutenait que cette mention ne prouvait nullement que Claude de Saint-Simon eût bénéficié de la dépouille de la petite écurie, mais qu'il avait reçu cette somme pour augmenter le nombre des chevaux et remplacer ceux qui n'étaient plus en état de servir. Évidemment, si l'intendant des Saint-Simon avait noté l'encaissement de cette somme par son maître pour son compte personnel, c'était l'anéantissement de l'argumentation de Monsieur le Grand.

1. Ces mots et les suivants sont soulignés dans le manuscrit.

2. Le procès-verbal de ce conseil extraordinaire est dans le manuscrit Franç. 23663, fol. 46-47 ; il confirme ce détail et la récusation volontaire des deux maréchaux ; mais il ne parle pas de la déclaration faite par

toutes en faveur du premier écuyer.

Villeroy parloit à chacun pour Monsieur le Grand, son beau-frère; le maréchal d'Huxelles pour Monsieur le Premier, son cousin germain et son ami intime, et tous deux sortirent quand on se mit à prendre place. Comme Torcy, rapporteur, ouvrit son sac, je tirai de ma poche ce compte de mon père et le billet de M. le duc d'Orléans, et je dis : « Messieurs, voilà un compte de l'année 1643, rendu à mon père par son intendant, et voici un billet de la main de M. le duc d'Orléans, que je reçus hier, par lequel il m'ordonne d'apporter aujourd'hui ce compte au Conseil. » Et en même temps je mis l'un et l'autre sur la table, au milieu de sa largeur, devant moi. Tous regardèrent sans y toucher; personne ne répondit; jamais je ne vis des visages si embarrassés. Après, Torcy commença son rapport. Il le fit nettement, correctement, exactement, n'oublia rien de part ni d'autre, compara les raisons, les commenta, et conclut en tout et partout en faveur de Monsieur le Premier. Ses termes furent bons et justes, mais la voix basse, souvent coupée, et foiblit sensiblement aux conclusions.

Nous étions treize juges ainsi opinants : Torcy, rapporteur, les maréchaux de Bezons et d'Estrées, le duc d'Antin, les maréchaux d'Harcourt et de Villars, le duc de Noailles, moi, Voysin chancelier, le comte de Toulouse et le duc du Maine, Monsieur le Duc, M. le duc d'Orléans[1]. Ainsi j'étois à l'ordinaire vis-à-vis du Chancelier, auprès du comte de Toulouse, et le maréchal de Villars[2] auprès de moi ce jour-là. Le rapport fait, M. le duc d'Orléans ordonna à Torcy de lire l'endroit du compte de mon père où celui de la dépouille de la petite écurie lui devoit être rendu, en cas qu'il l'eût eue. Je poussai le compte à

Saint-Simon, qu'il va raconter tout à l'heure. Voyez le *Journal de Dangeau,* tome XVI, p. 216.

1. Tout cela est conforme au procès-verbal.

2. Les mots *de Villars* sont en interligne au-dessus de *d'Harcourt,* biffé.

Torcy; je repris le billet de M. le duc d'Orléans; je le montrai bien à mes deux voisins, et je le remis devant moi sur la table. Torcy trouva l'endroit du compte dont il s'agissoit, et le lut. Le Régent ensuite demanda l'avis à Bezons, qui barbouilla, et qui proposa une cote mal taillée[1]. Estrées saisit cet expédient, parla longtemps sans rien dire, et ne put conclure. Ce début me parut si misérable pour des juges de cette suprême sorte, et en tout pour des juges, que je pris la parole. Je dis au maréchal d'Estrées que nous étions tous là pour dire, non ce qui seroit à souhaiter, et faire des raisonnements étrangers à la question, mais pour dire nos avis nettement, en conscience; qu'il avoit parlé, mais point opiné ni[2] conclu; qu'il s'agissoit de savoir s'il étoit pour Monsieur le Grand ou pour Monsieur le Premier, en tout ou en partie, et au dernier cas en quelles parties. Le maréchal fut étourdi. Il barbouilla encore je ne sais quoi d'indécis. Je me tournai au Régent, à qui je dis: *Monsieur, il faudroit opiner, et cela ce n'est pas avoir un avis*[3]. Alors le Régent dit au maréchal d'Estrées: *Monsieur le maréchal, opinez donc, s'il vous plaît, et que nous sachions votre avis; car nous n'en savons rien encore.* Tout le Conseil baissa les yeux, et je ne vis jamais gens si consternés. Le maréchal d'Estrées, dans un embarras extrême, se mit à reprendre les points de prétention sans pouvoir se résoudre à décider. Le Régent le pressa encore; il décida enfin partie pour l'un, partie pour l'autre, sans en apporter aucune raison. Le Régent, qui vit qu'il n'en tireroit pas davantage, dit à d'Antin d'opiner. L'aventure du

1. « On appelle *cote mal taillée* une composition, une convention, qu'on fait en gros, sur plusieurs sommes, sur plusieurs prétentions, au lieu d'entrer dans la discussion particulière de chaque chose » (*Académie*, 1718).

2. Les mots *opiné ny* ont été ajoutés en interligne.

3. Toute cette phrase est soulignée dans le manuscrit, ainsi que les paroles du Régent. Le procès-verbal ne contient que la mention de la décision prise, et non point le résumé de la discussion.

maréchal d'Estrées lui fut une leçon. Il fit une préface de compliment pour les deux parties, et sur le malheur de ce procès ; il bégaya plus qu'à l'ordinaire ; mais il fut pour Monsieur le Premier sur tous les chefs. Harcourt, qui parla après et qui déjà s'énonçoit avec difficulté[1], fut court et de même avis. Villars pouffa[2], verbiagea[3], complimenta les parties, se plaignit du procès, desira des cotes mal taillées, mais conclut pour Monsieur le Premier[4]. Noailles parut comme chat sur braise[5]. Il craignit quelque chose de plus fort que ce que j'avois dit à son beau-frère[6] ; car je ne le ménageois pas en plein Conseil. Il

1. A cause de ses apoplexies.

2. Dans le tome XVII, p. 384, à propos de ce même Villars, il avait dit qu'il « pouffoit à la matamore ».

3. Tome VIII, p. 352 ; il a écrit *verbiaga*.

4. Voici ce que dit Villars dans ses *Mémoires* de cette affaire et de son opinion (édition Vogüé, tome IV, p. 76-77) : « Il y eut un grand conseil sur les diverses prétentions du grand et du premier écuyer au sujet des dépouilles qu'ils soutenoient appartenir totalement à leurs charges à la mort des rois. On cita des exemples du temps de Henri IV, et on trouva que le duc de Bellegarde avoit eu vingt-cinq mille écus comme grand écuyer pour la grande écurie, et que le premier écuyer avoit eu vingt mille francs pour la petite écurie. Le conseil de régence donna le premier exemple de corruption, et l'on ôta tout au Roi pour le donner à MM. d'Armagnac et de Beringhen. Le maréchal de Villars dit qu'il n'y avoit que le Roi qui perdoit son procès ; que son sentiment étoit que, comme le feu Roi avoit surpassé en magnificence tous les rois ses prédécesseurs, il étoit juste que les grands officiers dont il s'agissoit eussent le double de ce que l'on voyoit dans les exemples passés, mais que le reste devoit rester au Roi, dans un temps surtout où la plus exacte économie étoit nécessaire. Cet avis ne fut pas suivi, et le jeune Roi se trouva dépouillé dès les commencements de tous les chevaux et carrosses. »

5. « On dit proverbialement et figurément d'un homme qui, dans un discours ou dans un écrit, passe légèrement sur quelque article qu'il ne veut pas trop approfondir, *il a passé là-dessus comme chat sur braise* » (*Académie*, 1718, au mot *braise*). Nous avons déjà rencontré cette locution dans une Addition à Dangeau (notre tome XVII, p. 507), et on la retrouvera par la suite.

6. Ci-dessus, p. 172.

eût bien voulu aussi ne point décider; mais il n'osoit s'en dispenser. Cela produisit un long verbiage; mais à la fin il fallut conclure. Il tenta un avis équivoque de cote mal taillée; il se reprit, il y revint, en sorte qu'on put moins dire ce qu'il avoit opiné que dire qu'il n'avoit pas opiné[1].

L'impatience où me mit tant de si méprisable misère fit que je repris l'affaire d'un bout à l'autre. Je discutai tous les points des prétentions et des réponses; j'exposai plusieurs changements arrivés[2] dans les grandes et les moindres charges, et les formations d'où et comment faites aux dépens de quelles charges, dont je fis l'application aux questions particulières à juger; je m'étendis sur la séparation et l'indépendance des deux écuries, et du premier du grand écuyer, faite par Henri III en faveur de M. de Liancourt, maintenue en entier par ses successeurs jusqu'alors, en conséquence sur l'ordre donné chaque jour distinctement et séparément pour les deux écuries, même à un simple écuyer de la petite en absence du premier écuyer, et en présence du grand écuyer, sans plainte ni réclamation de sa part, jusqu'après la mort du Roi, sans que cette retenue pût être attribuée à timidité ni à défiance de considération et de crédit de la part de Monsieur le Grand. Enfin je montrai toute la force que la cause de Monsieur le Premier tiroit du compte rendu à mon père de la dépouille de la petite écurie, et je conclus distinctement après sur tous les points l'un après l'autre en faveur de Monsieur le Premier. Je remarquai qu'on me prêta grande et silencieuse attention, et que, encore que je parlasse longtemps, on ne s'ennuya pas, peut-être à cause de l'historique, qui fut nouveau presqu'à tous.

Le Chancelier barbouilla à son ordinaire, s'affligea de la naissance et du progrès de la contestation, plus encore

1. Il n'est pas parlé de cette affaire dans les *Mémoires de Noailles*.
2. Saint-Simon a écrit, par mégarde, *arrivées* au féminin.

de la difficulté d'une cote mal taillée, et finit enfin par être de mon avis. Les deux bâtards, qui aimoient bien mieux le premier écuyer, qui sourdement et cauteleusement[1] étoit attaché au duc du Maine, firent l'un après l'autre un petit compliment pour Monsieur le Grand et opinèrent nettement et entièrement contre lui. Monsieur le Duc, sans compliment ni remarque, dit en deux mots qu'il étoit d'avis sur tous les points que Monsieur le Premier étoit fondé et y devoit être maintenu.

Alors ce fut au Régent à parler et à prononcer. Par l'exposé que je viens de faire, auquel la singularité de l'embarras des juges m'a engagé, on voit que l'arrêt étoit fait dès lors, et que le premier écuyer avoit pleinement et entièrement gagné tout. Il n'y avoit donc plus qu'à prononcer. Néanmoins le Régent, aussi embarrassé que les autres juges, dit qu'il paroissoit qu'on n'étoit pas bien d'accord sur la dépouille, et même sur d'autres articles, dont quelques-uns ne s'étoient pas bien expliqués. Par ce qu'il ajouta, il montra qu'il tendoit lui-même à une cote mal taillée, qu'il vouloit sauver la charge de premier écuyer et ne la pas soumettre au grand écuyer, mais qu'il desiroit en même temps compenser cela par quelque extension de l'autorité du grand écuyer sur la petite écurie, au delà du deuil, surtout apaiser Monsieur le Grand en lui en[2] adjugeant la dépouille[3].

Je pris la parole dès qu'il eut fini. Je lui dis que les prétentions de Monsieur le Grand n'étoient pas de nature

1. Le *Dictionnaire de l'Académie* de 1718 dit que cet adverbe commence à vieillir; cependant on le trouve encore dans la dernière édition de 1878, et la mention d'archaïsme a été supprimée.

2. Cet adverbe a été supprimé dans les éditions précédentes, quoiqu'il se trouve bien au manuscrit.

3. Le Régent ne voulut-il pas plutôt se rapprocher de l'avis du maréchal de Villars, et supprimer, en partie au moins, cet usage onéreux de la dépouille? La suite du récit semble confirmer cette opinion.

à pouvoir être séparées, qu'elles étoient toutes fondées sur celle de l'entière dépendance, comme les défenses du premier écuyer sur chaque article n'avoient d'appui que dans celle de son indépendance et de la séparation et soustraction de la petite écurie de toute autorité et inspection du grand écuyer faite par Henri III pour M. de Liancourt, qu'on ne pouvoit se dissimuler, ni Monsieur le Grand lui-même, avoir duré entière et sans atteinte jusqu'alors ; que le titre y étoit donc par le fait d'Henri III ; que l'usage et la possession constante y étoit de même jusqu'alors par l'usage non interrompu et non contesté par aucun des grands écuyers sous Henri IV, Louis XIII et le feu Roi ; que rien n'y manquoit donc pour former un droit certain, constant et stable, ou que rien ne pouvoit être assuré ; qu'enfin pour la dépouille, qu'elle avoit le même fondement, le même titre, la même possession, puisque MM. de Liancourt père et fils l'avoient eue sans réclamation ni plainte des grands écuyers à la mort d'Henri III et d'Henri IV, et que le compte rendu à mon père, qui venoit d'être lu par son ordre, faisoit foi que mon père l'avoit eue pareillement à la mort de[1] Louis XIII. L'attention du Conseil fut encore plus grande à cette réplique, et il parut à l'air du Régent, non à aucune parole, qu'il s'en seroit passé. Mais moi, voyant un arrêt fait et juste, j'eus peur que foiblesse, crainte, complaisance n'y donnassent atteinte, et je crus devoir à l'équité d'aller à temps au-devant. Le Régent, quand j'eus fini, dit qu'il suffiroit de reprendre les voix en deux mots de chacun, sans opiner de nouveau. Il n'y eut que Bezons qui balbutia encore, Noailles moins, mais encore un peu. Tous les autres parlèrent net en deux mots en faveur du premier écuyer, excepté le maréchal d'Estrées, qui tâcha de faire une différence de la dépouille, et qui s'y barbouilla.

1. Le mot *de* surcharge *d'H.*

Quand tous eurent dit cette seconde fois leur avis en deux mots, je ne doutai plus que le Régent n'allât prononcer. Point du tout. Il dit qu'il voyoit bien que tous les suffrages décidoient pour l'entière séparation et la totale indépendance, et pour laisser les choses sur le pied où elles avoient été sous le feu Roi ; que c'étoit aussi son sentiment ; mais qu'il ne voyoit pas la même uniformité sur la dépouille ; que lui-même y trouvoit quelque difficulté ; qu'il seroit bon que, omettant le reste comme jugé, chacun s'expliquât encore nettement sur la dépouille. « Et le compte de mon père, Monsieur, repris-je tout haut, que vous m'avez commandé d'apporter ici par votre billet que voilà, n'est-il pas décisif là-dessus, à la suite du même exemple de MM. de Liancourt père et fils, indépendamment que la dépouille coule du même principe que tous les autres articles tenus pour jugés ? » Ce mot, dit un peu ferme, frappa tout le monde. Les balbutieurs[1] ne surent qu'y opposer. Ils haussèrent les épaules[2], et d'une voix assez basse convinrent que la dépouille devoit appartenir au premier écuyer. Tous les autres furent du même avis, et le dirent très ferme. Le Régent baissa la tête, ce que je remarquai bien, et enfin prononça. Alors, craignant par ce que j'avois vu de penchant et de foiblesse, que les cris, l'impétuosité et les appuis de Monsieur le Grand n'obtinssent des choses contraires à ce qui venoit d'être jugé, je proposai au Régent l'importance que Torcy écrivît le détail des choses jugées, c'est-à-dire le fonds inaltérable de l'arrêt, et le lût avant que le Conseil levât[3]. Le Régent le trouva bon, et l'ordonna à Torcy. Il se mit donc à écrire ; puis il dit tout haut chaque chef

1. Ce mot n'était donné par aucun lexique, et le *Littré* ne cite que cet unique exemple de notre auteur.

2. Ce haussement d'épaules, avoué par Saint-Simon, n'était-il pas une sorte de désapprobation de son attitude ?

3. C'était l'expression consacrée, comme on l'a vu dans le tome XIV, p. 163.

comme il l'alloit écrire avant de le mettre sur le papier. J'eus soin sur chacun de dire tout haut comme il avoit passé, quand Torcy paroissoit douter, comme il lui arriva souvent, apparemment pour être plus assuré de ce qu'il écriroit. Personne ne dit mot, même le Régent, tellement que plusieurs du Conseil dirent que j'avois fait et dicté l'arrêt. Torcy, après avoir achevé, lut tout haut ce qu'il venoit d'écrire, qui fut approuvé de tous à la fois sans ordre d'opinion, et cependant la Vrillière, ami intime du premier écuyer, écrivoit aussi sur le registre du Conseil, qui leva aussitôt après que Torcy eut achevé de lire et eut signé ce qu'il avoit écrit[1].

Je sortis du Conseil avec le comte de Toulouse, causant[2] de ce qui venoit de se passer, et de ce qu'eût pu devenir Beringhen à son âge, s'il eût perdu son procès, c'est-à-dire sa charge, et avec elle sa fortune et son être. Tournant sur le grand degré pour le descendre, des Épinais[3], vieil écuyer[4] de la petite écurie et fort attaché de tout temps à Beringhen, qui étoit là plus mort que vif, embusqué dans un coin pour apprendre le sort de l'affaire, et qui nous le demanda véritablement comme un homme

1. Nous n'avons pas l'arrêt que rédigea Torcy ; mais voici ce que la Vrillière écrivit sur le registre des procès-verbaux du Conseil (fol. 43 v°) : « M. de Torcy ayant fait le rapport de cette affaire, dont il avoit été chargé extraordinairement, il a été décidé que, en maintenant M. le grand écuyer dans les honneurs et privilèges dont il avoit joui pendant la vie du feu roi Louis quatorze, M. le premier écuyer seroit maintenu dans l'indépendance dont il étoit en possession, et que la dépouille en entier de la petite écurie lui appartiendroit, et il a été décidé que l'on dresseroit un arrêt dans lequel il seroit inséré que toutes lettres nécessaires seroient expédiées. » Cette fin semble indiquer que Torcy ne dressa pas l'arrêt sur le champ, comme Saint-Simon vient de le dire. Il faut remarquer aussi que la séance ne fut pas levée aussitôt, mais que le duc de Noailles rapporta ensuite une affaire de finances (fol. 44).

2. Il a écrit *causants,* et plus loin *tournants.*

3. Tome XXVIII, p. 251. Saint-Simon écrit ici *des Epinay.*

4. *Escuyer* corrige *escuri[e]*.

demi-mort, le comte de Toulouse avec son froid lui répondit que M. de Torcy le lui apprendroit[1]. Des Épinais insista comme un mendiant. La pitié m'en prit, et du premier écuyer qui l'avoit envoyé. Je dis au comte de Toulouse : *Pourquoi le faire languir pour un secret qui va être public dans quatre ou cinq minutes ?* Tout de suite je me tournai à des Épinais, et lui dis : « Allez, M. des Épinais, Monsieur le Premier a gagné en plein : indépendance, dépouille, en un mot, tout sans exception. » Cet homme, qui étoit vieux, et le même qui du temps du Roi étoit attaché au carrosse de Mme de Maintenon[2], se jeta à mes genoux, me dit d'une voix foible et entrecoupée que je lui rendois la vie, qu'il l'alloit rendre à Monsieur le Premier, et vole à l'instant par le degré, que nous le perdîmes de vue que nous n'étions qu'à la troisième marche. J'allai dîner chez le marquis du Châtelet[3], où j'appris que le premier écuyer, sa femme et quelque peu de leurs plus intimes amis étoient cachés dans le premier pavillon d'entrée tout près de la porte de la basse cour du château qui mène au village[4] ; qu'ils ne vouloient pas qu'on les y sût, et qu'ils avoient leurs carrosses cachés aussi, et tous attelés, pour s'en aller de là droit chez eux à Armainvilliers[5], s'ils perdoient ce procès, à l'instant qu'ils en auroient la nouvelle. Elle fut bien différente pour eux. Des Épinais arriva à toute course, qui ne pouvoit plus parler, et qui enfin les mit au large et dans la joie.

Le premier écuyer ne tarda pas à me venir remercier dès que je fus à Paris. Je ne sais par qui il avoit su

1. La phrase est tout à fait irrégulière, mais très compréhensible.
2. Tome XXVIII, p. 251.
3. Qui était gouverneur de Vincennes, où s'était tenu le conseil de régence.
4. Voyez les plans conservés aux Archives nationales, série N, et série O[1] 1889[B] et 1899, et l'ouvrage du capitaine de Fossa, *Le Château historique de Vincennes à travers les âges*, 1908-1909, 2 vol. in-4.
5. Tome XXI, p. 394.

jusqu'au dernier détail de tout ce qui s'étoit passé au jugement de son affaire; j'imaginai que ce fut par la Vrillière. Beringhen en transissoit[1] encore, et me répéta bien des fois que je lui avois sauvé sa charge et sa fortune, et plus que cela, l'honneur et la vie; qu'il me devoit tout cela, et que lui et les siens ne l'oublieroient jamais. Je dois cette justice à Monsieur le Grand et à M. le prince Charles, son fils, qu'ils ne me surent pas le moindre mauvais gré, qu'il ne leur est jamais depuis rien échappé à mon égard, et qu'ils ne m'ont jamais donné le plus léger soupçon qu'ils n'aient pas été satisfaits de toute ma conduite, et que tout ce qui tenoit à eux les a imité en cela.

Le premier écuyer me parle en faveur de sa femme et me presse de la recevoir. Caractère de Mme de Beringhen. Je reçois enfin sa visite.

Le premier écuyer ne fut pas longtemps sans me parler de l'extrême desir de sa femme de me venir témoigner la reconnoissance dont elle étoit pénétrée, et leur douleur commune de n'oser l'entreprendre dans les dispositions où tous deux me savoient pour elle, dont il est vrai que je ne m'étois pas tu, et sans ménagement[2]. Je lui dis que c'étoit une peine que je le priois de l'empêcher de se donner, parce que ma porte lui seroit exactement fermée. Il voulut entrer en justification pour elle, non en tout, mais en partie, et insister sur son repentir et sa douleur. Je répondis que j'étois trop bien informé pour que les justifications et les explications[3] eussent sur moi aucune prise, que je savois très bien à quoi m'en tenir avec elle, et que je le priois de ne m'en parler pas davantage. Mme de Beringhen étoit parfaitement fausse, basse, intrigante, non seulement dangereuse[4], mais fort méchante, avec l'air humble et modeste, les propos les plus

1. Le *Littré* cite pour cet imparfait des exemples de Balzac et de la Fontaine.

2. Ci-dessus, p. 162-163.

3. *Explications* corrige *excu[ses]*.

4. Ces premières épithètes avaient déjà été accollées au nom de Mme de Beringhen, lorsqu'il a parlé d'elle dans le tome XXVI, p. 349.

doux et les plus séduisants, toujours dans les intérêts et dans les sentiments des gens à qui elle parloit; jamais rien sans vues et sans desseins, avide d'argent et d'affaires les plus sales, avec un air d'aisance, de dépense, de désintéressement; toujours merveilleusement parée, quoique très laide et rien moins que jeune, fort glorieuse en dessous, tant qu'elle pouvoit dans les cabales, ayant été toujours fort avant dans celle de Meudon, désolée de ce qu'ils n'avoient pu parvenir au duché, quoiqu'elle [ne] pût ignorer qui étoit son mari[1]. Elle avoit plus d'esprit encore que le duc d'Aumont, et infiniment liant. C'étoit son bon et cher frère; aussi étoient-ils en tout parfaitement homogènes. Elle avoit été longtemps toujours à la cour, à Marly, de tous les voyages, de toutes les fêtes. On n'a jamais découvert la cause de sa disgrâce, que toute la bonté du Roi pour son mari, et la familiarité qu'il eut toute sa vie, ni la considération de la nécessité où il étoit de ne bouger d'où étoit le Roi, ne put jamais diminuer. Les quinze dernières années du feu Roi au moins elle n'étoit plus de rien, et n'alloit à la cour que deux ou trois fois l'année passer au plus deux jours, mais quelquefois à Meudon, quand il y avoit des dames et que le Roi n'y étoit pas; jamais même à Fontainebleau. Cela étoit fort remarqué; mais ils étoient si sages et si cachés qu'on n'en fut pas plus instruit[2]. Le Premier, qui aimoit fort sa

1. Saint-Simon n'a pas inséré dans les *Mémoires* une anecdote qu'il a racontée dans la *Notice sur la maison de Saint-Simon* (tome XXI et supplémentaire de l'édition des *Mémoires* de 1873, p. 63-64) ; le carrosse de la duchesse de Brissac (sœur de Saint-Simon) s'étant rencontré dans une rue étroite avec celui de Mme de Beringhen, celle-ci aurait refusé de reculer et les deux dames seraient resté ainsi nez à nez pendant plusieurs heures, jusqu'à ce que le vieux Beringhen, prévenu, fût venu en personne faire reculer sa belle-fille et s'excuser auprès de la duchesse.

2. De même que Saint-Simon, nous n'avons pu élucider la cause de cette disgrâce ; mais il est certain que, jusqu'en 1698, elle figure très fréquemment parmi les dames invitées à Marly ; Dangeau la mentionne

femme, et à être avec cette flatteuse, en étoit secrètement amèrement affligé; mais il ne put rien changer à cette disgrâce, qui dans les premiers temps bannit sa femme de la cour, sans y oser paroître du tout pendant quelques années. Il me poursuivit plus de six semaines pour voir sa femme, avec une assiduité qui me désoloit, et qui enfin me vainquit. Elle vint donc un matin seule avec son langage composé, où elle mit toute l'éloquence qui lui fut possible, qu'elle accompagna de beaucoup de larmes. Je la reçus avec toute la civilité, mais avec toute la froideur possible. Je lui dis qu'il ne s'agissoit point de s'expliquer sur ce qui s'étoit passé chez elle à mon égard, que je n'en ignorois rien, que je savois à quoi m'en tenir, que je voulois bien croire qu'elle en étoit fâchée, que cela ne m'avoit pas empêché de rendre justice à Monsieur le Premier. Du reste, je la payai de compliments secs, sans me rendre à ses protestations, ni à tous ses empressements pour obtenir oubli et[1] mon amitié. Il n'y eut rien qu'elle ne me dît pour m'assurer que, quelque rigueur que je lui tinsse, rien n'égaleroit à jamais sa reconnoissance, son attachement, son respect pour moi, car elle ne ménagea aucun terme, et pour me les témoigner par toute sa conduite. Tous ces verbiages durèrent une bonne heure tête à tête, et, quoique de ma part la sécheresse se fût soutenue jusqu'au bout à travers toute la politesse dont je la pus tempérer, son mari vint me remercier le lendemain de l'avoir reçue, et me dit encore merveilles pour elle. Elle m'est depuis revenue voir quelquefois du vivant de Monsieur le Premier[2], jamais depuis. Je la voyois chez son mari quelquefois; jamais je ne lui ai rendu de visite. Le Premier me dit bien des fois depuis le jugement que je l'avois étrangement mis en peine par le serré et le

encore le 21 août de cette année (tome VI, p. 402); puis son nom disparaît complètement du *Journal*.

1. Les mots *oubli et* ont été ajoutés sur la marge à la fin d'une ligne.
2. Il mourut en 1723.

concis dont je lui parlois, qui lui avoit fait tout craindre de ma part pour la décision de son affaire, laquelle fut fort approuvée du public.

Le Régent permet au grand écuyer de protester, qui en abuse et tient l'affaire comme non jugée.

J'eus lieu de me savoir gré d'avoir fait dresser l'arrêt tout de suite dès qu'on l'eut prononcé. Monsieur le Grand vint au Palais-Royal, criant qu'on l'avoit égorgé, et tempêta tant, que le Régent lui permit de faire telles protestations qu'il voudroit contre le jugement que le conseil de régence, c'est-à-dire que le Roi même, venoit de rendre (car il étoit de pareille force ainsi que tout ce qui émanoit de ce conseil), et lui signa un ordre à tout notaire qu'il voudroit choisir de recevoir ses protestations et de lui en donner acte[1]. Outre la misère d'une foiblesse si honteuse, qui alloit à saper l'autorité et la stabilité de tout ce que le conseil de régence pouvoit ordonner, le Régent n'en prévit pas les autres conséquences. Monsieur le Grand fit donc ses protestations, publia qu'il ne se tenoit pas pour battu, et qu'à la majorité il espéroit avoir justice. Des paroles il passa tôt aux effets. La guerre recommença par les usurpations et les attaques de la grande écurie contre la petite, avec la même indécence, la même fréquence, le même danger qu'avant le jugement, que Monsieur le Grand traita toujours de nul, fondé sur la permission qu'il avoit obtenue de protester contre, en sorte que, dans le fait et à la dépouille de la petite écurie près, que le Premier écuyer eut[2], ce dernier[3] ne se trouva ni mieux ni plus en sûreté qu'avant le jugement. Les plaintes qu'il en porta au Régent furent écoutées ; mais ce fut tout. Ce prince n'imposa point, et les embûches et les entreprises et les combats furent journaliers.

Continuation

Achevons cette matière, puisqu'elle se présente si natu-

1. Nous ne connaissons pas le texte de ces protestations, et Dangeau n'en parle pas. L'affaire reviendra encore en 1717 (suite des *Mémoires*, tome XIV de 1873, p. 186).
2. Voyez ci-après aux Additions et Corrections.
3. Les mots *ce d^r^* surchargent *il*.

des mêmes démêlés, qui, après la mort de Monsieur le Grand, tuent Monsieur le Premier et qui continuent entre leurs fils jusqu'à ce que le Roi majeur décidât comme avoit fait le conseil de régence.

rellement, quoiqu'elle dépasse la mesure du temps que j'ai compté de donner, si je vis[1], à mes *Mémoires*. Le prince Charles continua les mêmes entreprises journalières, à force ouverte, après la mort de Monsieur le Grand, arrivée en 1718. Le premier écuyer n'opposoit que sagesse et plaintes inutiles, dont le chagrin, qui se renouveloit tous les jours, le conduisit enfin amèrement au tombeau en 1723, et le lui avança[2]. Il n'est pas de ce temps d'expliquer par quelle fortune son fils[3] obtint enfin sa charge, que M. le duc d'Orléans assurément ne lui destinoit pas, et qu'il n'eut que par la mort de ce prince, arrivée bien à propos pour lui, sans qu'il eût disposé de la charge, pendant plus de sept mois qu'il l'auroit pu[4]. Par autre fortune, Monsieur de Fréjus avoit été fort des amis de Beringhen et de sa femme. Il venoit de faire Monsieur le Duc premier ministre, qui étoit obligé de compter fort avec lui. Fréjus fit sa propre affaire de celle du premier écuyer. Il la fit décider de nouveau, mais sans forme de jugement, suivant en tout celui qui avoit

1. Saint-Simon, lorsqu'il écrivait cela, avait soixante-et-onze ans.

2. Beringhen mourut le 1er mai 1723, dans sa soixante-douzième année.

3. Jacques-Louis II de Beringhen, brigadier de cavalerie en 1704 et maréchal de camp en 1718, eut à la mort de son père la charge de premier écuyer du Roi et le gouvernement de la citadelle de Marseille dont il avait les survivances ; mais il mourut le 1er décembre 1723, sept mois après son père, à l'âge de quarante-trois ans ; il avait épousé le 9 février 1708 Marie-Louise-Henriette de Beaumanoir-Lavardin, dont il n'eut qu'une fille, qui entra au couvent.

4. Saint-Simon reviendra sur tout cela en 1723 (suite des *Mémoires*, tome XIX, p. 214-215). Mais ici il fait erreur : le fils aîné de M. de Beringhen succéda sans difficulté à la charge de son père, dont il avait la survivance, et c'est lui qui obtint la confirmation de son indépendance du grand écuyer. Celui qui n'aurait pas été pourvu de la charge si le duc d'Orléans n'était pas mort justement le 2 décembre 1723, c'est le second fils, Henri-Camille (notre tome XXIII, p. 351), que le Régent n'aimait pas pour des raisons qui seront expliquées en 1723, où Saint-Simon racontera les faits plus exactement.

été rendu par le conseil de régence. Le Roi étoit majeur; ainsi les protestations du grand écuyer tombèrent, et il n'y eut plus pour lui à en revenir. Monsieur le Duc et Monsieur de Fréjus lui parlèrent si ferme qu'il n'osa plus rien entreprendre sur la petite écurie, ni tenter les voies de fait. Ainsi le nouveau premier écuyer jouit, en entrant en charge, d'une paix et d'un repos auquel son père n'avoit pu parvenir depuis la mort du feu Roi.

Le prince Charles refuse de signer les dépenses de la petite écurie à l'ordinaire sans examen. Monsieur le Duc, sur ce refus, les signe comme grand maître de France et le grand écuyer en perd le droit.

Le prince Charles, piqué de voir ses prétentions condamnées sans retour, refusa de signer à l'ordinaire, sans examen, les dépenses de la petite écurie, lorsqu'elles lui furent portées avec la signature du premier écuyer[1]. Celui-ci, son nouvel arrêt en main, refusa de s'y soumettre, et prétendit que le prince Charles devoit, comme son père, son grand-père, et tous les autres grands écuyers depuis Henri III, signer sans voir, sur la simple inspection de la signature du premier écuyer. Les choses demeurèrent assez longtemps ainsi. Cependant il falloit les finir pour porter ces dépenses à la chambre des comptes. On tâcha de vaincre l'opiniâtreté du prince Charles, et par raison et par exemples; on ne put le persuader. A la fin, Monsieur le Duc, qui étoit premier ministre, déclara au prince Charles que, s'il persistoit au refus, lui, Monsieur le Duc, comme grand maître de la Maison du Roi, signeroit les dépenses de la petite écurie, et les enverroit ainsi à la chambre des comptes. Le prince Charles lui répondit qu'il feroit tout ce qui lui plairoit, mais qu'il ne les signeroit pas sans les examiner. Monsieur le Duc les signa donc comme grand maître de France, et de cette manière le grand écuyer perdit le droit de les signer, ou plutôt l'usage, qui étoit un des plus beaux restes de son ancienne supériorité sur la petite écurie et sur le premier écuyer du Roi.

1. Comme Saint-Simon racontera à nouveau cette affaire à la date à laquelle elle se produisit, en 1723, nous réservons le commentaire pour ce moment.

Mariage de Sandricourt, qui me brouille pour toujours avec lui.

On a pu voir quelque part, au commencement de ces *Mémoires*, que j'avois pris le même soin du marquis de Sandricourt[1] que s'il eût été mon fils[2]. Nous sommes de même maison, quoique de branche séparée depuis plus de trois cents ans[3]. J'ai toujours aimé mon nom ; je n'ai rien oublié pour élever tous ceux qui l'ont porté de mon temps; je n'y ai[4] pas été heureux. Son père et sa mère[5], gens de beaucoup d'esprit, mais avares, obscurs, fort retirés, n'avoient point d'autres enfants. Ils étoient riches en belles[6] terres en Picardie[7] ; ils ne bougeoient de chez mon père, et après de chez moi. Je procurai une compagnie de cavalerie à leur fils de fort bonne heure[8], et le premier usage que je fis de l'amitié de Chamillart fut de faire[9] donner fort tôt après à ce jeune homme l'agrément du régiment de Berry-cavalerie[10], que Yolet[11], très bon

1. Louis-François de Rouvroy : tome XII, p. 403.

2. Il n'a encore parlé de lui que dans le passage indiqué à la note précédente, où il a dit incidemment qu'il l'avait recommandé à Mme des Ursins; nous ne trouvons rien non plus dans les Additions au *Journal de Dangeau*.

3. Leur ancêtre commun était Mathieu II de Rouvroy, dit le Borgne, qui fut tué à Azincourt en 1415 : voir les tableaux généalogiques donnés dans notre tome I, p. 408 et suivantes.

4. Le mot *ay* est répété deux fois par mégarde.

5. Louis IV de Rouvroy, marquis de Sandricourt, né le 6 octobre 1639 et mort le 1er juin 1718, avait épousé le 14 septembre 1678 Marie-Anne de Monthomer, qui mourut le 14 février 1727, à soixante-quinze ans.

6. La première lettre de *belles* surcharge un *P* (Picardie).

7. La terre de Sandricourt, sur la paroisse d'Amblainville, dans le Vexin français, avait été érigée en marquisat au milieu du dix-septième siècle; elle était venue par mariage dans cette branche de la maison de Rouvroy à la fin du quinzième; en 1493, Françoise de Saint-Simon y avait fait tenir le célèbre Pas d'armes de Sandricourt. Outre cette terre, M. de Sandricourt possédait encore celles d'Amblainville et d'Outrevoisin. Mais tout cela n'est pas en Picardie.

8. En 1701.

9. Avant *faire*, Saint-Simon a biffé *luy*, et, plus loin, il a ajouté *à ce jeune hoe* en interligne.

10. Tome III, p. 28.

11. François de Malras, baron d'Yolet, en Auvergne, eut en 1688 une

officier, vendit de dépit de n'être pas maréchal de camp[1]. La cherté effraya le père ; je m'obligeai à le payer, et priai Yolet de faire le marché au mot du père, et que je donnerois le surplus. Le père, étonné d'un si grand et si prompt rabais, se douta de ce que j'avois fait, se piqua, et conclut à peu de chose près, qui demeura sur mon compte et qu'ils m'ont rendu depuis. Ce régiment alla bientôt en Espagne. Mme des Ursins y régnoit, et je pouvois compter sur elle[2]. M. le duc d'Orléans y commanda l'armée bientôt après ; il eut toutes les bontés les plus marquées pour Sandricourt, et Mme des Ursins lui donna une protection distinguée. Je le recommandai aussi à tout ce que je connus qui le pouvoit servir et même conduire. Il avoit de la valeur et de la volonté ; en trois ans Chamillart le fit brigadier, aux cris de[3] la foule de ses cadets d'Italie, d'Allemagne et de Flandres. Il fit un tour à Paris l'hiver d'après le mariage de M. le duc de Berry. Je l'eus chez moi à la cour, le présentai partout, et lui fis donner les entrées chez ce prince, sous prétexte qu'il commandoit son régiment. A son retour à la paix, j'en usai de la même manière, et je crus pouvoir le former au monde après l'avoir vu plusieurs campagnes à la guerre, où il s'étoit acquis de la réputation. Il y avoit déjà longtemps que son père et sa mère le vouloient marier. Je les en avois toujours détournés comme d'une chose prématurée à l'âge et au grade militaire de leur fils, qui, en

compagnie de cavalerie au régiment de Molac, succéda à Villacerf en février 1693 comme mestre-de-camp du régiment de Berry-cavalerie, s'en défit en 1702 et passa au service d'Espagne, où il resta jusqu'en 1714. Revenu en France, Saint-Simon obtint pour lui en juillet 1718, comme il le racontera alors (suite des *Mémoires*, tome XIV de 1873, p. 402), un brevet de maréchal de camp. On ignore la date de sa mort. Il avait épousé en février 1696 Marie de Lastic de Sieujac, dont il eut deux fils, nés en 1702 et 1704, et qui entrèrent aux pages en 1718.

1. *Journal de Dangeau*, tome VIII, p. 396.

2. Notre tome XII, p. 403.

3. *De* surchage *de ses*.

avançant en âge et en fortune, ne pouvoit que trouver des partis plus avantageux et propres à avancer sa fortune. Surtout je les exhortois à profiter de leur situation heureuse sans dettes, avec près de cinquante mille livres de rente en belles terres depuis Paris jusqu'à Abbeville[1], pour ne pas faire de mésalliance, dont leur fils m'avoit toujours paru infiniment éloigné. Voyant leur empressement de le marier devenu[2] incapable de raisons, nous pensâmes[3], Mme de Saint-Simon et moi, à chercher à les satisfaire d'une manière convenable, et nous crûmes trouver tout dans Mlle de Richebourg[4]. Le marquis de Richebourg, son père[5], étoit petit-fils du frère du prince d'Espinoy[6], du fils duquel prince d'Espinoy il a été parlé ici plus d'une fois[7], qui étoit mort il y avoit déjà quelques années[8], et de la veuve duquel[9], sœur de Mlle de Lillebonne, il a encore été plus souvent mention dans ces *Mémoires*. Ce marquis de Richebourg, dont il s'agit ici

1. Nous ne savons quelles terres M. de Sandricourt possédait dans le voisinage d'Abbeville.

2. *Devenu* surcharge *inc[apable]*.

3. *Pensasmes*, est en interligne au-dessus de *crusmes*, biffé, et cette correction a fait ajouter un *à* en interligne avant *chercher*.

4. Marie-Lydie-Albertine de Melun, demoiselle de Richebourg ou Risbourg, née en 1692 et morte à Lille, sans alliance, le 13 décembre 1746. Saint-Simon écrit ici *Risbourg*, et de même dans la suite du récit.

5. Guillaume de Melun-Espinoy, marquis de Richebourg : tome XIII, p. 360.

6. François-Philippe de Melun, marquis de Richebourg, gouverneur de Valenciennes et grand bailli de Mons et du Hainaut, mort le 7 février 1690, frère d'Alexandre-Guillaume de Melun, prince d'Espinoy (tome V, p. 333), était le père et non le grand-père de Guillaume : Saint-Simon se trompe d'un degré, ou plutôt a été trompé par le *Moréri*, qui, dans l'article de ce François-Philippe, le dit cinquième fils d'Alexandre-Guillaume, au lieu de cinquième fils de Guillaume, prince d'Espinoy, qui va suivre.

7. Louis de Melun : tome I, p. 265.

8. En 1704 : tome XII, p. 257-259.

9. Élisabeth de Lorraine-Lillebonne : tome II, p. 184.

avoit suivi en Espagne la fortune de son père et de son grand-père[1], qui s'y étoient attachés, et il y étoit demeuré au service de Philippe V. Il étoit alors grand d'Espagne, chevalier de la Toison d'or, colonel du régiment des gardes wallonnes[2], vice-roi de Catalogne, et résidoit à Barcelone. Il étoit veuf[3], riche, et n'avoit que deux filles, dont l'aînée, fort dévote, avoit renoncé au mariage[4], et qui toutes deux vivoient ensemble dans leurs terres en Flandres, ou dans nos villes qui en étoient voisines, avec une grande bienséance et beaucoup de réputation de vertu. Leur père ne vouloit point se remarier, étoit assez singulier. Tous ses biens de Flandres et tout ce qu'il avoit amassé en Espagne, qui alloit à beaucoup, revenoit donc après lui à ses filles, et plus que tout cela sa grandesse après lui. Il avoit depuis longtemps mis toute sa confiance en la princesse d'Espinoy, dont je viens de parler; elle avoit sa procuration pour gouverner ses biens de Flandres, et pour la conduite personnelle de ses filles, et leur commerce de lettres et d'amitié étoit continuel. Personne de distingué n'avoit pensé à un si grand parti, mais peu connu et relégué, et plus douteux encore par l'âge et la situation du père, à qui il pouvoit prendre envie de se remarier. Nous en parlâmes à Sandricourt, et à son père et à sa mère, qui regardèrent cette affaire comme la plus

1. Guillaume de Melun, prince d'Espinoy et marquis de Richebourg, père de François-Philippe, né en 1588 et mort le 8 septembre 1635, fut grand bailli de Hainaut, connétable et sénéchal de Flandre et chevalier de la Toison.

2. Il n'eut ce régiment qu'en octobre 1716 (suite des *Mémoires*, tome XIII de 1873, p. 135), et ne fut vice-roi de Catalogne qu'en 1724; mais on va voir p. 193, note 1, que Saint-Simon anticipe sur ce mariage.

3. Nouvelle erreur : d'après les généalogies, Guillaume, marquis de Richebourg, avait épousé une sœur du duc d'Ursel, qui ne mourut qu'en 1731.

4. Anne-Françoise de Melun, née en 1690, religieuse à l'abbaye d'Origny, abbesse de Notre-Dame de Sézanne en Brie en 1707, puis de Saint-Pierre de Lyon en 1738, ne mourut qu'après 1759.

grande qu'ils pussent faire, et telle qu'ils ne l'osoient espérer. En effet, tout y étoit : biens, alliances, la plus grande naissance, un père dans les premiers honneurs et emplois, et, par ce que nous savions de son éloignement pour un second mariage, certitude de sa grandesse après lui. Les Sandricourt nous pressèrent de voir ce qu'ils en pourroient espérer. Mme de Saint-Simon en parla à Mme d'Espinoy, qui reçut la proposition avec toute sorte d'agrément. Elle convint de tout l'éloignement du marquis de Richebourg de se remarier, parla franchement sur la confiance qu'il avoit en elle, et promit de lui en écrire au plus favorablement. A peine sa lettre étoit-elle partie, que les Sandricourt nous vinrent dire que cette affaire ne réussiroit jamais, qu'ils étoient pressés de marier leur fils, qu'il n'y avoit rien de meilleur que de s'allier à la robe pour la conservation des droits des terres et pour les procès qui pouvoient survenir, et qu'ils étoient résolus à la faire[1]. Le fils vint me trouver, fit le désolé, me conjura de ne le point abandonner à la fantaisie de son père et de sa mère. Il en dit autant à ma mère et à Mme de Saint-Simon, et nous le crûmes de bonne foi. Il est aisé d'imaginer ce que nous dîmes au père et à la mère, surtout la lettre de la princesse d'Espinoy au marquis de Richebourg étant partie. Leur embarras fut grand ; mais leur opiniâtreté la fut davantage. Ils ne parloient qu'en général, et nous espérions qu'avant qu'ils eussent trouvé, et le jeune homme persistant dans les sentiments qu'il ne cessoit de nous témoigner, l'affaire s'engageroit avec le marquis de Richebourg, et que nous ferions le mariage. Cette espérance ne dura pas longtemps. Deux jours après, le jeune homme bien empêtré me vint dire que son mariage étoit fait avec Mlle de Gourgue[2]. Je

1. A faire cette alliance avec la robe.

2. Louise-Marie-Gabrielle de Gourgue, fille de Jean-François-Joseph de Gourgue (ci-après) et de Gabrielle-Élisabeth Barrillon de Morangis, née le 22 janvier 1699, épousa le marquis de Sandricourt le 21 octobre

m'écriai et lui demandai s'il y consentoit. Il répondit qu'il n'osoit résister à son père et à sa mère, qui vouloient la robe absolument. Je le menai à ma mère et à Mme de Saint-Simon, qui lui représentèrent tout ce qu'il étoit possible. A la fin je lui dis que, s'ils avoient la rage de la robe au point de la préférer à une fille fort riche de la maison de Melun, qui feroit avec certitude son mari grand d'Espagne, et au point encore de ne pas attendre la réponse du marquis de Richebourg à Mme d'Espinoy, après nous avoir engagés à lui en faire écrire par elle, il falloit du moins choisir une famille honnête et qui pût lui être de quelque utilité; que le père[1] de celle qu'il vouloit épouser étoit un maître des requêtes si étrangement déshonoré, que le chancelier de Pontchartrain m'avoit dit avoir reçu une députation en forme des maîtres des requêtes pour lui demander de faire défaire Gourgue de sa charge, lequel n'osoit plus depuis se présenter au Conseil; que son père[2], qui n'avoit guères meilleure réputation, avoit pourri maître des requêtes, sans avoir jamais pu être intendant[3]; que le frère de celui-là, évêque de

1717, et mourut à Saint-Germain le 7 février 1754; elle s'occupait de chimie et fut asphyxiée dans son laboratoire avec le chimiste qui l'assistait (*Mémoires de Luynes*, tomes XIII, p. 159, et XIV, p. 42). — Saint-Simon écrit *Gourgues*.

1. Jean-François-Joseph de Gourgue, marquis d'Aulnay-lès-Bondy, né en 1670, pourvu le 21 décembre 1690 d'une charge de conseiller au Parlement avec dispense d'âge, devint maître des requêtes en 1696 (dispense d'âge du 20 février : Archives nationales, reg. X[1A] 8690, fol. 264 v°), mais n'occupa pas d'autre emploi; il mourut en 1734.

2. Armand-Jacques de Gourgue, qui obtint en octobre 1684 l'érection de sa terre d'Aulnay en marquisat, né en 1643, avait d'abord été président et lieutenant général au présidial de Bordeaux (1669), fut nommé maître des requêtes par lettres du 18 avril 1679, devint intendant à Limoges en 1684, passa à Caen en mars 1686, fut révoqué en janvier 1689 et remplacé par Foucault. Il ne mourut qu'en 1726.

3. On vient de voir que M. de Gourgue avait eu au contraire deux intendances, et Saint-Simon aurait pu s'en souvenir d'autant mieux qu'en 1685, lorsqu'il était intendant à Limoges, il avait signalé au

Bazas[1], étoit le mépris de la Gascogne[2] ; qu'en un mot, s'il vouloit déterminément la robe, qu'ils nous donnassent loisir de sortir honnêtement d'avec Mme d'Espinoy ; et que, s'il vouloit Mlle Peletier[3], je pouvois faire cette affaire-là par Coëtenfao, qui étoit leur ami intime et le mien ; qu'elle étoit fille d'un premier président[4], sœur d'un président à mortier (depuis aussi premier président[5]), petite-fille d'un ministre d'État et contrôleur général[6], nièce de Peletier de Souzy et de son fils des Forts[7], tous deux conseillers d'État, et actuellement en place et en grande considération ; qu'au moins c'étoit une robe illustrée en son état, et en situation de lui être utile. Ma mère et Mme de Saint-Simon le pressèrent là-dessus comme je venois de faire. Mais nous parlions à un sourd, et, qui pis

contrôleur général les rigueurs excessives que les officiers du duc Claude de Saint-Simon exerçaient contre les tenanciers de la baronnie de Ruffec (*Correspondance des contrôleurs généraux des finances*, tome I, n° 198).

1. Jacques-Joseph de Gourgue, prieur de Saint-Caprais d'Agen, fut nommé évêque de Bazas en juin 1684, mais il ne reçut ses bulles et ne put se faire sacrer qu'en mars 1693 ; il mourut dans sa ville épiscopale le 9 septembre 1724.

2. Il semble au contraire que M. de Gourgue fut un prélat zélé et recommandable : il réorganisa l'hôpital de Bazas et établit un séminaire, qu'il confia aux Barnabites ; voyez O'Reilly, *Essai sur l'histoire de la ville de Bazas*.

3. Louise-Françoise le Peletier, qui épousa, en 1721, comme Saint-Simon va le dire ci-après, p. 194, le marquis de Fénelon, neveu de l'archevêque, et mourut à quatre-vingt-cinq ans le 31 juillet ou le 1er août 1782 (et non pas le 6, comme le dit la continuation de l'*Histoire généalogique* par Potier de Courcy, puisque sa mort est annoncée dans la *Gazette de France* du 2 août).

4. Louis le Peletier (tome IV, p. 268), que nous avons vu donner sa démission de premier président en 1712 (tome XXII, p. 217).

5. Louis III le Peletier (tome XIV, p. 384), premier président en 1736.

6. Claude le Peletier : tome III, p, 42.

7. Michel le Peletier de Souzy (tome III, p. 282) et Michel-Robert le Peletier des Forts (tome IX, p. 25) ; elle était nièce du premier et cousine germaine du second.

étoit, à un amoureux, ce que nous ne sûmes qu'après. C'étoit le matin. L'après-dînée, Mme de Sandricourt vint chez moi comme une furie. Je la laissai dire, comme on souffre les fous. De chez moi elle monta chez ma mère, qui ne fut pas si endurante, qui lui apprit sur sa future belle-fille ce qu'elle ne voulut pas croire, quoique connu de tout le domestique de son père et de beaucoup de gens, et lui prédit tout ce qui leur est arrivé depuis. Mme de Sandricourt sortit plus en furie que jamais. Son mari ne parut point chez nous. Cinq ou six jours après ils firent leur mariage[1].

Le rare fut que ce bel époux alla de porte en porte, chez tout ce qu'il put connoître de la robe, dire que je l'avois en telle horreur, que j'avois rompu avec eux pour s'y être alliés. L'affaire du bonnet étoit lors en grand mouvement[2]; on peut juger de l'effet de ce discours, qui se répandit partout. Après un trait si noir d'ingratitude, de tromperie et d'atroce calomnie, nous ne voulûmes plus ouïr parler d'eux, et oncques depuis ne les avons vus. Le père et la mère vécurent assez pour avoir vu et senti les vérités dont ma mère avertit Mme de Sandricourt, la dernière fois qu'elle l'ait jamais vue, et tous deux en

1. Ce mariage ne fut célébré que le 21 octobre 1717, et on ne comprend pas pourquoi Saint-Simon a placé le récit de toute cette affaire au milieu de l'année 1715 ; voyez le *Journal de Dangeau*, tome XVII, p. 121, et Bertin, *les Mariages dans l'ancienne société*, p. 451 et suivantes. Le contrat de mariage, du 20 octobre, fut signé par le Régent, la duchesse de Berry et les princes du sang. Du côté du marié, figuraient le chancelier Daguesseau, le duc de Luxembourg, les Marillac, Feuquière, Maupeou, le Guerchoys, Desmaretz, Vassé, Mouchy, etc. L'assistance n'était pas moins brillante du côté de la mariée : outre MM. de Harlay et d'Avaux, qui étaient de robe, on y voyait les ducs de la Rochefoucauld, de Sully, de Guiche, de Noailles, de Charost, de Lauzun, les princes de Tingry et de Lambesc, les duchesses de Sully et du Lude, la maréchale de Lorge, etc. Les Saint-Simon ne s'y trouvent pas. La dot montait à plus de cent mille écus (Papiers de famille du général de Saint-Simon).

2. Nous verrons cela en 1717.

sont morts dans la douleur. Leur fils plus bénin, quelque temps amoureux, après mourant de peur de sa femme, qui ne s'est guères embarrassée de mesures ni de précautions[1], s'est mis à la mode en doux et soumis serviteur. Il n'a point manqué d'enfants[2], mais souvent d'argent, sans pourtant en dépenser, et a vécu obscur dans son quartier. Il n'a pas laissé de servir et de devenir lieutenant général[3], jusqu'à la guerre de Bohême[4]; mais son peu d'esprit, son triste mariage, et l'obscurité qui en est résultée, l'ont accablé en sorte qu'on l'a laissé depuis en oubli, et sans aucune sorte de récompense. Mlle Peletier, que je lui avois proposée, épousa depuis le marquis de Fénelon, longtemps ambassadeur en Hollande, aujourd'hui lieutenant général, gouverneur du Quesnoy, conseiller d'État d'épée, et chevalier de l'Ordre[5].

Obsèques du Roi à Saint-Denis;

Le vendredi 25 octobre[6], les obsèques solennelles du feu Roi se firent à Saint-Denis[7], où tout se passa dans une

1. Sa conduite laissa fort à désirer; Mathieu Marais a raconté (*Mémoires*, tome II, p. 274) la singulière opération qu'elle pratiqua elle-même sur le chevalier de Marle, son amant.

2. Il eut six fils et trois filles (voyez dans notre tome I, p. 412, le tableau généalogique de sa branche).

3. Il fut fait lieutenant général dans la promotion de 1734.

4. Appelée plus ordinairement la guerre de la succession d'Autriche.

5. Gabriel-Jacques de Salignac : tome XXVI, p. 70. Le contrat de mariage fut signé le 15 décembre 1721; ils n'eurent pas moins de douze enfants.

6. Ce fut, non pas le vendredi 25 octobre, mais le mercredi 23 qu'eurent lieu ces obsèques solennelles. L'erreur de Saint-Simon vient de ce que Dangeau n'a parlé que le vendredi de la contestation qui s'était produite entre le grand maître des cérémonies et les trois ducs du deuil.

7. *Gazette*, p. 515-516; *Gazette d'Amsterdam*, nos LXXXVIII et XCI; *les Correspondants de la marquise de Balleroy*, tome I, p. 54-55; *Mercure* d'octobre, p. 242-250; *Journal de Dangeau*, tome XVI, p. 219; registre de Desgranges, ms. Mazarine 2346, fol. 23 v° à 44. Une copie du plan de la disposition de l'église de Saint-Denis pour ces funérailles est dans le carton O[1]525 aux Archives nationales. L'oraison

confusion si grande, et d'une manière si éloignée de ce qui s'étoit pratiqué à celles de Louis XIII, d'Henri IV et de tous les prédécesseurs, que je m'en épargnerai le récit, qui ne pourroit se passer d'une longue dissertation[1]. Dreux étoit grand maître des cérémonies, comme on l'a vu en son temps[2], par son mariage avec la fille de Chamillart. Son ignorance et sa brutalité étoient égales[3], et au comble. Il a su montrer l'une et l'autre à la guerre, où malgré sa valeur et sa faveur, il s'est fait détester et mépriser. Sa bêtise ne diminuoit rien de son orgueil, qui, dans le désespoir de la bassesse plus que très crasseuse de sa naissance, que sa charge, son alliance, les richesses des usures de son père, ni le titre de marquis, si plaisamment imposé par lui[4] au nom de sa famille, ne pouvoient recrépir[5], ne perdoit pas une occasion de s'en venger contre la vérité, contre le témoignage de ses registres, et contre son honneur, dont en ce genre il ne faisoit pas grand cas. Je dis contre ses registres, parce que je les ai tous jusqu'en 17 [6], que, pendant qu'il étoit à l'armée, sa femme, qu'il ne méritoit pas, me les prêta tous un à un, et je les fis copier et bien collationner[7]; et c'est sur cela

caractère de Dreux.

funèbre fut prononcée par M. Quiqueran de Beaujeu, évêque de Castres; on en trouvera le texte à la Bibliothèque nationale, vol. Clairambault 485, p. 139 et suivantes.

1. Le greffier Delisle a conservé dans ses papiers (reg. U 357) une très curieuse relation faite par lui et très surchargée de détails et de précisions.

2. Tome VI, p. 306-308.

3. A comparer avec le portrait déjà donné par notre auteur en 1699: *ibidem*, p. 310.

4. Les mots *par luy* ont été ajoutés en interligne.

5. Voyez nos tomes VI, p. 309, et X, p. 141-142 et 499-500.

6. La fin de cette date est restée en blanc dans le manuscrit, et l'on verra à la note suivante pourquoi nous ne pouvons la compléter.

7. Nous ne savons ce que sont devenues ces copies, qui n'existent plus dans les Papiers de Saint-Simon conservés aujourd'hui au Dépôt des Affaires étrangères. On trouve seulement dans le volume *France* 215 (ancien Saint-Simon 60) une « Table (en dix-huit feuillets) des six

que je dis qu'il alloit contre ses registres, parce que je l'y pris, et qu'il en demeura court, lorsque Mme de Saint-Simon conduisit un enfant de Mme la duchesse de Berry à Saint-Denis. Il refusoit un honneur qui étoit dû ; je lui citai son registre ; il fut honteux et confus, et obligé de céder[1]. Il avoit su apparemment, à son retour de l'armée longtemps avant ce fait, que sa femme m'avoit prêté ses registres; il lui en fit un si étrange vacarme que je n'ai pu y revenir depuis. Je ne crois pas qu'il y ait de jugement téméraire à penser qu'il y aura écrit tout ce qui lui aura plu. On a vu p. 135[2] le silence de Sainctot, maître des cérémonies alors, dans[3] les siens, et p. 155[4] la fausseté de Châteauneuf dans ceux de l'ordre du Saint-Esprit, dont je ne rappellerai point ici les sujets, qui se trouveront aux pages indiquées. Ces Messieurs écrivent seuls dans les ténèbres, sans contradicteur ni inspecteur, et prétendent faire ainsi des lois. Les registres ne se faisoient pas autrefois de la sorte, et la probité de ces nouveaux venus, si solennellement reconnue pour telle qu'elle est par ces tristes découvertes, ne sauroit plus faire d'illusion à personne.

volumes concernant les duchés-pairies et autres choses recueillies par M. Dreux, grand maître des cérémonies ». C'est probablement la table du recueil dont parle Saint-Simon.

1. Dans aucune des deux occasions où Saint-Simon a raconté que sa femme avait accompagné à Saint-Denis le corps de deux filles de la duchesse de Berry (nos tomes XXII, p. 72, et XXIV, p. 285), il n'a parlé de ce conflit. Ne ferait-il pas confusion avec celui qui s'était produit en 1700 entre la duchesse de Saint-Simon douairière et la duchesse de Châtillon aux obsèques de Mlle de Condé, qui a été raconté dans notre tome VII, p. 235-236, et auquel Desgranges dut mettre ordre?

2. Cette page du manuscrit correspond aux pages 11 et suivantes de notre tome V.

3. *Dans* est en interligne, au-dessus de *sur*, biffé.

4. Saint-Simon aurait dû mettre « p. 154 » et non « 155 » ; elle correspond aux pages 264-265 de notre tome V, où est racontée la « fausseté de Châteauneuf ».

Le Régent veut la confusion et la division. [*Add. St S. 1290*].

A l'égard de ces obsèques du Roi, M. le duc d'Orléans ne se soucioit d'aucun ordre ni d'aucune règle. On ne fut pas longtemps à s'apercevoir qu'il avoit mis sa politique, tant en choses générales qu'en particulières de toute espèce, à faire naître des disputes, et bientôt ce mot favori lui échappa comme un axiome admirable dans la pratique : *Divide et regna*[1]. Il laissa donc faire la pompe funèbre comme on voulut; Dreux en fut le maître et il y signala toutes ses bonnes qualités. Les ducs d'Uzès, de Luynes et de Brissac[2] furent nommés pour porter la couronne, le sceptre et la main de justice[3], comme les plus anciens à pouvoir faire cette fonction. Ils étoient dans les hautes chaires[4], du même côté que les trois princes du deuil, dont M. le duc d'Orléans étoit le premier, et tout de suite après eux, une stalle vuide entre le dernier de ces trois princes et le duc d'Uzès, par conséquent au-dessus de toutes les cours supérieures, et ils avoient aussi leurs carreaux. La cérémonie commencée, Dreux s'étant approché au bas de la stalle de M. le duc d'Orléans, pour en recevoir quelque ordre, M. d'Uzès s'avança par devant les deux autres princes du deuil, et dit à Dreux qu'il le prioit de se souvenir que les trois ducs devoient être salués avant le Parlement. Dreux répondit net et court qu'il n'en feroit rien. Il étoit fils de ce conseiller de la grand chambre qu'on a vu qui avoit fait la lecture du testament du Roi en la séance du Parlement pour la régence[5]. Ainsi son fils n'avoit garde de n'être pas pour le Parlement, où la charge de son père étoit, avant la sienne, le premier décrassement de sa bassesse. M. d'Uzès

1. Ci-après, p. 385.
2. Jean-Charles de Crussol (tome III, p. 19), Charles-Philippe d'Albert (tome XII, p. 335), et Charles-Timoléon-Louis de Cossé (tome XX, p. 272).
3. C'était ce qu'on appelait les honneurs.
4. Ce mot s'employait encore alors pour désigner toute espèce de siège élevé.
5. Thomas II Dreux : ci-dessus, p. 18.

se contenta de lui demander par quelle raison. « Parce que cela ne se doit pas, » répondit insolemment et faussement ce menteur; car ses propres registres, que j'ai, portent que les ducs furent sans difficulté salués avant le Parlement aux obsèques de Louis XIII, de Henri IV[1], etc. Leur dignité le comporte, les symboles de la royauté portés entre leurs mains l'exigent, leur séance actuelle au-dessus du Parlement le prouve avec évidence. M. d'Uzès insista; Dreux brutalisa toujours, insista contre son su sur ses registres. Ce n'étoit pas là le moment de les voir; il fut cru sur sa[2] plus que périlleuse parole par M. le duc d'Orléans, qui étoit entre eux comme en tiers, et qui n'entra[3] que foiblement dans ce laconique pourparler. Il ne se soucioit pas des règles ni des dignités; il vouloit ménager le Parlement, surtout dans ces commencements; il n'étoit pas fâché de laisser naître une querelle de plus. M. d'Uzès déclara très[4] mal à propos à Dreux que les ducs ne lui rendroient point le salut, s'ils ne le recevoient de lui qu'après l'avoir fait au Parlement. Il falloit le lui refuser sans l'en avertir. Dreux répondit avec impudence qu'il ne saluoit point qui ne le saluoit pas, et, bien averti par la sottise de M. d'Uzès, salua le Parlement et ne salua point les ducs. Ils protestèrent au sortir de là sur tout ce qui s'étoit passé, et il n'en fut autre chose[5]. On verra

1. Le commencement de *Henry IV* surcharge *Lou[is]*. Saint-Simon avait des relations de ces pompes funèbres dans le volume 23 de ses Papiers, aujourd'hui *France* 178.

2. Il y a *la*, par erreur, dans le manuscrit.

3. Les mots *et qui n'entra* ont été écrits en interligne au-dessus des mêmes mots, biffés.

4. *Très* surcharge *que*.

5. Dangeau écrit dans son *Journal* (p. 220) : « Il y eut mercredi une dispute au service du feu Roi : les trois ducs nommés pour porter la couronne, le sceptre et la main de justice vouloient être salués avant le Parlement. On fit apporter les registres qu'on a toujours dans ces occasions-là pour régler les disputes qui peuvent survenir, et l'on trouva qu'au service de Louis XIII le Parlement avoit été salué avant les ducs qui doivent porter les honneurs. Ceux-ci, se voyant condamnés

bientôt combien peu le Régent eut lieu de s'applaudir de ses égards, c'est trop peu dire, de son respect et de sa frayeur du Parlement, qui non-seulement lui disputa toutes choses, mais jusqu'au rang personnel, qu'il força le Régent, de malepeur[1], à lui abandonner. Je ne fais ici que cette remarque simple, le fait sera expliqué en son temps[2].

Je veux me retirer de tout à la mort du Roi, et je me laisse raccrocher malgré moi par M. le duc d'Orléans. Conduite de ce prince à l'égard des ducs.

Je n'avois senti que sa mollesse à la mort du Roi, tant sur ce qui le regardoit si personnellement, et qui a été expliqué alors, que sur ce qu'il me devoit de justice sur l'inouïe scélératesse du duc de Noailles à mon égard. Aussi voulus-je faire retraite, et je me tins chez moi, sans en sortir. M. le duc d'Orléans en fut en peine, et, sans vouloir[3] mieux faire, ne voulut pas me laisser dépiter. Il m'envoya coup sur coup l'abbé Dubois me conjurer de retourner chez lui, de ne l'abandonner point dans cette première crise, de pardonner aux conjonctures, de compter entièrement sur son amitié, sa confiance, sa reconnoissance, en un mot les plus beaux discours du monde. J'eus grand'peine à me laisser, non pas persuader, mais aller à la bienséance; lui-même me dit encore plus de merveilles, et, quoique malgré moi, je me laissai rengarier[4]. C'étoit avant la formation arrêtée

par cet exemple et n'en étant point contents, n'ont point voulu être salués. » C'est à ce propos que Saint-Simon a fait l'Addition indiquée ci-contre, où il raconte l'incident à sa façon. Outre leur protestation verbale au Régent, les trois ducs rédigèrent à leur retour une protestation par écrit; elle fut insérée dans les registres des cérémonies avec la réponse rédigée par Desgranges, qui se basait sur ce qui s'était passé au service de Louis XIII. Il y a diverses notes à ce sujet, venant de Desgranges, dans le carton K 621, n° 2, aux Archives nationales.

1. Ce vieux mot, au sens de peur violente, n'est pas admis par l'*Académie*.

2. Lorsque le Parlement disputa la préséance au Régent à la procession du 15 août 1716 (suite des *Mémoires*, tome XIII de 1873, p. 99-108).

3. *Vouloir* a été ajouté en interligne.

4. Saint-Simon francise le mot bas-latin *angariare*, forcer, con-

des conseils. Je ne fus pas longtemps à m'apercevoir de pis que de mollesse. Les conseils formés, et toutes les affaires en train, il fut question de la nôtre avec le Parlement. A tout ce qui s'étoit passé là-dessus, sous le feu Roi dans les derniers temps de sa vie, du su et sous les yeux de M. le duc d'Orléans, et aussitôt après la mort de ce monarque, où la parole du Régent se trouvoit engagée à nous d'une manière si formelle et si redoublée, et de plus encore si solennelle, en pleine séance du Parlement[1], il y avoit lieu de compter que nous aurions enfin justice des scélératesses du duc du Maine et de celles du premier président, gens d'ailleurs[2] si contraires à M. le duc d'Orléans. Je dois, quoi qu'il ait fait, trop de respect à sa mémoire pour vouloir le montrer par un aussi vilain côté que fut celui que nous en éprouvâmes ; je dois aussi trop de considération à mes confrères pour entrer dans un détail dont la vérité seroit si fâcheuse pour la plupart; je dois encore assez d'égards au grand nom de l'ordre dont je suis moi-même, pour éclairer toute la duperie, l'envie, la jalousie, le bas et aveugle intérêt de la conduite de ceux qui nous attaquèrent sous un nom si auguste, et si peu celui de la plupart de ceux qui osèrent s'en couvrir, et qui se dévouèrent à être le jouet du duc et de la duchesse du Maine, et la honte de la véritable noblesse par la folie égale de leurs calomnies, de leurs prétentions, et de leur abandon à celles des gens du Parlement, avec qui l'intérêt de leurs moteurs les avoit amalgamés, à leur ruine, et à la dérision et la compassion de tout ce qui n'avoit pas pris les folles impressions que souffloit tout l'art pernicieux du duc et de la duchesse du Maine.

Courte comparaison des assemblées

On vit la haute noblesse s'émouvoir et se rassembler en 1649, et demander et obtenir l'adjonction des ducs contre

traindre. Le *Lexicon* de Forcellini cite un exemple du Digeste et le passage de l'Évangile selon saint Mathieu relatif à Simon le Cyrénéen.

1. Ci-dessus, p. 6 et 16-17.

2. *D'ailleurs* a été ajouté en interligne.

les nouveaux rangs accordés à MM. de Bouillon et de Rohan, comme injurieux à la noblesse et nuisibles à l'État[1]. On lui vit obtenir ce qu'elle demandoit, qui fut rendu après l'orage à qui il avoit été ôté. Enfin on vit cette assemblée vouloir se mêler des affaires, et embarrasser la cour, qui fut obligée de chercher les moyens de la séparer, et de l'empêcher après de se rassembler. Au moins avoit-elle raison dans son premier objet, puisque rien n'est en effet si injurieux à des maisons[2] illustres et anciennes que d'en voir d'autres qui ne sont pas meilleures, ou qui sont même inférieures, distinguées d'elles par un rang et une supériorité si marquée, accordé[3] au seul titre de naissance, et puisqu'il n'est rien de si pernicieux à un État, ni d'un si corrupteur exemple, que d'accorder des grâces si nouvelles, si inouïes, si étendues et si éclatantes, pour prix d'une suite continuelle de menées, comme aux Rohans, de complots, de révoltes ouvertes, de pratiques dedans et dehors le royaume, de trahisons, de prises d'armes contre le roi, d'un cercle sans fin d'abolitions et de nouveaux crimes, comme aux Bouillons. Ici on vit le beau nom de la haute noblesse flétri par un tas de safraniers[4], mais reçus par les nobles pour faire nombre, et prendre un objet tout opposé à celui de 1649. Il ne s'agissoit point alors des bâtards, ni d'y prendre parti, et nulle apparence que la noblesse pût entrer à découvert dans celui du Parlement contre nous. Mais celui du duc du Maine vouloit rassembler les borgnes et les boiteux avec les forts et les sains, pour avoir force monde ameuté tout prêt à ses ordres. Il falloit leur mon-

De la noblesse en 1649 et 1715. Ressorts et fanatisme de celle-ci.

[Add.S^tS.1201].

1. Il a été parlé de cette assemblée de la noblesse dans le tome V, p. 249-251.

2. La première lettre de *Maisons* surcharge *per*[*sonnes*].

3. *Accordé*, se rapportant à *rang*, est en interligne, au-dessus de *par le*, biffé.

4. « *Safranier*, terme injurieux qui se dit d'un misérable, d'un homme ruiné ; il est du style familier » (*Académie*, 1718). On en trouve deux exemples dans la *Muse historique* de Loret, tome I, p. 55 et 58.

trer un objet, leur fasciner les yeux, profiter de leur ignorance, du peu de sens de la multitude, la flatter, lui donner lieu et la satisfaction de faire du bruit. Il falloit de plus un objet durable qui les tînt longtemps attroupés, échauffés, qui aveuglât leur raison et leur intérêt véritable, leur montrer une lune pour les faire aboyer[1], et les enivrer tellement de la délicieuse nouveauté de se croire[2] considérables et importants qu'ils ne s'aperçussent point du piége qui leur étoit tendu, et de la dérision secrète que faisoient d'eux ceux dont ils devenoient les aveugles instruments, ni de la compassion que le gros sensé de la véritable noblesse concevoit de leur frénésie. Elle fut telle que tout ce qui se présenta fut reçu, et que ces gens si entêtés de leur noblesse consentirent à une parfaite égalité avec tous, jusque là que le marquis de Châtillon fit passer en faveur de son gendre[3] qu'ils signeroient tous en rond, pour bannir toute différence. Ce gendre étoit colonel d'un régiment, et a été cassé depuis pour sa conduite. Il étoit fils de Bonnetot[4], premier président de la chambre des comptes de Rouen, et ce premier président étoit fils d'un laboureur de Normandie, qui étoit devenu fermier, et par l'industrie de l'un et l'avarice de l'autre un des plus riches bourgeois de Rouen. Je donne cet exemple entre mille de ces reçus par ces Messieurs soi-disants la haute noblesse.

L'objet pour les faire crier et[5] les tenir ensemble fut bientôt trouvé. Ce fut la calomnie du duc de Noailles de la salutation du Roi[6], et de là des plaintes et des prétentions contre les ducs également folles et absurdes, et qui

1. Tome XV, p. 467.
2. *De se croire* est en interligne au-dessus de *d'estre,* biffé.
3. Jean-François Boyvin de Bacqueville: tome XXIV, p. 302.
4. Jean-Baptiste Boyvin de Bonnetot : *ibidem*, où il a déjà parlé de la famille Boyvin.
5. Avant *et*, il a biffé *ensem[ble]*.
6. Tome XXVII, p. 215 et 219 et suivantes.

n'avoient pas le plus léger fondement. A la place de choses, c'étoient des inventions de minuties, qui auroient fait rire dans un autre temps, et qui toutefois n'avoient ni réalité ni apparence. On le leur démontroit; ils ne pouvoient combattre l'évidence; cela même les irritoit davantage. Leur grande clameur étoit que les ducs ne vouloient pas être de l'ordre de la noblesse. On leur demandoit s'il y avoit en France plus de trois ordres, si les ducs se prétendoient de celui du clergé ou de celui du tiers état, ou enfin s'ils ne vouloient être d'aucun des trois, et s'exclure ainsi d'être François et du corps de l'État. Cette réponse, à laquelle il n'y en avoit point, les mettoit en fougue, et la fin étoit qu'eux ne vouloient pas que les ducs fussent de l'ordre de la noblesse. On leur demandoit duquel donc ils les vouloient mettre; on leur disoit encore que, puisqu'ils ne vouloient point les ducs dans l'ordre de la noblesse, ils ne devoient donc pas leur imputer de n'en vouloir pas être, et en crier si haut. La fureur et le déraisonnement le plus inepte étoit leur réplique, et cette ivresse étoit telle, qu'à qui n'en a pas été témoin elle est entièrement incroyable. Enfin, après avoir bien battu l'air[1], il fallut les amuser, de peur de les laisser se dissiper d'eux-mêmes. Les moteurs de ce fanatisme profitèrent du premier objet par lequel ils avoient su les remuer et les rassembler, et de cette calomnie du duc de Noailles sur la salutation du Roi les conduisirent à attaquer les distinctions des ducs et des duchesses, sans jamais parler de celles des princes étrangers, qui, étant données par naissance, sont véritablement injurieuses à la noblesse, au lieu que celles des ducs étant par dignité, tout noble peut espérer d'y parvenir, comme ont fait ceux qui en sont revêtus. Ce hameçon grossier fut saisi avec tout l'emportement que les promoteurs en pussent desirer. Le duc du Maine, qui, par la perfidie si noire-

1. Nous avons déjà rencontré dans le même sens la locution *battre l'eau* : tome XXIII, p. 127; voyez ci-après, p. 220.

ment pourpensée[1] du bonnet, s'étoit délivré de la crainte de l'union des ducs et du Parlement contre tout ce qu'il avoit arraché du feu Roi[2], n'avoit pas moins de peur de la réunion de tous les gens de qualité avec les ducs contre ces mêmes choses. Par cette nouvelle adresse, il se délivroit de cette frayeur, s'assuroit au contraire de cet attroupement, et comptoit de donner par là une occupation de défense à ceux dont il redoutoit les attaques. Le Parlement, d'autre part, qui ne vouloit point répondre au Régent sur le bonnet, ni les autres choses qui regardoient les ducs, étoit ravi de les voir attaqués de la sorte, et se réjouissoit de la diversion. Peu contents de leur nombre, ces Messieurs écrivirent dans les provinces, y procurèrent des assemblées et des adjonctions à eux par députés, et le duc du Maine et le premier président firent par le bailli de Mesmes, ambassadeur de Malte[3], que tous les chevaliers de Malte, comme noblesse[4], s'y unirent aussi. Rien de plus scandaleux ni de plus vain : scandaleux, parce que nul ordre ne doit et ne peut s'assembler que par ordre ou par permission du Roi, beaucoup moins pratiquer des adjonctions, et parce que la noblesse ne peut être considérée comme telle, et comme faisant corps, que dans les États généraux, ou dans une assemblée convoquée par le Roi et formée en conséquence dans les provinces, par bailliages, pour faire les députations, comme il se pratique pour les États généraux. Ainsi cette foule assemblée d'elle-même, cherchant à s'organiser de sa propre autorité, ne pouvoit être qu'un ramas informe, sans consistance, sans nom, sans fonction, sans mouvement légitime, bien loin de pouvoir prendre le nom de la noblesse et du second ordre de l'État[5]. C'est à quoi pas

1. Tome III, p. 232.
2. Raconté dans le tome XXVI, p. 1 et suivantes.
3. Jean-Jacques de Mesmes : tome XXII, p. 228.
4. *Noblesse* corrigent *nobles y*.
5. Ces assemblées de la noblesse donnèrent lieu à divers écrits. On

un d'eux ne pouvoit répondre. Rien aussi de plus vain que leurs clameurs et leurs démarches, et ils ne savoient que dire lorsqu'on leur demandoit ce qu'ils vouloient, et sur quel fondement ; s'ils valoient mieux que leurs pères et leurs ancêtres, qui n'avoient jamais imaginé de se blesser de rien à l'égard des ducs ; s'ils connoissoient un pays policé dans le monde entier qui n'eut pas ses dignités et ses grands, distingués de tous par leurs prérogatives, tant les monarchies que les républiques, dans toutes les parties de l'univers et dans tous les siècles ; s'ils prétendoient que cela fût abrogé en France, où, comme partout ailleurs, sous quelque nom que ç'ait été, il y en avoit toujours eu ; s'ils vouloient dépouiller le Roi du droit d'accorder ces grandes récompenses, et eux-mêmes et les leurs de l'espérance d'y arriver ; enfin ôter toute émulation, toute ambition, toute envie de servir l'État et ses rois, puisque, en détruisant les dignités, il ne[1] pouvoit plus y avoir de distinction ni de préférence ; que de l'un à l'autre personne ne voudroit céder à un autre, et s'estimer inférieur à lui en noblesse, dont chacun ne pouvoit porter les titres sous son bras pour prouver l'antiquité de la sienne par-dessus celle d'un autre. Toutes ces raisons et une foule d'autres que je tais les accabloient et les rendoient muets en raisons, et furieux en effet, jusque-là qu'il y en eut, et de grand nom, que je veux bien taire, qui ne purent s'empêcher d'avouer que tout ce qu'on leur opposoit étoit vrai, mais

peut citer les suivants : « Requête de la noblesse contre les fausses prétentions de Messieurs les ducs et pairs. » 1716, in-8°, Bibliothèque nationale, Fm 3380. — « Seconde requête présentée au Roi et au Régent par quelques seigneurs contre les ducs et pairs », in-4°, Fm 10668. — « Mémoire pour la noblesse de France contre les ducs et pairs (avril 1717), Fm 23113, in-4°. Enfin, dans le volume 49 des Papiers de Saint-Simon (aujourd'hui *France* 204, au Dépôt des affaires étrangères), il y a un factum en douze feuillets, daté de 1716, et intitulé « Mémoire d'un homme de condition au corps de la noblesse sur ses véritables intérêts dans l'affaire des pairs contre le parlement de Paris. »

1. *Ne* est en interligne, au-dessus de *n'y*, biffé.

que, n'espérant pas d'être ducs, ils en vouloient éteindre la dignité et rendre égaux tout le monde. Voilà jusqu'où le fanatisme fut poussé[1].

Le Régent* trompé sur cette prétendue noblesse**.

M. le duc d'Orléans, qui espéroit de tout ce bruit que les ducs, trop attaqués, lui[2] donneroient plus de relâche sur leur affaire avec le Parlement, étoit si peu contraire à ces folies, qu'il avoit permis à ses premiers officiers de s'y joindre, dont M. de Châtillon étoit le plus ardent. Je représentai vainement à Son Altesse Royale le danger d'une tolérance qui portoit à une sorte de révolte de gens du plus grand nom mêlés avec gens du plus bas, qui se devoient dire sans aveu que d'eux-mêmes, s'attrouper, s'engager les uns aux autres en union par leurs signatures, envoyer des lettres circulaires dans les provinces, s'ériger en réformateurs, ou plutôt en refondeurs[3] de l'État, sans avoir pu articuler la preuve d'aucune de leurs plaintes contre les ducs, et, sans autre raison que leur bon

1. Saint-Simon fut regardé par la noblesse, à tort ou à raison, comme l'instigateur des prétentions des ducs. C'est à cette opinion qu'il faut attribuer les nombreuses chansons faites contre lui qu'on trouve dans tous les chansonniers du dix-huitième siècle; nous en donnerons quelques couplets ci-après aux Additions et Corrections. D'ailleurs il avait des ennemis dans la famille même du Régent, dont la sœur, la duchesse de Lorraine, écrivait le 18 avril 1716 : « Je ne doute pas qu'il (le Régent) n'ait des favoris bien indignes et bien ingrats, témoin le petit duc de Saint-Simon qui, à mon gré, est un indigne petit monsieur. Il se rend pourtant justice de ne pas vouloir être mêlé avec la noblesse de France : c'est qu'il n'en est pas digne et qu'il connoît la bassesse de son origine. Je suis sûre que tout ce qui s'est passé sur cela entre les ducs et la noblesse ne vient que de ce vilain mâtin-là. J'avoue que je voudrois de tout mon cœur que mon frère se détachât de l'amitié qu'il a pour lui. » (A. de Bonneval, *Lettres d'Élisabeth-Charlotte d'Orléans, duchesse de Lorraine, à la marquise d'Aulède*, 1885, p. 5.)

2. Après *luy*, qui est à la fin d'une ligne, Saint-Simon a biffé *donneroient*, qui débordait sur la marge, pour l'écrire au commencement de la ligne suivante.

3. Ce mot n'est admis par aucun lexique.

* Après ce mot il a biffé *également*.

** A la fin de la manchette, Saint-Simon a biffé *et sur le Parlement*.

plaisir et leur licence, contester aux ducs ce qui a été de tout temps, et ce qui n'est pas en la puissance du Régent de leur ôter ; que c'étoit être aveugle de ne voir pas la trame de toute cette menée, tissue par le duc du Maine, son plus grand ennemi, et par le premier président, qui ne l'étoit pas moins, et un avec le duc du Maine, qui amusoient des gens sans connoissance, et qui profitoient de leur vanité pour unir un nombreux groupe ensemble, le tenir en leur main, disposer de leur aveuglement, et en temps et lieu s'opposer[1] à lui et à son gouvernement, à leur tête, et[2] en unisson avec les provinces et avec le Parlement. Je le priai de se souvenir de l'embarras que l'assemblée de 1649, quoique avouée par Monsieur et par la Reine régente, leur avoit donné ; la juste crainte qu'ils en avoient enfin conçue, lorsqu'elle voulut parler d'autre chose que du rang des Bouillons et des Rohans ; enfin les soins et les peines qu'il y eut à les séparer et à les empêcher de se rassembler. L'amour de la division et l'esprit de défiance, qui avec la plus étrange foiblesse dominoient le Régent, le rendirent sourd à mes remontrances. Il croyoit que l'intérêt des ducs me faisoit parler, et trouver le sien dans ce vacarme ; et, dans la suite, la crainte de cette prétendue noblesse le saisit et l'arrêta, quand il eut commencé enfin à ouvrir les yeux sur ses démarches. Dans tous ces divers temps, tantôt il convenoit avec moi et promettoit d'imposer, tantôt il esquivoit. Je le connoissois trop pour être la dupe de ses meilleurs propos. Un long usage m'avoit appris à lire dans ses yeux et dans sa contenance, quand il me parloit vrai ou contre sa pensée. Mais je comptois faire mon devoir de le poursuivre, et j'avouerai aussi que je me dépiquois en le mettant au pied du mur. Il sentit trop tard la solidité de mes représentations.

L'affaire du bonnet et des autres usurpations du Par- Étrange

1. Le commencement de *s'opposer* surcharge *leur*.
2. Les mots *à leur teste et* sont en interligne.

personnage du duc de Noailles.

lement ne se suivoit[1] pas avec moins de chaleur. Les ducs s'assembloient fréquemment[2], députoient au Régent, et j'étois celui qui d'ailleurs lui parlois le plus souvent et avec le plus de force. Il arrivoit sans cesse que je le mettois au désespoir par mes sommations de sa parole et par celles que je lui attirois des députations. Il sentoit la force de la justice, et celle[3] de ses engagements publics avec nous ; il craignoit le Parlement, et le duc de Noailles, qui le redoutoit encore plus sur son administration des finances, le détournoit de nous tenir ce qu'il nous avoit si solennellement promis, et l'avertissoit et le fortifioit sur les résolutions de nos assemblées. J'en fus instruit avec preuves évidentes. Je les semai[4] en une très nombreuse assemblée chez Monsieur de Laon, et aussitôt après je leur dis, en regardant fixement le duc de Noailles : « Messieurs, nous avons ici des traîtres qui mériteroient bien d'en être chassés avec toute l'ignominie qui leur est due[5]. Mais au moins vous les connoissez; vous ne pouvez vous y méprendre. En attendant mieux à leur égard, méprisons-les; suivons notre affaire avec courage; mettons toute notre force dans notre union, et, si nous savons tous marcher ensemble, nous aurons justice, et nous pourrons après nous la faire de nos traîtres et les livrer à toute leur infamie. » J'avois souvent soupçonné le duc de Noailles; je lui avois souvent donné des lardons en pleines assemblées. Pour cette fois, assuré des faits et en ayant montré l'évidence à la plupart avant de nous asseoir,

1. Il a écrit *suivoient*, par mégarde.

2. *Fréquem*t est en interligne, au-dessus de *souvent*, biffé, et, plus loin, *sans cesse* remplace aussi en interligne le même mot *souvent*, biffé. — Il y a dans le volume Saint-Simon 68 (*France* 223), fol. 71, une liste des assemblées tenues par les pairs depuis le 15 décembre 1715 jusqu'au 25 mai 1716.

3. *Celle* ajouté en interligne.

4. C'est-à-dire, je les répandis dans des conversations individuelles, comme il va le laisser entendre un peu plus loin.

5. Avant *qui leur est due*, il a biffé *qu'ils meritent*.

je donnai carrière à mon indignation. Nous nous mettions toujours en rang d'ancienneté tout autour de la chambre, pour opiner plus en ordre et moins en confusion. Il arriva que, pendant ce court discours, chacun m'imita à regarder le duc de Noailles; tous les yeux se fixèrent sur lui. Il ne put soutenir une si forte épreuve; il rougit à l'excès, puis pâlit tout à coup blanc comme sa cravate; les lèvres lui trembloient; il n'osa proférer un seul mot de toute la séance, et se contenta d'approuver de la tête à mesure qu'on convenoit de quelque chose. Je dis sur la fin, toujours regardant mon homme très fixement, qu'il ne falloit pas douter que M. le duc d'Orléans, et peut-être le Parlement aussi, ne fussent promptement avertis, et de la première main, de tout ce qui venoit d'être débattu et résolu entre nous; mais que, ayant pour nous la vérité, l'équité, et l'engagement du Régent le plus public et le plus solennel, il n'y avoit qu'à laisser rapporter nos traîtres, suivre vivement ce qui étoit résolu, surtout maintenir l'union entre nous, et la regarder comme notre salut unique, mais certain. Tous les regards tombèrent encore, à cette reprise, sur le duc de Noailles, qui se leva brusquement, dit un mot bas à Charost son voisin, et sortit tout de suite comme un homme enragé. Cette manière de s'en aller n'échappa à personne. Je la commentai, et j'expliquai plus au long les preuves de la trahison du duc de Noailles, dont on ne douta plus. On convint de ne lui plus rien communiquer, mais qu'il n'étoit pas possible de lui fermer la porte de nos assemblées. Nous n'eûmes guères lieu d'en être embarrassés, car il ne s'y présenta presque plus, c'est-à-dire de loin à loin une fois ou deux encore, et pour peu de moments, cachant sa turpitude sous son importance et le travail des finances qui ne lui donnoit aucun loisir. Charost, au sortir de cette assemblée chez Monsieur de Laon, dont je viens de parler, me prit à part, et me voulut haranguer sur la façon dont j'avois tancé le duc de

Noailles. Je me moquai de lui, et lui demandai quel ménagement méritoit un traître, et d'ailleurs de Noailles à moi, le plus noir et le plus perfide calomniateur, et à qui nous devions la frénésie de toute cette prétendue noblesse. Charost répliqua que cela étoit bel et bon, mais qu'il falloit donc que je susse que Noailles lui avoit parlé de moi avec menaces, comme un homme qui vouloit tirer raison de moi si je recommençois à l'attaquer. Je me mis à rire, et lui dis qu'il y avoit longtemps que je lui en fournissois matière et occasion, s'il étoit si mauvais garçon, et qu'il me sembloit que la scène qu'il venoit d'essuyer étoit assez forte pour n'en attendre pas une nouvelle ; que ses complots, ses pratiques sous terre, ses noires impostures et ses infernales machinations étoient ses armes véritablement à redouter, telles que je les avois éprouvées en[1] très gratuite et très sublime ingratitude, armes pour lui plus sûres et plus favorites que son épée, qui tenoit trop au fourreau pour craindre d'en être ébloui ; qu'au surplus c'étoit à lui à courir s'il en avoit envie, et moi à l'attendre comme je faisois depuis longtemps, sans la plus légère inquiétude, et sans lui épargner nulle[2] occasion ni aucun trait de l'y exciter, pour peu qu'il fût homme à en avoir envie ; que par conséquent cet avis qu'il (Charost) me donnoit ne me ralentiroit pas le moins du monde. En effet je ne manquai pas une occasion à tomber sur cet honnête confrère, partout où je le pus, c'est-à-dire parmi nous, où, comme je l'ai dit, il n'osa presque plus se montrer, au Conseil et chez M. le duc d'Orléans, qui étoient les seuls endroits où je pouvois le rencontrer, où je recevois ses basses révérences, sans lui rendre la moindre inclination, et où ma contenance, et tant que j'y pouvois[3] trouver jour, mes propos

1. *En* est en interligne, au-dessus de *deja*, biffé.
2. *Nul*, par mégarde, au manuscrit.
3. Il avait d'abord écrit *pouvoient*, par erreur, qu'il a corrigé en *pouvois*.

et ma hauteur me vengeoient, et montroient avec évidence aux assistants le coupable, qui n'osoit jamais répondre un seul mot, ce qui me paroîtroit à moi-même incroyable, si je ne l'avois sans cesse expérimenté tous les jours huit ans durant, à la vue de toute la France, tant le crime a de poids accablant jusque sur les plus méchants, les plus impudents, les plus grandement établis, et qui ont le plus de ressources d'ailleurs en eux-mêmes. Mais il faut me tenir ce que je me suis proposé au commencement de cette triste matière, l'enrayer au plus tôt et devancer ici les temps pour n'avoir plus à y revenir.

Le Régent trompé sur le Parlement.

Les mois s'écoulèrent en ces poursuites d'une part, en ces menées de l'autre. Le Parlement, pressé de la vérité, plus touché de son intérêt, persuadé qu'il n'avoit pas de quoi se défendre, prit un parti hardi que lui inspira la foiblesse du Régent ; ce fut de laisser à côté[1] la défense des usurpations attaquées par les ducs, de montrer les dents à M. le duc d'Orléans, et de refuser de lui répondre et de lui obéir là-dessus[2]. Conduit par d'Effiat et par Canillac, conseillé par le duc de Noailles, appuyé du duc du Maine et de ce groupe si nombreux qu'il avoit su ameuter et s'unir sous le respectable nom de noblesse, le Parlement ne craignit point de se moquer d'un prince dont il voyoit sans cesse les ménagements pour lui, et en même temps la crainte qui les produisoit. Ces magistrats si bien guidés comprirent aisément qu'ils pouvoient tout faire sans risquer rien, et que le Régent, qui les ménageroit toujours pour leur faire passer sans opposition les édits et les déclarations qu'il voudroit faire sur les matières des finances et du gouvernement, ne se compromettroit jamais avec eux pour chose qui au fonds n'importoit[3] en

[*Add. St-S. 1292 et 1293*].

1. On dirait maintenant : laisser de côté.

2. Voyez la *Gazette d'Amsterdam* de 1716, Extraordinaires XXV et XXXI, et la *Gazette de la Régence* publiée par Éd. de Barthélemy, p. 62 et 77-78.

3. Avant ce verbe il a biffé *qui*, pour le remettre en interligne avant *au fonds*.

rien à sa personne, et dont il se soucioit en effet fort peu. C'est la conduite constante que le Parlement tint dans toute la suite de cette affaire, et qui lui réussit pleinement. J'avois beau représenter à Son Altesse Royale la dérision publique que le Parlement faisoit de son autorité, l'étrange exemple qu'il laissoit apercevoir, ou de sa foiblesse, ou de l'opinion qu'il n'avoit pas le pouvoir de faire répondre des magistrats sur des entreprises visibles qui n'intéressoient qu'eux; qu'enfin il leur apprendroit, par une conduite si peu digne du dépositaire de la plénitude de l'autorité royale, qu'ils pouvoient lui résister en des choses qui l'embarrasseroient fort dans l'exercice du gouvernement, et à lui résister encore toutes fois et quantes il leur plairoit de le faire. Ce que je lui disois étoit évident, et il ne tarda pas longtemps à en faire une honteuse expérience, comme je le raconterai en son temps; mais je parlois en vain. Je le désespérois par la transcendance des raisons que je lui apportois, auxquelles il ne pouvoit répondre; mais les mêmes causes qui m'avoient fait échouer avec lui sur cette assemblée de noblesse me procurèrent le même sort sur le Parlement. Sa défiance lui persuada que je ne lui parlois qu'en duc qui n'a que cet intérêt en vue; son goût pour la division, qu'il la falloit entretenir entre les ducs et le Parlement, et entre les ducs mêmes; sa foiblesse, appuyée des pernicieux conseils de Noailles, Bezons, Effiat, Canillac et de bien d'autres, qu'il falloit ménager le Parlement en chose qui en intéressoit si vivement les principaux magistrats, et qui ne lui importoit en rien à lui-même, pour les trouver favorables et faciles à passer tout ce qu'il leur voudroit envoyer à enregistrer: c'est-à-dire que ces bons et fidèles conseillers comptoient pour rien la justice, la parole solennelle et publique donnée aux ducs par le Régent, et par lui renouvelée en pleine séance au Parlement, à l'ouverture de celle de la Régence, la dérision que le Parlement et toute la France faisoit de voir un Régent refusé par le Parlement de lui répondre, et sur chose de cette qualité qui n'intéressoit que l'orgueil de quelques magistrats ; l'exemple et le courage que cette misère donnoit à tout le monde, en particulier au Parlement pour en abuser dans les choses du gouvernement; enfin de compter pour rien de manquer solennellement et publiquement de foi, de parole, par conséquent d'honneur, à tout ce qu'il y avoit de grands en France. Tout cela dura plusieurs[1] années, et il faut que j'aie bien envie de sortir d'une si dégoûtante matière pour en prévenir de si loin la fin, qui arriva d'une part à force d'art, d'intrigues, de souplesses et d'audace ; de l'autre, de dépit, de dégoût et de guerre lasse[2].

Menées du duc de Noailles pour diviser les ducs et faire tomber leurs poursuites contre les usurpations du Parlement à leur égard, à quoi enfin il réussit.

Pendant cet intervalle, les protecteurs du Parlement virent bien toute la force que les ducs tireroient de leur union, qui faisoit toute la peine et l'embarras du Régent sur cette affaire. Leur application se tourna donc à les diviser ; le duc de Noailles s'appliqua à regagner les moins difficiles, et à effacer de leur esprit l'idée de ses trahisons, tandis qu'[il] y étoit plus abandonné que jamais. J'avois eu, dès avant la mort du Roi, toutes les attentions imaginables à marquer à chaque duc toute sorte de considération. On en a pu voir un échantillon dans la façon dont je me raccommodai avec M. de Luxembourg[3], l'unique avec lequel je fusse demeuré mal, car le Roi vivoit encore, et la scélératesse du duc de Noailles à mon égard m'étoit alors inconnue. Plus je parus depuis la mort du Roi bien avec le Régent, plus mes attentions

1. *Plusieures* (*sic*) corrige *plus d*.

2. On trouvera à l'appendice IV une liste de divers mémoires et factums relatifs au différend des pairs avec le Parlement et les présidents à mortier, et le texte du plus mordant factum de ces derniers sur l'origine plébéienne de presque tous les pairs, avec une réponse de ces derniers. Voir aussi Chéruel, *Saint-Simon considéré comme historien de Louis XIV*, p. 100-105, et l'ouvrage récent (1913) de M. Grellet-Dumazeau, *L'Affaire du bonnet et les Mémoires de Saint-Simon*, qui nous évitera la peine d'insister sur ces ennuyeux épisodes.

3. Tome XXVII, p. 235-236.

redoublèrent pour les ducs, et dans nos affaires communes j'évitai avec le plus grand soin jusqu'au moindre air de faveur et d'importance. Je parlois et j'opinois comme l'un d'eux ; je soutenois mes avis avec une modestie propre à les faire goûter ; je puis dire que je les traitai toujours avec un air de respect pour eux. Si je proposois des partis fermes, j'en expliquois les raisons ; si des partis hardis et des propos de cette espèce à tenir au Régent, je m'en chargeois, ainsi que de toutes les commissions difficiles. C'est une justice qui, quoi qu'on ait fait, n'a pu m'être refusée, et que le duc de Tresmes[1] entre autres, sans être mon ami particulier, a bien su leur reprocher. Mais cette conduite, toute mesurée qu'elle fût, ne put émousser l'envie. Cette passion basse et obscure se blesse de tout ; ma situation auprès du Régent[2] l'excita et le duc de Noailles en sut profiter.

La plaie de ma préséance n'étoit pas refermée dans le cœur de M. de la Rochefoucauld[3], et le duc de Villeroy, toujours à sa suite, conservoit le même sentiment[4]. Canillac cultivoit l'hôtel de la Rochefoucauld[5], avec qui il avoit fait grande connoissance chez Maisons. La Feuillade étoit de tout temps moins son ami que son esclave, et depuis sa disgrâce de Turin il s'étoit accroché à M. de la

1. Bernard-François Potier : tome V, p. 162.

2. Cette situation était certainement alors prépondérante ; le maréchal de Villars dans ses *Mémoires* (tome IV, p. 64 et 228) reconnaît que personne, même pas le duc de Noailles, n'avait plus crédit auprès du Régent et n'était plus avant dans sa confidence. Aussi, en octobre 1715, la noblesse de Provence ayant décidé de demander au Régent le rétablissement de ses privilèges, elle ne crut pas pouvoir prendre de meilleur intermédiaire que Saint-Simon (A. Babeau, *Villars gouverneur de Provence*, p. 96).

3. Dans le tome XXIV, p. 207-208, il a dit que M. de la Rochefoucauld fut « outré » et se répandit chez le Chancelier en « étranges lamentations ».

4. *Ibidem*, p. 208.

5. Tome V, p. 86.

Rochefoucauld et à M. de Liancourt[1], qui dans les suites le reconnurent et lui fermèrent leur porte. La Feuillade, je n'ai jamais su pourquoi, m'avoit pris de tout temps en aversion. Canillac, qui étoit l'envie même, et qui se persuadoit qu'il lui appartenoit de gouverner le Régent et l'État sans la plus légère concurrence, n'étoit pas pour guérir la Feuillade ni la Rochefoucauld à mon égard. Ils embabouinèrent[2] le pauvre duc de Sully, connu auparavant sous le nom de chevalier de Sully, qui s'en repentit bien après qu'il n'en fut plus temps, ainsi que le duc de Richelieu, qui ne faisoit que poindre, et que le bel air avoit fait disciple très soumis de la Feuillade. Noailles et Aumont s'amalgamèrent à eux dès qu'ils y purent être reçus, et M. de Luxembourg se laissa entraîner à MM. de la Rochefoucauld et de Villeroy, ses amis intimes de tous les temps, depuis leur liaison commune[3] avec feu M. le prince de Conti. Noailles, qui les vouloit gouverner, n'osa l'entreprendre à découvert : il crut le faire plus aisément sous un autre nom, au poids duquel ces Messieurs-là fussent accoutumés. Il leur insinua de gagner le maréchal d'Harcourt, qui n'avoit plus ni tête ni presque de parole. La Rochefoucauld avoit toujours été lié avec lui et le duc de Villeroy, et Noailles l'avoit été à cause de Mme de Maintenon. Un tel mentor, qui n'en avoit plus que l'ombre, fut merveilleusement propre au duc de Noailles, qui, dès qu'ils l'eurent gagné, devint le prêtre qui faisoit parler l'oracle. Ce ne fut que pour contrecarrer tous les bons et sages partis que vouloient prendre ceux qu'ils n'avoient pu débaucher, et qui étoient : le cardinal de Mailly, archevêque de Reims ; Clermont-Chaste, évêque de Laon[4],

1. Henri-Roger de la Rochefoucauld, marquis de Liancourt, frère du duc François VIII : tome II, p. 212.

2. Tome XVII, p. 80.

3. Il avait d'abord écrit *depuis la leur* ; il a biffé *la* et ajouté *liaison commune* en interligne.

4. Louis-Anne de Clermont-Chaste : tome IX, p. 10.

qui avoit pouvoir de faire pour son cousin de Tonnerre, évêque de Langres[1] ; Rochebonne, évêque de Noyon[2], et de loin Noailles, évêque de Châlons[3], qui suivoit son frère le cardinal de Noailles, qui, malgré son accablement des affaires de la Constitution, et le besoin et les liaisons qu'elles lui donnoient avec le[4] Parlement, fut un des plus fidèles et des plus généreux de notre nombre[5]; les ducs de la Force, de Tresmes, de Charost, le maréchal de Villars, et les ducs d'Antin et de Chaulnes : aucun de ceux-là ne se démentit; aucun ne foiblit; tous agirent et firent merveilles. C'étoit avec eux que j'étois uni. Je laisse le reste des ducs qui ne parurent presque plus dans ce reste de lutte avec le Parlement et le Régent, pour ne pas dire entre nous-mêmes : les uns absents, les autres enfants, ceux-ci lassés d'une guerre plus qu'ingrate, ceux-là bas et timides sous un dehors politique et prudent.

Le duc de Noailles ourdissoit soigneusement sa trame pour nous désunir. Tout l'invita à cet infâme travail. Se donner le mérite auprès du Régent de lui sacrifier l'intérêt de sa dignité; auprès du Parlement, de le délivrer en lui assurant le triomphe, avec ce ramas informe de noblesse qu'il avoit excitée et qu'il ne cessoit de cultiver; de faire litière de cette dignité qu'il lui avoit plu de prendre en haine ; enfin de réparer en partie le peu de fruit qu'il avoit recueilli de sa scélératesse à mon égard. Trop anciennement lié avec l'abbé Dubois, comme on l'a vu ailleurs[6], pour avoir ignoré mon dégoût, mon commencement de retraite, et tout ce qui s'étoit passé de la part du

1. François de Clermont-Tonnerre : tome II, p. 366.
2. Charles-François de Châteauneuf de Rochebonne : tome XXIII, p. 334.
3. Jean-Baptiste-Louis-Gaston de Noailles : tome II, p. 361.
4. Les mots *avec le* sont en interligne, au-dessus d'*au*, biffé.
5. La plupart des mémoires des ducs sont en effet signés de lui, mais dans une place distinguée à part des autres pairs, à cause de sa dignité de cardinal.
6. Tome XXVI, p. 367.

Régent par Dubois pour me raccrocher[1], il étoit au désespoir[2] qu'une des choses dont il s'étoit le plus flatté eût manqué. Il n'étoit pas moins confondu qu'après tant d'affreuses et de noires pratiques pour me rendre l'objet de la fureur de toute cette noblesse, pas un ne m'eût fait seulement la plus légère malhonnêteté. On ne hait rien tant au monde qu'un homme à qui on doit, et que gratuitement on a voulu perdre, qui le sait, qui le publie, qui en connoît la cause, et qui la répand[3], qu'on n'a pu ni perdre ni même affoiblir, et qui ne garde aucune sorte de mesure en quelque lieu ni en quelque occasion que ce soit, avec[4] lequel on ne peut éviter de se rencontrer souvent, et que nulle[5] patience, je n'oserois dire nuls respects extérieurs, ne peuvent émousser. Outre le fruit que je viens d'expliquer, qu'il se proposoit pour soi-même du succès de ses travaux pour nous désunir, il se flattoit encore de me brouiller avec cette partie des ducs qu'il auroit trompée, de me rendre à charge à ceux que je voudrois maintenir en union, insupportable d'une part, et méprisable de l'autre à M. le duc d'Orléans par une opiniâtreté qui ne seroit presque plus soutenue de personne, par là de changer à son avantage ma situation auprès de lui, et peut-être de dépit me faire quitter la partie, sans craindre que le Régent courût après moi comme la première fois. Tant de puissants motifs pour une ambition démesurée, qui dans la gangrène de son âme et la bassesse et la pourriture de son cœur ne trouvoit ni remords ni obstacle, tirèrent de son art, de son esprit aisé, liant, souple, fécond, séducteur, et de ces manèges obscurs où il

1. Ci-dessus, p. 199.
2. *Desespoir* corrige *desp*[*oir*]. Nous avons eu occasion de remarquer, surtout dans nos premiers volumes, que Saint-Simon écrivait volontiers *despoir*.
3. *Répand* est écrit en interligne, au-dessus de *publie*, biffé.
4. Avant *avec*, il y a un *et*, biffé.
5. *Nuls*, par mégarde, dans le manuscrit.

étoit si grand maître[1], tous les moyens de persuader des hommes qui ne se défioient plus de lui, et à qui il persuadoit qu'il n'avoit avec eux qu'un seul et même intérêt. A l'écorce plausible qu'il tâcha de donner à ses raisons, il n'oublia pas de piquer la jalousie de ceux qui en purent être susceptibles, et de me donner à eux comme un homme entêté de ses sentiments, gâté par la faveur, desireux de dominer et d'emporter tout à ses avis, en un mot de conduire et de gouverner ses égaux et ses confrères. On a dit par qui il y fut aidé et pourquoi[2]. Néanmoins la persuasion fut longue à prendre, et nous fûmes bien avertis. Je ne crus pas devoir faire de démarche vers aucun des ébranlés. Je me contentai de les laisser faire à ceux avec qui j'étois uni qu'on n'avoit pu rendre suspects aux autres, de me consoler dans l'union et la fermeté des nôtres, surtout dans leurs sentiments, et leur témoignage à tous de la droiture et de la simplicité de ma conduite et de mon procédé dans tout le long cours de cette malheureuse affaire si cruellement embarquée malgré nous, sous la fin du feu Roi, et j'ai eu cette satisfaction encore que ces mêmes ducs sont tous demeurés mes amis jusqu'à leur mort.

A force de temps, de ruses, d'artifices et de trames, Noailles vint à bout de la division qu'il avoit résolu de mettre entre nous. Il fit, avec ceux qu'il séduisit, de petites assemblées secrètes; ensuite, pour leur donner du poids, il y en eut de plus nombreuses chez le maréchal d'Harcourt, qui n'étoit plus portatif, et qui, n'étant plus en état de rien comprendre, encore moins de disserter, les couvrit de son ombre, et applaudissoit de la tête avec de grands yeux ouverts et étonnés à ce que Noailles expliquoit comme de sa part. Je voyois, il y avoit du temps,

1. Voyez les portraits si noirs qu'il a tracés à deux reprises du duc de Noailles : tomes XXII, p. 192 et suivantes, et XXVI, p. 355 et suivantes.

2. Ci-dessus, p. 214-215.

les progrès de cet Achitophel[1]; je comprenois qu'il réussiroit enfin; je n'allois plus qu'à regret à nos assemblées chez l'ancien de nous qui se trouvoit à Paris, et souvent il falloit me presser pour m'obliger à m'y rendre. Enfin, un jour que nous fûmes tous avertis de nous trouver chez le cardinal de Mailly, archevêque de Reims, nous le fûmes une heure après pour nous rendre chez le maréchal d'Harcourt. De ce moment je vis ce qui alloit arriver, et je résolus de me tenir chez moi. Je n'avois garde d'aller chez le maréchal d'Harcourt, où pas un de notre union n'avions jamais été, et où, pour la première fois, nous étions priés de nous trouver, parce que je ne voulus pas me livrer à des disputes inutiles sur un parti bien pris entre eux, et qu'ils ne vouloient que nous déclarer, pour rendre la division plus invariable par tout ce qu'il étoit difficile qui n'accompagnât pas, dans les termes où on étoit arrivé, l'action de cette assemblée, si nous nous y fussions rendus; aussi pas un de nous n'en fut-il tenté. Je ne voulois pas, non plus, aller chez le cardinal de Mailly, pour y assister, pour ainsi dire à nos funérailles, car ce les furent en effet; mais je fus si pressé de plusieurs, et le matin même par Mme Saint-Simon, qui me représenta qu'il y auroit de la honte d'abandonner ceux avec qui j'avois toujours été uni, que je m'y en allai. Cela fit que j'y arrivai des derniers, qu'on y avoit été dans l'inquiétude de mon absence, et que je fus reçu avec de grands témoignages de satisfaction. On attendit longtemps ceux qui étoient de chez M. d'Harcourt. Tous les nôtres étoient chez le cardinal de Mailly, et le duc de Rohan de plus, qui déclama fort contre les autres, ainsi que nous tous; mais il ne s'y fit rien. Nous déplorâmes un schisme et une scission fatale, et, après être demeurés ensemble

1. Achitophel était un ami et un conseiller de David, qui abandonna ce roi pour se jeter dans le parti de son fils Absalon, auquel il conseilla de détrôner son père (livre II des *Rois*, chap. 15, 16 et 17).

fort tard, nous résolûmes de ne plus battre l'air[1] en vain, de céder à la trahison d'une[2] part, et à l'entraînement de l'autre, et de laisser aux temps et aux occasions à faire repentir le Régent de son manquement de parole et de son déni de justice, et à ces Messieurs de chez M. d'Harcourt à se mordre longuement les doigts de leur duperie et de leur conduite, qui perdoit tout entre nos mains. Nous nous embrassâmes les uns les autres, et nous nous promîmes une amitié et une union réciproque entre nous, auxquelles pas un n'a manqué; à l'égard des autres, froideur et civilité. Ainsi par l'ambition et les artifices du duc de Noailles et de ses consorts, et la simplicité de leurs dupes, se fit cette meurtrière division qui mit fin[3] [à] nos poursuites, donna lieu au[4] Parlement de triompher moins de nous que du Régent, et procura à ce prince un court repos qu'il paya chèrement après[5]. Prenons haleine après

1. Voyez ci-dessus, p. 203.

2. Le mot *d'une* est écrit en surcharge sur *et à*.

3. Saint-Simon avait d'abord écrit *fit cesser nos poursuites*, il a biffé les deux premiers mots, écrit *mit fin* au-dessus en interligne, mais oublié d'ajouter *à*.

4. *Donna lieu au* est en interligne au-dessus de *triompher le*, biffé, et les mots *de triompher* ont été ajoutés en interligne après *Pl[t]*.

5. M. de Caumartin écrivait à sa sœur, la marquise de Balleroy, le 6 janvier 1716 : « La nouvelle d'aujourd'hui est le mémoire des ducs contre le Parlement. Tout le monde trouve qu'il seroit plus prudent pour M. le Régent de ne point, pour une bagatelle, se commettre avec le Parlement et les ducs. » Et le 1er février : « La querelle des ducs et du Parlement est fort échauffée, et M. d'Orléans fort embarrassé. M. de Saint-Simon a parlé en termes de crocheteur du premier président en sa présence, qui n'a pas fait semblant de l'entendre; c'étoit dans la petite galerie de M. d'Orléans, qui a voulu l'ignorer, de crainte d'être obligé d'envoyer M. de Saint-Simon à la Bastille. » Puis le 8 février : « L'affaire des ducs contre les présidents à mortier est plus échauffée que jamais. M. le duc d'Orléans a ordonné à M. de Sacy, célèbre avocat, de travailler au factum des ducs. On dit que le Parlement ne veut pas répondre et qu'il veut s'en tenir à sa possession. On doute que le Régent veuille juger l'affaire. » (*Les Correspondants de la marquise de Balleroy*, tome I, p. 69, 71 et 75). Le greffier Delisle a noté l'in-

un si fâcheux récit, et retournons sur nos pas, dont, pour l'achever de suite, il nous a fort détournés.

Mme la duchesse de Berry obtient une compagnie de gardes. Le chevalier de Roye en est capitaine et Rions lieutenant. Ce que devient le chevalier de Roye. Harling* est aussi capitaine des gardes de Madame, mais sans compagnie.

On vit à la cour des nouveautés singulières, qui en produisirent bientôt après de plus étranges. Rien n'égaloit[1] l'orgueil de Mme la duchesse de Berry, comme on l'a dit et montré ailleurs[2], et son empire sur l'esprit de M. le duc d'Orléans étoit toujours le même, quoique peu mérité. Elle se mit en tête de vouloir avoir un capitaine des gardes. Jamais fille de France n'en avoit eu[3]. C'étoit un honneur inconnu même aux reines mères et régentes, jusqu'à la dernière, mère de Louis XIV, qui en eut un. Madame n'y avoit jamais songé, et M. le duc d'Orléans résista d'abord à cette fantaisie ; mais il y[4] céda bientôt, et voulut en même temps que Madame en eût un, puisqu'elle étoit de même rang que Mme la duchesse de Berry, et il se chargea de le payer, parce que Madame, dont la maison étoit grosse et les revenus ne l'étoient pas, n'en voulut pas faire la dépense[5]. Elle choisit Harling, gentilhomme allemand[6], qui avoit été nourri son page, dont elle affectionnoit la personne et la famille, qui étoit lieutenant général, et qui s'étoit distingué à la guerre[7]. Il étoit fort

suite faite par Saint-Simon au premier président dont parle M. de Caumartin dans sa lettre ci-dessus du 1er février : voyez ci-après aux Additions et Corrections. Pour les incidents de la suite de l'affaire et sa suspension par arrêt du conseil de régence du 10 mai, voir le *Journal de Dangeau*, tome XVI, p. 339, 343. 348, 350-352, 354 et 374-377.

1. Il y a dans le manuscrit *riéngaloit*.

2. Tomes XX, p. 213-214, XXI, p. 79-80, et XXVI, p. 321.

3. Saint-Simon ne parle que des filles de France ; car les fils de France en avaient ; nous l'avons vu notamment lors de la formation de la maison du duc de Berry : tome XX, p. 213.

4. L'adverbe *y* a été ajouté en interligne ; mais Saint-Simon l'a placé par mégarde après *mais*.

5. *Dangeau*, tome XVI, p. 223, 224 et 227.

6. Éberhard-Ernest, comte d'Harling : tome XIII, p. 89.

7. Sa nomination, du 2 novembre, est dans le registre O[1]59, fol. 192.

* *Harling* corrige *Harlig*.

honnête homme d'ailleurs, doux et simple, avec de l'esprit, et le même qui fit avec Peri[1] cette belle et singulière retraite d'Haguenau, après l'avoir bien défendu, comme je l'ai raconté en son temps[2]. Mme la duchesse de Berry choisit le chevalier de Roye, qui l'avoit été de M. le duc de Berry[3]. Il étoit le dernier des frères du comte de Roucy, et n'avoit rien; il épousa bientôt après la fille de Prondre[4], un des plus riches financiers de Paris, dont il eut beaucoup[5]. Il prit le nom de marquis de la Rochefoucauld, mourut lieutenant général à cinquante et un ans,

1. Jean-Baptiste, marquis de Peri : tome XI, p. 266. Il signait DE PERI.

2. En 1705 : tome XIII, p. 88-89.

3. Barthélemy de la Rochefoucauld : tomes XVI, p. 368, et XX, p. 213. Sa nomination, du 2 novembre 1715, est dans le registre O[1] 59, fol. 189.

4. Paulin Prondre, dont il a été déjà parlé, à propos de l'affaire des pièces de quatre sols, dans notre tome VII, p. 535, note 6, n'était encore en 1675 que commis à la recette générale des offices des greffiers des arbitrages. Sa conversion au catholicisme le mit en relations avec Seignelay, qui lui fit obtenir à la fin de 1688 une des deux charges de receveur général des finances à Lyon, et il la conservait encore en 1707. Il se titrait alors écuyer et sieur de Guermantes. Il s'occupa particulièrement de la recherche des faux nobles et y gagna une très grosse fortune, qui lui permit d'acheter une charge de président à la chambre des comptes de Paris, où il fut reçu le 12 octobre 1693. En août 1702, il acheta celles de grand audiencier de France et de secrétaire du Roi, faillit être choisi comme garde du Trésor royal en 1708, obtint en 1711 l'honorariat de grand audiencier et de président des comptes, fut taxé à dix-neuf cent mille livres en 1716, et mourut le 11 décembre 1723 à soixante-treize ans. C'était un bibliophile distingué.

5. Marguerite-Pauline Prondre épousa le chevalier de Roye, qui prit alors le nom de marquis de la Rochefoucauld, comme Saint-Simon va le dire, le 29 décembre 1715; on lui donnait deux cent mille écus de dot (*Dangeau*, p. 258, 270 et 272; Éd. de Barthélemy, *Gazette de la Régence*, p. 36 et 42-43; *Correspondance de Madame*, recueil Jæglé, tome II, p. 244; *les Correspondants de la marquise de Balleroy*, tome I, p. 68). Devenue veuve en novembre 1724, elle se remaria en octobre 1755 avec Gaspard de Clermont-Tonnerre, maréchal de France; mais elle mourut l'année suivante, 29 juillet 1756, à cinquante-neuf ans.

en 1724[1], et ne laissa qu'une fille unique, qui a épousé M. de Middelbourg[2], frère du maréchal d'Isenghien[3]. Madame n'eut point de compagnie de gardes, et continua de se servir de ceux de M. le duc d'Orléans[4]. Mme la duchesse de Berry[5] n'avoit que peu de gardes, et point de compagnie. Elle en voulut une[6], dont elle donna la

1. Le 3 novembre 1724 (*Gazette*, p. 572).

2. Pauline-Louise-Marguerite de la Rochefoucauld-Roye, née le 22 février 1717, épousa le 10 août 1733 Alexandre-Maximilien-Balthazar-Dominique de Gand de Mérode, comte de Middelbourg (notre tome III. p. 38, note 8), et mourut le 10 novembre 1773. — La ville de Middelbourg (Saint-Simon écrit *Midelbourg*) est dans l'île de Walcheren et la capitale de la province de Zélande.

3. Louis de Gand de Mérode, maréchal-prince d'Isenghien (tome II, p. 38, note 8).

4. La déclaration, du 30 octobre (reg. O[1] 59, fol. 188 v°), disait : « Notre très chère et très amée tante la duchesse d'Orléans douairière ayant pour servir près de sa personne un détachement des gardes de notre très cher et très amé oncle le duc d'Orléans, son fils, il n'est point nécessaire de lui établir une garde particulière ; mais nous avons jugé qu'il convenoit au rang et à la dignité de cette princesse qu'elle eût des officiers de caractère pour commander lesdits gardes, comme il en a été accordé par le roi Henri IV à la princesse de Navarre, sa sœur. A ces causes,... nous avons créé et établi.... un capitaine et deux exempts des gardes de notre très chère et très amée tante la duchesse d'Orléans douairière pour commander le détachement des gardes de notre cher oncle le duc d'Orléans qui servira auprès de sa personne... »

5. Après ce mot, il y a dans le manuscrit un *qui* inutile ; car il y a bien un point plus loin après *comp*e.

6. Déclaration du 31 octobre (reg. O[1] 59, fol. 187 v°) : « Le feu Roi, notre très honoré seigneur et bisaïeul, a, par sa déclaration du 4 février dernier, établi, pour servir auprès de la personne de notre très chère et très amée tante la duchesse de Berry, une garde françoise composée d'un officier principal sous le titre d'exempt pour la commander, d'un maréchal des logis, d'un brigadier, de douze gardes et d'un clerc du guet. Ce nombre pouvoit lui suffire dans le temps qu'elle demeuroit avec le feu Roi... ; mais, comme elle est à présent logée dans un palais séparé, nous avons estimé qu'il convenoit à la dignité de cette princesse de faire une augmentation d'officiers dans ses gardes.... et de lui laisser la liberté d'ajouter aux douze gardes qui lui ont été accordés... le nombre de gardes qui sera jugé nécessaire

lieutenance à Rions[1] et l'enseigne au chevalier de Courtomer[2]. J'entre dans[3] ce bas détail, parce qu'il sera fort

pour son service...... » En conséquence, il est créé un capitaine, un lieutenant, un enseigne, un exempt, un maréchal des logis et un trésorier, en sus de ceux qui existent déjà, et la princesse est autorisée à augmenter ses gardes du nombre qu'elle jugerait nécessaire. Le *Mercure* de mai 1716 (p. 155-157) décrivit l'uniforme que Mme de Berry donna à cette compagnie.

1. Armand-Auguste-Antoine-Sicaire-Nicolas d'Aydie, titré comte de Rions (Rions est une commune du Bordelais, canton de Cadillac), né le 22 septembre 1692, d'abord officier dans le régiment du Roi, devint lieutenant des gardes de la duchesse de Berry en novembre 1715 (brevet du 2 novembre : reg. O[1] 59, fol. 190 v°), acheta le régiment de Soissonnais en août 1716, puis le régiment de dragons de Languedoc (octobre 1716), troqua son régiment d'infanterie contre un guidon de gendarmerie (novembre), acheta une sous-lieutenance en mars 1717, devint premier écuyer de la duchesse en août de la même année, eut le gouvernement de Cognac en novembre, et acheta en mars 1718 le régiment de Dauphin-Dragons. La duchesse de Berry lui fit donner, en octobre suivant, le gouvernement de Meudon ; mais la mort de la princesse, qu'il avait peut-être épousée secrètement, fut l'effondrement de sa fortune : le gouvernement de Meudon lui fut enlevé, et il dut se démettre de celui de Cognac en 1722 et de son régiment en 1725. Après quelques années passées dans la retraite, il mourut le 26 mars 1741. Un « Journal de la cour et de Paris en 1732-33 », publié dans la *Revue rétrospective*, deuxième série, 1836, tome V, p. 15, annonçait qu'il venait de prendre (décembre 1732) le petit collet et avait obtenu du comte de Clermont un bénéfice de quinze mille livres de rente. — Saint-Simon écrit *Rion*.

2. Guy-Antoine de Saint-Simon, chevalier de Courtomer (il appartenait à une maison différente de celle de notre auteur), reçu chevalier de Malte de minorité le 21 mars 1700, était depuis août 1715 enseigne des gendarmes d'Orléans, lorsque la duchesse de Berry le choisit pour enseigne de ses gardes (retenue du 2 novembre : reg. O[1] 59, fol. 191) ; il devint colonel du régiment de Soissonnais par échange avec M. de Rions en novembre 1716, remplaça celui-ci comme lieutenant des gardes de la princesse en septembre 1717, eut le titre de capitaine en second en mai 1719, hérita en juin 1724 du titre de marquis de Courtomer par la mort de son frère aîné, vendit son régiment en 1725, et mourut dans son château de Courtomer en Normandie le 3 mai 1738. — Saint-Simon écrit *Courtaumer*.

3. Il y a, par erreur, *de* dans le manuscrit, au lieu de *dans*.

mention de Rions dans la suite, et que c'est ici la première fois qu'on ait ouï parler de lui.

Mme la duchesse d'Orléans* prend quatre dames auprès d'elle ; tôt après imitée en cela par Madame la Duchesse et par d'autres princesses du sang.

On a vu en son lieu[1] que Madame aimoit fort deux dames que Monsieur haïssoit fort, ce qui a été expliqué en son temps, et qu'à la mort de Monsieur le Roi lui permit de les prendre auprès d'elle pour l'accompagner, même à Marly[2]. C'étoit la maréchale de Clérambault et la comtesse de Beuvron, laquelle étoit morte il y avoit longtemps[3], et qui ne fut point remplacée. C'étoit le premier exemple de fille de France qui eût eu des dames attachées à elle, autres que sa dame d'honneur et sa dame d'atour. Les courses et les parties continuelles de Mme la duchesse de Berry, ou seule, ou avec Mme la duchesse de Bourgogne au commencement de son mariage, obligèrent Mme de Saint-Simon à demander du soulagement pour la suivre. Le Roi lui permit de lui proposer quatre dames, comme on a vu en son lieu[4]; ce fut le second exemple. En France, ils sont contagieux et s'étendent facilement par la vanité. Mme la duchesse d'Orléans, petite-fille de France, mais femme du Régent, en profita pour s'assimiler, au moins en cette partie, aux filles de France, et M. le duc d'Orléans n'étoit pas homme à l'en refuser, sans pourtant se soucier de cette nouvelle distinction. Elle prit donc quatre dames[5], qui furent la comtesse de Tonnerre[6], petite-fille de la maréchale de Rochefort, sa dame d'honneur, et fille de Mme de Blanzac, qu'elle avoit tant et si longtemps aimée, et avec qui elle étoit brouillée depuis plusieurs années[7], et la demeura toujours. Quoique

[*Add.* St-S. 1294].

1. Tome VIII, p. 364-366. — 2. Tome X, p. 100.
3. En 1708 : tome XVI, p. 393. — 4. Tome XXVI, p. 201-202.
5. *Dangeau*, tome XVI, p. 225.
6. Geneviève-Armande de la Rochefoucauld-Roye de Blanzac : tome XV, p. 256.
7. Sa disgrâce remontait à 1696 : tome III, p. 175-176.

* *Orléans* est en interligne au-dessus de *Berry*, biffé, mais Saint-Simon n'a pas changé *de* en *d'*.

Mme de Tonnerre fût mariée dans une maison riche, elle avoit besoin de se tirer d'avec un mari imbécile[1], et qui pouvoit pourtant avoir ses fantaisies et ses volontés. Mme de Conflans fut la seconde : elle étoit veuve d'un premier gentilhomme de la chambre de M. le duc d'Orléans[2], et fille de Mme de Jussac[3], qui avoit élevé Mme la duchesse d'Orléans et qu'elle avoit toujours fort aimée. Elle choisit encore Mme d'Espinay[4], fille de M. et de Mme d'O, et c'étoit tout dire pour Mme la duchesse d'Orléans. Ces deux-là trouvèrent une subsistance et une occupation dans ces places[5].

Mort du comte de Poitiers dernier mâle de cette grande et illustre maison.

On a vu en son lieu[6] que nous avions marié, il y avoit un an, Mlle de Malauze au comte de Poitiers, dernier mâle de cette grande et illustre maison. Il venoit de mourir en quatre jours de la petite vérole[7], laissant sa femme grosse d'une fille[8], qui fut un grand parti en tout sens, et qui a épousé le duc de Randan, fils aîné du duc de Lorge[9]. Ce fut un grand dommage de ce comte de Poitiers qui promettoit beaucoup et n'avoit rien à reprendre. Sa veuve demeuroit fort jeune, sans belle-

1. Philippe-Aynard de Clermont, comte de Tonnerre : tome XV, p. 234-236.

2. Louise-Françoise de Jussac, marquise de Chaumont, remariée en 1712 à Alexandre-Philippe, marquis de Conflans (tome XXIII, p. 39-40) ; elle n'était pas veuve alors puisque son second mari ne mourut qu'en 1719.

3. Marie-Françoise Évrard de Saint-Just : tome III, p. 334.

4. Marie-Anne d'O, que nous avons vu épouser en 1705 le marquis d'Espinay : tome XII, p. 430.

5. Dangeau dit que la quatrième place était réservée pour la future marquise de Castries ; voyez ci-après, p. 344 ; mais elle fut donnée à Mme de Poitiers, comme Saint-Simon va le dire.

6. Tome XXVI, p. 120-122.

7. Le 29 octobre : *Dangeau*, p. 224.

8. Élisabeth-Philippine de Poitiers, née le 23 décembre 1715, épousa en 1728 le duc de Randan et mourut le 23 août 1773.

9. Guy-Michel de Durfort (tome IX, p. 220), fils de Guy de Durfort, duc de Quintin-Lorge, beau-frère de notre auteur.

mère[1], et fort menacée par une de ses belles-sœurs[2], qui se proposoit de lui redemander tout le bien du comte de Poitiers, si elle accouchoit d'une fille[3]. Ces circonstances nous engagèrent à la mettre chez Mme la duchesse d'Orléans, et je n'eus que la peine de le lui demander ; elle fut bien aise de me faire plaisir de bonne grâce, et plus encore de meubler sa maison d'une femme de cette qualité[4].

Mort d'Homberg. Chirac en sa place premier médecin de M. le duc d'Orléans.

M. le duc d'Orléans perdit en ce même temps Homberg[5], un des plus grands chimistes de l'Europe, et un[6] des plus honnêtes hommes qu'il y eût, et qui étoit le plus simple et le plus solidement pieux. C'étoit avec lui que ce prince avoit dressé sa fatale chimie, où il s'étoit amusé si longtemps et si innocemment, et dont on essaya de faire contre lui un si infernal usage ; c'est ce même Homberg

1. Françoise d'Anglure, comtesse de Poitiers (tome XXVI, p. 121), morte avant le mariage de son fils.

2. Le comte de Poitiers qui venait de mourir était issu du second mariage de son père. De la première femme, Marguerite-Françoise d'Achey, il y avait trois filles, dont les deux dernières étaient chanoinesses de Remiremont et dont l'aînée, Marie-Françoise, avait épousé en 1693 Charles-Antoine de la Baume-Saint-Martin, dit le marquis de la Baume. Cette marquise de la Baume fut enfermée comme prodigue avant 1724 à la requête de son fils (ms. Clairambault 1222, fol. 181).

3. Elle fut en effet en procès contre les la Baume, mais non pas à propos de la succession de son mari ; elle ne fit que suivre une vieille contestation au sujet de l'héritage de François de Rye, archevêque de Besançon (*Catalogue des factums de la Bibliothèque nationale*, tome V, p. 319-321).

4. Dangeau annonce ce choix le 2 novembre (p. 226), et ajoute que la place lui était destinée dès avant la mort de son mari.

5. Guillaume Homberg : tome XXII, p. 385. Saint-Simon trouve incidemment l'annonce de sa mort dans l'article du 28 octobre du *Journal de Dangeau* (p. 223), qui le dit mort depuis six ou sept semaines; en réalité Homberg mourut le 24 septembre 1715 (et non 1714, comme il a été dit par erreur dans le tome XXII, p. 385, note 3). Il fut enterré dans l'église Saint-Eustache (Piganiol de la Force, *Description de Paris*, tome III, p. 189-191). Rigaud avait fait son portrait en 1697.

6. Avant *un*, Saint-Simon a biffé *en mesme temps*.

que M. le duc d'Orléans voulut envoyer à la Bastille par le traîtreux[1] conseil d'Effiat, à la mort de Monsieur[2] et de Madame la Dauphine comme on l'a vu en son temps[3], et à qui il avoit donné le titre de son premier médecin. Il choisit pour lui succéder en cette qualité Chirac[4], qui passoit pour le plus grand médecin qu'il y eût, et qui l'avoit suivi en Italie et en Espagne. C'étoit d'ailleurs l'intérêt même en tout genre, avec tout l'esprit et le savoir possible. J'entre dans ce détail, parce qu'il en sera mention ailleurs[5], et qu'il devint enfin premier médecin du Roi, après la mort de M. le duc d'Orléans.

Madame la Duchesse, qui n'avoit jamais pu s'accoutumer à voir sa sœur cadette si élevée au-dessus d'elle, ne put souffrir longtemps de lui voir des dames sans en avoir aussi[6]. Elle trouva de la marchandise fort mêlée en tout genre, et des femmes qui, pour leur pain et leur amusement, ne demandèrent pas mieux. La facilité de M. le duc d'Orléans le souffrit; ainsi de toutes choses. D'autres[7] princesses du sang en eurent aussi après comme il leur plut.

Vergagne bien singulièrement grand d'Espagne. [*Add. St-S. 1295*].

Le Régent[8] favorisa aussi une autre nouveauté bien singulière. M. de Nevers[9] n'avoit été duc qu'à brevet, c'est-à-dire point vérifié. On a vu ailleurs[10] que son fils[11]

1. Tome XXVII, p. 229. — 2. M. le Dauphin, duc de Bourgogne.

3. Tout cela a été raconté dans le tome XXII, p. 385-387, 391-392 et 400-401.

4. Pierre Chirac : tome XXIV, p. 249, et ci-dessus, p. 116.

5. On le verra en effet dans la suite des *Mémoires* soigner la duchesse de Berry dans sa dernière maladie et opérer le cardinal Dubois.

6. Il avait déjà dit cela dans l'Addition à Dangeau indiquée ci-dessus, nº 1294 ; nous n'en avons pas trouvé mention dans le *Journal*.

7. Cette dernière phrase a été ajoutée dans le blanc resté à la fin du paragraphe et sur la marge.

8. Les mots *Le Regent* sont en interligne, au-dessus de *Il en*, biffé, et, plus loin, *autre nouveauté* a été aussi ajouté en interligne.

9. Philippe-Jules-François Mazzarini-Mancini, mort en 1707.

10. Tomes IX, p. 282, et XIV, p. 394-395.

11. Philippe-Julien-François Mazzarini-Mancini.

unique étoit malvoulu du feu Roi par sa conduite, et par avoir également méprisé la guerre et la cour. On a vu aussi en son temps[1] que, hors de toute espérance d'obtenir la continuation, c'est-à-dire un renouvellement du brevet de duc, il avoit épousé la fille aînée de Spinola[2], qui avoit acheté la grandesse de Charles II, qu'il servoit de général en Flandres, et qui étoit veuf sans garçons et hors d'état ou de volonté de se remarier. Spinola ne mouroit point, et son gendre, qui, par son mariage, avoit pris le nom de prince de Vergagne, s'ennuyoit fort d'attendre la grandesse si longtemps, et la duchesse Sforze pour le moins autant, qui étoit sœur de sa mère, qui lui en avoit toujours servi, et qui l'aimoit avec la même tendresse. Dès sa jeunesse, il étoit bien avec M. le duc d'Orléans, et la débauche avoit entretenu leur commerce et la bienveillance du prince. On a vu[3] à quel point d'amitié et de confiance unique Mme Sforze étoit avec Mme la duchesse d'Orléans, et qu'elle étoit aussi fort considérée de M. le duc d'Orléans. Elle imagina d'avancer cette grandesse, de faire représenter au roi d'Espagne que Spinola avoit cédé sa grandesse à sa fille en la mariant; qu'il desiroit que le roi d'Espagne l'agréât, moyennant que lui-même, qui étoit vieux et retiré, ne fût plus grand. Mme Sforze fit parler et peut-être donner quelque argent à Spinola. Il s'accorda à tout, et Mme Sforze en parla à M. et à Mme la duchesse d'Orléans. Le Régent ne voulut point en écrire au roi d'Espagne; mais il témoigna à Cellamare qu'il prenoit beaucoup de part en M. de Vergagne, et seroit fort touché des grâces que le roi d'Espagne lui voudroit faire. Ils négocièrent en même temps en Espagne, et ils obtinrent la grandesse aux conditions proposées[4].

1. Tome XVII, p. 351-352.
2. Marie-Anne, fille de Jean-Baptiste Spinola : tome IX, p. 282.
3. Tome XXVI, p. 306-312.
4. Dangeau racontait ainsi l'affaire (p. 232, 11 novembre) : « M. de

Mort de la princesse de Cellamare.

Cellamare venoit de perdre sa femme, qui étoit Borghèse et demeuroit à Rome[1]. Elle avoit épousé en premières noces le duc de la Mirandole[2], dont elle avoit eu le duc de la Mirandole[3] qui avoit pensé épouser la princesse de Parme, depuis reine d'Espagne, et le cardinal Pico[4]. Ce duc de la Mirandole, fils de Mme de Cellamare, s'établit depuis en Espagne, où il fut grand, et il[5] est aujourd'hui grand maître de la maison du roi d'Espagne[6].

Le fils de Matignon finit son mariage

Matignon acheva dans ce même temps l'affaire du mariage et du duché de son fils, accordé par le feu Roi, avec M. de Monaco. Le jeune homme alla à Monaco, où le

Vergagne est grand d'Espagne, et voici comme cela s'est fait : M. de Spinola, son beau-père, lui cédoit la grandesse par le contrat de mariage avec sa fille aînée. M. de Spinola n'ayant point de garçon et n'ayant jamais pris possession de la grandesse, le prince de Cellamare, ambassadeur d'Espagne ici, a été prié par toute la famille de M. de Vergagne d'en écrire au roi d'Espagne pour le supplier de lui permettre de jouir des honneurs que son beau-père lui avoit cédés par le contrat de mariage. Le roi d'Espagne a trouvé que cela étoit juste. M. le duc d'Orléans n'en avoit point voulu écrire au roi d'Espagne ; mais il avoit témoigné à l'ambassadeur qu'il s'intéressoit fort à cette affaire. M. de Spinola ne sera plus grand ; car les pères, quand ils ont pris possession de la grandesse, ne la peuvent plus céder à leurs enfants, et le père et le fils ne peuvent être grands par la même grandesse. » C'est à ce propos que Saint-Simon a écrit l'Addition indiquée ci-contre.

1. Anne-Camille Borghèse, née le 29 septembre 1661, épousa le 25 avril 1685 le prince de la Mirandole (ci-après) ; devenue veuve en avril 1689, elle se remaria en 1694 au prince de Cellamare, et mourut à Rome de la petite vérole le 24 septembre 1715 (*Gazette*, p. 498 ; *Journal de Dangeau*, tome XVI, p. 207).

2. François Pic, prince de la Mirandole, né le 26 octobre 1661, mourut avant son père le 19 avril 1689.

3. François-Marie Pic : tome XXVI, p. 174.

4. Louis Pic de la Mirandole, dit le cardinal Pico, n'était pas le fils, mais le beau-frère de la princesse de Cellamare. Né le 9 décembre 1668, il fut maître de chambre du pape Clément XI, puis majordome en 1707, eut en 1706 le titre de patriarche de Constantinople, fut créé cardinal le 26 septembre 1712 et mourut à Rome le 10 août 1743.

5. *Il* est en interligne au-dessus de *qui* biffé.

6. Déjà dit dans le tome XXVI, p. 174.

mariage fut célébré, et revint avec le nom et le rang de duc de Valentinois, qui fut enregistré au Parlement[1].

et est duc et pair de Valentinois.

L'assemblée du clergé, depuis si longtemps occupée de l'affaire de la Constitution, harangua le Roi à Vincennes par l'évêque d'Auxerre[2], pour se séparer, et donna douze millions[3].

Douze millions du clergé au Roi.

Le Régent fit un don au duc de Brancas[4] de vingt mille livres de rente sur les juifs de Metz[5], qui crièrent miséricorde et qui ne purent l'obtenir[6]. Brancas, pauvre de

20 000[tt] de rente sur les Juifs de Metz au duc de Brancas.

1. Saint-Simon a raconté tout cela par avance dans le tome XXVI, p. 192-193. Le contrat de mariage fut signé par le Régent le 6 septembre (*Dangeau*, p. 167), le mariage célébré à Monaco le 20 octobre, et le jeune ménage revint à Paris, où, après quelques difficultés, les nouvelles lettres d'érection du duché de Valentinois furent enregistrées le 2 septembre 1716 et le nouveau duc reçu au Parlement le 14 décembre (*Dangeau*, p. 263, 398, 439 et 505; *Histoire généalogique*, tome V, p. 366-373, où les diverses pièces sont imprimées). Voyez ci-après, p. 313-314, et notre prochain volume.

2. Daniel-Charles-Gabriel de Thubières de Caylus : tome XII, p. 158. L'extraordinaire xciv de la *Gazette d'Amsterdam* donna le texte de sa harangue.

3. C'est le 30 octobre qu'eut lieu à Vincennes cette audience de congé : *Dangeau*, p. 224. L'Assemblée avait commencé le 25 mai ; le procès-verbal s'en trouve dans la *Collection des procès-verbaux des assemblées générales du clergé de France*, tome VI, p. 1307-1522. Buvat prétend (*Journal*, tome I, p. 110-111) que le Régent réprimanda vivement l'archevêque de Bourges, au sujet de sa conduite à son égard.

4. Louis de Brancas : tome XI, p. 101.

5. Les juifs de Metz formaient une communauté puissante et riche, exclusivement adonnée au commerce; ils comptaient environ trois mille personnes et habitaient, sur la rive droite de la Moselle, un quartier distinct. Ils se distinguaient des autres habitants par leur costume ; ils avaient aussi des coutumes et des usages particuliers. Il y a des renseignements sur cette communauté dans le *Grand Dictionnaire géographique d'Expilly*, tome IV, p. 717 ; voir aussi l'ouvrage de M. Roger Clément, *La condition des juifs de Metz sous l'ancien régime* (1903).

6. Le don d'une taxe sur ces juifs à M. de Brancas est du 26 octobre ; leurs réclamations d'une part, les difficultés élevées par le Parlement de Metz d'autre part, firent traîner l'affaire, qui se régla enfin

lui-même et panier percé d'ailleurs, étoit un famélique qu'on ne pouvoit rassasier. J'en ai parlé ailleurs lorsque, pour son pain, sa femme succéda à la duchesse de Ventadour chez Madame[1]. Il y aura lieu dans la suite[2] de s'étendre plus commodément sur ce duc de Brancas. Il seroit bien étonné aujourd'hui, s'il vivoit, des établissements de sa famille.

Pontchartrain reçoit ordre de donner la démission de sa charge de secrétaire d'État, qui est en même temps donnée à Maurepas son fils. [*Add. St-S. 1296*].

Pontchartrain, à l'abri de la considération de son père et de la protection d'Effiat et de Bezons, vivoit en assurance, cramponné aux stériles restes de sa place, alors totalement oisive, et il y survivoit, infatigable aux affronts, soutenu par l'espérance d'en raccrocher un jour les fonctions, tandis qu'il en conservoit le titre. Il ne manquoit pas un conseil de régence, où il étoit réduit à demeurer muet, où il n'étoit regardé ni accosté de personne, où il n'avoit de fonction que celle qu'il avoit prise d'y moucher les bougies, ce qui s'étoit également tourné en coutume de sa part, et en dérision sans contrainte de celle[3] de tous ceux qui y assistoient[4]. Chacun y admiroit un si bas et triste personnage, et l'insensibilité qui le faisoit ainsi se survivre à soi-même dans un état si profondément humilié et si prodigieusement distant de l'audace et de l'insolence de sa splendeur et de son autorité passée. Chacun le souhaitoit chassé, et ne se faisoit faute de le chasser à sa manière par l'extrême mépris qu'on lui marquoit, comme pour se dédommager de la considération et de la dépendance passée. M. le duc d'Orléans admiroit comme les autres sa patience ; mais il ne songeoit point à le ren-

par un compromis à seize mille livres en juillet 1717 (*Dangeau*, tomes XVI, p. 222, 298, 323 et 508, et XVII, p. 127). Voyez ci-après aux Additions et Corrections.

1. Tome XI, p. 99-104.

2. Les mots *dans la suitte* sont en interligne, au-dessus d'*ailleurs*, biffé. Saint-Simon va reparler de lui ci-après, p. 384, et dans la suite des *Mémoires*, tome XIII de 1873, p. 121-127.

3. *Celle* est en interligne, au-dessus de *la part*, biffé.

4. Voyez l'anecdote racontée par Buvat : tome I, p. 107.

voyer. Nous nous en divertissions souvent à l'oreille, et en nous poussant, le comte de Toulouse et moi, surtout lorsqu'il s'agissoit de marine, et que le Comte ou le maréchal d'Estrées lui lâchoient des lardons à bout portant, dont ils recherchoient même les occasions, et le Comte et moi nous plaignions souvent au Conseil l'un à l'autre de la plus que bonté du Régent de laisser écouter ce qui s'y passoit à un néant inutile, assez méchant pour en abuser, et qui en cent façons méritoit d'être chassé. A la fin[1], cette longue tolérance me devint insupportable, et je me résolus à faire un effort pour la faire finir.

J'allai le dimanche 3 novembre chez M. le duc d'Orléans à Vincennes, avant le conseil de régence, qui se tenoit le matin, et je lui demandai[2] s'il ne se lassoit point d'y voir Pontchartrain ne pouvant dire mot, écoutant tout, à qui personne ne parloit, et mouchant le soir les bougies; s'il ne feroit point cesser ce ridicule pour le Conseil même; et combien encore il avoit résolu de nous laisser dégoûter et salir par cette araignée venimeuse que chacun souhaitoit dehors, et qu'il étoit par trop indécent d'y laisser après les affronts fondés et réitérés qu'il y avoit reçus sur sa gestion de la marine, par les mémoires détaillés et prouvés que le maréchal d'Estrées, et après lui le comte de Toulouse, avoient lus et commentés en plein Conseil devant nous tous[3], en sa présence et en celle de Pontchartrain, qui depuis deux mois n'avoit pu trouver rien à y opposer. J'ajoutai l'indignation publique contre cet ex-bacha[4], la surprise générale qu'il fût souffert si longtemps, et l'applaudissement universel que recevroit

1. Un premier récit, abrégé, du renvoi de M. de Pontchartrain avait été donné par Saint-Simon, d'abord dans l'Addition indiquée ci-contre, puis dans la *Notice sur la maison de Saint-Simon*, tome XXI et supplémentaire de l'édition des *Mémoires* de 1873, p. 201-202.

2. Il y a *demandé* dans le manuscrit.

3. Ci-dessus, p. 151 et suivantes.

4. Saint-Simon écrit *Exbacha*, en un seul mot, et nous allons voir plusieurs fois cette qualification appliquée à Pontchartrain.

sa chute. Le Régent convint de tout; mais il m'opposa le père, et me dit qu'il n'avoit pas le courage de lui donner un si grand déplaisir. Je lui répondis que, s'il vouloit, je lui fournirois un moyen de chasser le fils, et que le père encore lui seroit très sensiblement obligé. Le Régent, fort surpris, me demanda comment je ferois cela. Alors je lui proposai d'ordonner à Pontchartrain de donner la démission pure et simple, et à l'instant, de sa charge de secrétaire d'État, de la donner sur-le-champ à Maurepas son fils aîné [1], qui, n'ayant guères que quinze ans [2], ne se trouvoit pas à portée d'exercer le peu qui en restoit; d'en charger la Vrillière, à qui cela n'ajouteroit pas une demi-heure de travail par semaine, et de faire valoir au père la singularité de ce présent, et l'attention de le mettre en dépôt, en attendant l'âge du jeune homme, entre les mains d'un parent de même nom, très attaché au père, et qui, étant lui-même secrétaire d'État, ne pouvoit être tenté d'embler [3] cette charge. Le Régent ouvrit les yeux et les oreilles bien larges à cet expédient, et l'approuva. Je lui dis que, puisqu'il le goûtoit, rien n'empêchoit de l'exécuter dès le lendemain. Il y consentit encore; mais il voulut que je fisse sa lettre au père, et que je la lui apportasse dans l'après-dînée même de ce dimanche au Palais-Royal. Je n'eus garde de faire le difficile. Je voulois serrer la mesure [4] et le secret; je me souvenois de ce qui avoit déjà sauvé Pontchartrain une fois, au moment que je le comptois perdu; son père étoit à Paris, et je craignois que quelqu'un n'eût le vent de ceci, et le temps de rompre mes mesures. Nous nous en allâmes tous dîner à Paris au sortir du Conseil; je fis la lettre de M. le duc d'Orléans au Chancelier, tendre, honnête, pleine d'estime et de considération. J'y en fis valoir la marque sans exemple de laisser la charge dans sa famille, non en survivance, mais en

1. Jean-Frédéric Phélypeaux, comte de Maurepas : tome X, p. 19.
2. Il était né le 9 juillet 1701.
3. Tome VI, p. 338. — 4. Tome V, p. 150.

titre[1], à un homme de quinze ans, avec la précaution que je viens d'expliquer sur la Vrillière, qui le formeroit et lui apprendroit le métier, et je finissois par lui dire bien ferme que, devant être content pour sa personne et pour sa famille, et le parti en étant fermement pris, Son Altesse Royale[2] vouloit que, dans la matinée du lendemain lundi, son fils donnât sa démission pure et simple, chez son père à l'Institution[3]; que l'abbé de Thésut[4] s'y trouveroit pour la lui apporter avant midi, et la Vrillière pour que tout s'y fît en règle, et pour expédier les provisions de la charge au jeune Maurepas dans l'après-dînée du même jour, et le mener remercier le Roi; surtout que, ne voulant point être fatigué de prières inutiles, il lui défendoit de le venir trouver, de lui écrire, et de lui faire parler par qui que ce fût, avant que tout fût consommé, démission, provisions, etc. Je portai ce projet de lettre tout fait au Palais-Royal tout de suite. M. le duc d'Orléans n'y changea rien; je dictai la lettre; il l'écrivit de sa main, la signa, la cacheta, y mit lui-même le dessus, et me la remit pour la rendre[5]. Il manda aussitôt la Vril-

1. Les mots *mais en tiltre* ont été ajoutés en interligne.

2. Les initiales *S. A. R.* sont en interligne, au-dessus d'*il*, biffé.

3. L'Institution de l'Oratoire, où le Chancelier s'était retiré en 1714 : tome XXIV, p. 305 et suivantes.

4. Louis, abbé de Thésut (tome X, p. 126), qui était depuis 1708 secrétaire des commandements du duc d'Orléans.

5. Cette lettre ne se trouve pas dans le recueil des lettres du Régent conservé aux Archives nationales, KK 1323; mais l'original, entièrement écrit de la main du duc d'Orléans et daté du 6 novembre, est conservé dans les archives de la famille de Chabrillan et provient des papiers Maurepas. M. de Boislisle l'a publiée dès 1872 dans l'*Annuaire-Bulletin de la Société de l'histoire de France*, p. 69-72; on la trouvera également dans le tome XIX de l'édition de 1873 de nos Mémoires, p. 287; nous la reproduisons ci-après aux Additions et Corrections. Voyez aussi sur cette affaire la *Gazette de la Régence*, publiée par Édouard de Barthélemy, p. 70, et une lettre de l'abbé de Caumartin dans *les Correspondants de la marquise de Balleroy*, tome I, p. 62.

lière et l'abbé de Thésut, à qui, sous le secret, il donna ses ordres, en sorte que nous n'eûmes plus qu'à les exécuter.

Le lendemain matin sur les huit heures et demie j'envoyai la lettre de M. le duc d'Orléans, enfermée dans une enveloppe cachetée où je mis le dessus, au chancelier de Pontchartrain, et lui mandai que je serois incontinent après chez lui. Je ne voulus pas être le porteur moi-même, et je laissai une demi-heure d'intervalle exprès. Comme j'allois chez lui, je rencontrai la Vrillière à la porte Saint-Michel[1], qui en revenoit. Nous arrêtâmes; il monta dans mon carrosse, où je lui demandai ce qu'il pensoit faire de s'en revenir ainsi. Il me conta la surprise et la douleur du père, qui convenoit bien que son fils méritoit sa disgrâce, et que la grâce faite à son petit-fils étoit infinie, mais qu'il étoit père et qu'il voyoit son fils perdu; qu'il s'écrioit que je le lui avois bien dit que je perdrois son fils, et néanmoins sans aigreur; et que lui la Vrillière, peiné de ces lamentations, voyant que je n'arrivois point, avoit pris le parti de revenir. « Fort mal à propos, lui dis-je, et vous reviendrez tout à cette heure avec moi. C'est un pauvre homme peiné sur son fils, qui bientôt sentira la joie de sa considération personnelle, et de la conservation de sa charge dans sa famille, qui autrement tôt ou tard en seroit sortie, et qu'il ne faut point que vous perdiez de vue que la démission ne soit signée et emportée par l'abbé de Thésut. » Nous arrivâmes chez le Chancelier, qui se promenoit seul dans son cabinet. Dès qu'il m'aperçut: « Ah! voilà de vos coups, s'écria-t-il; je reconnois votre main; vous chassez mon fils, et vous sauvez son fils pour l'amour de moi et de sa

1. Cette porte de l'ancienne enceinte de Philippe-Auguste avait porté successivement les noms de porte Gibard, porte d'Enfer et enfin porte Saint-Michel. Plusieurs fois modifiée dans le cours des siècles, elle avait été démolie en 1679, et on avait établi sur son emplacement une place où se tint pendant quelque temps un marché.

mère; vous m'aviez bien promis que vous perdriez mon fils. » — « Monsieur, lui dis-je, il est vrai que je vous l'avois dit dès le temps du feu Roi, et longtemps avant sa mort. Je ne vous ai point trompé; je vous tiens parole; mais je fais plus que je ne vous avois promis: car votre famille est sauvée, votre petit-fils en place, et sa place bien mise à couvert d'être emblée. Quelle plus grande consolation pour vous? et quelle plus grande marque possible de la plus grande considération pour vous et de la plus distinguée? » — « Eh! je le sens, me répondit-il, et que je le dois à votre amitié; » et se jeta à mon col, puis ajouta: « Mais je suis père, et, quoique je connoisse bien mon fils, il me perce le cœur d'être perdu. » Il s'attendrissoit; les larmes lui venoient aux yeux, puis se remettoit dans la vue de son petit-fils.

Quand il fut un peu calmé, je lui fis remarquer que c'étoit le salut de sa famille, parce qu'il étoit impossible que son fils subsistât encore longtemps, et que, étant chassé, personne n'auroit imaginé de faire passer sa charge à un homme de l'âge de son fils, et aussi peu au fils de celui qu'on chassoit. Il en convint, m'embrassa encore tendrement, puis nous parlâmes tous trois assez confusément pour battre, pour ainsi dire, la campagne[1]. De temps en temps, le Chancelier revenoit à son fait, à son fils, et me dit: « Vous avez fait la lettre; j'ai senti votre style et toutes vos précautions. Vous n'avez pas voulu que je pusse approcher de M. le duc d'Orléans, par la défense qui en est dans [la] lettre, ni que je lui fisse parler, et vous étranglez mon fils par le peu de temps qu'elle prescrit pour l'exécution de l'ordre. Ho! que je vous reconnois bien à tout cela, et à toutes les honnêtetés pour moi dont la lettre est pleine! » — « Hébien! Monsieur, lui répondis-je, quand cela seroit, ai-je eu tort? Vous m'y aviez attrapé l'autre fois, en allant trouver M. le duc d'Orléans; je n'ai pas

1. Locution déjà rencontrée dans nos tomes XV, p. 203, et XIX, p. 295.

voulu manquer mon coup une seconde. Croyez-moi : vous vous consolerez comme père, et, comme grand-père et père de famille, vous vous réjouirez après, et vous me saurez gré. » — « Hé ! si je vous en saurai ! reprit-il vivement ; je vous en sais déjà, et j'en enrage ; car il est vrai que c'est à vous que je dois la charge à mon petits-fils et le salut de ma famille. » Et m'embrassa encore en ajoutant qu'il ne laisseroit pas ignorer à son petit-fils quelle obligation il m'avoit, et lui ordonneroit bien de ne la jamais oublier. Il le fit en effet, et de manière que je m'en suis toujours fort aperçu dans la conduite de M. de Maurepas avec moi, et dans tous les temps par son amitié et sa confiance.

Sur ces propos l'abbé de Thésut arriva. Un moment après, le Chancelier regarda sa pendule, puis se tourna à moi, me dit : « J'ai envoyé chercher mon pauvre fils ; il va arriver. Il ne sauroit douter que le coup qui l'écrase ne parte de votre main. Épargnez-lui la peine qu'il auroit de vous trouver ici dans ce cruel moment. » Là-dessus il m'embrassa encore en me disant : « Vous êtes un terrible homme[1], et avec cela il faut encore que je vous aime, et que je ne m'en puisse empêcher. » — « Monsieur, lui répondis-je, en vérité, vous me devez cette amitié et vous ne sauriez douter de la force de la mienne par cette marque d'attachement que je vous donne jusqu'en cette occasion qui sauve votre petit-fils et votre famille, dont[2] vous sentirez la joie toute entière après ce premier trouble passé. » Là-dessus je m'en allai, le laissant avec la Vrillière et l'abbé de Thésut, en présence desquels se devoit faire et signer la démission. Je rencontrai en m'en retournant Pontchartrain qui alloit fort vite chez son père. Il avoit l'air fort effaré. La Vrillière me conta l'après-dînée qu'il étoit demeuré fort abattu, et point du [tout] consolé par la fortune de son fils. Il n'osa pas faire la moindre diffi-

1. L'abréviation *ho*ᵉ, oubliée, a été remise en interligne.
2. Avant *dont*, Saint-Simon a biffé *que v*ˢ.

culté en présence de son père et de l'homme de M. le duc d'Orléans, qui reçut entre onze heures et midi cette démission par l'abbé de Thésut.

Cette nouvelle répandit la joie dans Paris, et après dans les provinces. Chacun se disoit qu'il y avoit longtemps que cela auroit dû être fait; quelques-uns demandoient s'il en seroit quitte pour sa démission. On fut surpris de la disposition de la charge, qui rehaussa autant la considération du chancelier de Pontchartrain qu'elle accabla son fils par son ignominie purement personnelle et si parfaitement et universellement applaudie. Nous nous en félicitâmes les uns les autres au conseil de régence. Le maréchal d'Estrées parut ravi, et M. le comte de Toulouse, à qui je ne pus refuser de conter comme cela s'étoit[1] passé. Depuis ce moment Pontchartrain demeura obscur au fond de sa maison, abandonné de plus en plus. Il y vit encore[2] dans la solitude et le plus parfait néant, toujours enragé de jalousie et de dépit contre son fils, qui lui rend des devoirs et rien de plus. Cet ex-bacha si rude et si superbe occupe son néant à compter son argent et en semblables misères, et n'a presque plus paru nulle part depuis, qui est ce qu'il a fait de mieux.

J'avois toujours eu dans le cœur et dans l'esprit de sauver la charge à son fils en le perdant. J'aimois et je devois au père; j'avois aussi eu lieu d'aimer fort la Chancelière; Mme de Saint-Simon avoit passé sa vie comme moi avec eux dans la plus grande intimité et réciproque confiance; la mémoire de Mme de Pontchartrain[3] m'étoit présente, et aussi vive et aussi tendre dans le cœur de Mme de Saint-Simon qu'au jour qu'elle l'avoit perdue. Je n'avois donc cessé de ruminer en moi-même les moyens

1. Il a écrit *c'estoit*, par mégarde.

2. Jérôme de Pontchartrain ne mourut que le 8 février 1747, et Saint-Simon, comme on l'a vu plus haut, p. 87, écrit ce passage en mars-avril 1746.

3. La première femme du secrétaire d'État, cousine de Mme de Saint-Simon.

de sauver Maurepas de la chute de son père, et je le voulois sauver par adresse, ou par effort de crédit, à quelque prix que ce fût. J'allai donc chez M. le duc d'Orléans dans cet esprit, dont la considération pour le père me fournit heureusement l'expédient que je saisis. La Vrillière, qui n'abhorroit guères moins son cousin que moi, fut ravi d'en être défait, et eut encore la joie pour son nom et pour la personne du Chancelier, auquel il étoit fort attaché, de voir la charge sauvée, et de l'avoir entre ses mains avec le jeune titulaire pour disciple[1], avec ce surcroît de chose et de considération qu'il sentit bien et me dit qu'il me devoit toute entière.

Caractère du comte et de la comtesse de Roucy. [*Add. S^tS. 1297*].

J'étois encore dans les premiers jours de la satisfaction d'avoir perdu Pontchartrain et sauvé sa charge à son fils, qu'il m'arriva une de ces aventures que nulle prudence ne peut prévoir ni parer, et qui ressemble à la chute fortuite d'une cheminée[2] sur un passant dans la rue. Je veux parler de l'éclat subit qui changea la longue amitié du comte et de la comtesse de Roucy[3] avec moi en rupture ouverte, qui ne se réconcilia plus. Je ne puis me refuser de la traiter à fonds[4], et il est nécessaire pour cela de remettre courtement sous les yeux plusieurs choses qui se trouvent éparses dans ces *Mémoires*, et d'expliquer quels furent le comte et la comtesse de Roucy, dont, sans cette nécessité, je ne me serois pas avisé de parler expressément, au peu de figure qu'ils ont fait à la cour et

1. Les provisions de secrétaire d'État pour le jeune Maurepas, datée du 8 novembre, sont dans le registre O[1]59, fol. 197 v°, et le brevet d'assurance de quatre cent mille livres au folio 199. Des copies de ces pièces se trouvent dans le manuscrit Clairambault 664, p. 641-648.

2. Nous avons déjà rencontré, au figuré, dans le tome XVIII, p. 1, la locution « cheminées qui tombent sur la tête ».

3. François de la Rochefoucauld-Roye (tome II, p. 336) et sa femme Catherine-Françoise d'Arpajon (tome III, p. 178).

4. Comparer la rédaction de l'Addition indiquée ci-contre, qui est sur certains points sensiblement plus développée.

dans le monde. Il est donc à propos de répéter ici que la comtesse de Roye[1] fut la sœur favorite de M. le maréchal de Lorge, qui, depuis sa sortie du royaume avec son mari, un de ses fils et deux de ses filles[2], lors de la révocation de l'édit de Nantes, prit soin de ceux de ses enfants qui demeurèrent en France comme des siens propres, et sans nulle différence d'intérêts, de soins et d'amitié, jusqu'à sa mort. Je trouvai cette famille sur ce pied-là en me mariant. J'ai toujours fait grand cas de l'union des familles; je voulus plaire à mon beau-père, qui prit pour moi une amitié de père qui a duré autant que sa vie, et pour qui j'eus toujours le plus tendre attachement et le respect le plus fondé sur l'estime, que je conserve encore chèrement à sa mémoire; je vécus donc avec ses neveux et leurs femmes dans la plus grande amitié, Mme de Saint-Simon de même, et[3] dans un commerce le plus continuel, dans la liberté et la familiarité qu'il donne entre si proches quand ils sont en aussi grande liaison.

Cette famille étoit composée du comte de Roucy, de Blanzac[4], des chevaliers de Roucy et de Roye, qui prirent, en se mariant à la fille de du Casse et à la fille de Prondre, le nom de marquis de Roye et de marquis de la Rochefoucauld[5]. Mme de Pontchartrain étoit leur sœur. On a vu quelle étoit l'union, l'intimité, la confiance entre

1. Isabelle de Durfort-Duras : tome III, p. 194.

2. Le mari était Frédéric-Charles de la Rochefoucauld (*ibidem*); le fils devint en Angleterre comte de Feversham (tome IV, p. 54), et l'une des deux filles est cette Charlotte de la Rochefoucauld, demoiselle de Roye, dont il a été parlé au même tome, p. 50.

3. Saint-Simon a reporté ici cet *et*, après l'avoir biffé avant *dans la liberté*.

4. Charles de la Rochefoucauld : tome III, p. 173.

5. Louis de la Rochefoucauld, chevalier de Roucy, puis marquis de Roye (tome IV, p. 47), et Barthélemy de la Rochefoucauld, chevalier de Roye et marquis de la Rochefoucauld (tome II, p. 336, et ci-dessus, p. 222).

elle et Mme de Saint-Simon. On se souviendra aussi qui et quelle étoit Mme de Blanzac[1], et que la comtesse de Roucy étoit dame du palais de Mme la duchesse de Bourgogne, et fille de la duchesse d'Arpajon, dame d'honneur de Mme la Dauphine de Bavière, sœur du marquis de Beuvron, père du maréchal d'Harcourt. Les quatre frères étoient fort unis, et les deux belles-sœurs[2], à l'heureuse mode ancienne, qui subsistoit encore un peu quand les plus âgés d'entre eux arrivèrent dans le monde. Ils en eurent un grand usage, mais d'esprit pas l'apparence, et presque aussi peu de sens. Je me retrancherai au comte et à la comtesse de Roucy, parce [que] ce n'est que d'eux qu'il est question ici. Mais on se souviendra aussi des tristes aventures du comte de Roucy à la bataille de la Marsaille, que j'eus tant de peine à replâtrer par Chamillart[3], et du même et de Blanzac à celle d'Hochstedt, où leurs femmes eurent encore tous leurs recours à moi, où je fis tout ce qui me fut possible auprès de Chamillart[4], qui les servit de son mieux, mais qui ne put cependant faire revenir le Roi des impressions qu'il avoit[5] prises, en sorte que ni l'un ni l'autre ne purent jamais obtenir de servir depuis. Roucy, à l'abri de Monseigneur, du jeu, de la chasse, du duc de la Rochefoucauld, et de la place de sa femme, ne laissa pas de ne bouger de la cour comme auparavant; mais, n'ayant jamais été bien traité du Roi, il le fut encore moins qu'auparavant.

C'étoit[6] un grand homme fort bien fait, de bonne mine, mais qui ne promettoit rien, et qui par cela même n'étoit pas trompeuse; l'air fort et robuste, qui sentoit son homme de guerre, et qui par sa figure et ses talents naturels étoit

1. Marie-Henriette de Rochefort d'Aloigny : tome III, p. 172.
2. C'est-à-dire, la comtesse de Roucy et Mme de Blanzac.
3. Il a fait allusion à cela dans le tome XII, p. 188.
4. *Ibidem*, p. 188-189.
5. *Avoit* est répété deux fois par inadvertance.
6. A comparer avec le portrait déjà donné dans le tome III, p. 193.

fort bien voulu des dames, qui avoient après le plaisir de s'en moquer. De commerce, on n'en pouvoit guères avoir avec lui. Tout occupé de la cour de Monseigneur, avec qui il étoit fort bien et dont le choix n'étoit pas difficile, de le suivre à la chasse, de jouer le plus gros jeu à la cour et à Paris, il étoit plus sur les chemins qu'ailleurs. C'est lui le premier qui a mis les valets sur le pied de la parure, de la familiarité, de l'insolence, des gros gains, en gâtant les siens, contagion qui, à son exemple, a de l'un à l'autre gâté une infinité de maisons. Lui et ses frères étoient les rois de la canaille; ils étoient familiers avec elle; ils connoissoient les valets de tout le monde; ils savoient leurs gages, leurs profits, leurs jalousies, leurs débats, pourquoi chassés, pourquoi pris et sur quel pied; en plaçoient, les protégeoient et par là sottement adorés du vulgaire[1] et des marchands et artisans, qu'ils payoient en amitiés, en services et en compliments, et qu'ils satisfaisoient tellement [de] la sorte qu'ils avoient crédit et leur amitié, et encore celle de leurs pareils. Quoique le comte et la comtesse de Roucy n'eussent jamais un poulet[2] chez eux, et que l'un et l'autre mangeassent toujours où ils pouvoient, ils n'en étoient pas mieux dans leurs affaires, avec un gros revenu et de belles terres. Tous deux rogues et glorieux à l'excès, tous deux bas jusqu'au servage devant les ministres et toute faveur[3], ils avoient vécu de ce que l'on appelle faire des affaires[4] tant que Barbezieux avoit existé[5], dont le comte de Roucy étoit le complaisant abject, et depuis de celles qu'à force de souplesses, de bassesses, de tourments, la femme, encore plus âpre et assidue que le mari, pouvoit tirer de Pontchartrain, qui se plaisoit à les faire acheter bien cher.

1. Écrit *vulguaire*.
2. Le mot *poulet* surcharge *pl[at]*.
3. Comparez le portrait du tome III, p. 192-193.
4. Tome IV, p. 56.
5. *Existé* est en interligne, au-dessus de *vescu*, biffé.

Son père[1] étoit désolé de tout ce qui se passoit là-dessus, s'en échappoit quelquefois, et ne se contraignoit pas de montrer à la comtesse de Roucy et à Mme de Blanzac qu'elles lui étoient insupportables[2]. Elles remboursoient tout cela sans rien dire, et alloient toujours leur train. L'aigreur et l'orgueil de la comtesse de Roucy lui attiroient tous les jours des querelles où les injures lui coûtoient peu, le plus souvent avec d'autres dames du palais pour leur service, avec qui souvent Mme de Saint-Simon étoit employée à la raccommoder, et si entreprenante
[Add. St S. 1298]. qu'on ne put jamais l'empêcher d'aller à Marly, un voyage qu'elle prétendoit être de son tour, qu'elle n'étoit point sur la liste, et que Mme la duchesse de Bourgogne ne voulut pas l'y mener. Dès le même soir qu'on y arriva, elle reçut ordre de s'en retourner sur-le-champ[3]. Le rare est que ces aventures ne la corrigeoient de rien.

C'étoit une créature vive, haute, toujours haïssant assez de gens pour des querelles, quelquefois pour de vieux procès ou pour d'autres affaires, et ne contraignant ni ses discours ni ses manières à leur égard ; toutefois assidue aux dévotions, à la grand messe de paroisse à Versailles, les fêtes et dimanches, y communiant tous les huit jours[4]; avec cela l'envie et la jalousie même, et l'ambition, et se persuadant que tout étoit dû à son mari et à elle, avec qui, à la vie qu'ils menoient tous deux, et au peu au fonds qu'ils se soucioient l'un de l'autre, elle n'avoit de commerce qu'en courant, en faisant toujours la passionnée. Elle se faisoit aussi des châteaux en Espagne, et les débitoit, soit qu'elle voulût persuader qu'ils étoient à portée

1. Le Chancelier.

2. On a vu leur rôle singulier auprès de Jérôme de Pontchartrain lors de la mort de sa femme, dans le tome XVI, p. 142-148.

3. Dangeau a raconté cette aventure au 28 février 1707 (tome XI, p. 310), et c'est à ce propos que Saint-Simon a fait l'Addition indiquée ci-contre.

4. Déjà dit dans le tome III, p. 193.

de tout, soit que, comme je l'ai toujours cru, elle s'en persuadât elle-même. Étant un soir seul chez elle assez tard, quelque temps après la mort de M. le maréchal de Lorge, elle me conta ce qui lui plut sur ce qu'elle avoit fait avec Mme de Maintenon, et m'assura que le lendemain matin son mari seroit fait duc ou capitaine des gardes[1], mais qu'elle aimeroit bien mieux qu'il eût cette charge de son oncle, qui sûrement le conduiroit à être bientôt duc, que s'il étoit fait duc alors et n'auroit point de charge. Je me moquai d'elle sans pouvoir jamais lui mettre là-dessus le moindre doute dans l'esprit. C'étoit peu connoître la cour, pour une femme qui y étoit en quelque place et depuis si longtemps. Le Roi étoit buté à n'avoir pour capitaine de ses gardes que des maréchaux de France[2], et même des ducs. Il avoit fait ducs tous les premiers gentilshommes de sa chambre, maréchaux de France, et souvent ducs, tous les capitaines de ses gardes, et n'avoit jamais accordé pas une de ces charges, quand elles avoient vaqué, qu'à gens qui fussent ducs ou maréchaux de France, et souvent l'un et l'autre. Il n'avoit donc garde de changer de conduite à cet égard pour un homme qu'il n'avoit jamais bien traité, et pour qui son estime ne paroissoit pas, puisque, depuis Hochstedt, il avoit constamment refusé de l'employer dans[3] ses armées, quelques machines qui aient été remuées pour l'obtenir. Il n'avoit que les Marlis, où le Roi ne lui parloit pas plus qu'ailleurs, et où il ne le menoit que comme joueur et chasseur. Il n'a seulement jamais pu être menin de Monseigneur, quoiqu'il le suivît sans cesse, et il est mort vieux, sans charge, sans gouvernement, sans Ordre et sans dignité. C'étoit en soi un homme fort rustre, brutal et désagréa-

1. Il avait en effet essayé de succéder à son oncle Lorge dans cette charge : notre tome XI, p. 70.

2. Tome XIV, p. 286.

3. Avant *dans*, il y a un premier *dans*, biffé, qui surchargeait d'autres lettres.

ble, et dont les bêtises se sont conservées à la cour, par exemple, le conseil qu'il donna à la marquise de Richelieu[1], qui étoit incommodée et qui se plaignoit fort du bruit des cloches, de faire mettre du fumier dans sa cour et devant sa maison, et bien d'autres de cette force. Envieux aussi au dernier point : on en a vu un échantillon en son lieu[2] à la mort du duc de Coislin, frère de Monsieur de Metz, à qui, par une autre raison, cela coûta longtemps cher. Telles[3] étoient ces personnes avec qui Mme de Saint-Simon et moi, depuis notre mariage, avions constamment vécu dans la plus grande amitié et la plus grande union, jusqu'à l'aventure qu'il s'agit maintenant de raconter.

Éclat entre le comte et la comtesse de Roucy et moi, qui nous brouille pour toujours.

Le maréchal d'Harcourt, comme on l'a vu en son lieu[4], ne vouloit qu'entrer dans le Conseil, ne desiroit que cela, ne travailloit qu'à cela, et n'eut la charge de capitaine des gardes de mon beau-père que malgré lui, parce qu'il n'avoit osé ne la demander pas, et que le Roi fut bien aise de la lui donner pour, après une telle grâce, l'éconduire plus nettement d'une place dans son Conseil. Harcourt n'étoit pas riche ; il avoit beaucoup d'enfants ; sa santé étoit fort attaquée ; il voyoit une longue minorité sans prévoir comment la cour se tourneroit après ; il résolut de se défaire de sa charge. Le comte de Roucy en eut le vent, et lui en demanda la préférence. Dans le moment qu'Harcourt la lui eut promise, qui étoit cousin germain de sa femme[5], et en grande liaison avec eux, mais peu à portée de crédit auprès de M. le duc d'Orléans, qui ne l'avoit mis que par nécessité dans le conseil de régence,

1. Marie-Charlotte de la Porte de la Meilleraye-Mazarin : tome XII, p. 343.

2. Tome XIX, p. 120-121.

3. Il a écrit *tels*, par mégarde.

4. Tomes X, p. 27 et suivantes, 43-44, et XI, p. 70.

5. La duchesse d'Arpajon, mère de Mme de Roucy, était Catherine-Henriette d'Harcourt-Beuvron, sœur du père du maréchal d'Harcourt, ainsi qu'il a été dit ci-dessus, p. 242.

le comte de Roucy vint tout courant à moi me prier de lui obtenir l'agrément du Régent. Je n'ignorois pas le vieux levain de Meudon[1], où, pour plaire, il n'avoit gardé aucunes mesures[2] sur ce prince, qui dans ces temps-là m'en avoit souvent parlé avec dépit et colère contre un homme qu'il avoit toujours bien traité partout où il l'avoit rencontré ; mais je connoissois aussi sa débonnaireté parfaite pour tous ceux qui lui avoient le plus étrangement manqué. Ainsi je ne crus pas trouver de difficulté, et je promis au comte de Roucy de parler au Régent et d'y faire de mon mieux. Je le fis dès le lendemain. Ma surprise fut grande de trouver une barre de fer. J'insistai, et si fort que la dispute se tourna en aigreur de sa part. Il me ramena tous les propos de Meudon, leur amertume, leur énormité de la part du comte de Roucy, les preuves qu'il en avoit et qu'il m'avoit dites dans le temps, fort scandalisé que, informé de toutes ces choses, je lui proposasse et j'insistasse pour faire un tel capitaine des gardes du corps. Je cédai peu à peu, mis d'autres matières sur le tapis, et, quand je crus voir ma belle, je demandai à M. le duc d'Orléans pourquoi cette exception rigoureuse contre le comte de Roucy, quand il ne refusoit rien à tant d'autres qui lui avoient nui essentiellement, tandis que celui-ci n'avoit dit que des sottises pour plaire, et parler le langage du lieu dont[3] il espéroit tout. Je fus bien plus étonné que la première fois ; le Régent rougit, et, avec une impétuosité qui lui étoit extrêmement rare, insiste sur les choses de Meudon et leurs suites, sur la différente conduite de Biron, Sainte-Maure et du Mont, qui n'étoient pas moins liés là et n'en attendoient pas moins que Roucy toute leur fortune, et de là tombe[4] avec furie sur la Marsaille et Hochstedt, et me reproche de lui

1. C'est-à-dire, de la cour de Monseigneur.
2. Il y a *aucune* au singulier et *mesures* au pluriel, dans le manuscrit.
3. *Dont* corrige *où*.
4. Ce mot a été corrigé après coup en *tomba*, par erreur.

vouloir faire faire un plaisant capitaine des gardes par rapport au Roi, à lui, et même au public en ce genre, qui connoissoit ce qui s'étoit passé en ces deux combats. La conclusion fut de me défendre de lui en plus parler, et un ordre de dire au comte de Roucy de sa part, qu'il ne changeroit rien là-dessus à la disposition constante du feu Roi, qui n'avoit accordé ces charges-là qu'à des ducs ou à des maréchaux de France, dont il suivroit exactement l'exemple et se garderoit bien d'y manquer. Cela dit et répété fort sec, le Régent entama d'autres propos et différentes matières.

Pendant cette dernière partie de la conversation, convaincu qu'il n'y avoit plus à revenir au comte de Roucy, je pensai à mon beau-frère[1]. C'étoit la charge de son père. Je ne pus me résoudre à la demander pour moi, pouvant l'espérer pour lui, quoique j'eusse tout lieu d'en être très mal content, et que jamais il n'eût daigné se mettre à portée de rien. La demander pour lui à la fin de la conversation, et l'obtenir, ce fut la même chose. J'avois affaire à des gens peu faciles pour l'arrangement du payement de quatre cent mille livres, quoique j'eusse obtenu en même temps le même brevet de retenue. Je convins donc avec M. le duc d'Orléans qu'il tiendroit l'agrément secret jusqu'à ce que toutes nos mesures fussent prises et arrêtées. Jamais il ne m'entra dans l'esprit que le comte de Roucy[2] pût avoir le plus léger soupçon de ma conduite à son égard. La façon dont j'avois vécu avec lui[3] toute ma vie, et dont en toute occasion je l'avois servi, et la franchise et la droiture dont j'étois connu, n'avoient pas permis de laisser entrer en mon esprit aucune pensée de doute. Je témoignai donc le lendemain matin au comte de Roucy, qui vint chez

1. Le duc de Lorge.
2. Les mots *que le C. de Roucy*, oubliés, ont été remis en interligne.
3. Il avait d'abord écrit *avec le C. de Roucy* ; il a corrigé *le* en *luy* et biffé les autres mots.

moi, combien j'étois faché de n'avoir pu réussir à lui faire obtenir ce qu'il desiroit, et d'avoir vu tous mes efforts inutiles. Roucy, bien étonné, et encore plus fâché, me demanda la cause de son malheur, et me pressa tellement qu'il me força de lui rendre la réponse que j'avois reçu ordre positif de lui faire. Il n'en fallut pas davantage pour donner l'essor à sa furie. Il cria contre cette prétendue nécessité d'être duc ou maréchal de France pour être capitaine des gardes du corps, déclama contre le Régent, s'en alla chez lui, puis avec sa femme chez Harcourt, où ils firent les hauts cris. Pour rendre la chose plus touchante d'une part, plus injurieuse de l'autre, ils ajoutèrent à ma réponse, que j'avois eu tant de peine à lui rendre et que j'avois adoucie le plus que j'avois pu, ils ajoutèrent, dis-je, que je lui avois dit que Son Altesse Royale ne vouloit pas avilir ces charges en les donnant à des gens non titrés, et on peut juger de l'effet de ce propos dans l'effervescence qui s'entretenoit encore avec tant d'art et de manége, de cette calomnie atroce inventée par le duc de Noailles, de cette[1] salutation du Roi que j'ai expliquée en son lieu[2].

Le lendemain de ce vacarme, M. le duc d'Orléans, tourmenté à souper par les convives, et surtout par les dames curieuses d'apprendre qui auroit la charge, tint bon longtemps, puis, entre la poire et le fromage[3], lâcha le secret qu'il m'avoit promis de garder. Ce fut la nouvelle du lendemain matin. Là-dessus le comte et la comtesse de Roucy prirent espérance de m'embarrasser assez par un grand éclat contre moi, pour me forcer pour l'amour de moi-même de mettre tout mon crédit à leur faire avoir la charge. C'est au moins ce qui parut par tout l'artifice de leur conduite ; car, dès ce même jour, la comtesse de

1. Les mots *de cette* surchargent d'autres lettres effacées du doigt.
2. Tome XXVII, p. 219 et suivantes.
3. Locution déjà rencontrée dans le tome XVIII, p. 50.

Roucy vint[1] chez moi au sortir de table comme pour m'apprendre, tout en douceur et en amitié, le bruit que faisoit cette affaire, qui se répandoit dans le monde ; qu'elle me connoissoit trop et de trop longue main pour me soupçonner le moins du monde d'avoir promis à son mari de parler pour lui et de n'avoir parlé que pour mon beau-frère, mais que le monde étoit si méchant, et son mari si outré, [qu']elle me conjuroit[2], autant pour moi-même que pour lui, de faire encore un effort. Je lui répondis que je ne craignois point ces soupçons ; que, si j'avois voulu la charge pour moi ou pour le duc de Lorge, rien ne m'empêchoit de le dire franchement au comte de Roucy, quand il vint me prier de parler pour lui, et de m'en excuser, puis d'aller mon chemin à découvert, à quoi personne ni lui-même n'auroit pu trouver quoi que ce soit à reprendre ; qu'aussi j'avois été pour lui rondement et nettement ; qu'à la vérité, me voyant éconduit pour lui à deux diverses reprises, et telles qu'il n'y avoit plus nul moyen d'y revenir une troisième, la pensée m'étoit venue de proposer le duc de Lorge, sans aucune qu'il en pût naître aucun soupçon[3], mais que, pour couper court, je voulois bien faire encore un effort, et de toutes mes forces, puisque je l'avois bien fait d'abord, mais à deux conditions, la première que ce seroit en présence du comte de Roucy, qui seroit témoin lui-même de tout ce qui se diroit et se passeroit, lui en tiers, entre le Régent et moi ; la seconde, que, puisque le monde s'avisoit de soupçons, je monterois actuellement dans son carrosse avec elle, et, sans la quitter, j'irois prendre le comte de Roucy où qu'il fût, et, en sa présence à elle, le mener sur-le-champ au Palais-Royal, où je lui

1. Les mots *la Cse de Roucy vint* sont en interligne au-dessus de *ils vinrent tous deux*, biffé.

2. Saint-Simon a ajouté en interligne les mots *elle me conjuroit ;* mais il a oublié le *qu'*.

3. *Aucun* au singulier et *soupçons* au pluriel, dans le manuscrit.

répondois que, quoi que pût faire M. le duc d'Orléans, nous le verrions sans remise ; que je n'entrerois qu'avec le comte de Roucy, et ne parlerois que devant lui. J'ajoutai que cela étoit net et prompt et court, exclusif de tout moyen d'écrire ou de faire parler à M. le duc d'Orléans, puisque je ne les quitterois pas un instant l'un ou l'autre, ni ne parlerois bas à personne dans l'entre-deux, ni à M. le duc d'Orléans [qu']en présence du comte de Roucy, que je ne quitterois pas un instant, et qu'en tiers avec le Régent et moi il seroit témoin et juge si j'y allois bon jeu bon argent[1], et verroit bien encore aux propos du Régent si mon langage seroit autre que n'avoit été le premier. La comtesse de Roucy, également aise et surprise, accepta la proposition, et sur-le-champ nous montâmes tous deux dans son carrosse, que le mien suivit, et allâmes chez elle[2], où son mari étoit, vis-à-vis les Incurables[3]. Elle fit apparemment ses réflexions en chemin ; car elle me dit que son mari étoit si outré, qu'elle me demandoit en grâce de la laisser entrer dans sa chambre pour lui parler avant que je le visse, parce que mon procédé étoit si bon et ma proposition si nette, qu'elle seroit au désespoir qu'il fût mal reçu, comme cela pouvoit arriver à un homme fâché, dans la surprise. J'y consentis, mais à condition qu'elle ne me laisseroit attendre qu'en compagnie qui ne me quitteroit pas jusqu'à ce qu'elle revînt. Il y en avoit en effet dans la première pièce, avec qui je demeurai, à qui je ne cachai pas ce[4] qui m'amenoit, et qui me parut dans l'étonnement et dans l'admiration de ce procédé. Il y en

1. « On dit proverbialement et figurément *jouer bon jeu bon argent*, pour dire jouer pour payer sur le champ » (*Académie*, 1718).

2. L'hôtel de Roucy était situé sur le quai Malaquais ; mais la comtesse avait sans doute un domicile particulier.

3. Il a été parlé de cet hôpital, fondé en 1634 dans la rue de Sèvres, dans notre tome III, p. 32.

4. Ici Saint-Simon a ajouté en interligne un second *ce* inutile.

avoit d'autre dans la pièce d'après (je n'ai point su qui), où étoit la comtesse de Roucy et où étoit son mari. Leur conseil fut long. La conclusion fut que la comtesse de Roucy en sortit seule, me dit qu'elle étoit outrée de douleur ; que je connoissois son mari et l'excès de son opiniâtreté ; qu'il n'y avoit jamais eu moyen de le résoudre à me voir ; que cela reviendroit, mais qu'elle me prioit d'aller encore au Palais-Royal, et de faire tout mon possible. Alors je vis à découvert tout leur manége. Ils vouloient me forcer par l'éclat à en faire ma chose propre et à emporter la charge pour le Roucy. Si je réussissois, ils avoient leur compte, et le bâton haut[1] ; si je n'obtenois rien, faire contre moi tout l'éclat imaginable ; ce qui ne se pouvoit plus si le Roucy étoit témoin en tiers entre le Régent et moi, selon la condition que j'avois mise. Aussi pris-je un autre ton pour répondre à la comtesse de Roucy : je lui dis que je n'aurois pas imaginé qu'une proposition aussi nette et aussi décisive du fait, aussi facile, et que j'avois commencé à exécuter en venant chez elle avec elle, pût être susceptible de refus ; que j'estimois, au contraire, qu'elle méritoit toute autre chose ; que je pensois que tout le monde le trouveroit ainsi, et verroit clair aux deux procédés ; que, pour cela même, je la faisois encore et m'offrois de nouveau à l'exécuter à l'instant, mais que, si le refus persistoit, j'entendrois ce que cela voudroit dire, et que j'en serois fort étonné après une amitié de vingt ans, telle qu'avoit été la mienne. Tout cela se passa tout haut devant ce que j'avois trouvé dans cette première pièce. La comtesse de Roucy voulut répondre souplement ; mais je la priai que nous ne perdissions point le temps, et de retourner à son mari. Elle y rentra. Le parti étoit pris : elle y demeura peu, et revint me dire les mêmes choses. Je lui répondis que, après ce que j'avois fait, proposé, commencé de ma

1. Sur cette locution, voyez nos tomes VIII, p. 342, et XVII, p. 66.

part à exécuter en venant chez elle, avec elle, et encore d'insister, je n'avois plus qu'à prendre congé d'elle, lui fis la révérence, une autre à la compagnie, et m'en allai.

Dès ce même jour les cris redoublèrent; le comte et la comtesse de Roucy coururent les maisons, et eurent beau jeu, parce que, plus que content de ce que j'avois fait, je ne pris pas la peine de m'en remuer. Trois ou quatre jours se passèrent de la sorte. A la fin nous fûmes, Mme de Saint-Simon et moi, avertis de tant d'endroits des vacarmes et des propos du comte et de la comtesse de Roucy, qui retentissoient partout, que j'allai au Palais-Royal, où je trouvai M. le duc d'Orléans avec M. le comte de Toulouse, chez Mme la duchesse d'Orléans, qui alloit dîner seule à son ordinaire avec la duchesse Sforze. Là je dis à M. le duc d'Orléans, devant cette courte compagnie, tout ce qui s'étoit passé entre la comtesse de Roucy et moi, que je viens de raconter, les clabauderies[1] et les propos qui me revenoient d'eux de toutes parts, enfin ce qu'il voyoit bien que je ne pourrois m'empêcher de faire; que j'avois voulu lui rendre ce compte auparavant pour n'être pas au moins blâmé après par quelque autre tour d'adresse. J'ajoutai que, puisque M. le comte de Toulouse se trouvoit là heureusement présent, je le suppliois de vouloir bien lui dire de quelle façon l'affaire de la charge s'étoit passée entre Son Altesse Royale et moi, et d'avoir la bonté, puisque c'étoit chose passée, de lui confier la raison personnelle et secrète de l'exclusion du comte de Roucy. M. le duc d'Orléans fit l'un et l'autre, en sorte que le comte de Toulouse vit à quel point toute raison, vérité, et net et bon procédé étoit de mon côté. Je voulus après m'en aller en ouvrant la porte aux plats et au service, qui avoient été arrêtés pendant toute cette conversation. M. le duc d'Orléans me rappela et me retint malgré moi, jusqu'à faire tenir la porte, et envoya sur-

1. Tome XV, p. 465.

le-champ chercher le comte de Roucy, fort en colère et bien plus que d'ordinaire à lui n'appartenoit. Au bout de quelque temps, je représentai si fortement le peu de convenance que je me trouvasse présent à la vespérie[1] qu'il vouloit faire au comte de Roucy, et le danger même de quelque manque de respect en sa présence, que le comte de Toulouse m'aida à obtenir la permission de me retirer. Je rencontrai le comte de Roucy sur le quai des Galeries du Louvre[2], qui alloit à toutes jambes au Palais-Royal. On l'y conduisit au lieu d'où je sortois, où il trouva les mêmes personnes et le dîner qui continuoit, que M. le duc d'Orléans et le comte de Toulouse, qui ne dînoient jamais, regardoient. M. le duc d'Orléans, en leur[3] présence, et sans renvoyer le service d'autour de la table, parla au comte de Roucy un langage qu'il n'avoit pas accoutumé, dont le Roucy demeura étourdi et accablé. Cela mit fin à ses propos, à ceux de sa femme, et même à ceux des gens qu'il avoit mis à courir le monde pour les répandre. Oncques depuis n'avons-nous ouï parler d'eux.

La comtesse de Roucy, qui ne communioit peut-être pas si souvent qu'elle faisoit à la cour du temps du Roi et de Mme de Maintenon, mourut à Paris un an après cet éclat, c'est-à-dire en décembre 1716[4], sans avoir pensé à le réparer. Le comte de Roucy mourut aussi à Paris, mais

1. Tome XV, p. 9.

2. Le quai qui longeait les palais du Louvre et des Tuileries portait alors trois noms différents: quai Bourbon, depuis la rue du Petit-Bourbon jusqu'à l'entrée du Louvre; quai du Louvre (notre tome XVIII, p. 133), depuis cette entrée jusqu'à la fin de l'aile qui se termine par la fenêtre dite de Charles IX; quai des Galeries du Louvre, depuis cet endroit jusqu'à l'extrémité du bâtiment, en face le Pont-Royal.

3. *Leur*, surchargeant *sa*, est en interligne au-dessus d'un premier *leur*, biffé.

4. Saint-Simon en reparlera alors (suite des *Mémoires*, tome XIII de 1873, p. 192).

en novembre 1721, comme je venois de partir pour l'Espagne[1]. Quand il fut bien mal, il envoya prier Mme de Saint-Simon de l'aller voir. Elle y fut, et cela se passa comme il arrive en ces terribles moments où la figure du monde s'éclipse et où la vérité seule paroît : il la pria de me mander toutes sortes de choses de sa part. Les autres Roucis, mâles et femelles, nous les avons revus, quelques-uns même en amitié, qui n'avoient jamais approuvé ce qui s'étoit passé à mon égard. Tout l'éloignement se concentra au fils du comte de Roucy[2], qui mourut en 1725[3], mais surtout en sa femme[4], qui n'est morte que depuis quelques années[5], aussi extraordinaire et aussi follement glorieuse[6] qu'elle étoit riche et de bas lieu. Elle[7] n'a laissé que deux filles, l'une duchesse d'Ancenis[8], l'autre de Biron[9], que l'archevêque de Bourges[10] a toutes deux mariées depuis sa [*Add. St-S. 1209*].

1. Voyez aussi la suite des *Mémoires*, tome XVII, p. 414-415, où Saint-Simon répétera ce qu'il va dire ci-après.

2. François IV de la Rochefoucauld, titré comte de Roye : tome XXIII, p. 53.

3. Avant cette date il a biffé deux autres chiffres.

4. Élisabeth-Marguerite Huguet de Sémonville, dont nous avons vu le mariage se faire en 1714 (tome XXV, p. 97).

5. Le 4 décembre 1735.

6. L'adjectif *glorieuse* a été ajouté en interligne.

7. *Elle* est en interligne, au-dessus de *qui*, biffé.

8. Marthe-Élisabeth de la Rochefoucauld-Roye, dite Mlle de Roucy, née le 13 septembre 1720, mariée le 4 mars 1737 à François-Joseph de Béthune, titré duc d'Ancenis, devint dame du palais de Marie Leczinska, et mourut le 2 juillet 1784.

9. Françoise-Pauline de la Rochefoucauld-Roye, dite Mlle de Roye, née le 2 mars 1723, épousa le 29 février 1740 Louis-Antoine de Gontaut, duc et maréchal de Biron, et mourut le 27 juin 1794 sur l'échafaud révolutionnaire.

10. Frédéric-Jérôme de la Rochefoucauld-Roye, né le 16 juillet 1701, eut les abbayes de Bonport et de Saint-Romain de Blaye, fut nommé vicaire général de Rouen en 1725, remplaça le cardinal de Gesvres comme archevêque de Bourges en août 1729, fut élu coadjuteur de Cluny en 1738, alla comme ambassadeur extraordinaire à Rome en

mort[1]. C'est le seul fils qui reste du comte de Roucy, qui n'a pas pris les sentiments de sa mère à notre égard, qui est commandeur du Saint-Esprit, nommé au cardinalat et ambassadeur à Rome.

Le maréchal d'Harcourt obtient pour son fils la survivance de sa charge de capitaine des gardes du corps.

Pour la[2] charge, M. de Lorge tira de sa mère tout ce qu'il put, aux dépens de qui il appartiendroit, pour faire ses arrangements. Il ne tint plus qu'à vendre sa petite guinguette[3] de Livry[4] pour achever la somme et signer avec M. d'Harcourt. M. de Lorge ne se soucioit point pour lui d'être capitaine des gardes, encore moins pour son fils[5]; il aimoit mieux ses plaisirs que tout. Quand il se fut bien assuré de ce que la perspective si sûre et si prochaine de la charge de son père lui fit obtenir de sa mère, il déclara qu'il ne vendroit point sa petite maison, et au fond fut ravi de rompre le marché, et ne se soucia guères que je ne l'eusse préféré à moi, étant à mon choix de prendre la charge, ni de l'éclat qu'elle m'avoit valu

1745, devint en 1747 abbé général de Cluny, fut créé cardinal en avril de la même année et prit le nom de cardinal de la Rochefoucauld, fut chargé de la feuille des bénéfices en 1755, eut le titre de grand aumônier de France en 1756 et mourut le 22 avril 1757, possédant aussi les abbayes d'Ainay et de Saint-Wandrille.

1. Il était frère cadet de leur père.

2. Avant les mots *pr la*, qui terminent la page 1761 du manuscrit, Saint-Simon a biffé : *Il est temps maintenant de parler un peu des affaires estrangeres*, qui va se retrouver à la fin du présent paragraphe; puis, au commencement de la page 1762, il a encore biffé un fort long passage, dont le sens est à peu près le même que celui que l'on va lire un peu plus loin sous la rubrique *Mouvements d'Écosse*, mais dont la rédaction est assez différente. On trouvera le texte de ce morceau biffé, ci-après, aux Additions et Corrections.

3. Mot déjà employé dans le tome XXII, p. 140.

4. Le château de Livry appartenait aux Sanguins, marquis de Livry; le duc de Lorge n'avait dans ce village qu'une petite maison de plaisance. Saint-Simon racontera plus tard (suite des *Mémoires*, tome XVII de 1873, p. 158) qu'une de ses fantaisies dans la forêt de Livry à propos de cette maison faillit lui coûter cher.

5. Guy-Michel de Durfort, duc de Randan et de Lorge : tome IX, p. 220, et ci-dessus, p. 226.

avec le comte de Roucy. Cet honnête beau-frère se retrouvera ailleurs[1]. Pendant tous ces négoces, la famille du maréchal d'Harcourt se ravisa ; il demanda sa charge pour son fils[2], et il l'obtint[3]. Ainsi il mangea l'huître dont le Roucy et M. de Lorge n'eurent que les écailles[4], que je trouvai toutes deux fort dures. Il est temps maintenant de parler des affaires étrangères[5].

1. Notamment à propos de son remariage avec la fille du premier président de Mesmes, en 1720.

2. François d'Harcourt, né le 4 novembre 1690, eut la survivance de la charge de son père en novembre 1715, lui succéda en titre à sa mort en octobre 1718 et prit alors le nom de duc d'Harcourt, fut lieutenant général en août 1734, eut le gouvernement de Sedan, fut créé maréchal de France en novembre 1740 et mourut le 10 juillet 1750.

3. Voyez ce que dit de cette affaire le *Journal de Dangeau*, p. 234 et 241, qui met la rupture avec M. de Lorge sur le compte du maréchal d'Harcourt. Les lettres patentes de survivance ne sont pas dans les registres de la Maison du roi.

4. Il a déjà fait allusion à cette fable dans le tome VI, p. 108.

5. A partir de l'époque à laquelle nous arrivons, Saint-Simon introduit dans ses Mémoires un nouvel élément. Resté à l'écart de la politique et du gouvernement sous le règne de Louis XIV, il devient, pendant la minorité de son successeur, un personnage important, membre du conseil de régence et initié par conséquent à la politique tant intérieure qu'extérieure. Ses Mémoires devaient se ressentir de ce changement de situation ; mais les affaires étrangères n'y auraient peut-être pas eu la place de plus en plus considérable qu'elles vont y occuper sans une circonstance particulière qui ne se produisit que plus tard et dont il a déjà parlé, c'est-à-dire son intimité tardive avec Torcy. Ce ministre, que le duc d'Orléans avait conservé à la direction du service diplomatique, communiqua à Saint-Simon les extraits des correspondances de ce genre qu'il avait fait copier à la poste. Notre auteur put alors, ainsi qu'il le dira plus loin, p. 294, prendre copie de ce recueil, et il s'en est servi pour la rédaction de ses Mémoires depuis octobre 1715 jusqu'à août 1718. Il l'a d'ailleurs utilisé si complètement qu'il en a souvent reproduit presque textuellement, ou même simplement copié, de très longs passages. M. Émile Bourgeois l'a montré dès 1905 dans le travail qu'il a inséré dans le tome LXXXVII de la *Revue historique*. Dans les pages qui vont suivre, nous aurons de nombreuses occasions de signaler les emprunts faits par Saint-Simon à ce recueil, que nous désignerons sous le titre de Mémoires manus-

Mouvements d'Écosse.

Le feu Roi étoit revenu à son goût naturel et à ses anciens principes sur l'Angleterre, depuis la mort de la reine Anne et l'éloignement de tous emplois et la disgrâce de toutes les personnes qui avoient sa confiance et qui formoient son Conseil. Le roi son successeur avoit remis en place tous ceux qu'elle en avoit ôtés, les whigs en principal crédit, et éloigné de tout les tories[1]. On ne peut exécuter de si grands changements, non-seulement dans un gouvernement, mais dans tout un pays naturellement porté aux factions, sans faire un grand nombre de mécontents de toute espèce, d'autant plus que les nouveaux ministres et favoris, qui ne respiroient que vengeance contre ceux qui les avoient chassés et pris leurs places sur les dernières années du dernier règne, ne vouloient rien moins que les poursuivre et faire condamner juridiquement ceux d'entre eux qui avoient eu le plus de part à la paix, et à qui par conséquent la France avoit le plus d'obligation. L'Écosse ne se consoloit point de se voir enfin tout à fait devenue province d'Angleterre. Le duc d'Ormond[2] se tenoit caché dans Paris, en attendant ce que le comte de Mar[3] pourroit faire en Écosse, où il

crits de Torcy, ne pouvant encore utiliser l'édition que M. Fr. Rousseau en prépare pour la Société de l'Histoire de France. Nous en reparlerons d'une façon plus précise ci-après, p. 294, et l'on trouvera à l'appendice V une note sur les conclusions auxquelles est arrivé M. Bourgeois à ce sujet et sur ce que nous pensons nous-mêmes du travail de Torcy.

1. Nous avons vu cette révolution intérieure se faire en 1714 : tomes XXV, p. 101, et XXVI, p. 185-186.

2. Jacques Butler : tome I, p. 259.

3. Jean Erskine, comte de Mar, né en février 1675, fut nommé membre du conseil privé en 1696 et commanda un régiment d'infanterie de 1702 à 1708 ; très zélé tory, il se tint à l'écart à la mort de la reine Anne et se dévoua à la restauration de la dynastie Stuart. Sa tentative pour soulever l'Écosse en 1715 ne réussit pas ; battu par le duc d'Argyle au mois de décembre, il dut se réfugier en France, puis en Italie. En 1719, passant par Genève, il fut arrêté à l'instigation du ministre d'Angleterre ; relâché peu après, il vint fixer sa résidence à Paris, où

y avoit un parti en mouvement, et le Prétendant, pour parler un langage reçu[1], étoit à Bar[2], qui n'attendoit qu'une conjoncture un peu apparente pour passer la mer, certain de la protection et des secours du Roi, et peut-être du roi d'Espagne. La mort du Roi, qui entroit secrètement, mais de tout son cœur, dans ce projet, qui pouvoit même être bientôt favorisé par la Suède et la Russie, qui avoient toutes deux grande envie de terminer leur guerre par un traité de paix à ce dessein, le déconcerta. Une minorité, dans l'état où le Roi laissoit l'intérieur[3] de la France, n'étoit pas un temps propre à risquer de rompre avec l'Angleterre, sans être bien assuré de ce dont il est bien difficile de l'être, je veux dire d'une révolution subite et entière, à peu près telle que fut celle qui plaça le roi Guillaume sur le trône du roi son oncle et son beau-père, laquelle relieroit en même temps la France, qui y auroit eu part, avec l'Angleterre, et ne lui laisseroit d'ennemis qu'un électeur d'Hanovre, et ceux qui, hors les Iles Briniques, se voudroient hasarder à prendre les armes pour lui. Le feu Roi, comme on l'a vu, avoit laissé le trône de Philippe V bien raffermi, l'union des deux couronnes parfaite, et toutes deux jouissant de la paix avec toute l'Europe par les traités d'Utrecht et de Baden. M. le duc d'Orléans vouloit absolument conserver un bien si nécessaire.

Caractère [de] Stair, et ses menées.

D'autres circonstances l'éloignoient encore de se prêter au projet du feu Roi en faveur du Prétendant. Le comte Stair étoit en France de la part du roi Georges plus d'un an avant la mort du Roi[4], sans avoir encore pris le carac-

il resta assez tranquillement jusqu'en 1729. Il alla alors à Aix-la-Chapelle, et y mourut en mai 1732. — Saint-Simon écrit *Marr.*

1. C'était en effet le nom dont on désignait alors le jeune roi Jacques III ; mais Saint-Simon ne l'avait pas encore employé.

2. Il s'était retiré dans cette ville en 1713 : tome XXIII, p. 271.

3. Saint-Simon avait d'abord écrit *l'estat interieur* ; il a biffé *l'estat,* et ajouté *l'* avant *interieur.*

4. Il était en France depuis la fin de janvier 1715. Notre auteur a déjà parlé de lui à cette époque : tome XXVI, p. 186-188.

tère d'ambassadeur qu'il avoit dans sa poche. C'étoit un très simple gentilhomme écossois, grand, bien fait, maigre, encore assez jeune, avec la tête haute et l'air fier. Il étoit vif, entreprenant, hardi, audacieux par tempérament et par principe. Il avoit de l'esprit, de l'adresse, du tour; avec cela actif, instruit, secret, maître de soi et de son visage, parlant aisément tous les langages suivant qu'il les croyoit convenir; sous prétexte d'aimer la société, la bonne chère, la débauche, qu'il ne poussoit pourtant jamais, attentif à se faire des connoissances et à se procurer des liaisons dont il pût faire usage à bien servir son maître, et son parti à lui-même. C'étoit celui des whigs[1] et de tous ceux que le roi Georges avoit remis en place, et la famille et les amis du duc de Marlborough, dont il étoit créature, à qui il avoit de tout temps été attaché, sous qui il avoit servi, et qui l'y avoit avancé et procuré un régiment et l'ordre d'Écosse[2]. Il étoit pauvre, dépensier, fort ardent et fort ambitieux, et il vouloit servir de façon, dans son ambassade, que, avec les appuis qui le protégeoient, il pût faire une grande fortune en Angleterre, où son parti, auquel il étoit dévoué, et ses patrons dominoient, et à qui il plaisoit d'autant plus qu'il haïssoit la France autant qu'eux. On a vu[3] que le feu Roi fut promptement et toujours après très mécontent de sa conduite; Torcy encore plus, jusque-là qu'il refusa et cessa de le voir et de plus traiter avec lui[4]. Stair vit de loin la décadence

1. *Wiggs* corrige *tori[es]*, effacé du doigt.
2. L'ordre de Saint-André ou du Chardon : tome XXVI, p. 187.
3. *Ibidem*, p. 188.
4. Duclos raconte que Louis XIV, vivement pressé par Stair d'arrêter les travaux qu'il faisait exécuter à Mardyck, lui dit : « Monsieur l'ambassadeur, j'ai toujours été maître chez moi, quelquefois chez les autres; ne m'en faites pas souvenir. » Stair le raconta à plusieurs personnes, et entre autres au maréchal de Noailles, et ajouta : « J'avoue que la vieille machine m'a imposé. » Une autre fois, qu'il se permettait de critiquer le Roi devant Torcy, le ministre lui dit : « Monsieur l'ambassadeur, tant que vos insolences n'ont regardé que moi, je les ai

menaçante de la santé du Roi. Il comprit en même temps qu'il n'avoit rien à espérer de l'autorité du duc du Maine, qui, si elle prévaloit, ne s'écarteroit pas dans le gouvernement du goût et des maximes du Roi. Il sentit donc de bonne heure qu'il n'avoit de parti à prendre que celui de M. le duc d'Orléans, qui avoit tout le droit de son côté, le flatter du secours de son maître, s'il en avoit besoin pour faire reconnoître sa régence et l'autorité qu'elle lui donnoit, l'enrôler, pour ainsi dire, de bonne heure avec le roi Georges par ces offres faites dans un temps douteux, le lier avec lui en lui persuadant que leurs intérêts étoient communs, et, pour en parler franchement, car il ne craignit point d'en laisser échapper les propres termes, que deux usurpateurs et aussi voisins se devoient soutenir mutuellement envers et contre tous, puisque tous deux étoient dans le même cas, Georges à l'égard du Prétendant, M. le duc d'Orléans au foible titre des Renonciations à l'égard du roi d'Espagne, si un enfant, tout tendre et aussi jeune qu'étoit le successeur de Louis XIV, venoit à manquer[1].

Sur ces principes, Stair songea de bonne heure à ce qui pouvoit servir à son dessein. Il ne dédaigna rien de ce qu'il crut l'y pouvoir conduire. Il ramassa donc une de ces espèces qui ne peuvent guères être caractérisées sous un autre nom. C'étoit un petit homme fort du commun, et pis pour la figure, qui, à force de grec et de latin, de

Rémond; quel.

passées pour le bien de la paix ; mais, si jamais, en me parlant, vous vous écartez du respect qui est dû au Roi, je vous ferai jeter par les fenêtres. » (*Mémoires secrets de Duclos*, édition Michaud et Poujoulat, p. 471). Voir aussi Lion, *Le président Hénault*, Appendice, p. 417 et suivantes. On trouvera aux Additions et Corrections des extraits de lettres de Torcy et du comte du Luc, où il est parlé des insolences de Stair.

1. Si l'on se reporte à la première version de tout ce qui précède, qu'on trouvera ci-après aux Additions et Corrections, on se rendra compte que cette seconde rédaction est plus fouillée et plus soignée que la première.

belles-lettres et de bel esprit, s'étoit fourré où il avoit pu, puis de débauche de toute espèce, et de sentiments si malheureusement à la mode, étoit parvenu à voir des femmes et quelque sorte de bonne compagnie[1]. Il étoit galant, faisoit des vers; il étoit aussi philosophe, fort épicurien, grossier de fait, sublime et épuré de discours, admirateur des savants anglois, et devenu un des commensaux à Paris de la comtesse de Sandwich[2], qui s'y plaisoit plus qu'à Londres. Il y avoit fait grande connoissance avec l'abbé Dubois, qui n'en bougeoit, et par lui s'étoit produit à Mme d'Argenton et à M. le duc d'Orléans, dont peu à peu il avoit tiré un bouge[3] au Palais-Royal, et un autre à Saint-Cloud, où, de fois à autre, il alloit faire le philosophe solitaire, et n'y manquoit pas M. le duc d'Orléans, quand rarement il s'y alloit promener. Il avoit du manége, de l'entregent, de la hardiesse, de l'audace même quand il s'y laissoit aller, du débit surtout, et devint peu à peu l'homme de l'abbé Dubois à tout faire. Il s'appeloit Rémond[4], et frappoit à tout ce qu'il trouvoit

1. Ce Rémond, sur lequel on trouvera plus loin quelques renseignements biographiques, devint un des commensaux de la duchesse du Maine. Il écrivit à la spirituelle femme de chambre de la princesse, Mlle de Launay, plus tard baronne de Staal, plusieurs lettres, qui, quoique assez insignifiantes, ont trouvé place dans le Recueil des lettres de celle-ci publié en 1801.

2. Élisabeth Wilmot, fille du comte de Rochester, avait épousé Édouard Montague, troisième comte de Sandwich, qui mourut en 1729. Séparée de son mari, elle était venue s'établir en France, où elle vivait depuis quelques années déjà. Elle y resta jusqu'à sa mort, qui n'arriva qu'à quatre-vingt-douze ans, le 1er juillet 1757; elle était restée protestante et jouissait d'un douaire important qui lui permettait de vivre sur un grand pied et de recevoir bonne compagnie (*Mémoires du duc de Luynes*, tome XVI, p. 96).

3. Nous avons eu déjà ce mot, pour signifier un petit cabinet, dans le tome XXVI, p. 214.

4. Nicolas-François Rémond (Saint-Simon écrit ici *Raimond*, et dans la manchette *Rémond*), né le 12 juillet 1676, et fils du partisan Rémond le Diable, avait été pourvu en janvier 1697 d'une charge d'avocat du Roi au Châtelet; il devint conseiller au Parlement en décembre

de portes. Stair l'écuma, et lui courtisa Stair, de la connoissance, puis de la société de qui il s'honora beaucoup avec raison, et peu à peu se livra entièrement à lui. Rien ne convenoit davantage à l'abbé Dubois, qui, déjà éloigné par M. le duc d'Orléans, pour avoir voulu trop se mêler, ne savoit[1] par où se reprendre, et qui regarda sa liaison avec Stair, et par lui avec l'Angleterre, comme une ressource dont il se promit de grands avantages. Rémond lia donc bien aisément ces deux hommes, dont l'intérêt de chacun le demandoit[2] également. Dubois l'étoit, comme on l'a vu déjà[3], avec Canillac et le duc de Noailles; il l'étoit aussi avec Nocé. Il leur persuada qu'il n'y avoit de salut pour M. le duc d'Orléans que par l'Angleterre contre tout ce qui s'opposeroit à l'autorité que sa naissance lui donnoit de droit après le Roi, et pour l'appuyer ensuite. Il avoit fait des promenades en Angleterre, où il avoit fait des connoissances, et fort cultivé celle de Stanhope[4], qu'il avoit beaucoup vu autrefois à Paris, et avec qui il avoit ménagé quelque commerce d'ancienne connoissance pendant qu'ils étoient en Espagne, l'un à la tête des troupes angloises, l'autre à la suite de M. le duc d'Orléans, qui avoit été souvent avec lui en débauche autrefois à Paris. Dubois compta que, en tournant ce prince du côté de l'Angleterre, il deviendroit nécessairement l'entre-

1699, fut désigné comme premier conseiller du conseil du duc d'Orléans en décembre 1705, acheta en juin 1719 la charge d'introducteur des ambassadeurs et s'en démit en décembre 1723 (voyez l'*Armorial général* de d'Hozier, tome V, deuxième partie, p. 973). Nous n'avons pu trouver la date de sa mort.

1. Saint-Simon avait d'abord écrit : *qui exclus de tout par Madame ne sçavoit*; il a biffé *exclus de tout par* et mis en interligne *deja eloigné par*, biffé *Madame* en conservant la première lettre pour faire *M*, et ajouté à la suite en interligne : *le duc d'Orléans pr avoir voulu trop se mesler*.

2. Il a écrit *demandoient* au pluriel, par mégarde.

3. Tome XXVI, p. 367-368.

4. Jacques Stanhope : tome XVIII, p. 49, note 6.

metteur, et de là le négociateur, dont il se promit toutes choses. Malheureusement il ne se trompa pas.

Rémond s'étoit fourré avec Canillac, qu'il avoit gagné par la conformité de goût, et par des admirations de son esprit et de ses lumières, dont il se moquoit ailleurs, mais qui l'avoient mis dans sa confiance[1]. Il lui vanta Stair, flatta sa vanité du desir de ce ministre de le connoître, à qui il fit sa cour de le mettre en liaison avec un favori de M. le duc d'Orléans. Il l'instruisit du foible du personnage ; il les joignit, et Canillac ne jura plus que par Stair et par l'Angleterre. Tout cela se fit de concert entre Dubois et Rémond[2], et, comme Nocé leur étoit alors fort uni, et que, avec sa tête brûlée, mais son air de philosophe, il ne laissoit pas d'usurper d'habitude une sorte d'autorité sur M. le duc d'Orléans, parce que sa philosophie n'excluoit pas la débauche, ils l'entraînèrent dans leurs idées angloises et dans la société de Stair. Tout cela se pratiquoit à Paris dans la dernière année du feu Roi, vers la fin

1. Ce Rémond fut chansonné tout comme un grand seigneur. Mathieu Marais (*Mémoires*, tome I, p. 503) nous a conservé un couplet d'une chanson du temps qu'on trouve aussi avec des variantes dans d'autres recueils manuscrits :

De Monsieur Rémond voici le portrait :
Il a le corps d'un hareng frais ;
Il rime, il cabale
En homme important,
Croit être un Candale
Et même un savant.
Il passe en science
Socrate et Platon :
Cependant il danse
Tout comme un ballon.

Malgré ce qu'on pourrait croire, la dame Raymond qui était en 1718 la maitresse du comte Stair, après avoir été celle de l'électeur de Bavière, n'était pas sa femme : voyez les *Lettres de Madame*, recueil Brunet, t. II, p. 28 et 230, et la note de la page 28, où il est établi par un couplet du chansonnier Maurepas qu'elle était femme d'un bourgeois d'Angoulême.

2. Ici *Raymond*.

duquel ils parlèrent à M. le duc d'Orléans des avantages uniques qu'il ne pouvoit tirer que de son union avec le roi Georges, et de là des propos, puis des offres de Stair. M. le duc d'Orléans, qui craignoit tout alors des dispositions du Roi et de sa dépendance de Mme de Maintenon et du duc du Maine, écouta bien volontiers ces propositions. Dubois et Canillac y firent entrer le duc de Noailles, qui, pour s'ancrer, ne songeoit qu'à les flatter et s'en appuyer, et qui y donna tant qu'ils voulurent. Cette pointe se poussa jusque-là que M. le duc d'Orléans vit Stair au Palais-Royal par les derrières. Il m'en parla tard et par hoquets[1]. Il savoit que je pensois sur l'Angleterre comme le feu Roi, et ne me fit cette confidence qu'après coup pour ne me la pas cacher. A chose faite il n'y a plus rien à dire, sinon que[2] je le suppliai de ne s'engager pas trop avant, et de se bien persuader que Stair ne songeoit qu'à soi et à son parti, et à profiter des conjonctures présentes pour tirer de lui les partis les plus avantageux, qu'il sauroit après faire valoir d'une manière fort embarrassante. Voilà ce qui causa l'indécence de la présence de Stair dans une lanterne à la séance de la Régence[3], où il voulut assister pour se faire de fête[4] auprès de M. le duc d'Orléans, que les mêmes personnes persuadèrent de le desirer même, pour montrer son union avec l'Angleterre et tenir le Parlement et le duc du Maine en respect.

Canillac, que je ne voyois même guères, vint chez moi quelques jours auparavant me vanter les intentions de Stair, ses offres, leur utilité, et me prier, s'il venoit chez moi, de lui laisser la porte ouverte en quelque temps que ce fût. Je pris pour bon tout ce qui étoit fait et ne voulus point de dispute avec un homme aussi infatué qu'il l'étoit de son mérite et des Anglois. L'abbé Dubois, après ce

1. C'est-à-dire, par occasion, à bâtons rompus : voyez tome XII, p. 137.
2. *Que* corrige *qu'il*, effacé du doigt.
3. Ci-dessus, p. 17. — 4. Tome XXII, p. 126.

qu'on a vu que Madame[1] dit et demanda à M. le duc d'Orléans de lui et pour son exclusion totale[2], se sut bon gré de sa liaison angloise, qui avoit déjà servi à le faire souffrir un peu mieux de M. le duc d'Orléans. Il la regarda de plus en plus comme son unique ressource, et s'y livra à corps perdu.

Mouvements d'Angleterre.

Dès le milieu du mois d'octobre, Stair eut une longue audience du Régent sur les alarmes de son maître[3], qui prétendit que le comte de Peterborough[4] avoit découvert une conspiration prête à mettre le feu au palais où demeure la maison royale, piller la Banque[5], se saisir de la Tour de Londres et proclamer le Prétendant[6]. On avoit surpris des lettres de M. Harvey[7] au Prétendant ou au duc d'Ormond, qui lui furent représentées. Il voulut se tuer; mais ses blessures ne se trouvèrent pas mortelles[8]. Le grand nombre de mécontents, et qui parloient haut dans Londres et dans les provinces, donnèrent du corps à cette prétendue conspiration dans l'esprit du roi Georges. Il demanda aux Hollandois le corps de troupes qu'ils étoient obligés de lui fournir, qu'il vouloit envoyer au duc d'Argyle[9], pour s'opposer au comte de Mar, qui étoit fort

1. Les mots *que Madame* ont été ajoutés en interligne.
2. Ci-dessus, p. 34.
3. Dangeau mentionne une audience le 7 octobre et une autre le 1er novembre (p. 205 et 226).
4. Charles Mordaunt : tome XIV, p. 115.
5. La Banque d'Angleterre avait été fondée en 1694 sur les plans de William Paterson.
6. *Dangeau*, p. 211. La *Gazette de France* parle de cette conspiration dans sa correspondance de Londres du 7 octobre, p. 502; voyez aussi p. 511, 524, etc., et la *Gazette d'Amsterdam*, n° LXXXII et suivants.
7. Édouard Harvey était député à la chambre des communes. Saint-Simon écrit *Hervey*. Voyez aux Additions et Corrections.
8. *Gazette d'Amsterdam*, Extraordinaire LXXXIII, et le *Mercure* d'octobre, p. 194-199. L'instruction de son affaire n'était pas achevée en avril 1716 (*Gazette d'Amsterdam*, n° XLI).
9. Jean Campbell, duc d'Argyll : tome XX, p. 354.

suivi[1], avoit des succès et se conduisoit sagement[2]. Les États-Généraux accordèrent trois mille Suisses, et autres trois mille suivant le traité qui fixe ces secours à six mille[3].

Conduite de l'Espagne. Manèges d'Alberoni pour gouverner seul.

L'Espagne se refroidit beaucoup à l'égard du Prétendant depuis la mort de Louis XIV. Elle voulut au dehors satisfaire le roi Georges par toutes sortes d'extérieur à cet égard, sans néanmoins rompre avec le malheureux prince dans l'incertitude des événements, et l'Angleterre montra aussi plus de ménagement pour l'Espagne[4]. L'abbé Alberoni commençoit à gouverner cette monarchie. Il suivoit, pour y parvenir, en plein les traces de la princesse des Ursins. Comme elle il se servit de son crédit sur la reine et de son ambition, pour lui persuader de suivre les traces de Mme des Ursins pour posséder le roi, qui fut de l'enfermer, de l'obséder jour et nuit sans aucun moment d'intervalle, d'empêcher personne d'en approcher, même son service le plus indispensable, de l'accoutumer à ne travailler avec aucun ministre qu'en sa présence, et de le dominer et le tenir de façon que rien ne pût passer à lui, ni de lui à personne, qu'en sa présence

1. Comparez les Mémoires manuscrits de Torcy, p. 3. Nous nous servons pour ces renvois de l'exemplaire manuscrit de ces Mémoires qui vient de Torcy lui-même et qui est conservé à la Bibliothèque nationale, ms. Franç. 10670.

2. Le maréchal de Berwick, dans ses *Mémoires* (édition Michaud et Poujoulat, p. 438), ne semble pas avoir été de cet avis et ne lui reconnaissait pas les qualités nécessaires pour mener à bien une pareille entreprise : « Le comte de Mar, dit-il, qui avoit été secrétaire d'État pour l'Écosse du temps de la reine Anne, et qui en avoit été dépossédé par Georges, reçut au mois de septembre un ordre secret du roi Jacques de s'en aller dans l'instant en Écosse et d'y prendre les armes.... L'on peut avoir beaucoup d'esprit, beaucoup de courage personnel, être habile ministre, et toutefois n'avoir pas les talents requis pour une entreprise de cette nature. Il est certain que Mar ne les avoit pas, et,... après avoir tiré l'épée, il ne sut plus comment il falloit s'y prendre pour aller en avant. »

3. Ce n'est pas tout à fait ce que dit Dangeau, p. 215 et 227-228.

4. Comparez les Mémoires manuscrits de Torcy, p. 6.

et de son aveu. Ce fut aussi ce qu'elle exécuta à la lettre, et, par cette adresse, Alberoni les enferma tous deux, et les gouverna seul sans les laisser approcher de personne; ce qui se verra ailleurs avec plus de détail.

Projets politiques d'Alberoni.

Alberoni se tint donc en grande mesure avec l'Angleterre, mais surtout avec la Hollande, dont l'union lui parut encore plus avantageuse[1]. Il sentit bientôt le poids de l'influence de l'Empereur sur un prince d'Allemagne, qui, régnant en Angleterre, faisoit intérieurement son capital de ses premiers États, et qui avoit besoin du chef de l'Empire pour se conserver l'usurpation qu'il avoit faite sur la Suède, dans le temps de ses derniers désastres, des duchés de Bremen et de Verden[2]. Alberoni s'étoit encore mis dans la tête de chasser tous les étrangers des Indes occidentales, surtout les François, projet bien chimérique, auquel il se flatta de réussir par l'intérêt et le secours des Hollandois, mais dont l'intérêt étoit plus que balancé par la crainte de rupture des nations qu'on en voudroit chasser, et surtout avec l'Angleterre, dont il ne leur étoit plus possible de se séparer[3].

Cause de la dépendance des Provinces-Unies de l'Angleterre.

Pour entendre ce point d'espèce de servitude de la Hollande à l'Angleterre, il faut savoir que, outre les liaisons intimes dont le roi Guillaume avoit uni ces deux puissances, par tous les liens qu'il avoit pu imaginer, tant

1. Mgr Baudrillart, dans *Philippe V et la cour de France*, tome II, p. 223, a établi qu'Alberoni avait, dès le mois de septembre, entamé des négociations secrètes avec les États-Généraux et avec l'Angleterre.

2. Le duché de Bremen, qui tirait son nom de la ville de Brême, était le territoire de l'ancien archevêché sécularisé au seizième siècle et érigé en duché. La ville capitale en avait été distraite et se gouvernait en république et en ville libre. Quant à la principauté de Verden, au sud-est de Brême, sur l'Aller, affluent du Weser, c'était aussi un ancien évêché sécularisé de la basse Saxe. Ces deux territoires avaient été cédés à la Suède par le traité de Westphalie; mais en 1712 les Danois s'en étaient emparés et en avaient accommodé le duc de Hanovre, dont ces duchés arrondissaient avantageusement les possessions.

3. Voyez aux Additions et Corrections.

qu'il fut à la tête de toutes les deux, la guerre sur la succession d'Espagne y en avoit ajouté un autre bien plus fort. Heinsius, pensionnaire d'Hollande[1], gouvernoit cette république avec un art qui l'en rendit tout à fait maître. Il étoit créature du roi Guillaume, son confident, et l'âme de son parti dans tous les temps avant et depuis son avénement à la couronne d'Angleterre. Il avoit pleinement hérité de sa haine contre la France et contre la personne du feu Roi; il étoit flatté des soumissions que lui prodiguèrent le duc de Marlborough et le prince Eugène, qui lui déféroient tout, et qui avoient un intérêt personnel et pressant de perpétuer la guerre, qui étoit tout leur appui à Vienne et à Londres, et qui leur valoit infiniment en particulier[2]. Ils n'avoient pas honte d'attendre quelquefois des heures entières dans l'antichambre d'Heinsius, par le moyen duquel ils firent que les Hollandois suppléèrent à ce que l'Empereur ne pouvoit, et à ce qu'on n'osoit demander au parlement d'Angleterre, qui donnoit souvent le triple des engagements, et qu'on ne pouvoit pousser au delà. De cette façon la République se ruina si bien, que, si les sept provinces avoient pu être vendues comme on vend une terre, le prix n'en auroit pas payé les dettes. Les plus riches du pays, ne voyant donc plus de sûreté pour les fonds qu'ils prêteroient à l'État, les mirent tant qu'ils purent sur la banque d'Angleterre, en sorte que dans un État ruiné les particuliers demeurèrent riches. Ces particuliers pour la plupart étoient toujours à la tête des villes, des provinces, du conseil d'État, des États-Généraux, et dans les premiers emplois et les principales commissions. Ils étoient donc à peu près les maîtres des affaires et le sont toujours demeurés par leur nombre, leur succession des uns aux autres, leur crédit. Mais en même temps, leurs richesses, et même tout le

1. Antoine Heinsius : tome X, p. 137.
2. Il a parlé, dans les tomes XV, p. 435-439, et XVII, p. 5, du triumvirat que le Pensionnaire avait formé avec les deux généraux.

bien de la plupart étant entre les mains des Anglois, [cela] les met dans une telle dépendance de l'Angleterre, qu'ils se trouvent forcés d'en préférer les intérêts à ceux de leur république, et de la faire consentir, contre son propre avantage, à toutes les volontés des Anglois. C'est ce qui se voit à l'œil et se sent dans toutes les conjonctures, tellement que, jusqu'à ce jour que j'écris, la République ne s'est pas conduite autrement, et avec peu ou point d'espérance d'aucun changement là-dessus[1]. Alberoni n'ignoroit pas sans doute cette position, et il est surprenant qu'il ait pu se flatter de se pouvoir servir des Hollandois pour chasser les Anglois des Indes espagnoles.

Alberoni éloigné de la France, encore plus du Régent; méprise les bassesses du duc de Noailles, etc. Il chasse avec éclat le gouverneur du conseil de Castille. Sa correspondance avec Effiat.

On sentit bientôt, malgré toute son adresse, son peu d'inclination pour la France, en particulier pour le Régent et pour son gouvernement. Je ne sais si ce prince eut part ou non[2] aux lettres misérables que le maréchal d'Estrées et le duc de Noailles écrivirent à ce maître italien, l'un pour lui donner part de ses nouveaux emplois, l'autre, qui l'avoit méprisé en Espagne du temps de M. de Vendôme, pour lui demander bassement son amitié[3]. Ces recherches enflèrent Alberoni et ne le changèrent sur rien; mais il continua la correspondance qu'Effiat entretenoit avec lui[4], qui pouvoit lui être utile à plus d'une chose, à ce qui a été expliqué de la perfide

1. Ces dessous diplomatiques ont dû être révélés à Saint-Simon par ses conversations avec Torcy.

2. Alberoni ayant envoyé au duc d'Orléans ses condoléances à l'occasion de la mort de Louis XIV, celui-ci lui répondit le 4 octobre une lettre honnête (Archives nationales, KK 1323, fol. 8 v°).

3. Voici comment les Mémoires de Torcy (p. 12) analysent ces deux lettres : « Le maréchal d'Estrées lui a écrit une lettre très honnête, lui donnant part de l'emploi qui lui a été confié et le priant de servir de canal à quelque confidence qu'il pourroit être obligé de faire à la reine. Le duc de Noailles lui a écrit à peu près dans le même sens, et, ne se souvenant plus de quelques différends qu'ils eurent pendant la vie de feu M. le duc de Vendôme, il dit, dans sa lettre à Alberoni, qu'ayant vu la vivacité de cet Italien pour ses amis, il veut être du nombre. »

4. Cette correspondance est mentionnée par Torcy, p. 11.

conduite d'Effiat[1]. Alberoni, de plus en plus avancé dans la faveur et le gouvernement, se voulut défaire des principales têtes. Ne se sentant pas encore assez fort pour attaquer le cardinal del Giudice, il le brouilla avec Taboada[2], évêque d'Osma[3], qui étoit gouverneur du conseil de Castille, et d'une insupportable fierté. Il le rendit odieux à la reine, qui entreprit sa perte. Le roi vouloit se contenter d'une forte réprimande; mais la reine déclara que, s'il ne se retiroit, elle lui feroit donner des coups de bâton. Il s'enfuit au plus vite en son évêché et donna la démission de sa place[4].

1. Dans nos tomes XXVI, p. 209, et XXVII, p. 116, il a dit que M. d'Effiat était secrètement lié au duc du Maine.

2. Saint-Simon écrit *Tabaada*; on avait imprimé jusqu'ici *Tabarada*.

3. Philippe-Antoine-Gil de Taboada, d'abord grand collégial de l'université de Salamanque, pénitencier de l'évêché d'Oviedo, chanoine de Tolède, président de l'Audience de Valladolid, puis commissaire général de la cruzade en décembre 1713, devint gouverneur du conseil de Castille en juin 1715, ayant été désigné dès le mois de février précédent pour l'évêché d'Osma; sacré le 15 septembre 1715, il quitta peu après le conseil de Castille et se retira dans son diocèse; il fut transféré à l'archevêché de Séville en décembre 1719, et y mourut le 29 avril 1722, dans sa cinquante-quatrième année. — Osma est une ville de la Vieille-Castille, province de Soria.

4. Les correspondances de la *Gazette* (p. 472, 496 et 520) disent seulement qu'aussitôt après son sacre, il demanda à se retirer dans son diocèse et que le roi Philippe V y consentit. Selon la *Gazette d'Amsterdam* (n° XCVI), il auroit été disgracié pour avoir fait arrêter pour dettes le grand maître d'hôtel de la reine, malgré les privilèges des officiers royaux. Voici comment sa disgrâce est racontée dans les Mémoires manuscrits de Torcy, p. 13 : « On attribue à Alberoni la disgrâce du président de Castille. Il s'appeloit Taboada, étoit évêque d'Osma, insupportable à tout le monde par sa fierté. Alberoni l'avoit rendu si odieux à la reine que, Grimaldo ayant intercédé auprès du roi et ce prince s'étant contenté d'ordonner qu'on fît une réprimande de sa part à Taboada, la reine déclara que, s'il n'étoit chassé sur le champ, elle lui feroit donner des coups de bâton. Il reçut donc l'ordre de se retirer incessamment à son évêché, et, malgré ses instances, le Roi refusa de le voir avant son départ. Alberoni ne l'avoit pas rendu moins odieux au cardinal del Giudice; car il avoit l'adresse

Négociation de Stair pour la mutuelle garantie des successions de France et d'Angleterre. Le Régent y veut engager la Hollande. Stair presse le Régent de faire arrêter le Prétendant passant caché de Bar en Bretagne

Les troubles d'Angleterre augmentoient, et le comte de Mar avoit des succès en Écosse[1]. Stair étoit[2] tout occupé d'empêcher la France de donner aucun secours au Prétendant[3], et de lui couper le passage par le royaume s'il vouloit gagner les bords de la mer. Il avoit de bons espions ; dès qu'il apprit que ce prince partoit de Bar[4], il courut à M. le duc d'Orléans pour lui demander de le faire arrêter[5]. Stair avoit proposé un traité de garantie des successions des royaumes de France et d'Angleterre, et avoit reçu pouvoir de le signer. Le Régent y voulut ajouter une alliance défensive entre ces deux couronnes et la Hollande, qu'il jugeoit nécessaire pour servir de base

d'attribuer aux conseils de Taboada toutes les résolutions du roi d'Espagne qui déplaisoient au cardinal et dont Alberoni étoit lui-même l'auteur. »

1. Les diverses phases de la révolte de l'Écosse sont racontés avec détail dans les numéros LXXVI et suivants de la *Gazette d'Amsterdam* ; dans le nº LXXIII, il est parlé pour la première fois (correspondance de Londres du 3 septembre) d'un projet d'expédition du Prétendant ; voir aussi la *Gazette de France,* depuis la fin de septembre, et le *Journal de Dangeau,* tome XVI, p. 205, 207, 210, 215, 223-224, 226, etc. Dès le mois de juillet une proclamation jacobite avait été affichée à la Bourse de Londres (*Gazette d'Amsterdam,* Extraordinaire LX). Saint-Simon ne parlant de ces événements que par incidence, il n'est pas nécessaire d'en étudier ici la naissance et le développement. On peut cependant signaler les documents insérés dans les *Mémoires de Lamberty,* tome IX, p. 188, 211, 242, 360 et suivantes, et, à titre de curiosité, quelques lettres que la reine Marie, mère du Prétendant, fit écrire par son secrétaire J. Bulkeley à la supérieure des Visitandines de Chaillot pour lui faire part des nouvelles qu'elle recevait de son fils (Archives nationales, K 1303, nos 80-90).

2. Ce verbe, oublié, a été ajouté sur la marge à la fin d'une ligne.

3. Dès le courant de septembre, l'ambassadeur anglais avait obtenu du Régent la livraison à l'amiral Byng de plusieurs vaisseaux qui avaient chargé au Havre des armes et des munitions pour les rebelles d'Écosse (*Gazette d'Amsterdam,* Extraordinaire LXXX).

4. Selon le *Journal de Buvat* (p. 107), le Prétendant quitta secrètement cette ville dans la nuit du 3 novembre ; on crut qu'il se rendait à Calais. Dangeau annonce cette nouvelle le 6 (p. 229).

5. *Dangeau,* p. 231, 8 novembre.

à la garantie réciproque. Buys, ambassadeur d'Hollande[1], y entra ; mais Stair, qui vouloit brusquer la garantie, s'éloignoit de l'alliance défensive, dont il craignoit la longueur de la traiter. Il craignit aussi[2] que le Régent ne cherchât à gagner du temps pour voir ce que deviendroient les affaires d'Angleterre, et il s'échappa à dire à Son Altesse Royale que, s'il regardoit ces troubles avec indifférence, l'Angleterre auroit la même pour ceux qu'elle pourroit voir naître en France[3]. Ils en étoient en ces termes, lorsque le Prétendant disparut de Bar et que Stair vint crier à M. le duc d'Orléans sur son passage par la France, et lui demanda de le faire arrêter. Le Régent, qui avec adresse nageoit entre deux eaux[4], avoit promis au Prétendant de fermer les yeux et de favoriser son pas-

pour s'embarquer. [*Add. St S. 1300*].

1. Guillaume Buys : tome XXIV, p. 175.
2. *Aussy* est en interligne.
3. Le canevas des phrases qui précèdent se trouve dans les Mémoires de Torcy (ms. franç. 10670, p. 16-18) : « Les troubles d'Angleterre augmentant chaque jour, le roi de la Grande-Bretagne avoit jugé sagement qu'il étoit essentiel pour lui d'ôter au Prétendant toute espérance de secours de la part de la France. Ainsi les assurances d'amitié et de liaison que le comte de Stair eut ordre de présenter de la part de son maître au duc d'Orléans immédiatement après la mort du feu Roi, furent suivies bientôt après de la proposition d'un traité de garantie de la succession des royaumes de France et d'Angleterre, et Stair reçut un pouvoir en forme pour le négocier. S. A. R. proposa d'ajouter à ce traité de garantie celui d'une alliance défensive entre la France, l'Angleterre et la Hollande, jugeant cette alliance nécessaire pour servir de fondement et de base à la garantie proposée. L'ambassadeur d'Hollande entroit dans les vues de M. le duc d'Orléans ; mais le ministre d'Angleterre vouloit simplement s'en tenir à la garantie réciproque, prétendant que la ligue défensive seroit longue à traiter... Nonobstant les conseils de Buys, le ministre anglois s'impatiente du retardement que M. le duc d'Orléans apporte à consentir au simple traité de garantir réciproquement les successions. Il a même dit à S. A. R. que, si l'on regardoit ici avec tranquillité et indolence les malheurs de la Grande-Bretagne, elle regarderoit aussi avec la même indifférence ceux qui pourroient arriver en France. »
4. Tome XXIII, p. 293.

sage, pourvu que ce fût sous le dernier secret, et en même temps accorda à Stair sa demande. Il fit partir sur-le-champ Contades, qui lui étoit affidé, et fort intelligent, et major[1] du régiment des gardes, dont j'ai parlé plus d'une fois[2], avec son frère, lieutenant dans le même régiment[3], et deux sergents à leur choix, pour aller à Château-Thierry attendre le Prétendant, où Stair avoit des avis sûrs qu'il devoit passer. Contades partit la nuit du 9 novembre, bien résolu et instruit à manquer celui qu'il cherchoit[4]. Stair, qui ne s'y fioit que de bonne sorte, prit d'autres mesures qui furent au moment de réussir, et voici ce qui arriva.

Le Prétendant échappe aux assassins de Stair par le courage et l'adresse de la maîtresse de la poste de Nonancourt, qui en est mal récompensée.

Le Prétendant partit déguisé de Bar, accompagné de trois ou quatre personnes seulement, vint à Chaillot, où M. de Lauzun avoit une ancienne petite maison où il n'alloit jamais, et qu'il avoit gardée par fantaisie, quoiqu'il eût celle de Passy, dont il faisoit beaucoup d'usage[5]. Ce fut où le Prétendant coucha, et où il vit la reine sa mère, qui étoit souvent et longtemps aux Filles de Sainte-Marie de Chaillot[6]; et de là partit pour s'aller embarquer

1. Le commencement de ce mot surcharge d'autres lettres illisibles.
2. En dernier lieu dans le tome XXVII, p. 113.
3. Charles-Pierre-Érasme, chevalier de Contades, né le 4 avril 1683, enseigne aux gardes françaises en 1709, n'était que sous-lieutenant en 1715 et ne passa lieutenant qu'en 1721 ; il eut un régiment d'infanterie en avril 1730, devint brigadier en 1734, reçut le cordon de Saint-Louis en 1737 et ne mourut qu'en 1765.
4. Saint-Simon prend tout cela dans *Dangeau*, p. 231.
5. Il a été dit dans le tome XXIV, p. 245, note 2, que les Lauzun avaient deux petites maisons à Passy, l'une dans le bas du village, c'est-à-dire, à Chaillot, l'autre dans le haut. C'est probablement dans la première des deux que s'arrêta le Prétendant. Saint-Simon put en être bien informé par Mme de Lauzun, sœur de sa femme. D'après la marquise de Créquy (*Souvenirs*, tome I, p. 193), le prince serait venu coucher à l'hôtel de Breteuil et ne serait allé que le lendemain à la maison de Lauzun.
6. Saint-Simon a déjà mentionné (tome IX, p. 293) les relations intimes qui existaient entre ces religieuses et la reine mère d'Angleterre.

Il s'embarque en Bretagne. Impudence de Stair et de ses assassins.

en Bretagne par la route d'Alençon, dans une chaise de poste de Torcy. Stair découvrit cette marche et résolut de ne rien oublier pour délivrer son parti de ce reste unique des Stuarts. Il dépêcha sourdement des gens sur différentes routes, surtout[1] sur celle de Paris à Alençon. Il chargea particulièrement de celle-là le colonel Douglas[2], réformé dans les Irlandois à la solde de France, qui, à l'abri de son nom, et par son esprit, son entregent et son intrigue, s'étoit insinué à Paris en beaucoup d'endroits depuis la Régence, s'étoit mis sur un pied de considération et de familiarité auprès du Régent, et venoit assez souvent chez moi. Il étoit de bonne compagnie, marié sur la frontière de Metz, fort pauvre, avoit de la politesse et beaucoup de monde, de la[3] réputation de valeur distinguée, et quoi que ce soit qui pût le faire soupçonner d'être capable d'un crime. Douglas se mit dans une chaise de poste, s'accompagna de deux hommes à cheval, tous trois fort armés, et courut[4] la poste lentement sur cette route. Nonancourt[5]

1. *Sur touttes* corrigé en *surtout*.

2. Ce comte de Douglas avait servi dans les troupes d'Angleterre jusqu'en 1707 ; fait prisonnier à Almanza, il réussit à se faire admettre dans un régiment irlandais au service de France et, s'étant trouvé à Metz en 1708, il y épousa Mlle d'Orthe, après avoir fait abjuration du protestantisme. Débauché et surtout joueur, il accepta les subsides du gouvernement anglais et se chargea du complot contre le Prétendant. Lord Stair le tira d'affaire ; mais il fut peu après emprisonné pour dettes, si bien que sa femme obtint sa séparation par sentence du Châtelet du 19 juin 1717. Il ne sortit de prison qu'en août 1731, grâce à divers sacrifices pécuniaires consentis par sa femme. Mais, ayant recommencé sa vie de débauche, le maréchal de Belle-Isle écrivit le 13 juin 1733 au lieutenant de police pour demander son internement dans sa terre de « Valbonnement » en Picardie. (Dossier Bastille 11220, à la Bibliothèque de l'Arsenal). On ignore l'époque de sa mort.

3. *De la* surcharge *rien*.

4. *Coururent* corrigé en *courut*.

5. Nonancourt, aujourd'hui chef lieu de canton du département de l'Eure, était à l'extrême limite sud de l'élection d'Évreux et n'était séparé du Perche que par la rivière d'Avre ; il s'y trouvait un bailliage royal et une sergenterie.

est une espèce de petite villette[1] sur ce chemin, à dix-neuf lieues de Paris, entre Dreux, trois lieues plus loin, et Verneuil-au-Perche, quatre lieues au delà[2]; ce fut à Nonancourt où il mit pied à terre, y mangea un morceau à la poste, s'informa avec un extrême soin d'une chaise de poste qu'il dépeignit et comme elle devoit être accompagnée, témoigna craindre qu'elle ne fût déjà passée et qu'on ne lui dît pas vrai. Après des perquisitions infinies, il laissa un troisième à cheval qui lui étoit arrivé depuis qu'il étoit là, avec ordre de l'avertir lorsque la chaise dont il étoit en recherche passeroit, et ajouta des menaces et des promesses de récompenses aux gens de la poste pour n'être pas trompé par leur négligence[3]. Le maître de la poste s'appeloit l'Hospital[4]. Il étoit absent; mais sa femme étoit à la maison, qui se trouva heureusement une très honnête femme, qui avoit de l'esprit, du sens, de la

1. Mot déjà employé dans le tome XX, p. 141.

2. Il veut dire que Nonancourt se trouvait trois lieues au delà de Dreux, en venant de Paris, et que Verneuil-au-Perche était quatre lieues plus loin.

3. Sur toute cette aventure, qui se passa les 10 et 11 novembre 1715, et que Saint-Simon va raconter de première main, puisqu'il dit en tenir les détails de l'héroïne elle-même (la première rédaction est celle de l'Addition indiquée ci-dessus), on peut voir le *Journal de Buvat*, tome I, p. 108-110, les *Souvenirs de la marquise de Créquy*, tome I, p. 192-195, les *Mémoires de Villars*, tome IV, p. 90, le *Journal de Dangeau*, tome XVI, p. 237, les *Mémoires de Berwick*, édition Michaud et Poujoulat, p. 440, les *Correspondants de la marquise de Balleroy*, tome I, p. 66 et 68, la *Gazette de la Régence* publiée par Édouard de Barthélemy, p. 18, 20-24, 27-28 et 32-33, et surtout les informations, procès-verbaux d'interrogatoires et autres documents publiés par Lémontey dans les Pièces justificatives de son *Histoire de la Régence*, tome II, p. 371-383. Duclos dans ses *Mémoires secrets* (édition Michaud et Poujoulat, p. 501-502) et La Place dans ses *Pièces intéressantes et peu connues* (tome I, p. 123-128) n'ont fait que copier Saint-Simon.

4. Pierre de l'Hospital, maître des postes extraordinaires à Nonancourt, d'après la déposition de sa femme, qui, elle, s'appelait Suzanne Delacour (Lémontey, p. 374). Saint-Simon écrit *Lospital*.

tête et du courage. Nonancourt n'est qu'à cinq lieues de la Ferté, et, quand on n'y passe point pour abréger, on avertit cette poste, qui envoie un relais sur le chemin[1]. Je connoissois donc fort cette maîtresse de poste, qui s'en mêloit plus que son mari, et qui m'a elle-même conté toute cette aventure plus d'une fois. Elle fit inutilement tout ce qu'elle put pour tirer quelque éclaircissement sur ces inquiétudes. Tout ce qu'elle put démêler fut qu'ils étoient Anglois, et dans un mouvement violent, qu'il s'agissoit de quelque chose de très important, et qu'ils méditoient un mauvais coup. Elle imagina là-dessus que cela regardoit le Prétendant[2], prit la[3] résolution de le sauver, l'arrangea en même temps dans sa tête, et sut heureusement l'exécuter. Pour y réussir, elle se fit toute à ces Messieurs, ne refusa rien, se contenta de tout, et leur promit qu'ils seroient infailliblement avertis. Elle les en persuada si bien que Douglas s'en alla sans dire où qu'à ce troisième qui étoit venu le joindre, mais en lieu voisin pour être averti à temps. Il emmena un des valets avec lui ; l'autre demeura avec ce troisième qui l'avoit joint, pour attendre. Un homme de plus embarrassa fort la maîtresse ; toutefois elle prit son parti. Elle proposa au Monsieur, qui étoit ce troisième, de boire un coup, parce qu'il avoit trouvé Douglas hors de table. Elle le servit de son mieux et de son meilleur vin, et le tint à table le plus longtemps qu'elle put, et alla au-devant de tous ses ordres. Elle avoit mis un maître-valet[4] à elle, en qui elle se fioit,

1. Le chemin le plus direct pour aller à la Ferté-Vidame était de quitter à Dreux la route d'Argentan et de prendre un chemin qui passait par Brezolles, d'où l'on gagnait la Ferté; c'est sans doute à Brezolles que la poste de Nonancourt envoyait un relais à l'occasion.

2. Saint-Simon avait d'abord écrit *qu'il s'agissoit du Prétendant*; il a biffé *il s'agissoit,* écrit en interligne *cela regardoit,* mais oublié de corriger *du* en *le.*

3. *La* surcharge *en.*

4. « On appelle *maître-valet* celui qui, dans une terre ou dans une ferme, a autorité sur les autres valets » (*Académie,* 1718).

en sentinelle, avec ordre de paroître seulement, sans dire mot, s'il voyoit une chaise, et sa résolution étoit prise d'enfermer son homme et son valet, et de relayer la chaise avec ses chevaux qu'elle avoit détournés par derrière. Mais la chaise ne vint point, et l'homme s'ennuya de demeurer à table. Alors elle fit si bien qu'elle lui persuada de s'aller reposer, et de compter sur elle, sur ses gens, et sur ce valet que Douglas avoit laissé. L'Anglois recommanda bien à celui-là de ne pas désemparer le pas de la porte, et de le venir avertir dès que la chaise paroîtroit. La maîtresse mit ce Monsieur reposer le plus qu'elle put sur le derrière de sa maison, et, toujours l'air dégagé, sort et s'en va chez une de ses amies dans une rue détournée, lui conte son aventure et ses soupçons, s'assure d'elle pour recevoir et cacher en son logis celui qu'elle attendoit, envoie quérir un ecclésiastique de leurs parents à toutes deux, en qui elles pouvoient prendre confiance, qui vint, et qui prêta un habit d'abbé et une perruque assortissante. Cela fait, Mme l'Hospital retourne chez elle, trouve le valet anglois à la porte, l'entretient, le plaint de son ennui, lui dit qu'il est bien bon d'être si exact, que de la porte à la maison il n'y a qu'un pas; lui promet qu'il y sera aussi bien averti que par ses yeux sur la porte, lui persuade de boire un coup, donne le mot à un postillon affidé, qui fait boire l'Anglois et le couche ivre-mort sous la table. Pendant cette expédition, la maîtresse avisée va écouter à la porte du Monsieur anglois, tourne doucement la clef et l'enferme, et de là vient s'établir sur le pas de sa porte. Une demi-heure après vient le valet affidé qu'elle avoit mis en sentinelle : c'étoit la chaise attendue[1], à qui et à trois hommes qui l'accompagnoient à cheval, on fit, sans qu'elle sût pourquoi, prendre[2] le petit pas. C'étoit le roi Jacques. Mme l'Hospital l'aborde, lui dit qu'il est attendu, et perdu s'il

1. Ces cinq mots ont été ajoutés en interligne.
2. Avant *prendre*, il y a un second *on fit*, biffé.

n'y prend garde, mais qu'il ait à se fier à elle et à la suivre, et les voilà allés chez l'amie[1]. Là il apprend tout ce qui s'est passé, et on le cache le mieux qu'il est possible, et les trois hommes de sa suite. Mme l'Hospital retourne chez elle, envoie chercher la justice, et, sur les soupçons qu'elle déclare[2], fait arrêter le valet anglois ivre et le Monsieur anglois, qui s'étoit endormi dans la chambre où elle l'avoit mené se reposer, et où elle l'avoit en dernier lieu enfermé, et aussitôt après dépêche un de ses postillons à Torcy. La justice cependant instrumente et envoie son procès-verbal à la cour[3]. On ne peut exprimer quelle fut la rage de ce Monsieur anglois de se voir arrêté et hors d'état d'exécuter ce qui l'avoit amené, ni quelle sa furie contre le valet anglois qui s'étoit laissé enivrer. Pour Mme l'Hospital, il l'auroit étranglée s'il avoit pu, et elle eut très longtemps peur d'un mauvais parti. Jamais l'Anglois ne voulut dire ce qui l'avoit amené, ni où étoit Douglas, qu'il nomma pour tâcher d'imposer par ce nom. Il se déclara être envoyé par l'am-

1. D'après les dépositions de M. l'Hospital et de son parent le sieur de la Cunelle, la chaise du Prétendant serait entrée dans la cour de la poste, où l'Anglais en faction aurait longuement examiné le voyageur et déclaré à la maîtresse qu'il allait partir avec lui. Comme elle le vit charger un mousquet démonté qu'il avait, elle envoya chercher la maréchaussée et le fit arrêter, après avoir emmené secrètement le Prétendant dans une autre maison, où elle le fit déguiser en abbé.

2. *Déclare* est en interligne au-dessus d'*a*, biffé.

3. On peut reconstituer tout ce qui se passa au moyen des documents publiés par Lémontey. L'arrestation des deux Anglais eut lieu le 11 novembre par la police locale, qui avisa aussitôt M. Roujault, intendant de la généralité de Rouen. Celui-ci donna ordre au grand prévôt de Normandie de se rendre à Nonancourt, d'y faire les informations nécessaires et d'amener les prisonniers à Évreux. Entre temps, Torcy, avisé par la maîtresse de poste, écrivit à M. Roujault, le 15, d'interroger les deux Anglais, qui furent en conséquence transférés à Rouen; mais, au moment où l'intendant allait commencer leur interrogatoire, Torcy lui écrivit, sur l'ordre du Régent, de les mettre en liberté. L'intendant obéit et transmit au ministre les pièces de procédure déjà établies.

bassadeur d'Angleterre[1] (qui n'en avoit pas encore pris le caractère), et cria fort que ce ministre ne souffriroit pas l'affront qu'il recevoit. On lui répondit doucement qu'on ne voyoit point de preuves qu'il fût à l'ambassadeur d'Angleterre, ni que ce ministre prît aucune part en lui ; qu'on voyoit seulement des desseins très suspects pour la liberté publique et pour celle des grands chemins ; qu'on ne lui feroit ni tort ni déplaisir ; mais qu'il resteroit en sûreté jusqu'à ce qu'on eût des ordres ; et là-dessus il fut civilement conduit en prison, ainsi que le valet anglois ivre. Ce que devint Douglas n'a point été su, sinon qu'il fut reconnu en divers endroits de la route, courant, s'informant, criant avec désespoir qu'il étoit échappé, sans dire qui. Apparemment qu'il vint ou envoya aux nouvelles, lassé de n'en point recevoir, et que le bruit d'un tel éclat, dans un petit lieu comme est Nonancourt, vint aisément à lui dans le voisinage où il s'étoit relaissé[2], et que cela le fit partir pour tâcher encore de rattraper sa proie. Mais il couroit en vain. Le roi Jacques étoit demeuré caché à Nonancourt, où, charmé des soins de cette généreuse maîtresse de poste qui l'avoit sauvé de ses assassins, [il] lui avoua qui il étoit, et lui donna une lettre pour la reine sa mère. Il demeura là trois jours[3] pour laisser passer le bruit, et ôter toute espérance à ceux qui le cherchoient ; puis, travesti en abbé, il monta dans une autre chaise de poste que Mme l'Hospital avoit empruntée comme pour elle dans le voisinage[4], pour ôter toute connoissance par les signalements, et continua son voyage,

1. Il était porteur d'un passeport signé par Stair.

2. S'était arrêté : notre tome IV, p. 82. Ce mot n'était pas admis par l'*Académie*, mais appartient au vocabulaire de la vénerie.

3. D'après les dépositions, et notamment celle du nommé Aubry, ancien soldat aux gardes, qui consentit à accompagner le prince, qui était seul, ils partirent tous deux le jour même à quatre heures du soir, et gagnèrent Falaise par Verneuil, Laigle, le Merlerault et Argentan.

4. Ils partirent à cheval avec un postillon, après avoir fait mettre dans un sac la valise du prince pour qu'elle ne fût pas reconnue.

pendant lequel il se vit toujours poursuivi, mais heureusement jamais reconnu, et s'embarqua en Bretagne pour l'Écosse[1]. Douglas, lassé de ses courses inutiles, revint à Paris, où Stair faisoit grand bruit de l'aventure de Nonancourt, qu'il ne traitoit pas de moins que d'attentat contre le droit des gens, avec une audace et une impudence extrême, et Douglas, qui ne pouvoit ignorer ce qui se disoit de lui, eut celle d'aller partout où il avoit accoutumé, de se montrer aux spectacles, et de se présenter devant M. le duc d'Orléans.

Ce prince ignora tant qu'il put un complot si lâche et si barbare, et à son égard si insolent. Il en garda le silence, dit à Stair ce qu'il jugea à propos pour le faire taire, et lui rendit ses assassins anglois[2]. Douglas pourtant baissa fort auprès du Régent[3]. Beaucoup de gens considérables lui fermèrent leur porte. Il tenta inutilement de forcer la mienne ; il osa me faire faire des plaintes là-dessus, qui ne lui réussirent pas davantage ; bientôt après il disparut de Paris. Je n'ai point su ce qu'il étoit devenu depuis. Sa femme et ses enfants y demeurèrent à l'aumône. Il y avoit longtemps qu'il étoit mort delà la mer, lorsque l'abbé de Saint-Simon[4] passa de Noyon à Metz[5], où il trouva sa veuve fort misérable.

1. Suivant la *Gazette d'Amsterdam*, nos XCIX et C, il s'embarqua à Saint-Malo le 10 ou le 16 novembre ; mais cela était faux : il gagna Dunkerque secrètement par terre, y séjourna quelque temps, et ne s'embarqua que le 27 décembre pour débarquer à Peter-Head le 2 janvier 1716. Il courut des bruits de tout genre sur son départ, son voyage et son arrivée en Écosse (*Dangeau*, p. 243-244, 257, 266, 269, 270, 287, etc. ; *Journal de Buvat*, p. 114 ; *Gazette de la Régence*, par Éd. de Barthélemy, p. 37 et 48).

2. Dangeau, qui rapporte l'arrestation le 18 novembre, annonce dès le lendemain la mise en liberté (p. 237 et 241).

3. Il adressa au Régent, le 4 décembre, une lettre justificative qu'a publiée Lémontey, p. 382. Voyez ci-après aux Additions et Corrections.

4. Ci-dessus, p. 122.

5. Claude de Rouvroy Saint-Simon passa à l'évêché de Metz en août 1733.

La reine d'Angleterre fit venir Mme l'Hospital[1] à Saint-Germain, la remercia, la caressa comme elle le méritoit, et lui donna son portrait ; ce fut tout ; le Régent, quoi que ce soit ; et longtemps après le roi Jacques lui écrivit et lui envoya aussi son portrait. Conclusion : elle est demeurée maîtresse de la poste de Nonancourt, et l'est demeurée, telle qu'elle l'étoit auparavant, vingt-quatre ou vingt-cinq ans encore, jusqu'à sa mort, et c'est encore son fils et sa belle-fille qui tiennent cette même poste. C'étoit une femme vraie, estimée dans son lieu : pas un seul mot de ce qu'elle a raconté de cette histoire n'y a été contredit de qui que ce soit. On n'oseroit dire ce qui lui en a coûté de frais ; jamais elle n'en a reçu une obole ; jamais elle ne s'en est plainte ; mais elle disoit les choses comme elles étoient, avec modestie et sans le chercher, à qui lui en parloit. Telle est l'indigence des rois détrônés, et le parfait oubli des plus grands périls et des plus signalés services. Beaucoup d'honnêtes gens s'éloignèrent de Stair, que l'insolence de ses airs écartoit[2] encore. Il en combla la mesure par la manière insupportable dont il s'expliqua toujours sur cette affaire, n'osant toutefois l'avouer, sans s'en disculper non plus, ni en témoigner d'autre peine que celle de son succès.

Pensées* de l'Espagne, où Alberoni gagne

L'Espagne[3] jugeoit que le Régent vouloit maintenir l'union avec elle et la paix avec ses voisins, mais que son intelligence secrète avec l'Angleterre étoit grande[4] et

1. Ici Saint-Simon a écrit *Lopital.*

2. Il y a *écartoient,* par inadvertance, dans le manuscrit.

3. Saint-Simon va recommencer à se servir pour les affaires étrangères des Mémoires manuscrits de Torcy, dont il a été parlé ci-dessus, p. 257, note 5.

4. Mgr Baudrillart (*Philippe V et la cour de France,* tome II, p. 207 et suivantes) a montré que l'intention du Régent était, d'abord, de continuer à l'égard de l'Espagne la politique de Louis XIV, et que ce furent les mauvaises dispositions de Philippe V et les intrigues d'Alberoni qui le forcèrent à écouter les propositions de l'Angleterre.

* La première lettre de *Pensées* surcharge un A.

alloit à faire un traité de commerce. Elle en concluoit peu ou point d'espérance d'être secourue de la France, dont les finances étoient en grand désordre, en cas d'attaque de l'Empereur, contre laquelle, si elle arrivoit, elle se préparoit à se bien défendre, en se maintenant en paix avec l'Angleterre et avec le Portugal. Alberoni gagnoit toujours du terrain, et par degrés devenoit en effet premier ministre[1]. Le cardinal del Giudice en étoit piqué au vif[2]. Cellamare, ami de l'un, neveu de l'autre, avoit sagement entretenu l'union entre eux. Il voulut donc s'en retourner en Espagne pour empêcher leur rupture. Il demanda son congé ; il se flatta de l'obtenir[3]. Ce n'étoit pas l'intention d'Alberoni de bien vivre avec Giudice; c'étoit pour lui un personnage d'un trop grand poids, dont il avoit bien résolu de se défaire.

peu à peu la principale autorité et veut chasser le cardinal del Giudice.

Il pensa y avoir une rupture entre les cours de Rome et de Madrid. On a vu en son lieu quel étoit le cardinal Sala, et qu'il étoit mort[4]. Il avoit eu du Pape, à la recommandation de l'Empereur, l'importante place d'inquisiteur général d'Espagne[5]. Le Pape en disposa en faveur

Forte brouillerie entre Rome et Madrid. Adresse d'Alberoni pour parvenir

1. Son influence sur la politique espagnole et ses mauvaises dispositions à l'égard de la France sont attestées par toutes les correspondances diplomatiques (*Philippe V et la cour de France*, tome II, p. 218-221). Voyez ci-après aux Additions et Corrections.

2. Leur rivalité est particulièrement indiquée dans une lettre du duc de Saint-Aignan, ambassadeur de France à Madrid, du 30 septembre 1715 (Affaires étrangères, vol. *Espagne* 242, fol. 190) ; voyez aussi *L'Espagne après la paix d'Utrecht* par le marquis de Courcy, p. 418-419.

3. Voyez, à l'appendice VI, les extraits des procès-verbaux du conseil de régence pour les affaires étrangères, 10 novembre, et les Mémoires de Torcy, p. 30-31.

4. Tomes XXIII, p. 268-270, et XXVI, p. 226-228.

5. Saint-Simon doit faire erreur ; car le grand inquisiteur d'Espagne était le cardinal del Giudice, qui se démit de ces fonctions à la fin de 1716; il fut alors remplacé par Molinès (*Gazette* de 1717, p. 54 et 56), quoiqu'il eût été auparavant question de Taboada, évêque d'Osma, dont il a été parlé ci-dessus (lettre de M. de Saint-Aignan, 8 mars, vol. *Espagne* 239, fol. 112). Cependant il est possible que la cour de Rome, pour ménager l'empereur Charles VI, qui se qualifiait toujours

à la pourpre romaine. Il veut faire des réformes et établir une puissante marine.

de l'évêque d'Albarracin[1], aussi rebelle que l'avoit été Sala. Le roi d'Espagne vouloit chasser Aldrovandi[2], nonce auprès de lui, et fermer la nonciature. Le P. Daubenton, son confesseur, para ce coup avec bien de la peine. Quelque jalousie qu'Alberoni eût de son crédit et de ses fréquentes audiences secrètes du roi d'Espagne, il l'aida à calmer l'esprit de ce prince. Alberoni, qui vouloit régner en Espagne, sentoit le besoin qu'il avoit de la pourpre pour s'y maintenir ou pour s'en dédommager. Il ne sentoit pas moins aussi l'excès de sa bassesse. Il n'osoit donc y prétendre ouvertement; mais il avoit conçu le dessein que la reine en fît toutes les démarches, comme à son insu et pour lui faire une surprise agréable. Pour parvenir à ce but, il falloit empêcher que les deux cours ne se brouillassent, et ménager le jésuite Aubenton, fabri-

de roi d'Espagne, lui ait accordé, *honoris causa*, un grand inquisiteur pris dans sa faction.

1. Albarracin, dans le sud de l'Aragon, sur le Guadalaviar, était le siège d'un évêché suffragant de Saragosse. L'évêque était, depuis 1704, Jean Navarro Gilaberte, qui résigna ses fonctions en mars 1727.

2. Pompée Aldrovandi (Saint-Simon écrit *Aldrovandi* et *Aldovrandi*, et on employait alors les deux formes ; mais les représentants modernes de la famille écrivent *Aldrovandi*, et nous nous conformons à cette orthographe), né en 1668 et originaire de Bologne, occupa d'abord diverses fonctions dans les bureaux des signatures et fut nommé auditeur de rote en 1706 ; envoyé comme nonce à Madrid en mai 1715, il passa par Paris avant de se rendre en Espagne (*Gazette*, p. 276) ; dans le milieu de 1716, Alberoni le renvoya secrètement à Rome (il y arriva le 3 août : *Gazette*, p. 415) pour négocier son élévation au cardinalat. Il ne revint à Madrid qu'en juin 1717, avec le titre d'archevêque de Néocésarée, et réussit à obtenir le rétablissement du tribunal de la nonciature ; mais, de nouvelles difficultés s'étant élevées en 1718, Alberoni le fit expulser de Madrid, et le pape, mécontent, l'exila à Bologne. Innocent XIII le rappela au tribunal de la rote et le nomma régent de la Pénitencerie ; Benoît XIII lui donna le titre de patriarche de Jérusalem et en fit un des consulteur du Saint-Office. Nommé gouverneur de Rome par Clément XII en 1733, évêque de Montefiascone, puis cardinal en mars 1734, il faillit être élu pape en 1740 dans le conclave de six mois qui précéda l'élection de Benoît XIV ; celui-ci le nomma pro-dataire et légat de Ravenne. Il mourut le 6 janvier 1752.

cateur de la bulle *Unigenitus* avec le cardinal Fabroni, comme on l'a vu en son lieu[1], lorsqu'il étoit assistant du général des jésuites à Rome, après avoir été chassé d'Espagne et de la place de confesseur du roi, où Rome et les jésuites avoient eu l'art de le faire revenir[2], comme le plus habile instrument qu'ils pussent avoir en cette cour, où il étoit le confident et le correspondant secret et immédiat du Pape. Alberoni en même temps[3] travailloit à réformer les dépenses des maisons royales, des conseils, des tribunaux, et celle qui étoit destinée aux payements des pensions et des grâces. Il se plaignoit que les gages des officiers étoient montés au quadruple depuis que Philippe [V] étoit en Espagne. Cela le rendoit fort odieux; mais il regardoit une puissante marine comme le fondement de la puissance solide de l'Espagne[4], et il avoit raison. Il cherchoit donc à ramasser de tous côtés des fonds pour parvenir à un but si nécessaire, et il flattoit le roi d'Espagne de lui armer quarante vaisseaux pour l'année prochaine, en état d'assurer le commerce des Indes espagnoles[5]. Il avoit l'adresse de vanter son désintéressement,

1. Tomes XXIII, p. 393 et 396, et XXIV, p. 101-103.

2. Tome XXVI, p. 169.

3. *Alberoni* est ajouté à la fin d'une ligne en surcharge du mot *en*, qui a été remis en interligne au commencement de la ligne suivante, et *temps* est aussi en interligne, au-dessus d'*il*, biffé.

4. Voyez les extraits des procès-verbaux du conseil de régence que nous donnons à l'appendice VI, et notamment p. 528.

5. Tout ce qui précède n'est que la reproduction du passage suivant des Mémoires manuscrits de Torcy (ms. Franç. 10670, p. 49-50): « Suivant les avis de Madrid du 4 novembre, Alberoni donnoit alors ses soins à réformer la dépense des maisons royales, des conseils, des tribunaux, celle qui étoit destinée au payement des grâces et des pensions. Il se plaignoit que les gages des officiers étoient montés au quadruple depuis l'avènement du roi d'Espagne à la couronne; mais, plein de confiance, il espéroit rétablir l'ordre, en sorte que le roi d'Espagne pourroit avoir l'année prochaine une flotte de quarante bons navires armés, en état de faire voile et d'assurer le commerce des Indes espagnoles. »

en ce que, travaillant à toutes les affaires, et à beaucoup encore de secrètes par la confiance du roi et de la reine, il n'en avoit pas encore reçu la moindre grâce, et ne vivoit que des cinquante pistoles que le duc de Parme, son maître, lui donnoit tous les mois[1], et en même temps laissoit échapper doucement quelques plaintes de l'ingratitude des
[*Add.S^tS.1301*]. princes. Il continuoit à donner tous les dégoûts possibles au cardinal del Giudice, qui avoit la direction des affaires étrangères, qu'Alberoni lui enlevoit toutes, et le traversoit sur ce qui regardoit l'éducation du prince des Asturies[2], dont ce cardinal étoit le gouverneur[3]. Les choses allèrent si loin que le cardinal et lui se querellèrent, et entrèrent tous deux chez le roi pour lui porter leurs plaintes. Ni l'un ni l'autre pour lors n'eurent l'avantage. Alberoni s'en prit au P. Daubenton, et il en résulta que Miraval, ambassadeur en Hollande[4], eut ordre de revenir pour remplir la place vacante de gouverneur du conseil de Castille, dans lequel il avoit passé sa vie[5]. C'étoit un grand homme froid,

Miraval, ambassadeur en Hollande, choisi pour être gouverneur

1. « [Alberoni] comparoit ces services importants avec la récompense qu'il en recevoit et se croyoit l'homme du monde le plus désintéressé parce que jusqu'alors le roi d'Espagne ne lui avoit pas fait la moindre grâce et que, pendant que le public le croyoit dispensateur et maître de la monarchie, il ne vivoit que des appointements que lui donnoit le duc de Parme, montant à cinquante écus par mois. » (Mémoires de Torcy, p. 51-52).

2. *Ibidem*, p. 52-54 et 59-63.

3. On a vu sa nomination à ce poste dans le tome XXVI, p. 167-168.

4. Louis de Mirabal y Spinola, marquis de Mirabal ou Miraval (il ne faut pas le confondre avec le marquis de Mirabel) était conseiller au conseil de Castille depuis longues années, lorsqu'il fut désigné comme ambassadeur à la Haye en juin 1715. A peine arrivé, Alberoni le fit revenir pour remplacer Taboada comme gouverneur du conseil de Castille, et il repassa par Paris en décembre (*Dangeau*, p. 263). En octobre 1722 (*Gazette*, p. 569), il reçut un titre de marquis de Castille, puis en novembre 1724 une place de conseiller d'État, en se démettant de sa charge de gouverneur (*Gazette*, p. 590). Il mourut le 24 janvier 1729.

5. Mémoires de Torcy, p. 55.

très médiocre ambassadeur, et d'inclination autrichienne ; j'aurai occasion d'en parler ailleurs[1].

du conseil de Castille.

Alberoni, jaloux de tout ce qui pouvoit aborder la reine, étoit fort affligé de l'arrivée de sa nourrice, qu'elle avoit fait venir d'Italie[2]. Il éloigna d'elle[3] le duc de la Mirandole, qui avoit l'honneur de lui appartenir, et qui avoit pensé l'épouser[4]. Il étoit grand écuyer du roi, et, comme on l'a vu ailleurs, fils du premier lit de la femme du prince de Cellamare, et lié, par conséquent, avec le cardinal del Giudice. Non content de porter des coups à ce dernier auprès du roi d'Espagne, qui portèrent jusque contre le prince des Asturies, parce qu'il s'étoit attaché à son gouverneur, Alberoni chercha à le rendre suspect au Pape sur ses différends avec le roi d'Espagne, pour avoir seul le mérite d'y servir Rome dans sa vue du cardinalat, et de brouiller Giudice partout, qu'il ne cherchoit qu'[à] le réduire[5] à force d'embarras et de dégoûts à lui quitter la partie et à se retirer en Italie.

La Mirandole éloigné.

La signature du traité de la Barrière[6] entre l'Empereur

Traité de la Barrière

1. Notamment dans le tome XVIII de 1873, p. 161, où se placera mieux l'Addition que Saint-Simon avait faite à l'occasion de son rappel en Espagne.

2. Elle s'appelait Laure Piscatori, et, malgré sa basse condition, elle eut bientôt un véritable pouvoir sur l'esprit de la reine (Baudrillart, *Philippe V*, tome II, p. 238 ; Mémoires de Torcy, p. 65).

3. Après *d'elle*, il y a *aussy*, biffé.

4. Ci-dessus, p. 200 ; Mémoires de Torcy, p. 63-65.

5. Les mots *le réduire* sont en interligne, au-dessus de *le forcer*, biffé, et ce *le* est inutile.

6. Depuis la guerre de Hollande, les États-Généraux s'étaient efforcés de constituer dans les Pays-Bas espagnols une ligne de places fortes, occupées par leurs troupes, qui leur servissent de « barrière » contre la France. En 1709, un premier traité en ce sens avait été signé entre eux et l'Angleterre ; mais le traité d'Utrecht ayant donné à l'Empereur les Pays-Bas espagnols, celui-ci ne voulut pas d'abord tolérer dans ses places des garnisons hollandaises. Cependant, sur l'intervention de l'Angleterre, qui, pour obtenir des Hollandais des avantages commerciaux, soutint adroitement leurs prétentions, Charles VI consentit à entamer des négociations. Commencées le 4 octobre 1714, les confé-

signé entre l'Empereur et les États-Généraux. Soupçons qu'il cause favorables au Prétendant.

et les États-Généraux, après beaucoup de longueurs et de difficultés, fit naître divers soupçons. Le roi Georges comptoit entièrement sur la cour de Vienne, et beaucoup moins sur M. le duc d'Orléans que lors de la mort du Roi[1]. Il le crut dans les intérêts du Prétendant, et la cour d'Espagne, qui s'étoit refroidie sur lui, lui fit compter[2] cent mille écus, avec espérance de plus grand secours, dans la crainte qu'elle conçut de la liaison étroite entre l'Empereur et le roi d'Angleterre[3]. On conçut aussi en France des soupçons de quelques projets de ligue entre l'Espagne et les États-Généraux, dont le ministre à Madrid étoit traité avec une grande distinction, et qui étoit tout à fait entré dans la confidence d'Alberoni[4]. C'étoit ce même Ripperda[5] qui succéda immédiatement à Alberoni, lorsqu'il fut chassé d'Espagne. Le duc de Saint-Aignan eut ordre d'en parler à cet abbé, de s'expliquer même sur les sujets d'inquiétude, de lui offrir les mêmes secours et le même nombre de vaisseaux qu'il prétendoit tirer d'Hollande, pour assurer la navigation des Indes[6], et de lui demander une préférence là-dessus qu'il ne croyoit pas devoir être refusée aux François[7]. Il ajouta par le

Inquiétude de la France sur la conduite de l'Espagne, et la sienne en conséquence.

rences se prolongèrent jusqu'au 15 novembre 1715 et aboutirent enfin à la signature d'un nouveau traité de Barrière entre l'Empereur et la Hollande, dans lequel celle-ci obtenait presque tout ce qu'elle demandait. Le texte du traité a été donné par Du Mont, *Corps diplomatique*, tome VIII, première partie, p. 458-468 ; voyez aussi la *Gazette*, p. 575 et 597-598, la *Gazette d'Amsterdam*, 1715, n° XCIV, et 1716, Extraordinaire XII.

1. Mémoires manuscrits de Torcy, p. 80-81.
2. Au Prétendant; la phrase est peu claire.
3. Tout ce détail est un résumé de plusieurs passages des Mémoires de Torcy, p. 82-83 et 87-88.
4. Ci-après, appendice VI, séance du 27 octobre.
5. Jean-Guillaume, baron de Ripperda : tome XXI, p. 136.
6. Voyez ci-après, appendice VI, séances des 27 octobre et 6 novembre ; la France n'offrait pas des vaisseaux, mais des ouvriers et des ingénieurs pour en construire.
7. Mémoires de Torcy, p. 83-84.

même ordre que, si l'Espagne formoit quelque entreprise contre l'Italie contraire au traité de neutralité, la France seroit obligée de s'y opposer. Alberoni, passionné du projet qu'il avoit conçu de chasser les François et les Anglois des Indes espagnoles par le moyen des Hollandois, étoit sourd à toute autre proposition. Ripperda le rassuroit sur l'Angleterre, arrêtée à l'égard de l'Espagne par les vives représentations des États-Généraux, et Alberoni attribuoit la démarche du duc de Saint-Aignan à la crainte que prenoit la France de lui voir former une marine[1]. Les places frontières d'Espagne furent en ce même temps ravitaillées, et leurs garnisons renforcées[2]. Alberoni n'en fit aucune plainte; il attribua cette précaution aux pensées de l'avenir. Capres, depuis duc de Bournonville[3], qui briguoit vainement l'ambassade de France, avoit parlé au roi d'Espagne de sa succession à cette couronne. Ce prince lui avoit répondu de manière à faire croire qu'il y pensoit en cas d'ouverture de succession, sans néanmoins s'en expliquer. C'en étoit assez, si le Régent en avoit su quelque chose, pour autoriser Alberoni dans sa pensée sur ces précautions.

Il y avoit alors de grands soupçons d'une alliance secrète signée entre l'Empereur et le roi d'Angleterre[4], par laquelle on croyoit que l'Empereur promettoit à Georges la garantie de la succession d'Angleterre dans la ligne

1. « Alberoni, persuadé de la sincérité de Ripperda, attribuoit les représentations de la France à la crainte qu'elle avoit de voir l'Espagne songer enfin à former une marine et à se rendre puissante par mer » (Mémoires de Torcy, p. 86).

2. Saint-Simon prend encore cela à la même source (p. 86); Dangeau, naturellement, ni les Gazettes n'en disent rien.

3. Michel-Joseph de Bournonville, baron de Capres : tome IX, p. 146.

4. Châteauneuf, ambassadeur en Hollande, l'annonçait dès le début de novembre : ci-après, appendice VI, séance du 6 novembre, et il en est parlé à plusieurs reprises dans les correspondances résumées dans les Mémoires manuscrits de Torcy.

protestante, et celle de ce qu'il avoit usurpé sur la Suède[1], et qu'il y pourroit encore acquérir; et réciproquement Georges, de donner des secours à l'Empereur pour la réunion de la Sicile, cédée à Utrecht au duc de Savoie avec le titre de roi, au royaume de Naples, possédé par l'Empereur, comme aussi pour s'emparer de la Toscane, lorsque la succession s'en ouvriroit. Ces soupçons réchauffèrent les deux couronnes pour le Prétendant, qui ne s'en cachèrent pas l'une à l'autre,

Plaintes de l'Angleterre de la conduite de la France à l'égard du Prétendant, et pareillement de celle de l'Espagne.

L'Angleterre, fort troublée au dedans et fort inquiète de l'Écosse, ne se contentoit pas que le Régent eût refusé toutes sortes de secours au Prétendant; elle en auroit voulu tirer contre lui de grands. Stanhope reprocha à d'Iberville[2], chargé des affaires du Roi à Londres, que le Régent se contentoit de sauver les apparences, tandis qu'il assistoit le Prétendant en effet. Il allégua qu'on avoit laissé passer et embarquer le duc d'Ormond en Bretagne, tandis qu'on avoit arrêté fort longtemps des Anglois envoyés pour le suivre et reconnoître sa marche[3]. C'est ainsi qu'il déguisa l'affaire de Nonancourt[4]. Il fit parade à d'Iberville des forces et des alliances d'Angleterre, laissa échapper quelques menaces, se plaignit du refus que M. le duc d'Orléans avoit fait d'une nouvelle alliance que Stair lui avoit proposée, dont j'ai parlé plus haut[5], et qui n'étoit que suspendue pour y faire entrer les Hollandois; il finit par déclarer qu'il ne parloit que comme particulier, se réservant de faire des plaintes[6] au nom du roi son maître, quand il seroit temps de les soutenir[7], et qu'il en

1. Les duchés de Bremen et de Verden, dont il a été question ci-dessus, p. 268.
2. Charles-François de la Bonde d'Iberville : tome IV, p. 278.
3. Ci-après, appendice VI, séance du 8 décembre, et surtout les Mémoires de Torcy, p. 94.
4. Ci-dessus, p. 274 et suivantes.
5. Ci-dessus, p. 261 et suivantes.
6. *Faire des plaintes* en interligne au-dessus de *se plaindre*, biffé.
7. Mémoires manuscrits de Torcy, p. 95.

seroit chargé. Wolkra, envoyé de l'Empereur à Londres[1], attisoit ce feu naissant, et on sut que Stair ne travailloit pas à l'éteindre par ses dépêches[2]. Stanhope ne tint pas un langage plus couvert ni plus modéré à Monteleon[3], ambassadeur d'Espagne, et même il poussa les menaces plus loin.

Le Pape et le clergé d'Espagne assistent le Prétendant, dont les affaires tournent mal.

Le Pape, ayant appris que le clergé d'Espagne étoit disposé à faire sur soi des impositions pour secourir le Prétendant, écrivit au roi d'Espagne et au cardinal del Giudice, pour appuyer ces bonnes dispositions, et fit toucher à ce malheureux prince cinquante mille écus de son propre argent[4]. Stanhope parla enfin si haut, et les affaires d'Écosse prirent un si mauvais tour, l'incertitude du débarquement du Prétendant fut si grande jusqu'à la fin de cette année[5], qu'Alberoni prit enfin le parti de terminer tous les différends de l'Espagne avec les Anglois, et de les satisfaire.

L'Espagne se désiste par un traité fort avantageux aux Anglois des articles ajoutés

Elle se désista donc des articles ajoutés au traité d'Utrecht, dont ils avoient fait tant de plaintes, et en fit signer à Madrid, par le marquis de Bedmar, avec un secrétaire que l'Angleterre tenoit en cette ville, un traité dont les conditions furent si avantageuses aux Anglois

1. Othon-Christophe, comte de Wolkra et de Heidenreichstein, qui mourut à Vienne le 27 mars 1734, à soixante-treize ans, étant conseiller d'État, président de la chambre souveraine de Silésie et grand fauconnier de la basse Autriche.

2. M. d'Iberville signalait constamment les mauvais offices de Stair : ci-après, appendice VI, p. 532, et Mémoires de Torcy, p. 93 et 96.

3. Isidore Cassado, marquis de Monteleon (tome XII, p. 238), occupait l'ambassade d'Espagne à Londres depuis 1712.

4. « Sa Sainteté ayant appris que le clergé d'Espagne paroissoit disposé à fournir sur ses revenus des assistances au roi Jacques, écrivit au roi d'Espagne et au cardinal del Giudice pour fortifier ces bonnes dispositions, donnant en même temps les dispenses et les permissions nécessaires pour les impositions que les églises d'Espagne voudroient mettre sur elles-mêmes. Elle fit plus ; car elle envoya de son argent cinquante mille écus au roi Jacques. » (Mémoires manuscrits de Torcy, p. 146).

5. On a vu ci-dessus qu'il ne débarqua en effet en Écosse que le 2 janvier 1716.

au traité d'Utrecht.

que Ripperda, ambassadeur d'Hollande à Madrid, s'en réjouit comme de la ruine du commerce de France[1]. Cet abbé se vanta que le pensionnaire de cette république[2], charmé des vertus politiques de la reine d'Espagne, avec force autres louanges, lui offroit dix vaisseaux armés pour assurer la navigation des Indes[3], sans prétendre faire le commerce, mais pour aider seulement les Espagnols à le faire à l'exclusion de toute autre nation, et qu'il s'en rapportoit à l'abbé pour régler le payement suivant les temps du retour des flottes.

Mesures de l'Espagne avec la Hollande sur le commerce. Vanteries d'Alberoni. Naufrage de la flottille d'Espagne richement chargée. Plan d'Alberoni pour les réformes.

Sur ces offres, le roi d'Espagne ne prit que six vaisseaux, pour faire seulement le commerce du Mexique, auxquels il ajouta quelques-uns des siens, et résolut d'envoyer le plus tôt et le plus secrètement qu'il seroit possible cinq navires dans la mer du Sud[4], pour surprendre tout ce qu'ils y trouveroient de vaisseaux étrangers, particulièrement de françois, dont le nombre étoit grand, nonobstant les plaintes continuelles de l'Espagne et les défenses du feu Roi, fort mal observées, pour empêcher ce commerce, qui donnoit de la jalousie à toutes les nations de l'Europe, qui s'en plaignoient hautement. L'Espagne alors venoit de recevoir la nouvelle que la flottille[5], revenant en ce royaume, avoit échoué dans le canal de Bahamas[6]; que douze vaisseaux du roi d'Espagne

1. Ce traité fut signé à Madrid le 14 décembre : voyez *Philippe V et la cour de France*, tome II, p. 223-224. Le texte ne s'en trouve pas dans le *Corps diplomatique* de Du Mont; mais M. de Lamberty (*Mémoires*, tome IX, p. 403) a résumé l'économie des principaux articles. La correspondance des agents diplomatiques signala aussitôt la signature (Mémoires de Torcy, p. 150-151), et particulièrement la lettre de M. d'Iberville du 2 janvier 1716 (vol. *Angleterre* 279).

2. C'est-à-dire Heinsius. — 3. Mémoires de Torcy, p. 10.

4. *Ibidem*, p. 148.

5. On a vu dans le tome VIII, p. 54, note 3, que le mot de *flotte* ou *flottille* désignait les bâtiments qui venaient du Mexique, tandis que ceux du Pérou s'appelaient les « galions ».

6. Entre la presqu'île de la Floride et l'archipel des îles Lucayes ou de Bahamas. — Saint-Simon écrit *Bahama*.

y avoient péri avec quatre cents hommes et Ubilla [1] qui la commandoit. Elle étoit chargée de dix-huit millions d'écus, et il y en avoit pour presque autant en marchandises, dont les principales étoient de l'indigo et de la cochenille [2]. Ces nouvelles ajoutoient en même temps qu'on avoit déjà repêché plus des deux tiers de l'argent.

Parmi toutes ces occupations, Alberoni travailloit toujours à la réforme dont on a parlé [3], et à celle des troupes, indépendamment d'aucun autre ministre, et tous les soirs en rendoit compte au roi et à la reine. Son plan étoit de réduire toutes les troupes à cinquante mille hommes, y compris les officiers. Il prétendoit trouver dans la seule réduction des gardes du corps de huit cents à quatre cents un profit de cinquante mille pistoles par an, et, pour laisser repeupler l'Espagne, il vouloit [qu'elle] prît un corps de Suisses [4]. Plein de ces projets, il se vantoit que, si l'Empereur lui laissoit seulement deux ou trois ans, il auroit à son tour de quoi lui donner à penser. En même temps, il se lassoit de ne faire que comme en secret les fonctions de premier ministre. Il en vouloit avoir publiquement la qualité, renvoyer incessamment en Italie le cardinal del Giudice, qui n'avoit plus que l'ombre du soin des affaires étrangères, et en sa place,

1. Cet Ubilla était sans doute un parent d'Antoine Ubilla, marquis de Rivas : tome VII, p. 252.

2. Saint-Simon prend ces détails dans le *Journal de Dangeau*, p. 233-234 : voyez aussi la *Gazette*, p. 580 et 592, et la *Gazette d'Amsterdam*, n° XCVI. Au conseil de régence du 26 novembre, on eut communication d'une offre de Crozat, proposant d'équiper à ses frais un vaisseau pour aller retirer les débris de la flottille et les rapporter dans les ports d'Espagne où elle devait débarquer (ms. Franç. 23663, fol. 146 v°). Dès le lendemain, le Régent écrivit au roi d'Espagne pour mettre à sa disposition deux vaisseaux du Roi : voyez ci-après aux Additions et Corrections.

3. Ci-dessus, p. 285.

4. Tout cela est un résumé des pages 149-150, 171-173 et 184 des Mémoires manuscrits de Torcy.

mais sous soi, y commettre Grimaldo[1], duquel j'aurai ailleurs beaucoup d'occasion de parler.

On trouvera parmi les Pièces[2] beaucoup de détails curieux, tant sur les affaires étrangères que sur celles de la Constitution, recueillis sur les lettres de la poste par M. de Torcy en plusieurs volumes, pendant qu'il en a été le surintendant, et qu'il a bien voulu me communiquer depuis[3]. Ils méritent tous d'être lus d'un bout à l'autre ; on y trouvera une instruction infinie et beaucoup de plaisir dans une grande simplicité. Je les ai fait copier tous entiers[4], comme les meilleures pièces originales qu'il soit possible de ramasser. Revenons maintenant en France.

Duels réveillés.

Ferrand, capitaine au régiment du Roi[5], et Girardin, capitaine au régiment des gardes[6], se battirent familiè-

1. Joseph Grimaldo : tome VIII, p. 156.

2. En marge de son manuscrit Saint-Simon a écrit : « Voir les Pièces et quelles elles sont, tant sur le détail des affaires étrangères que sur celles de la Constitution. »

3. Ces extraits, dont il a déjà été parlé ci-dessus, p. 257, et dont nous venons de faire pour notre commentaire un si fréquent usage sous le nom de Mémoires manuscrits de Torcy, s'étendent d'octobre 1715 à août 1718. Les trois volumes qu'ils forment ont été acquis en 1861 par la Bibliothèque nationale et sont devenus les mss. Franç. 10670 à 10672. Saint-Simon, ainsi qu'il va le dire, en avait tiré une copie, qui est la base de tout son récit de l'histoire diplomatique de la Régence.

4. Ces copies, qui forment cinq volumes (le manuscrit original de Torcy n'en compte que trois) sont aujourd'hui les volumes *France* 464 à 468 du Dépôt des affaires étrangères ; Saint-Simon a eu soin d'indiquer la concordance entre eux et l'original de Torcy. Le titre qui est « Analyses de correspondances des agents secrets, par le marquis de Torcy », n'indique pas exactement le caractère de ces documents. Voyez ci-après notre appendice V.

5. Guillaume-Michel Ferrand, né en 1683, avait eu, en juillet 1706, une lieutenance aux gardes françaises, puis avait acheté une compagnie dans le régiment d'infanterie du Roi. Après le duel dont il va être parlé, il se sauva en Lorraine, puis en Prusse, où le roi lui donna une charge de chambellan ; il dut y finir ses jours.

6. Alexandre-Louis Girardin de Vauvré avait acheté une compagnie

rement sous la terrasse des Tuileries, le mardi matin 12 novembre[1]. L'un étoit de ces Ferrand du Parlement[2]; l'autre, fils de Vauvré, qui étoit du conseil de marine, comme en ayant été longtemps intendant à Toulon[3]. Ce dernier fut fort blessé. C'étoient deux hommes faits tout exprès, par leur conduite et leur petit état, pour servir d'exemple de toute la sévérité des duels. Le Régent parut d'abord le vouloir; sa facilité se laissa bientôt vaincre. Ils perdirent leurs emplois[4], et leurs emplois n'y perdirent rien. Ce mauvais exemple réveilla les duels, qui étoient comme éteints. L'étrange est que M. le duc d'Orléans n'en fut pas trop fâché. Néanmoins, M. de Ri-

aux gardes en janvier 1711; blessé grièvement dans son duel avec Ferrand, il se cacha, et obtint plus tard sa grâce; il fut fait brigadier d'infanterie en 1719, chevalier de Saint-Louis, et mourut le 19 août 1745, sans alliance, à l'âge de soixante ans.

1. Ils s'étaient battus une première fois dans le jardin des frères de la Doctrine chrétienne, mais sans résultat; excités l'un et l'autre par les officiers de leurs régiments, ils recommencèrent aux Tuileries, et Girardin reçut un grand coup d'épée dans le corps (*Dangeau*, p. 234; *les Correspondants de la marquise de Balleroy*, tome I, p. 67). D'après l'arrêt du Parlement dont il va être parlé plus loin, le duel eut lieu, non pas dans le jardin, mais en dehors, au bas de la terrasse, du côté de la Seine, et c'est bien en effet ce qu'on peut comprendre du texte de notre auteur.

2. Guillaume-Michel était en effet de la même famille qu'Ambroise Ferrand, conseiller au Parlement, dont il a été parlé dans notre tome XXVI, et qu'Antoine-François Ferrand, intendant de Bretagne (tome VI, p. 134) et membre du conseil de marine (ci-dessus, p. 74, note 3); mais il appartenait à une autre branche qui avait suivi le métier des armes; son père avait été capitaine aux gardes françaises.

3. Jean-Louis Girardin de Vauvré : ci-dessus, p. 74.

4. Dès la nouvelle du duel, le Régent avait déclaré qu'il laisserait le Parlement agir (*Dangeau*, p. 234). Une instruction fut ouverte aussitôt par le Châtelet, et continuée par le Parlement; elle aboutit le 4 avril 1716 à un arrêt de condamnation à mort, par contumace (les deux prévenus s'étaient sauvés ou cachés), avec exécution en effigie et confiscation des biens; la compagnie de Girardin fut pourvue d'un autre titulaire (registres du Parlement, X^{2A} 598; *Dangeau*, p. 355, et ci-après, p. 366).

chelieu et le comte de Bavière[1] ayant peu de jours après pris querelle ensemble à Chantilly, et leurs mesures pour se battre au bois de Boulogne le jour d'une grande chasse que Monsieur le Duc devoit y donner aux dames, le Régent les envoya chercher tous deux, leur lava la tête, prit leurs paroles, et leur déclara que, s'ils y manquoient, il ne les manqueroit pas[2]. La chose finit ainsi.

Charost obtient pour son fils la survivance de sa charge de capitaine des gardes du corps.

Charost me pria de demander au Régent pour M. d'Ancenis, son fils[3], la survivance de son gouvernement de Calais et de sa lieutenance générale unique de Picardie. Je lui dis qu'il l'auroit toujours aisément après celle de sa charge de capitaine des gardes, et pourquoi il ne l'auroit pas aussi bien que le maréchal d'Harcourt[4]. Je l'obtins le lendemain.

Bals de l'Opéra. [Add. StS. 1302].

Le chevalier de Bouillon, qui depuis la mort du fils du comte d'Auvergne avoit pris le nom de prince d'Auvergne[5], proposa au Régent qu'il y eût trois fois la semaine un bal public dans la salle de l'Opéra, pour y entrer en payant, masqué et non masqué, et où les loges donneroient la commodité de voir le bal à qui ne voudroit pas entrer dans la salle[6]. On crut qu'un bal public, gardé comme l'est

1. Emmanuel-François-Joseph, fils naturel de l'Électeur et de la comtesse d'Arco : tome IX, p. 280.

2. Tout ceci n'est que la copie de l'article de Dangeau du 29 novembre : p. 252.

3. Paul-François de Béthune, titré marquis d'Ancenis : t. XVI, p. 194.

4. La phrase n'est pas claire : Saint-Simon veut dire que M. de Charost obtiendrait aussi facilement la survivance de sa charge de capitaine des gardes du corps que M. d'Harcourt l'avait obtenue (ci-dessus, p. 256), et qu'après cela il n'aurait pas de peine à avoir la survivance des deux autres charges. C'est donc la première qu'il demanda pour lui et qu'il obtint. Les lettres de survivance, du 3 décembre, sont dans le registre O[1]59, fol. 210 v°, avec un brevet d'assurance de cinq cent mille livres (fol. 209). Dangeau donne la nouvelle dès le 14 novembre (p. 235).

5. Frédéric-Jules de la Tour d'Auvergne : tome II, p. 128.

6. « M. le duc d'Orléans a donné à M. d'Antin la permission d'as-

l'Opéra aux jours qu'on le représente, seroit sûr contre les aventures, et tariroit ces petis bals borgnes épars dans Paris, où il en arrivoit si souvent. Ceux de l'Opéra furent donc établis avec un grand concours et tout l'effet qu'on s'en étoit proposé. Le donneur d'avis eut dessus six mille livres de pension, et on fit une machine d'une admirable invention, et d'une exécution facile et momentanée, pour couvrir l'orchestre[1] et mettre le théâtre et le parterre au même plain pied et en parfait niveau[2]. Le malheur fut que c'étoit au Palais-Royal, et que M. le duc d'Orléans n'avoit qu'un pas à faire pour y aller au sortir de ses soupers, et pour s'y montrer souvent en un état bien peu convenable. Le duc de Noailles, qui cherchoit à lui faire sa cour, y alla dès la première, si ivre qu'il n'y eut point d'indécence qu'il n'y commît[3].

Raisons de tenir la cour à Versailles; celles de M. le duc

M. le duc d'Orléans étoit fort importuné de Vincennes : il vouloit avoir le Roi à Paris. J'avois fait ce que j'avois pu pour qu'on retournât à Versailles. On n'étoit là qu'avec la cour, loin de toute cette sorte de monde qui ne découche

sembler cet hiver des bals trois fois la semaine dans la salle de l'Opéra ; on n'y entrera qu'en masque et en payant. Le chevalier de Bouillon, qu'on appelle présentement le prince d'Auvergne, aura deux mille écus de pension sur cette affaire-là, dont il a donné l'avis » (*Dangeau*, 14 novembre, p. 235).

1. Saint-Simon écrit *orquestre*.

2. Il est parlé de ce plancher mobile dans l'*Histoire journalière de Paris*, par Dubois de Saint-Gelais, tome I, p. 2-4 et 33-34. L'abbé de Guitaut écrivait le 8 janvier 1716 : « Il se tient trois fois par semaine au Palais-Royal un bal qui dure toute la nuit dans la salle de l'Opéra, où, pour avoir plus de terrain dans le parterre, on a élevé un plancher postiche à la hauteur du théâtre. On est admis à ce sensible divertissement moyennant une contribution de quatre livres par tête » (*Les Correspondants de la marquise de Balleroy*, tome I, p. 70).

3. Le premier bal eut lieu le 2 janvier 1716 (*Dangeau*, p. 288-289 et 291). « Les chefs des conseils y étoient un peu plus que chauds de vin : il y en eut un qui cria à M. d'Orléans qui étoit dans sa loge : « Descends, Régent ! » ; il obéit et dansa tant qu'on voulut » (*Les Correspondants de Balleroy*, p. 69). Le jeudi 9, un petit incendie se déclara dans une loge et mit en émoi tout le Palais-Royal (*Dangeau*, p. 297). Il y a

d'Orléans pour Paris. Les médecins prolongent le séjour à Vincennes.

point de Paris que pour aller à la campagne. Tout ce qui avoit des affaires y trouvoient[1] en une heure de temps tous les gens qu'ils avoient à voir, au lieu qu'à Paris il falloit aller dix fois chez les mêmes et courir tous les quartiers. Ceux qui étoient chargés des affaires n'auroient point eu à Versailles les dissipations et les pertes de temps qui se trouvoient à Paris; et ce que je considérois davantage, c'est que, loin du tumulte du Parlement, des halles, du vulgaire, on n'y étoit point exposé, comme à Paris, à des aventures de minorités[2], telles que Louis XIV y avoit essuyées, et qui l'en firent sortir furtivement une nuit de la veille des Rois[3]. J'étois touché aussi d'éloigner M. le duc d'Orléans des pernicieuses compagnies avec qui il soupoit tous les soirs, de l'état auquel il se montroit souvent aux bals de l'Opéra, et du temps qu'il perdoit à presque toutes les représentations de ces spectacles. Mais c'étoit précisément ce qui l'attachoit au séjour de Paris, duquel il n'y eut pas moyen de le tirer. Il fit même faire une grande consultation de médecins pour ramener le Roi à Paris; mais ceux de la cour et de la ville se trouvèrent du même avis, qu'on n'y devoit mener le Roi qu'après que les premières gelées auroient purifié l'air et éteint le grand nombre de petites véroles, même dangereuses, qui régnoient alors à Paris[4].

Son Altesse Royale régla la réforme des troupes, qui fut exécutée presque aussitôt après[5].

quelques couplets sur ces bals de l'Opéra dans le *Chansonnier historique du dix-huitième siècle*, publié par Émile Raunié, tome II, p. 3.

1. Ce verbe est bien au pluriel dans le manuscrit.

2. Il a déjà exposé les avantages du séjour du Roi à Versailles plutôt qu'à Paris dans le tome XXVII, p. 134-135.

3. La nuit du 5 au 6 janvier 1649 (*Mémoires de Mme de Motteville*, éd. Riaux, tome II, p. 282 et suivantes).

4. Cette consultation eut lieu le 15 novembre : *Dangeau*, p. 227 et 235. Le jeune Roi ne quitta Vincennes pour Paris que le 30 décembre (ci-après, p. 322).

5. Il sera parlé plus au long de cette réforme ci-après, p. 360.

Les Pères Tellier et Doucin chassés de Paris. Les jésuites interdits par les évêques de Metz et de Verdun. [Add.St-S.1303].

Ce prince ne s'étoit pas bien trouvé de ne m'avoir pas cru sur les PP. Tellier et Doucin[1]. Ils firent tant de pratiques si dangereuses, et si hautement[2], que Son Altesse Royale fut obligé de les chasser[3]. Il eut encore la facilité de permettre au premier de se retirer à Amiens, dont l'évêque[4], aussi fanatique que lui[5], mais fort sot, étoit sa créature[6]. On verra qu'il fallut encore le sortir de cet asile, où il faisoit encore pis qu'à Paris. Les jésuites firent tant d'impertinences à Metz et à Verdun, que Monsieur de Metz se trouva obligé de les interdire[7], et y fut tôt après imité par l'évêque de Verdun[8], au grand scandale de son cousin Charost, plus fanatique qu'eux, si cela pouvoit être possible.

1. Tome XXVII, p. 23.

2. Buvat raconte (p. 112) qu'on intercepta « une lettre que le P. Tellier et autres principaux des jésuites écrivoient au Pape à l'encontre de M. le duc d'Orléans ».

3. Le 26 octobre, l'ancien confesseur avait eu une entrevue avec le Régent dans le jardin du Palais-Royal et lui avait remis des papiers ; le 22 novembre, il eut ordre de quitter Paris ; il aurait voulut se retirer à Bourges ; mais l'archevêque s'y opposa (*Dangeau*, p. 222, 242 et 253 ; *Journal de Buvat*, p. 111 et 112-113).

4. Pierre Sabatier, dont nous avons vu la nomination en 1706 (tome XIII, p. 419, note 5), était né à Valréas le 14 novembre 1654 ; ancien élève des jésuites d'Avignon, il entra dans la congrégation de Saint-Sulpice, fut successivement supérieur des séminaires de Limoges, Cambrai et Autun, avec le titre de vicaire général de ce dernier diocèse, fut nommé évêque d'Amiens en août 1706 et mourut le 20 janvier 1733.

5. Les mots *que lui* surchargent *mais*.

6. Le P. le Tellier ne devint confesseur du Roi que trois ans après la nomination de Sabatier.

7. Saint-Simon prend cela dans Dangeau, p. 243.

8. L'évêque de Verdun était depuis 1680 Hippolyte de Béthune, de la branche de Selles. Né en 1647, et nommé fort jeune abbé de Beaupré, puis doyen du Puy en 1670, il avait eu une place d'aumônier de la reine Marie-Thérèse, d'où il était passé à l'évêché de Verdun ; très hostile à la constitution Unigenitus, il mourut le 24 août 1720.

Biron marie sa fille aînée à Bonnac, et son fils aîné à la fille aînée du duc de Guiche.

Biron[1], qui n'avoit point de bien et beaucoup d'enfants[2], trouva[3] à se défaire de l'aînée[4] avec soixante mille livres pour tout, à Bonnac, neveu de Bonrepaus[5]. Bonnac avoit de la capacité pour les affaires étrangères, où il avoit presque toujours été employé dans le Nord et en Espagne. Lassay fils[6], nommé par le feu Roi pour aller en Prusse[7], aima mieux, après sa mort, demeurer auprès de Madame la Duchesse, qui ne le desiroit pas moins. Bonnac fut destiné à le remplacer, quoique destiné à l'ambassade de Constantinople, où il alla pourtant à la fin[8]. M. de Lauzun, frère de la mère de Mme de Biron[9], fit la noce[10]. Biron fit un autre mariage en même temps, bien différent de celui-ci ; ce fut de Gontaut, son fils, avec la fille aînée du duc de Guiche, grande et singulièrement belle et bien faite, et spirituelle, à qui son père donna deux cent mille livres[11]. Gontaut en avoit conté à des personnes en

1. Charles-Armand de Gontaut : tome III, p. 57.

2. Il n'en avait pas eu moins de vingt-six, sur lesquels quinze vivaient encore, dont huit filles.

3. Avant *trouva*, Saint-Simon a biffé *eut des raisons pressa[ntes]*.

4. Madeleine-Françoise de Gontaut-Biron n'était pas l'aînée, mais la seconde des filles du marquis ; elle n'avait que dix-sept ans ; elle mourut le 17 mars 1739.

5. Jean-Louis d'Usson, marquis de Bonnac, avait au moins quarante ans en 1715. Il a été parlé de l'oncle et du neveu dans notre tome IV, p. 198 et 279-282.

6. Léon de Madaillan : tome III, p. 32.

7. Nous avons vu sa désignation en 1713 : tome XXIII, p. 384.

8. *Ibidem*, p. 383, et ci après, p. 359.

9. La marquise de Biron était Marie-Antoine (ou Antoinette) Bautru de Nogent, mariée le 12 août 1686 (contrat de mariage du 11, dans le registre Y 29, fol. 80) et qui mourut le 4 août 1742 ; elle était fille de Diane-Charlotte de Caumont-Lauzun, comtesse de Nogent (tome XX, p. 196).

10. *Dangeau*, p. 244 et 268 ; le mariage fut célébré le 22 décembre.

11. Il a été parlé par avance de ce mariage dans le tome XXVII, p. 243, et nous avons donné alors la biographie sommaire des deux époux. Le mariage fut célébré le 30 décembre, et la noce se fit chez le cardinal de Noailles, grand oncle de la mariée (*Dangeau*, p. 259, 264

qui M. le duc d'Orléans prenoit part; il n'avoit été ni discret ni modeste; il avoit été chassé[1]. Lassé de tuer des lièvres à Biron, au fond de la Gascogne[2], il étoit venu vivre à l'abbaye de Saintes[3], qu'avoit une sœur de sa grand mère et de M. de Lauzun[4]. Ce fut là où on lui envoya permission de revenir pour faire le mariage, qui avoit toutes les apparences d'être le plus heureux, et qui néanmoins tourna le plus malheureusement du monde[5].

et 273). Saint-Simon a mis *20000*[#] dans son manuscrit; il faut lire 200000 livres, ainsi que le dit Dangeau (p. 259).

1. Dangeau ne dit pas le motif de son exil; mais il avoue que le jeune homme était à Saintes « par ordre ».

2. Biron, ou Saint-Cerny de Biron, aujourd'hui commune du canton de Monpazier, était une des quatre anciennes baronnies de Périgord; la terre avait été érigé en duché en juin 1598 par Henri IV pour le maréchal de Biron.

3. L'abbaye Notre-Dame de Saintes avait été fondée en 1047 par Geoffroy Martel, comte d'Anjou, pour des religieuses bénédictines.

4. Charlotte de Caumont-Lauzun avait eu l'abbaye de Saintes en 1687; une sœur du jeune Gontaut, Marguerite-Bathilde, lui fut donnée comme coadjutrice en 1716.

5. Mme de Gontaut, fort belle, comme l'a dit Saint-Simon et qui ressemblait, selon le président Hénault (*Mémoires*, édition Rousseau, p. 103) « à la Cléopâtre blessée par l'aspic », se livra à la galanterie et eut de nombreux amants (*Mémoires de Mathieu Marais*, tome III, p. 107 et 243); la conduite de son mari n'était, du reste, pas meilleure. Voici comment le marquis d'Argenson la dépeignait en 1734 (*Mémoires*, édition Rathery, tome I, p. 183-184) : « La duchesse de Gontaut eût été la plus belle de la cour sans difficulté, si elle eût été grasse, et celle à qui on auroit accordé le plus d'esprit, si elle eût été bonne;... elle est si maigre qu'elle en fait pitié..., et elle est si méchante, qu'on l'accuse de toutes les chansons qui se font à la cour.... Elle tient beaucoup de la sirène; elle chante bien et joue du clavecin; elle se montre douce et caresse ses amis; elle joue la timide et la simple. Pour moi, je la connois peu; mais on dit qu'elle est aussi méchante que le poivre; elle tracasse, elle ridiculise, elle contrefait, elle intrigue; elle prétend déplacer les ministres, et avec cela elle s'est hypocrisée : en quittant le rouge qui lui faisoit un joli visage, elle ne s'est fait qu'une sainteté diabolique. Voilà comme d'ange de lumière avec les pompes du diable, elle s'est faite tison d'enfer en prenant la pâleur d'une anachorète. Et que d'amants à la fois! Il ne lui man-

Service du feu Roi à Notre-Dame.

On fit le jeudi 28 novembre les obsèques solennelles du feu Roi à Notre-Dame avec les cérémonies[1]. Maboul, évêque d'Alet, y prononça l'oraison funèbre[2]. Le cardinal de Noailles y officia et donna à l'archevêché un grand repas aux trois princes du deuil, qui furent les mêmes qu'à Saint-Denis[3], et à beaucoup de gens de la cour.

Mort d'une fille carmélite du maréchal de Villeroy, et de Mme de Sourches

Le maréchal de Villeroy perdit une fille, qu'il avoit carmélite à Lyon, dont il parut fort affligé[4]. Le grand prévôt, qui avoit donné sa charge à son fils[5], perdit sa femme[6] de la même maladie dont le Roi étoit mort, et du même âge[7]. Ces circonstances la consolèrent de mourir. Elle étoit de cette ancienne et illustre maison de Montsoreau, qui est éteinte[8].

queroit plus que de n'avoir pas de tempérament pour rendre son incontinence inexcusable. »

1. *Dangeau*, p. 251-252 ; *Gazette*, p. 576 ; *Gazette d'Amsterdam*, n° XCVIII. Des services funèbres furent célébrés aussi dans beaucoup d'églises et de communautés, tant à Paris qu'en province ; la *Gazette* les mentionne soigneusement. Une estampe représentant le catafalque de Notre-Dame est dans le registre U 358.

2. Jacques Maboul (tome XXIII, p. 50) avait déjà fait en 1712 l'oraison funèbre du duc de Bourgogne. Celle de Louis XIV fut imprimée en une plaquette in-4° ; la *Gazette d'Amsterdam* de 1716, n° IV, dit qu'elle fit beaucoup de bruit, et en cite deux longs passages (Extraordinaire IV).

3. C'est-à-dire, le duc d'Orléans, le duc de Bourbon et le comte de Charolais : ci-dessus, p. 197.

4. Le maréchal avait en effet une fille, Madeleine, religieuse au Carmel de Lyon ; mais elle ne mourut qu'en 1723. Celle qu'il perdit le 30 novembre 1715 était la dernière de ses filles, Catherine de Neufville-Villeroy, qui était supérieure du couvent du Calvaire à Paris ; elle n'avait que quarante-et-un ans (*Dangeau*, p. 253 ; *Gazette*, p. 599). Saint-Simon a mal lu Dangeau.

5. En 1714 : tome XXIV, p. 377.

6. Marie-Geneviève de Chambes, comtesse de Montsoreau, avait épousé le marquis de Sourches le 20 septembre 1664 ; elle mourut le 25 novembre 1715. Nous allons voir ci-après (p. 366) son mari mourir aussi au début de 1716.

7. *Dangeau*, p. 244.

8. La maison de Chambes de Montsoreau était originaire d'Angou-

L'archevêque de Sens, Fortin de la Hoguette, conseiller d'État d'église, mourut aussi dans un grand âge[1]. On a vu ailleurs quel il étoit, et son illustre et modeste refus de l'ordre du Saint-Esprit[2]. Toute sa vie ne l'avoit pas été moins par la pureté de ses mœurs, la probité de sa conduite, l'assiduité dans ses diocèses, car il avoit été évêque de Poitiers[3], tous les devoirs d'un excellent pasteur[4]. Il étoit extrêmement considéré et avoit beaucoup d'amis. Il l'étoit fort de mon père[5], et j'avois entretenu cette amitié avec le soin qu'elle méritoit, et que j'ai toujours cultivée dans tous les amis de mon père.

Mort de la Hoguette, archevêque de Sens; son éloge. [*Add.S^tS.1304*].

Mme de Louvois mourut en même temps[6]. Ce fut une

Mort

mois, et sa généalogie remontait au onzième siècle. Mme de Sourches en était la seule héritière avec sa sœur cadette, mariée au comte d'Ecquevilly, fils du grand fauconnier Dauvet des Marets.

1. Hardouin Fortin de la Hoguette (tome VIII, p. 279) mourut à Sens le 28 novembre, à soixante-douze ans (*Dangeau*, p. 253; *Gazette*, p. 599; *Mercure* de décembre, p. 225-228). Son oraison funèbre, par l'abbé Huerne, fut imprimée en 1716.

2. Tome VIII, p. 279-287.

3. D'abord évêque de Saint-Brieuc en 1675, il était passé à Poitiers en 1680, puis à Sens en 1685.

4. Il avait surtout beaucoup de douceur et aimait par-dessus tout la paix, ainsi qu'il le rappela dans l'épitaphe gravée sur sa tombe et qu'il avait composée lui-même : *Hic jacet Harduinus pontifex, qui pacifice vixit cum tribus capitulis Briocensi, Pictaviensi et Senonensi. Ora, viator, ut Deum sibi pacificum pastor pacificus experiatur.* Il publia en 1694 le rituel de son diocèse. Dans l'Addition indiquée ci-contre, Saint-Simon ajoute que sa tête s'était affaiblie dans les derniers temps.

5. Déjà dit au tome VIII, p. 280; il était fils d'un ancien major de Blaye.

6. Elle mourut le 2 décembre, âgée de soixante-neuf ans (*Dangeau*, p. 253 et 254; *Gazette*, p. 587; *Mercure* de décembre, p. 228-233). Le récit de nos Mémoires est la reproduction un peu développée de l'Addition à Dangeau indiquée ci-contre. — Les obsèques se firent le soir du 4 décembre à Saint-Roch; Buvat a décrit la magnifique pompe funèbre, qui fut gâtée par une averse diluvienne (*Journal*, p. 112). Le corps fut porté aux Capucines dans le superbe mausolée qu'elle y avait fait élever pour elle et pour son mari (notre tome XXVIII, p. 510-514).

de Mme de Louvois. Curiosités sur elle. [*Add.S^tS.1305*].

perte fort grande pour sa famille, pour ses amis et pour les pauvres, et un exemple singulier de ce que peut une conduite sage, digne, suivie,dirigée par l'honnêteté, la piété et le seul bons sens. C'étoit une grande héritière d'une race dont l'illustration ne passoit pas le maréchal de Souvré[1], père de son grand-père[2] ; mais ce maréchal fut illustre, et eut des enfants qui le furent aussi, et qui tous ensemble mirent le nom de Souvré sur un pied dans le monde, qui n'auroit pas gagné en approfondissant, et qui eut sa source dans l'esprit, le mérite, la faveur et les grands emplois de ce maréchal, qu'il couronna par celui de gouverneur de la personne de Louis XIII et de premier gentilhomme de sa chambre, laquelle passa à son fils[3], avec le gouvernement de Touraine et de Fontainebleau. Tous deux aussi furent chevaliers de l'Ordre. Un autre de ses fils fut grand prieur de France[4], figura

1. Gilles, maréchal de Souvré : tome I, p. 84.

2. Voyez la note suivante.

3. Jean II de Souvré, marquis de Courtenvaux (tome XII, p. 18), chevalier des ordres en 1619, avait été chargé en 1646 d'aller accomplir au sanctuaire de Lorette un vœu qu'avait fait Louis XIII (*Gazette*, p. 222).

4. Jacques de Souvré fut reçu dans l'ordre de Malte à l'âge de cinq ans (1605), mais n'alla faire ses caravanes qu'en 1628 ; revenu en 1630, il commanda longtemps un régiment de cavalerie, fut nommé bailli et eut la commanderie de Valence, puis l'abbaye du Mont-Saint-Michel en avril 1643, fut chargé de représenter son ordre auprès de la cour de France en 1645, commanda les galères du roi en 1646 au siège de Porto-Longone ; eut ensuite des missions en Hollande (1648) et en Lorraine (1652), fut désigné comme ambassadeur de Malte à Paris en 1661, devint grand prieur de France en janvier 1667 à la mort du grand prieur de Boissy, et mourut le 22 mai 1670. Il fut enterré à Saint-Jean de Latran, et son tombeau, par François Anguier, est maintenant au Louvre. C'est ce commandeur de Souvré, qui joua un rôle si important à la cour d'Anne d'Autriche, et qui ne fut pas moins célèbre par sa bonne table, ses fêtes à la cour et les collections de tableaux, de statues de bronze et d'autres raretés qu'il avait réunies. Il fit bâtir le superbe hôtel des grands prieurs, dans le voisinage du Temple. Mignard avait fait son portrait, qui fut gravé par Lenfant en 1657 (ms. Clairambault 1133, fol. 426).

beaucoup et eut des emplois distingués au dedans et au dehors. Le maréchal de Souvré eut deux filles qui y contribuèrent pour le moins autant : Mme de Lansac, gouvernante du feu Roi[1], qui de mère en fille en a transmis la charge jusqu'à la duchesse de Tallard[2], et Mme de Sablé[3], si connue par son esprit et par la singulière considération qu'elle sut s'acquérir et se conserver toute sa vie. Leur frère avoit épousé la sœur du premier maréchal de Villeroy[4], dont, de cinq enfants qu'il en eut, il ne lui resta qu'un fils[5], qui mourut même avant lui, et qui d'une Barentin[6] n'eut qu'une fille unique, qui naquit même posthume et qui, excepté sa mère, qui n'avoit ni nom ni famille[7] et qui se remaria à M. de Boisdauphin[8], perdit tous ses proches avant l'âge nubile. Il ne lui resta que le premier maréchal de Villeroy, frère de sa grand mère, qui fut son tuteur. C'étoit un homme avisé, qui ne fit pas pour rien une si grande fortune, et qui ne se donna pas moins de peine pour la conserver. De tant de gens distingués qui le courtisoient pour le mariage de cette nièce, belle, grande, bien faite et si riche, dont il disposoit seul,

1. Françoise de Souvré : tome XIV, p. 349.

2. Marie-Isabelle-Gabrielle de Rohan-Soubise : tome XVII, p. 12. Saint-Simon a déjà fait alors cette remarque.

3. Madeleine de Souvré : tome I, p. 84.

4. Catherine de Neufville, dame de Pacy, sœur de Nicolas IV, maréchal de Villeroy, épousa M. de Courtenvaux-Souvré le 3 mai 1610, fut dame d'atour d'Anne d'Autriche et mourut en 1657.

5. Charles de Souvré, marquis de Courtenvaux : tome I, p. 83. Il avait eu deux frères aînés morts jeunes, et ses deux sœurs furent successivement abbesses de Saint-Amand de Rouen, où leur mère fut enterrée.

6. Marguerite Barentin (tomes I, p. 83, note 4, et XII, p. 17-18), mariée en 1615 à M. de Courtenvaux, épousa en secondes noces le marquis de Boisdauphin, comme il va être dit.

7. Les Barentin, originaires de Picardie, semble-t-il, étaient assez nouveaux dans la robe ; le père de Mme de Courtenvaux avait été président en la Chambre des comptes.

8. Urbain II de Montmorency-Laval : tome I, p. 83.

il préféra M. de Louvois, au scandale de toute la France[1]; mais M. le Tellier, son père, étoit lors au plus haut point de sa faveur et au plus florissant état de son ministère. Villeroy voulut se concilier de tels amis par un service si fort, surtout alors, au delà de leur portée, et compta pour rien tout ce qui se diroit du sacrifice de sa petite-nièce qu'il se faisoit à lui-même. Elle avoit la plus grande mine du monde, la plus belle et la plus grande taille; une brune avec de la beauté[2]; peu d'esprit[3], mais un sens qui demeura étouffé pendant son mariage, quoiqu'il ne se puisse rien ajouter à la considération que Louvois eut toujours pour elle et pour tout ce qui lui appartenoit[4]. Au lieu de tomber à la mort de ce ministre, elle se releva, et sut s'attirer une véritable considération personnelle, qui de sa famille, où elle régna, passa à la cour et à la ville, où elle se renferma, et où elle sut tenir une grande maison sans sortir des bornes de son état et de son veuvage[5]. Elle y rassembla sa famille et ses amis, et passa sa

1. Le mariage fut célébré le 19 mars 1662 (*Gazette*, p. 283), et non pas le 16, comme il a été dit dans notre tome I, p. 83, note 3; le 16 mars est la date du contrat.

2. Mignard fit son portrait; un autre par Simon Dequoy, daté de 1695, est au musée de Versailles, n° 4261.

3. Mme de Sévigné cite une naïveté d'elle en 1672 (*Lettres*, tome II, p. 489 et 492); mais Coulanges vante sa douceur et son amabilité (*ibidem*, tome X, p. 195-196).

4. Le commentaire du Chansonnier (ms. Franç. 12690, p. 154) dit qu'elle est belle, riche et fort sage, malgré la brutalité et les mépris de son mari; aussi lui croyait-on peu d'esprit. Quelques lettres d'elle à Mme de Bernières ont été publiées par Éd. de Barthélemy (*La marquise d'Huxelles*, p. 313-334).

5. Elle était extrêmement riche; ses terres de Tonnerre, Ancy-le-Franc, Pacy-sur-Armançon, Nicey, etc. formaient de véritables « états », au dire de Coulanges (*Lettres de Sévigné*, tome X, p. 194-195); en 1704, à la mort de sa mère, elle avait encore hérité de plus de soixante mille livres de rente (*Dangeau*, tome IX, p. 428); mais elle n'en paraissait pas plus heureuse (*La marquise d'Huxelles*, p. 312). Le *Journal de la Régence*, publié par Éd. de Barthélemy prétend (p. 35) qu'elle laissa douze millions. Son inventaire après décès est dans le

vie dans les bonnes œuvres, sans enseigne et sans embarras. Il est immense ce qu'elle faisoit d'aumônes, et combien noblement et ordonnément elle les distribuoit[1]. Elle alloit à la cour y coucher une nuit, une ou deux fois l'année, toujours accompagnée de toute sa famille. C'étoit une nouvelle que son arrivée. Elle alloit au souper du[2] Roi, qui lui faisoit toujours beaucoup d'accueil, et toute la cour à son exemple[3]; du reste, presque point de visites, pas même à Paris; tout l'été à sa belle maison de Choisy[4], avec bonne compagnie, mais décente et trayée, convenable à son âge ; en un mot, une vie si honorable, si convenable, si décente et si digne, dont elle ne s'est jamais démentie en rien, que sa mort, qui fut semblable à sa vie, fut le désespoir des pauvres, la douleur de sa famille et de ses amis, et le regret véritable du public. En elle finit la maison de Souvré.

Mort de la femme du czaréwitz. [Add. S^t-S 1306].

La princesse de Wolfenbüttel[5], sœur de l'Impératrice régnante[6], et femme du czaréwitz[7] qui a fait depuis une fin si tragique, mourut d'un coup de pied que son mari lui donna dans le ventre étant grosse[8]. La vanité d'un

manuscrit Nouv. acq franç. 3337, et il y a un arrêt du 28 avril 1716 relatif à sa succession dans le registre E 1983, aux Archives nationales.

1. L'officieuse *Gazette* (1715, p. 587) mentionne sa piété et sa charité. Son testament avec le détail de ses legs charitables est aux Archives départementales de l'Yonne, liasse B 291.

2. *Du* est répété deux fois, en passant de la page 1771 à la page 1772 du manuscrit.

3. Dangeau n'a pas noté ces visites.

4. Ce château (tome I, p. 126), légué à Monseigneur par la Grande Mademoiselle, fut échangé avec Mme de Louvois pour Meudon et Chaville en 1695 (notre tome II, p. 283-284).

5. Charlotte-Louise-Christine-Sophie de Brunswick-Wolfenbüttel : tome XXII, p. 169, où a été raconté son mariage.

6. Écrit *regante*, par mégarde.

7. Alexis Petrowitch (*ibidem*). Saint-Simon écrit ici *czarowitz*.

8. Elle était morte le 1er novembre ; Dangeau annonce cet événement le 4 décembre (p. 256), et la *Gazette* le 7 (p. 578) ; la *Gazette*

petit prince son grand-père[1] la sacrifia à des barbares que l'Empereur se vouloit acquérir. Sa figure, son esprit, sa vertu méritoit un meilleur sort. Elle fut toujours malheureuse avec le plus Russe des Russes, et ne reçut de protection et de douceur que du fameux Czar son beau-père.

Nouveau délai à Vincennes. Les conseils de régence sont partagés entre Vincennes et Paris.

On assembla encore les médecins sur le retour du Roi à Paris, qui demandèrent encore quelques semaines[2], sur quoi M. le duc d'Orléans prit le parti de ne donner plus que deux conseils de régence à Vincennes par semaine, et de tenir les deux autres à Paris dans l'appartement du Roi aux Tuileries[3]. Ce fut un grand soulagement pour tous ceux qui en étoient, à qui ces courses continuelles à Vincennes, en plein hiver, étoient fort pénibles et faisoient perdre beaucoup de temps.

Mort et caractère du prince Camille. [*Add.StS.1307*].

Le prince Camille[4], un des fils de Monsieur le Grand, mourut à Nancy[5]. C'étoit un homme très bien fait, très adroit dans tous les exercices, qui avoit de l'esprit, du sens, des vues, même du Guise, mais triste, sombre, particulier, silencieux, dédaigneux, extrêmement glorieux. Las de sa pauvreté, encore plus du joug domestique à son âge[6], d'un service militaire qui ne le menoit à rien, solitaire par son goût au milieu du monde, il trouva moyen, comme on a vu[7], de s'accrocher en Lorraine, d'y avoir la

d'Amsterdam en parlait dès le 26 novembre (Extraordinaire xcv) ; mais nulle part il n'est fait mention des sévices de son mari.

1. Le vieux duc Antoine-Ulrich (tome XXII, p. 169).

2. Nouvelle consultation du 6 décembre (*Dangeau*, p. 257).

3. C'est le mardi 3 décembre que le Conseil se tint aux Tuileries pour la première fois, et il en fut ainsi les mardi, samedi et dimanche (voir le procès-verbal).

4. Camille de Lorraine-Armagnac : tome IV, p. 30.

5. Aucune généalogie ne donne la date exacte de sa mort ; Dangeau l'annonce le 7 décembre (p. 258).

6. Saint-Simon a dit dans le tome XV, p. 331, que Mme d'Armagnac « traitoit ses enfants comme des nègres ».

7. Tome X, p. 109-110.

première charge de cette petite cour, avec une subsistance de commodités très abondante, outre vingt-quatre mille livres de pension ou d'appointements, et seize mille livres qu'il tiroit de France, moitié d'une pension sur l'archevêché d'Auch[1], moitié d'un don du Roi sur les litières[2]. L'ennui le poursuivit en Lorraine comme ailleurs. Il aimoit fort le vin et la table; mais il y étoit sans agrément aucun, comme partout. On a vu que M. de Vaudémont lui tomba dessus comme une bombe, avec cette préséance que M. de Lorraine lui donna immédiatement après ses enfants et ses frères[3]. Camille s'absenta toujours pendant les séjours de Vaudémont. Ce dégoût lui rendit son état fort triste. Il ne fut point marié, et ne fut regretté de personne, pas même de qui que ce fût de sa famille.

Mort de l'électeur de Trèves Lorraine.

L'électeur de Trèves, frère du duc de Lorraine[4], mourut à Vienne, en même temps, de la petite vérole[5]. Celui-là fut fort regretté pour sa personne et pour ses établissements[6]; son élection avoit coûté fort cher au duc de Lorraine[7]. Il étoit aussi évêque d'Osnabrück, et avoit d'autres bénéfices[8]. Un autre frère, abbé de Stavelot et

1. Cet archevêché, avec trois cent soixante-douze paroisses, était regardé comme un des plus riches du royaume; quoique chargé de plusieurs pensions pour des particuliers et de portions congrues pour les curés du diocèse, il valait encore à son titulaire plus de soixante mille livres (Loret, *Muse historique*, tome III, p. 446; *Dangeau*, tomes X, p. 272, et XIV, p. 449); le *Dictionnaire géographique* d'Expilly dit même: quatre-vingt-dix mille livres.

2. C'était le comte d'Armagnac, père du prince Camille, qui en avait obtenu le privilège en mars 1662 (Archives nationales, reg. du Parlement, X^{1A} 8663, fol. 134), et, quoique ce mode de transport fût à peu près tombé en désuétude, il était encore d'un certain revenu. Saint-Simon prend ces détails à Dangeau.

3. Tome XV, p. 56-59.

4. Charles-Joseph-Jean-Antoine de Lorraine: tome VI, p. 18.

5. Le 4 décembre (*Gazette*, p. 616; *Dangeau*, p. 258).

6. Les mots *et p^r ses établissem^{ts}* ont été ajoutés en interligne.

7. Tome XX, p. 150.

8. La *Gazette* les énumère: évêque d'Olmutz et d'Osnabrück, cha-

grand prieur de Castille, étoit mort de la même maladie l'année précédente[1].

Mariage du marquis d'Harcourt avec Mlle de Villeroy.

Le fils aîné du maréchal d'Harcourt, nouveau survivancier de sa charge[2], épousa la fille aînée du duc de Villeroy[3]; le maréchal de Villeroy fit une noce fort magnifique[4].

Caylus réhabilité et absous de son ancien duel; fait une grande fortune en Espagne.

M. le duc d'Orléans, facile, comme je l'ai déjà remarqué, sur les duels[5], permit à Caylus de venir purger le sien, dont j'ai parlé en son lieu[6], avec le fils aîné du comte d'Auvergne, mort il y avoit longtemps[7]. Il vint d'Espagne exprès, où il avoit toujours depuis servi[8] avec distinction, et il y étoit lieutenant général. Trois ou quatre jours de Conciergerie terminèrent son affaire[9], et trois ou quatre autres ses visites à ce qui lui restoit de connoissances, après quoi il s'en retourna prendre le commandement de l'Estrémadure, vacant par la mort du marquis de Bay, que le roi d'Espagne lui avoit donné[10]. Il y a fait depuis

noine de Liège et grand prieur de Castille pour l'ordre de Malte. Dangeau (p. 262) ajoute des abbayes en Sicile, qui étaient confisquées.

1. Non pas l'année précédente, mais quelques mois auparavant, le 27 juillet; c'est le prince François de Lorraine, dont notre auteur a annoncé la mort dans le tome XXVII, p. 210. Il n'était pas grand prieur de Castille ; ce titre appartenait à son frère l'archevêque de Trèves.

2. Ci-dessus, p. 286.

3. Marguerite-Louise-Sophie de Neufville-Villeroy, qui mourut cinq mois plus tard, le 4 juin 1716.

4. Le mariage fut célébré le 14 janvier 1716, et le jeune Roi fit l'honneur aux mariés de venir les voir dans l'appartement du maréchal, son gouverneur (*Dangeau*, p. 259, 273 et 299).

5. Ci-dessus, p. 295.

6. En 1697 (tome VI, p. 17-19), il a raconté ce duel entre Claude-Abraham de Thubières de Grimoard de Levis, chevalier de Caylus, et le bailli d'Auvergne, Emmanuel-Maurice de la Tour.

7. Ces cinq mots ont été ajoutés en interligne; il était mort à Berg-op-Zoom en 1702.

8. *Servi*, oublié, a été ajouté en interligne.

9. *Dangeau*, p. 259 et 261 ; *Mercure* de décembre 1715, p. 308-309 ; *Gazette d'Amsterdam*, 1716, n° XXXVII.

10. Alexandre Maître, marquis de Bay, mourut le 14 novembre 1715

la plus complète fortune[1]. J'aurai lieu de parler de lui ailleurs[2]. Il étoit frère de l'évêque d'Auxerre[3], et beau-frère de Mme de Caylus, nièce favorite de Mme de Maintenon, de laquelle il a été ici mention plus d'une fois.

M. le duc d'Orléans a la foiblesse de pardonner à la Feuillade, de le nommer ambassadeur à Rome et de le combler de grâces et de biens. [*Add. St S. 1308*].

La foiblesse de M. le duc d'Orléans, qui gâta tout en lui toute sa vie, se montra en ce temps-ci par un trait le plus marqué, et qui lui fit un tort extrême par l'opinion qu'on en conçut, et qui, à son égard, régla, ou pour mieux dire, dérégla la conduite de beaucoup de gens. On a vu, à mesure que les occasions s'en sont présentées, que personne n'avoit offensé ce prince si souvent ni si gratuitement que la Feuillade, ni si cruellement. On a vu quelle fut sa conduite à Turin[4], ses propos publics à la mort de Monsieur[5] et de Madame la Dauphine, que c'est le seul homme contre lequel, à cette dernière occasion, il s'emporta jusqu'à lui vouloir faire donner des coups de bâton, que j'eus toutes les peines du monde à empêcher[6]. La[7] Feuillade, avec sa fausseté, son masque de philosophie, son épicurienne morale, sa bassesse jusqu'à l'indignité pour la faveur, son ambition démesurée qui se permettoit tout, et sa hauteur insupportable dans la fortune, n'avoit pas deviné que M. le duc d'Orléans deviendroit

(*Gazette*, p. 580) ; dès le mois de février précédent, on avait donné au chevalier, qu'on appelait alors le marquis de Caylus, le commandement d'une partie des frontières d'Estrémadure, Léon et Galice (*Gazette*, p. 138). Saint-Simon copie Dangeau.

1. Il y parvint à la vice royauté du Pérou et à la grandesse, avec un titre ducal.

2. Lorsqu'il aura la Toison en 1717 (suite des *Mémoires*, tome XIII de 1873, p. 245).

3. Daniel-Charles-Gabriel de Pestels de Thubières de Caylus : tome XII, p. 158.

4. Tome XIV, p. 52 et suivantes, et 92.

5. M. le Dauphin.

6. Tome XXII, p. 399.

7. *La* en interligne, au-dessus d'un premier *La*, qui surchargeait des lettres illisibles.

le maître. Il se désoloit donc de n'être délivré par la mort du Roi d'une disgrâce profonde, que rien n'avoit pu diminuer depuis Turin, que pour retomber dans une autre, d'autant plus fâcheuse qu'il se l'étoit creusée lui-même par ses gratuits forfaits. Il se désespéroit de n'y voir point d'issue, quand un coup de baguette changea son[1] sort en un instant. On a vu que l'infâme débauche et d'autres circonstances l'avoient intimement lié avec Canillac[2], qui l'aimoit d'autant plus chèrement que son orgueil étoit flatté de la supériorité que la Feuillade lui avoit laissé prendre sur lui, jusqu'à en être regardé et traité comme son oracle. Ce même orgueil de Canillac, joint à l'amitié, lui fit entreprendre d'abuser de celle de M. le duc d'Orléans jusqu'à le trahir, et de rendre la vie à l'ambition de la Feuillade. Canillac ne connoissoit que trop à fonds le prince à qui il avoit à faire. Il fit l'effort de se taire sur ce projet qui ne pouvoit réussir que par le secret. Il piqua le Régent de peur, d'intérêt et d'honneur, l'un aussi mal à propos que l'autre, étala son bien-dire d'un ton d'autorité, et fit si heureusement son personnage, que le Régent, qui ne s'étoit montré inexorable sur le comte de Roucy[3] que parce que ce n'étoit pas un homme, reçut presque comme un service l'occasion qui lui fut présentée par Canillac de regagner la Feuillade, duquel, par l'étoffe qu'il y connoissoit, on lui fit aisément accroire qu'il y avoit à craindre et à espérer de lui. L'occasion du marché du gouvernement de Dauphiné, que Canillac persuada à M. le duc d'Orléans, qui ne songeoit à rien moins, d'acheter de la Feuillade, qui avoit grand besoin d'argent, pour M. le duc de Chartres, fut habilement saisie[4], pour devenir

1. Avant *son*, il y a *tout*, biffé.
2. Tome XXVI, p. 364.
3. Ci-dessus, p. 247-248 et 254.
4. Ce n'est qu'en 1719 (suite des *Mémoires*, tome XVI, p. 299-300) que le Régent acheta de M. de la Feuillade le gouvernement de Dauphiné pour le jeune duc de Chartres, et il serait invraisemblable que

une source de pluies de grâces et de bienfaits sur la Feuillade, qu'on verra bientôt. Elles indisposèrent étrangement le monde, parfaitement instruit de ce que la Feuillade méritoit du Régent. Elles retirèrent aussi du nouveau favorisé tous ses amis, ennemis du gouvernement, avec qui il frondoit et moralisoit sans cesse, dont plusieurs étoient considérables à divers égards, et qui ne se crurent plus en sûreté sur rien avec un homme à transitions si entières et si subites. On verra dans la suite quelle fut la conduite et la parfaite ingratitude de la Feuillade, et la catastrophe des deux amis[1]. Dès que la réconciliation fut faite, la Feuillade fut nommé ambassadeur à Rome[2]. Avec tout son esprit, son brillant, ses discours étalés, il ne savoit quoi que ce soit au monde, n'eut jamais ni gravité ni maintien, se vêtit et vécut toujours comme à dix-huit ans, et les propos souvent de même ; il n'avoit d'homogène avec les Italiens, chez qui on l'envoyoit au milieu du feu de la Constitution, que la foi et les mœurs. Aussi ne songea-t-il jamais sérieusement à y aller, mais à toucher gros pour ses équipages, dont il ne fit que lentement un seul carrosse, et à se faire payer ses appointements comme s'il eût été à Rome. Ce manége dura plusieurs années, au bout desquelles il ne fut plus question d'ambassade, dont il se seroit sûrement aussi bien acquitté qu'il avoit fait du siége de Turin.

Monsieur le Duc dispute au

Le nouveau duc de Valentinois[3] pressoit pour se faire recevoir au Parlement, et les pairs, à cette occasion, pour

cette négociation ait été commencée si longtemps à l'avance. Cependant, comme la Feuillade obtint le 19 décembre (*Dangeau*, p. 266) une augmentation d'appointements de dix mille francs par an et un brevet de retenue de trois cent cinquante mille livres, il n'est pas impossible que cette double grâce ne fût une sorte de préliminaire à l'acquisition projetée et peut-être dès lors décidée en principe.

1. Ceci passe l'époque où s'arrêtent les Mémoires.

2. Dangeau annonce cela le 18 décembre (p. 264), en même temps que la réconciliation.

3. M. de Torigny, dont nous avons vu le mariage ci-dessus p. 230.

duc du Maine et au comte de Toulouse le traversement du parquet. Réception du duc de Valentinois au Parlement différée. Cruelle affaire suscitée

faire finir les usurpations dont ils se plaignoient[1]. Monsieur le Duc prétendit que le duc du Maine et le comte de Toulouse ne devoient plus traverser le parquet. Tout cela fit surseoir la réception du duc de Valentinois, et une nouvelle aigreur entre Monsieur le Duc et le duc du Maine[2].

La Garde, commis confident de Desmaretz[3], avoit été attaqué pour de grosses sommes, où son maître, du temps de son ministère, se trouvoit fort mêlé[4]. Une créature du peuple, qu'on appeloit Mme la Fontaine[5], donna des avis

1. Les pairs eurent à cet effet une réunion le 15 décembre chez l'évêque de Laon, l'archevêque de Reims étant absent (*Dangeau*, p. 263). Un exemplaire du billet de convocation, avec la liste des pairs qui y assistèrent, est dans le ms. Clairambault 907, fol. 87-88.

2. *Dangeau*, p. 263 et 264.

3. Jacques-François Charmoluc de la Garde travaillait avec Desmaretz avant que celui-ci fût devenu contrôleur général, et avait été son premier commis lorsqu'il fut nommé directeur des finances en 1703. M. de la Garde acheta en novembre 1706 une charge de secrétaire du Roi ; mais il dut quitter ses fonctions en 1715 et se retira auprès de Soissons, où son frère était trésorier de France. Il était chargé spécialement des fonds pour le paiement des rentes ; sa correspondance occupe dans les archives du contrôle général les cartons G⁷ 867 à 881.

4. Voici ce que disait Dangeau le 14 novembre (p. 234-235) : « On redemande 1 650 000 francs à la Garde, payeur des rentes, qui étoit chargé de cet argent par un arrêt du Conseil. Il a fait voir un ordre de M. Desmaretz de remettre cette somme entre les mains de le Gendre, et le Gendre a fait voir un ordre de M. Desmaretz pour se dessaisir de cet argent et en payer les dettes du Roi pressantes. On attaque ces gens-là comme n'étant pas valablement déchargés, et on leur permet d'avoir leur recours contre M. Desmaretz. On assure que M. Desmaretz n'est point embarrassé de cette affaire et qu'il fera voir les bonnes raisons qu'il a eues de disposer de ces fonds-là. » L'affaire particulière à M. de la Garde n'eut pas de suites ; car Dangeau put enregistrer dès le 23 (p. 243) : « L'affaire de la Garde.... fut éclaircie ces jours passés ; on a trouvé qu'ils n'avoient rien fait de mal ni les uns ni les autres, et on a jeté au feu, en présence de M. Desmaretz, toutes les procédures qui avoient été faites là-dessus. » Voyez ci-après aux Additions et Corrections. La dénonciation de Mme de la Fontaine, dont Saint-Simon va parler, était toute différente.

5. Elle s'appelait Jeanne-Marie d'Outerbourg et était veuve de

contre lui, qui parurent si importants[1] que, après l'examen du conseil des finances[2], on jugea à propos de renvoyer l'affaire au Parlement[3]. Le duc de Noailles, après ce qu'on a vu de Desmaretz, qui, à son retour disgracié d'Espagne, l'avoit réchauffé dans son sein, le seul homme en place qui l'eût reçu[4], et qui de plus lui avoit appris tout

à Desmaretz, dont il se tire bien. Je lui pare l'exil et me racommode

Mathieu de la Fontaine, chevalier de Saint-Louis et capitaine d'une compagnie franche au service du Roi ; en 1716, elle se disait âgée d'environ quarante-sept ans. Elle avait été arrêtée en mars 1715 (*Gazette d'Amsterdam*, n° XXVI) comme agioteuse, et condamnée par sentence du Châtelet du 14 novembre (la liasse de novembre manque dans les minutes de la chambre criminelle aux Archives nationales).

1. Elle prétendait avoir été chargée par Desmaretz depuis plusieurs années de ramasser les billets de gabelle et de subsistance, en les achetant au-dessous de leur valeur. Elle ne les payait pas comptant à ses cédants ; mais elle leur souscrivait des effets en son nom personnel, et Desmaretz, à qui elle remettait en mains propres les billets recueillis, lui envoyait secrètement l'argent nécessaire pour payer ses effets à l'échéance. Son bénéfice, sans doute important, devait consister en ce qu'elle achetait ces billets à un taux très inférieur à celui auquel le contrôleur général les lui reprenait. En février 1715, elle était en compte, disait-elle, avec celui-ci pour une valeur nominale de 2 447 000 livres, qui correspondait à une somme effective de 1 958 000 livres, dont elle n'avait rien touché. Desmaretz n'ayant point répondu à ses réclamations et ayant dit à ses émissaires qu'il ne la connaissait point et qu'il ne savait ce que cela voulait dire, elle s'était décidée à tout raconter.

2. Il n'est pas parlé de cette affaire dans les procès-verbaux du conseil de finances, et rien n'en fut porté au conseil de régence, comme Saint-Simon va le dire plus loin.

3. A la suite de la condamnation de Mme de la Fontaine au Châtelet, appel avait été interjeté au Parlement, et le conseiller Thomas Dreux avait été désigné pour entendre ses dépositions. C'est devant lui que, le 19 février 1717, elle fit sur ses opérations financières avec Desmaretz les déclarations résumées ci-dessus ; le procès-verbal en existe dans le ms. Nouv. acq. franç. 9692, fol. 116-119, et a été publié par M. de Boislisle, dans l'appendice du tome III de la *Correspondance des contrôleurs généraux*, p. 682-684. Dans les registres du Parlement cotés X^{2A} 596 et suivants, il y a de nombreuses mentions des procédures engagées entre elle et ses créanciers ; mais le nom de l'ancien contrôleur général ne semble pas y apparaître jamais.

4. Tome XXII, p. 191.

avec lui. Peu après nous nous parlons très franchement à la Ferté l'un à l'autre. [Add.StS.1309].

ce qu'il avoit voulu sur les finances[1], n'eut pas honte de se montrer publiquement le protecteur de Mme la Fontaine, ce qui fit beaucoup soupçonner qu'il l'avoit instruite et suscitée. Les amis de Desmaretz en crièrent beaucoup ; le maréchal de Villeroy et d'Effiat ne s'y épargnèrent pas, et protégèrent leur ami de toutes leurs forces. Ils ne purent toutefois empêcher qu'il n'essuyât des décrets et d'autres procédures fort désagréables. On en parla quelque temps diversement. Le souvenir de l'affaire des pièces de quatre sous[2] rendit les accusations plausibles, et Desmaretz y paya l'intérêt de ses insolences et de ses brutalités passées. Il s'en tira pourtant fort bien[3], et le duc de Noailles en eut toute la honte. Rien n'en passa au conseil de régence; ainsi je profitai de pouvoir rester là-dessus dans un entier silence. Mais Desmaretz n'étoit pas au bout.

[Add.StS.1310].

A peine jouissoit-il de la satisfaction de s'être tiré nettement d'affaires, que le duc de Noailles, enragé d'y avoir succombé, persuada au Régent que Desmaretz, qui avoit été en place l'ami et le protecteur des principaux financiers, les tenoit tous encore dans sa main, et par ses manèges avec eux faisoit avorter tout le fruit de son travail dans les finances. Ainsi Desmaretz, poursuivi sans relâche par ce reconnoissant ami, fut averti que son exil étoit résolu et lui alloit être annoncé[4]. Louville avoit épousé

1. Tome XXVII, p. 49 et 168, et ci-dessus, p. 94.

2. Tome VII, p. 134-135, et appendice XI du même volume.

3. L'affaire se termina par un arrêt du Parlement du 3 mars 1717, dans lequel est rappelé toute la procédure (Archives nationales, X[2A] 603 ; cet arrêt compte quatre-vingt-dix pages) et qui confirma la sentence du Châtelet. Mme de la Fontaine fut condamnée au pilori, à une amende et à neuf années de bannissement, sans que Desmaretz ait été mentionné. C'est d'ailleurs ce que pouvait faire comprendre le *Journal de Dangeau* (tome XVII, p. 36), qui disait : « M. Desmaretz est justifié pleinement, *sans avoir été obligé de comparoître* » ; voyez aussi le *Mercure* de mars 1717, p. 144.

4. Ce n'est point après la condamnation de Mme de la Fontaine,

sa nièce[1], et m'avoit, comme on l'a vu, voulu[2] raccommoder avec lui tout à la fin de la vie du Roi, dont je n'avois pas voulu entendre parler[3]. Il vint me conter la triste situation de cette mouche pourchassée par l'araignée, prête à tomber dans ses toiles. Il me demanda si je serois inexorable. Il n'oublia rien pour me piquer de générosité, et mon courage aussi sur le plaisir de lui faire manquer son coup[4]. Je n'oserois dire que ce dernier tour fut inutile[5]. Je m'étonnai que, avec d'Effiat et le maréchal de Villeroy en croupe, Desmaretz, au point où nous en étions, me fit rechercher dans son pressant besoin. Louville me laissa entendre qu'ils étoient émoussés de l'affaire de cette la Fontaine, et que j'étois la seule ressource à qui on pût avoir recours. Je me complus un peu à me faire prier, et à voir l'ex-bacha[6] que j'avois perdu pour avoir méprisé mon ancienne amitié, ce vizir si rogue, si brutal, si insolent, se jeter pour ainsi dire à mes pieds par Louville, et me demander protection contre les traits de notre ingrat commun. Je la lui accordai à la fin, et Louville, ravi, courut lui en porter la nouvelle. Dès le lendemain, je parlai au Régent des bruits qui couroient de l'exil de Desmaretz. Il me répondit que la lettre de cachet en alloit être expédiée, et m'en expliqua plus au long les raisons que je viens de rapporter, sans faire façon avec moi de

mais avant même la dénonciation de cette femme, qu'il fut question pour lui d'une retraite à sa terre de Maillebois qui semblait un exil déguisé (*Dangeau*, tome XVI, p. 266-267, 20 décembre 1715). C'est à propos de cette mention du *Journal* que Saint-Simon a fait l'Addition indiquée ci-contre.

1. Hyacinte-Sophie Béchameil de Nointel (tome XI, p. 98), fille du frère de Mme Desmaretz.

2. *Voulu*, oublié, est en interligne.

3. Tome XXVII, p. 209.

4. Pour piquer mon courage, c'est-à-dire, ma passion, mon sentiment intime, comme dans le tome XXI, p. 99.

5. Dans l'Addition, il avait dit : « Peut-être que Saint-Simon... ne fut pas fâché de donner un dépit à Noailles. »

6. Écrit encore ici, comme plus haut *Exbacha*.

nommer Noailles et les plaintes qu'il lui avoit portées. Je souris, et lui dis qu'il savoit de reste que je n'aimois pas ces deux hommes, mais que j'aimois sa réputation à lui; qu'il venoit de voir par l'affaire de la Garde, et par celle de cette Mme la Fontaine, qui avec tant d'éclat l'avoit suivie de si près[1], qu'on cherchoit tout ce qu'on pouvoit déterrer pour perdre Desmaretz; que, malgré l'art, le crédit et la volonté la plus déployée, il étoit sorti net de toutes les deux; que je trouvois donc fort peu décent de punir en coupable un homme qui venoit de prouver la fausseté de pareilles imputations, et que lui Régent, qui passoit souvent pour trop bon, se mettoit, par la complaisance de cet exil, de moitié avec ceux qui par cette troisième poursuite acquéroient dans le public avec raison l'odieux nom de persécuteurs; qu'au fonds les plaintes qu'on lui avoit portées n'étoient qu'une accusation vague, et qui pouvoient tomber sur tout homme instruit des finances et qui s'en seroit mêlé avec quelque autorité; que tout au plus elles pouvoient mériter d'en faire avertir Desmaretz, pour rendre sa conduite plus sage et plus circonspecte, mais non pas un châtiment pour chose où il y avoit toute apparence qu'il n'étoit pas tombé, après l'exemple de son gendre chassé en Bourgogne sur pareille accusation[2], et nouvellement instruit par les deux affaires dont il venoit de sortir, où [on] n'avoit cherché[3] qu'à le perdre. Bref, je parlai si bien que non seulement le Régent me promit de ne plus songer à exiler Desmaretz, mais me permit de lui faire dire de sa part de n'en avoir plus d'inquiétude[4], et le Régent me tint parole.

1. On a vu ci-dessus, p. 316, note 4, qu'il n'était pas encore question des dénonciations de Mme de la Fontaine.

2. Il a raconté, p. 96, l'exil de M. de Bercy.

3. Saint-Simon avait d'abord écrit *qu'on ne cherchoit qu'à le perdre*; s'apercevant de l'incorrection de la phrase, il a biffé *qu'on ne*, écrit *où n'avoit* (en oubliant *on*) en interligne, et corrigé *cherchoit* en *cherché*.

4. Dangeau annonce d'abord, le 22 décembre, qu'avant de partir pour Maillebois, l'ancien ministre aura une audience du Régent; il

J'avertis promptement Louville de ce que j'avois obtenu qui, après louange et remerciements, me demanda si je refuserois de les recevoir de Desmaretz. Il alla lui porter la bonne nouvelle, et revint aussitôt me conjurer de lui permettre de venir chez moi. J'eus la malice de me laisser encore presser; puis je consentis à le voir cinq ou [six] jours après chez Louville[1], comme par hasard, pour ne pas joindre de si près un raccommodement public à ce qui venoit de se passer. On peut juger de ce que Desmaretz me dit chez Louville ; il vint après chez moi et nous nous revîmes. Le printemps d'après, j'allai passer quelques jours à la Ferté dans un intervalle de conseils. Desmaretz se trouva chez lui à Maillebois, qui en est à quatre lieues. Il vint dîner à la Ferté, et fut curieux de voir beaucoup de choses que j'avois faites dans le parc depuis bien des années qu'il n'y étoit venu. Il étoit goutteux; le parc est grand ; nous montâmes tous deux dans une calèche. La conversation se porta bientôt sur le gouvernement passé et présent. Nous nous parlâmes de bonne foi l'un à l'autre. Je lui rappelai ce qui, par son humeur et sa plus que négligence à mon égard, m'avoit fâché, et lui racontai franchement comment je l'avois fait chasser de sa place. Lui, avec la même sincérité, m'avoua que la tête lui avoit tourné ; que ses précédents malheurs, qui devoient l'avoir instruit sur les places, la cour et le monde, et l'attacher à ses anciens amis, n'avoient[2] pu le rendre sage dans la pratique dans son retour, ni le préserver de

renouvelle cette annonce le 25, et ajoute qu'on ne le presse plus de partir.

1. Louville habitait alors rue de Grenelle, non loin de la demeure de Saint-Simon ; il s'en rapprocha encore un peu plus tard lorsqu'il prit à loyer, le 8 juin 1717, une des maisons de la rue du Bac appartenant aux Jacobins, qu'occupait auparavant la princesse de Neuchâtel (Archives nationales, S 4221), Saint-Simon étant venu lui-même, en 1719, habiter une de ces mêmes maisons dans la rue Saint-Dominique.

2. Avant ce mot, il a biffé *n'avoit pu*.

l'entraînement; qu'il étoit vrai qu'il avoit compté pour tout le Roi et Mme de Maintenon, et tout le reste pour rien; vrai encore que, accoutumé depuis si longtemps à leur règne, et par son retour à les approcher tous les jours, il les avoit crus immortels et n'avoit jamais imaginé qu'ils dussent[1] mourir; qu'il se comptoit très bien avec eux, qu'il ne songeoit qu'à s'y maintenir, et qu'il n'avoit d'attention que pour ceux qui étoient assez bien avec eux pour y pouvoir contribuer. J'ai cent fois repassé en moi-même une conversation si singulière[2]. Elle dura toute la promenade, et effaça toute la beauté de mon parc sans que j'y prisse garde. Elle ne finit pas sans dire deux mots chacun de notre bon et estimable ami le duc de Noailles. Après une ouverture si égale des deux parts et si extraordinaire, l'heure de s'en aller nous sépara à regret, et jusqu'à sa mort nous nous sommes vus sur le pied d'amitié et de franchise. Je devois le surlendemain aller dîner à Maillebois; mais le lendemain il m'envoya dire qu'il étoit pris d'une forte néphrétique[3], et qu'il me prioit de n'y pas aller. Je sus après qu'elle avoit [été] violente et lui avoit duré plusieurs jours. Je ne sais si ma franchise lui avoit causé cette révolution. Je fus obligé de retourner à Paris; il y revint bientôt après. J'ai cru que cette aventure méritoit d'avoir place ici pour sa curieuse rareté.

Valeur des espèces augmentée.

Un matin que le conseil de régence se tenoit aux Tuileries sur les affaires étrangères, nous fûmes surpris que le duc de Noailles demanda à entrer pour une affaire pressée. Il parla un moment, à un coin, à M. le duc d'Orléans, puis proposa le rehaussement des espèces[4]. La sur-

1. *Pussent* corrigé en *dussent*.
2. Ne l'a-t-il pas embellie, à force de la ressasser?
3. On disait couramment *une néphrétique* pour *une colique néphrétique*, et cette expression avait alors la même signification que de nos jours; voyez le *Dictionnaire de l'Académie* de 1718. Saint-Simon écrit *nefretique*.
4. Le 12 décembre (p. 261), Dangeau disait que plusieurs gros mar-

prise fut grande. Le Régent parla après lui sur le malheur de cette nécessité, mais comme ayant pris son parti. On opina assez confusément, entre la répugnance et la crainte de déplaire. Quand ce vint à moi, j'exposai tous les inconvénients de toucher à la monnoie par les histoires et par les exemples de nos jours, et l'illusion d'un soulagement présent qui entraînoit de si longues et de si funestes suites pour le change et pour la place[1], et pour toute sorte de commerce, et je conclus à la laisser sur le pied qu'elle étoit, puisqu'on n'étoit pas en état de la rapprocher, en la baissant, de sa valeur intrinsèque. Je fus applaudi, mais tondu[2]. Cela ne laissa pas d'exciter quelque murmure, et beaucoup dans le public[3].

D'Antin surintendant des bâtiments.

M. le duc d'Orléans déclara d'Antin surintendant des bâtiments[4], comme Torcy des postes[5]. Il y eut de la difficulté au Parlement et à la chambre des comptes[6].

Ce prince assista, comme faisoit feu Monsieur, aux dévotions de Noël à Saint-Eustache et aux Pères de

chands de Paris avaient proposé au Régent cette mesure, afin de faire rentrer l'argent dans le royaume, mais que le prince y semblait opposé.

1. « *Place* se prend quelquefois absolument pour le lieu du change, de la banque, le lieu où les banquiers, les négociants s'assemblent dans une ville pour y traiter des affaires de leur commerce, de leur négoce. *Place* se prend encore pour tout le corps des négociants, des banquiers d'une ville » (*Académie,* 1718).

2. Tome XXI, p. 113.

3. L'édit relatif aux monnaies, daté de décembre 1715, fut enregistré le 23 à la cour des monnaies et imprimé. La réforme ne portait que sur les monnaies d'or et d'argent. Elle fut discutée au conseil des finances du 22 décembre (carton G⁷ 1849), portée le jour même au conseil de régence et adoptée (ms. Franç. 23672).

4. La charge de surintendant des bâtiments avait été supprimée à la mort de Mansart, et M. d'Antin n'avait eu alors que le titre de directeur général (notre tome XVI, p. 49 et suivantes) ; il fallut un nouvel édit de création, qui fut expédié en janvier 1716 (Archives nationales, O¹ 60, fol. 5 ; *Dangeau,* p. 271 et 289).

5. Ci-dessus, p. 86 et 122.

6. Nous verrons cela dans notre prochain volume (suite des *Mémoires,* tome XIII de 1873, p. 47-48, 99, 121 et 130).

l'Oratoire de Saint-Honoré[1]. Moins de dévotions de calendrier, et moins de licence les soirs, auroient formé une vie plus unie et plus décente. Il n'est pas encore temps d'en parler, non[2] plus que du détail de ses journées. Il faut un peu plus avancer pour s'y étendre plus à propos.

Le Roi à Paris. [*Add St-S. 1311*].

Enfin, le lundi 30 décembre, le Roi partit de Vincennes après son dîner pour venir à Paris[3], placé dans son carrosse aussi peu décemment qu'il l'avoit été en venant de Versailles à Vincennes. Il étoit au fond entre M. le duc d'Orléans et la duchesse de Ventadour; le maréchal de Villeroy au devant, entre M. du Maine et le prince Charles, grand écuyer; le maréchal d'Harcourt, capitaine des gardes en quartier, à la portière du Roi, c'est-à-dire à droite[4]. Monsieur le Premier souffla l'autre de vitesse au duc d'Albret, grand chambellan, que M. le duc d'Orléans avoit appelé[5]. J'ai déjà expliqué le droit des places du carrosse du Roi, lors du voyage de Versailles à Vincennes[6]. J'ajouterai seulement que M. du Maine ni le maréchal de Villeroy n'avoient aucun fondement de s'y mettre tant que le Roi étoit entre les mains des femmes, et leurs places auroient été remplies avec raison par le duc de Tresmes, premier gentilhomme de la chambre en année, et par le duc d'Albret. L'anticipation des hommes de l'éducation avoit commencé à Vincennes, où ils eurent des logements. Aux Tuileries, le maréchal de Villeroy eut un beau logement, et ensuite il prit celui de la Reine, contigu à celui du Roi, et M. du Maine eut en bas le bel

1. Il assista à la messe de minuit à l'Oratoire, et aux offices du jour de Noël à Saint-Eustache avec Madame (*Dangeau*, p. 269 et 270).

2. *Non* surcharge *il*, qui commence la phrase suivante.

3. *Gazette* de 1716, p. 12; *Gazette d'Amsterdam*, n° III; *Dangeau*, p. 272.

4. Les mots *c'est à dire à droitte* ont été ajoutés sur la marge à la fin de la ligne.

5. C'est ce que raconte Dangeau.

6. Ci-dessus, p. 40; il n'a pas parlé alors du « droit » de ces places.

appartement des Dauphins; Monsieur de Fréjus en eut un en haut; les sous-gouverneurs, etc., y en eurent aussi[1]. La Ville harangua le Roi à son arrivée[2], qui trouva grand foule jusque dans son appartement. Ainsi finit l'année 1715.

Avant de commencer [à] rapporter les événements de cette année 1716, il faut, pour un moment, remonter dans la précédente sur la préparation de ce qui en fut les premiers. M. du Maine et moi étions toujours sur le même pied ensemble, depuis l'étrange visite que je lui avois rendue, lorsqu'il nous fit casser sur le corps la corde du bonnet qu'il nous avoit si malicieusement tendue[3]. Nous nous voyions sans cesse au conseil de régence; il y cherchoit à s'attirer quelque civilité de moi par toutes celles dont il me prévenoit, sans toutefois oser me parler; il me trouvoit également sec et roide, lent et bref à lui rendre les révérences longues et marquées dont il m'accabloit. Le Roi n'étoit plus; Mme de Maintenon n'étoit plus à craindre. De leur temps je ne l'avois pas ménagé, ni ne m'étois montré plus poli à son égard depuis ce sourd éclat. Il comprenoit que je m'en contraindrois bien moins encore; il me voyoit dans la plus grande liberté avec le Régent, et dans une confiance qui me rendoit un personnage[4]; sa timidité s'en alarmoit; il ne savoit comment me rapprocher. Dans cette situation réciproque, je fus très surpris, sur la fin du séjour de Vincennes, que, un matin que j'y avois couché, je vis entrer le duc du Maine dans

1716.

M. du Maine me fait une visite sans cause.

1. Saint-Simon prend sans doute dans ses propres souvenirs cette répartition des logements aux Tuileries; car Dangeau n'en dit rien. Sur l'appartement de la reine Marie-Thérèse, décoré de tableaux de Nocret, qu'occupa Villeroy, et sur ceux des Dauphins, au rez-de-chaussée, où demeurèrent le duc et la duchesse du Maine (ci-dessus, p. 46), voyez la *Description de Paris*, par Piganiol de la Force, édition 1765, tome II, p. 371-373.

2. *Gazette* de 1716, p. 12.

3. Tome XXVI, p. 56-59. — 4. Ci-dessus, p. 214, note 2.

ma chambre. Il couvrit son embarras d'un air aisé, et, avec mille prévenances, m'entretint comme si[1] nous n'eussions jamais rien eu ensemble, et sans me parler de quoi que ce soit du passé. C'étoit l'homme du monde qui menoit mieux la parole et toutes sortes de conversations[2]. Il usa de ce talent avec toutes ses grâces, et n'oublia rien pour me plaire, sans toucher le moins du monde à rien d'intéressant. Il fallut bien, chez moi, tâcher de payer de même monnoie. Quoique la partie ne fût pas égale, je m'en tirai raisonnablement bien, avec assez de langage et de politesse pour ne rien mettre contre moi, avec assez de retenue, sur les compliments principalement, pour ne rien donner du mien. Cela dura plus d'une demi-heure tête à tête; c'étoit avant le conseil de régence du matin, et point du tout l'heure des visites. Ce temps qu'il avoit pris m'avoit encore été par là suspect; quand il fut sorti, je me trouvai doublement à mon aise d'en être délivré et que ce fût simplement une visite. Ce fut la première chose que je dis au Régent, un moment avant de nous mettre au Conseil. Nous rîmes ensemble de la frayeur de cet homme, qui le comptoit naguère pour si peu, et moi, comme de raison, pour infiniment moins. Il m'exhorta cependant à lui rendre sa visite, et, puisqu'il avoit fait cette première démarche, à lui montrer moins d'éloignement et de sécheresse dans les lieux où nous nous trouvions nécessairement tous deux. Quelque raisonnable que fût ce conseil, il me coûta à suivre après ce qui s'étoit passé et que j'ai raconté en son lieu. Je n'ai jamais été faux; il me sembloit de la fausseté à vivre avec le duc du Maine comme avec un autre homme indifférent. Néanmoins je m'y pliai comme je pus par la nécessité de la bienséance, d'assez mauvaise grâce, je crois, et toujours évitant le plus que je le pouvois de me trouver à portée

1. *Si*, oublié, a été ajouté en interligne.
2. Voyez son portrait dans nos tomes XV, p. 19-20, et XXVIII, p. 241.

de sa conversation, et toujours peiné de la prostitution de ses révérences, et de toutes les agaceries[1] dont il tâchoit sans cesse de me rapprocher et de me prévenir. L'Arsenal étoit renversé pour y bâtir un beau logement pour lui[2]; la maison qu'il se faisoit au bout de la rue de Bourbon[3], sur la rivière[4], étoit[5] à peine commencée; il logeoit à l'emprunt dans la maison du premier président, rue Sainte-Avoye, au Marais[6], lequel par sa place habitoit au Palais[7]. Ce fut là que je l'allai voir dans les premiers jours que le Roi fut revenu de Vincennes à Paris, et je pris une fin de matinée pour avoir un prétexte sûr de ne point voir Mme la duchesse du Maine. Je n'y gagnai rien; je fus reçu avec des empressements, même des remercie-

Je visite M. et Mme la duchesse du Maine, qui me tiennent des propos fort

1. Nous avons déjà rencontré ce mot dans notre tome XXII, p. 52.

2. On est fort mal renseigné sur les constructions que le duc du Maine fit élever à l'Arsenal par l'architecte Germain Boffrand. M. H. Martin en a dit quelques mots dans la notice sur les bâtiments de la bibliothèque actuelle qu'il a donnée en tête du tome VIII du *Catalogue des manuscrits de la bibliothèque de l'Arsenal*. On ignore même si le duc fit jeter bas les constructions de Sully ou s'il se contenta de remaniements importants.

3. C'était le nom que portait alors notre actuelle rue de Lille, percée en 1640.

4. Saint-Simon anticipe sur les dates. C'est seulement en 1719 que le duc du Maine acheta de la princesse douairière de Conti l'hôtel que celle-ci, qui n'était que locataire de l'hôtel de Lorge qu'elle acquit par la suite (tome XXIII, p. 380-381 et appendice XII), se faisait bâtir dans les terrains situés entre le quai et les rues de Bellechasse, de Bourgogne et de Bourbon. Il le fit achever et agrandir, et s'y installa peu après (Germain Brice, *Description de Paris*, 1752, tome IV, p. 141). Cet hôtel, dont l'entrée était sur la rue de Bourbon et dont le jardin donnait sur le quai de la Grenouillère, joignait vers l'Ouest l'hôtel d'Humières et à l'Est celui de Seignelay, auprès duquel se trouvait l'hôtel de Torcy, tous trois nouvellement bâtis.

5. Avant *estoit*, il y a dans le manuscrit *ne fai[soit]*, biffé.

6. Tome XVIII, p. 109. La rue Sainte-Avoye, faisait suite à la rue Barre-du-Bec, entre la rue Saint-Merry et la rue Michel-le-Comte, et était continuée par la rue du Temple.

7. Dans l'hôtel des premiers présidents : tome II, p. 75.

singuliers, mais fort polis.

ments. Bientôt après, voulant m'en aller, il me dit que Mme la duchesse du Maine ne lui pardonneroit jamais de me laisser sortir sans la voir. J'eus beau faire et beau dire, il m'y mena malgré moi, et me mit dans un fauteuil au chevet de son lit, et lui vis-à-vis de moi. L'accueil fut le même; car la femme ne faisoit pas moins d'elle et de sa langue tout ce qu'elle vouloit, ni avec moins de grâce et de politesse, quand il lui plaisoit, que le mari[1]. Je crus au moins en être quitte pour ces sortes de langages; point du tout; les cajoleries cédèrent à du sérieux, qui me surprit fort et ne m'embarrassa point. Il y avoit là sept ou huit hommes ou femmes de leur maison avec nous. Mme du Maine, à propos de la maison où je la voyois, me mit sur le premier président; car ce fut elle qui tint toujours le dé[2], et M. du Maine ne fit que se mêler dans la conversation. Je répondis que l'amitié que je lui savois pour ce magistrat me fermoit la bouche en sa présence. Elle me pressa, et tant, qu'elle eut contentement, et moi aussi. Elle n'en fit que rire, et M. du Maine, qui excelloit en ces sortes de propos, les allongea encore. Je voulus prendre congé; ils s'écrièrent tous deux que c'étoit pour eux tant de plaisir de me voir qu'ils le vouloient faire durer davantage. Cela vouloit dire si nouveau et si rare; car, depuis la visite que j'avois reçue de M. du Maine[3], je n'avois point encore été chez lui, et lorsque, avant l'affaire du bonnet, je le voyois, c'étoit[4] extrêmement rarement, et toujours sans aller chez Mme la duchesse du Maine, qui d'ailleurs n'étoit comme jamais à la cour. Tout de suite, et comme de peur de manquer à tenir ce chapitre avec moi, elle me parla de Monsieur le Duc et d'eux, dont les démêlés fermentoient sans beaucoup paroître

1. Voyez son portrait dans le tome XV, p. 20-21.

2. Tome XII, p. 195. — 3. Ci-dessus, p. 323.

4. Les mots *c'estoit* ont été ajoutés ici en interligne, et, par contre, Saint-Simon les a biffés avant *toujours*, pour écrire *et* au-dessus, en interligne.

encore[1]. Je voulus éviter d'entrer en cette matière; mais elle m'y força par des interrogations sans fin, doucement aiguisées par le duc du Maine, en sorte que je me trouvai là comme sur la sellette, écouté et regardé attentivement de ce petit groupe de gens qui nous environnoient. A la fin j'en sortis par leur dire que M. du Maine, et elle par conséquent, devoient savoir, il y avoit longtemps, ce que je pensois là-dessus, puisque je le lui avois dit plus d'une fois à lui même. J'avois espéré couper court par cette réponse, qui disoit tout et n'expliquoit rien en détail. Mme du Maine ne s'en contenta point, et, avec une plaisanterie à M. du Maine de ce qu'il ne lui disoit pas tout, elle me pressa de parler plus clairement. Ce procédé me mit intérieurement en colère. Je lui dis donc que, puisqu'elle vouloit absolument entendre de nouveau ce qu'elle ne me persuaderoit pas que M. du Maine ne lui eût pas appris[2] dans les temps, je lui obéirois, pourvu qu'elle voulût bien se souvenir qu'elle me le commandoit; et là-dessus je lui répétai que j'étois fort content qu'ils fussent princes du sang succédant à la couronne, parce qu'avec ceux-là nous n'avions rien à démêler; que, tant qu'ils seroient dans cet état, nous n'avions rien à dire, mais qu'ils prissent bien garde à se le conserver, parce que, s'ils venoient à en déchoir, nous ne supporterions pas leur rang intermédiaire, et que nous ferions tout ce qui seroit en nous pour ne les pas voir entre les princes du sang et nous. Tous deux, au plus loin de leur pensée, trouvèrent que j'avois raison, et qu'ils n'avoient point à se plaindre dès que nous trouvions bon l'état dont ils jouissoient. « Mais, ajouta-t-elle, n'exciterez-vous point les princes du sang contre nous? — Madame, lui répondis-je, ce ne sont pas là nos affaires, mais celles des princes du sang, qui n'ont pas besoin de notre conseil, et qui aussi ne nous le demandent point. » Je dansai ainsi sur la corde[3]

1. Ci-dessus, p. 110, 158 et 313-314. — 2. *Appris* surcharge *dit*.
3. Selon l'*Académie* de 1718, « on dit proverbialement et figurément

sur une si délicate question. Ils demeurèrent satisfaits de tout ce que je leur dis, parce qu'ils le voulurent être, et moi encore plus de m'en être tiré sans broncher d'un côté ni d'autre. Les gentillesses recommencèrent à l'envi de leur part, et je les quittai enfin après une grosse heure au moins, qui m'en parut le double. Conduite de M. du Maine et compliments à l'infini. Oncques depuis je n'ai vu Mme du Maine chez elle, et M. du Maine extrêmement rarement aux Tuileries. Mais au Conseil, et quelquefois chez Mme la duchesse d'Orléans où je le rencontrois, il se surpassoit à mon égard, et je faisois aussi la meilleure mine que je pouvois, qui, pour en dire la vérité, n'étoit pas trop bonne, et toujours avec grande réserve et jamais n'attaquant, ni presque jamais m'en approchant, et, tant que je pouvois honnêtement, évitant de m'en laisser joindre. Je n'étois pas sur ce ton avec le comte de Toulouse. Celui-là, comme je l'ai dit ailleurs[1], étoit fort vrai et fort honnête homme. Il n'avoit eu nulle part aux grandeurs que son frère avoit accumulées en Titan pour escalader les cieux, beaucoup moins encore à l'affaire du bonnet. Sa façon d'opiner, d'aller au bien pour le bien, à la justice pour la justice, m'avoit gagné. Je le voyois souvent chez Mme la duchesse d'Orléans, et je vivois avec lui en ouverture, et lui avec moi, ce qui s'étoit peu à peu amené réciproquement des deux côtés, sans néanmoins de ces confiances d'amis intimes, et sans nous voir l'un chez l'autre, mais ailleurs presque tous les jours, très souvent en tiers avec Mme la duchesse d'Orléans, quelquefois la duchesse Sforze en quatrième, où nous parlions fort librement ; toujours auprès de lui

qu'un *homme danse sur la corde* pour dire qu'il est dans un état où il ne faut presque rien pour ruiner sa fortune » (au mot DANSER ; il y a une définition plus développée au mot CORDE). Celle donnée par le *Dictionnaire de Littré* : « Être engagé dans quelque chose de hasardeux », est plus courte et plus exacte.

1. Tomes XV, p. 21-22, XIX, p. 96, et ci-dessus, p. 109.

au Conseil, où nous nous parlions de même et quelquefois tête à tête avant et après.

Abbé Dubois conseiller d'État d'église.

L'autre affaire qui oblige à rétrograder[1] est la vacance d'une place de conseiller d'État d'église par la mort de la Hoguette, archevêque de Sens[2]. L'abbé Dubois m'avoit toujours fort courtisé, comme on l'a souvent vu dans ces *Mémoires*[3] ; depuis la décadence de la santé et la mort du Roi, il avoit redoublé. Lors de cette grande époque, il étoit tombé auprès de son maître, et Madame, comme je l'ai raconté en son lieu[4], avoit achevé de le tuer auprès de lui. Dans cet état d'éloignement, il avoit eu recours à moi, et, jusqu'à ce qu'il ait été secrétaire d'État, je l'ai souvent, et pendant des années, trouvé dans son carrosse, rangé dans la rue près de chez moi, attendant que je rentrasse, sans vouloir entrer lui-même avant moi, et en plein hiver souvent, ni jamais souffrir que son carrosse fût ailleurs que dans la rue. J'avois effectivement trouvé qu'il étoit traité trop durement, après avoir eu tant de privance. Je l'avois représenté à M. le duc d'Orléans, l'exhortant néanmoins à le tenir éloigné de toute affaire, mais à le traiter d'ailleurs avec plus de bonté. J'avois réussi sur ce dernier article depuis quelque temps ; plût à Dieu que sur l'autre j'eusse été cru de même ! L'abbé Dubois voulut être conseiller d'État et me vint prier d'en [*Add.S^tS.1312*] rompre la glace auprès du Régent. Il s'appuyoit sur ce que les évêques ne voudroient plus d'une place dans laquelle l'abbé Bignon[5] les précéderoit ; et en effet, c'est ce qui les en a exclus, au déshonneur du Conseil. Ma franchise ne put se taire. Je répondis à l'abbé Dubois que je lui souhaitois toute sorte de bien, mais que pour cette place je le priois de regarder un peu derrière lui,

1. Ci-dessus, p. 323. — 2. Ci-dessus, p. 303.
3. Il ne semble pas en avoir parlé jusqu'à présent.
4. Ci-dessus, p. 34.
5. Par la mort de l'archevêque de Sens, l'abbé Bignon devenait le plus ancien des conseillers d'État d'église.

et de voir si elle lui convenoit, le dépit qu'en auroient les conseillers d'État, et si son attachement pour M. le duc d'Orléans lui pouvoit permettre de lui attirer par là la haine de tout le Conseil et de tous les prétendants, et tous les discours du monde, tous ceux qui se tiendroient sur lui-même[1], et les mauvais offices qui sûrement naîtroient de ce choix. Il fut un peu étonné ; mais il n'eut point de bonne réplique ; nous ne laissâmes pas de nous séparer fort bien. Quatre jours après, l'abbé Dubois revint chez moi, qui d'abordée : « Je viens, me dit-il, vous rendre compte que je suis conseiller d'État, » transporté de joie. « Mon cher abbé, lui répondis-je[2], j'en suis ravi, et d'autant plus que je n'y ai point de part ; vous êtes content, et moi aussi. Prenez seulement garde aux suites, et, puisque l'affaire est faite, tenez-vous gaillard[3], et veillez-y seulement sans les craindre. » Je l'embrassai, et il s'en alla fort satisfait de moi. Je n'en dis pas un mot au Régent ni lui à moi. Ma coutume étoit de ne lui jamais parler des choses faites que je désapprouvois ; la sienne, de ne me rien dire de celles qu'il avoit faites et qu'il sentoit faites mal à propos. Sur les grâces, je ne voulois desservir personne ; ainsi je n'allois point à la parade[4] ; mais je me réservois tout entier pour tout ce qui étoit affaires, et empêcher celles que je croyois mauvaises. Les suites furent telles que je les avois prévues. Il n'y eut personne, depuis le Chancelier jusqu'au dernier des maîtres des requêtes, qui ne se crût personnellement offensé et qui ne le montrât. Ni eux ni les prétendants ne contraignirent leurs plaintes ni leurs discours. L'abbé Dubois, qui ne pensoit qu'à soi, avoit ce qu'il avoit voulu, et ne se soucia point du bruit ni de son maître[5].

1. *Mesme* ajouté en interligne.
2. *Repondi-je* est en interligne au-dessus de *dis je*, biffé.
3. Tome XIX, p. 232. — 4. Tome XII, p. 224.
5. Dangeau enregistre cette nomination le 1er janvier 1716 (p. 287),

Quatre jours après, M. le duc d'Orléans donna ce grand nombre de bénéfices dont le P. Tellier n'avoit jamais pu venir à bout de persuader au Roi de disposer pour en disposer lui-même[1]. Pour cette fois, ils furent assez bien donnés. L'abbé d'Estrées[2] eut Cambray. Je me souviens très bien qu'à la mort du célèbre Fénelon, son prédécesseur, il courut une prophétie de je ne sais qui de ce diocèse, que ses trois premiers successeurs n'y entreroient jamais; on rit avec raison de ce conte, qui pourtant s'est trouvé exactement accompli[3]. L'ancien évêque de Troyes obtint Sens pour son neveu, qui étoit évêque de Troyes, homme de vertu, de savoir, de mœurs et de mérite, et qui valoit bien mieux que lui[4]. L'abbé de Castries[5], à qui Troyes fut donné, le refusa; il crut que c'étoit trop peu de chose pour un homme de son âge, qui avoit été aumônier ordinaire de Madame la Dauphine, et qui avoit acheté la charge de premier aumônier de Mme la duchesse de Berry[6]. Il étoit frère du chevalier d'honneur de Mme la duchesse d'Orléans[7], tellement que pour cette

Force évêchés et abbayes donnés; prédiction sur Cambray singulière.

en ajoutant que l'abbé en fut d'autant plus aise qu'il ne l'avait pas demandée; c'est à ce propos que Saint-Simon a fait l'Addition indiquée ci-contre. Le brevet de nomination ne fut pas inséré dans le registre du secrétariat de la maison du Roi. Le *Mercure* de janvier (p. 250-252), en annonçant la nouvelle, fit l'éloge de l'abbé.

1. Tome XXVII, p. 253. Dangeau donna le détail complet de la distribution les 8 et 9 janvier (p. 294 et 295).

2. Jean d'Estrées, que nous venons de voir (ci-dessus, p. 67) admis au conseil des affaires étrangères.

3. L'abbé d'Estrées mourut en 1718, avant d'avoir reçu ses bulles; le cardinal de la Trémoïlle, qui lui succéda, était à Rome chargé d'affaires de France et y mourut le 8 janvier 1720; enfin le cardinal Dubois ne prit possession du siège que par procureur.

4. Il a été question de l'un et de l'autre ci-dessus, p. 87-88.

5. Armand-Pierre de la Croix : tome IV, p. 350.

6. Tome XX, p. 221; il devint archevêque de Tours, puis d'Alby en 1747. Dangeau dit (p. 296) qu'il ne voulut pas quitter l'archidiaconé de Narbonne, qui était d'un revenu plus élevé que l'évêché de Troyes.

7. Joseph-François de la Croix : tome III, p. 328, et ci-après, p. 344-347.

fois la mère et la fille se trouvèrent d'accord à soutenir l'abbé de Castries. Je proposai au Régent de mettre les prétendants à Bayeux d'accord, sans jalousie, au profit du Roi, en le donnant au cardinal de la Trémoïlle, qui étoit un panier percé et qu'il falloit bien soutenir à Rome par des pensions ou par des bénéfices. Celui-là valoit quatre-vingt mille livres de rente ; on en prit dix en
[*Add.StS.1313*]. pensions. Je proposai aussi l'abbé de Beaumont[1] pour Saintes[2]. Je ne le connoissois point du tout; mais il étoit fils d'une sœur de M. de Fénelon, archevêque de Cambray[3], et homme de bonnes mœurs, qui avoit été lecteur des princes, et chassé d'auprès d'eux avec son oncle. La mémoire, toujours vivante en moi, du duc de Beauvillier agit seule en moi en cette occasion. Un abbé d'Entragues, aumônier du feu Roi et de celui-ci[4], eut Clermont[5]. Je le nomme parce que Bentivoglio, qui le crut mal affectionné à la Constitution, lui rendit tant de si[6] mauvais offices à Rome que ses bulles retardèrent toutes les autres. La vérité est qu'il estimoit la Constitution sa juste valeur, et qu'il connoissoit les jésuites. Il ne s'en contraignit pas pendant son épiscopat, qui ne fut pas bien long[7]. C'étoit un très homme de bien, mais de peu de savoir. Il y eut quatorze ou quinze abbayes données : le

1. Pantaléon, abbé de Beaumont : tome V, p. 154.

2. Cet évêché, avec cinq cent quatre-vingt-dix paroisses, ne rapportait que douze mille livres ; mais c'était une résidence fort agréable (*Dangeau*, tomes VIII, p. 410, et XIII, p. 341).

3. Marie de Salignac, fille du premier mariage de Pons de Salignac, baron de la Mothe-Fénelon, avec Isabeau d'Esparbès de Lussan, avait épousé par contrat du 23 février 1655 Henri de Beaumont, maréchal de camp, d'une famille de Saintonge.

4. Louis de Balzac d'Illiers d'Entragues : tome XIX, p. 26. Le Pape refusa de lui donner ses bulles, et le Régent le nomma en 1717 à l'évêché de Lectoure.

5. Ce diocèse, très étendu, comptait huit cents paroisses et ne rapportait que quinze mille livres.

6. *Si* a été ajouté après coup en interligne.

7. Nommé à Lectoure en 1717, il mourut le 20 août 1720.

cardinal Gualterio eut Saint-Victor à Paris, et le cardinal Ottoboni, Saint-Paul de Verdun[1]. Le Régent donna Saint-Ouen de Rouen à l'abbé de Saint-Albin[2]; c'étoit un nom de guerre et un bâtard qu'il avoit eu de la comédienne Florence, qu'il n'a point reconnu. L'abbé de Thésut, secrétaire de ses commandements[3], eut celle[4] de Saint-Martin de Pontoise[5]; et celle de Sainte-Madeleine[6] fut donnée[7] à un chanoine de Notre-Dame de Paris, frère de la Roche qui avoit l'estampille et la confiance du roi d'Espagne[8], qui l'avoit fort recommandé[9]. Enfin Moissac[10] fut donné à Biron pour un fils qu'il vouloit pousser dans l'Église, et qui n'a jamais voulu étudier ni être prêtre[11].

1. Fondée au septième siècle, cette abbaye fut d'abord donnée aux Bénédictins; en 1181, les Prémontrés leur succédèrent.

2. Charles, abbé de Saint-Albin : tome XV, p. 343 et 613.

3. Ci-dessus, p. 235.

4. Avant *celle*, il a biffé un premier *celle*, qui surchargeait un mot illisible.

5. Vacante par la mort du cardinal de Bouillon.

6. Saint-Simon a été induit en erreur par Dangeau; il faut lire *Saint-Melaine*, abbaye bénédictine de la ville de Rennes, qui remontait au septième siècle.

7. Ces deux mots sont en interligne, au-dessus d'*au*, biffé.

8. Michel de la Roche, frère de Claude-Étienne de la Roche (tome VII, p. 345), chanoine de Notre-Dame et archidiacre de Brie, avait déjà l'abbaye de Clairefontaine depuis 1677; il mourut le 22 octobre 1724.

9. Déjà en 1705, la princesse des Ursins était intervenue auprès de Mme de Maintenon pour lui faire obtenir un bénéfice (*Correspondance de Mme de Maintenon et de Mme des Ursins*, recueil Bossange, tome III, p. 232).

10. Tome XXVI, p. 297.

11. Jean-Louis de Gontaut, abbé de Biron, né le 15 décembre 1692, n'eut jamais en effet que l'ordre du diaconat, ce qui ne l'empêcha pas d'avoir un canonicat de Notre-Dame de Paris en 1712, l'abbaye de Moissac en 1716, et celle de Cadouin en octobre 1723. Il est étonnant que Saint-Simon n'ait pas noté que cet abbé de Biron se trouva, par la mort de son frère aîné sans enfants, succéder en 1736 à la dignité de duc et pair de Biron, et se fit recevoir au Parlement le 9 juin 1739; il se démit, un mois après, en faveur de son cadet, mais continua à

Conseil de commerce.

Le Régent établit un nouveau conseil de commerce[1], sur le modèle de celui qui se tenoit sous le feu Roi[2], où entroient et entrèrent les douze députés des douze principales places de commerce du royaume, élu chacun par sa ville[3]. Au lieu de M. Daguesseau[4], qui présidoit seul, on y mit le maréchal de Villeroy, comme chef du conseil des finances, qui ne fut proprement que *ad honores*, comme il étoit au conseil des finances. Le duc de Noailles, qui y faisoit tout, fut le second mais le véritable président de ce conseil de commerce, où le maréchal d'Estrées eut liberté d'entrer quand il le voudroit comme président du conseil de marine. Quatre[5] conseillers d'État y furent mis : MM. Daguesseau, Amelot, qui, pour avoir longtemps gouverné la marine, les finances et le commerce d'Espagne, en savoit plus que tous, Nointel et Rouillé du Coudray[6], qui avec M. de Noailles étoit le maître des finances et de tout ce qui y avoit rapport. On y fit entrer aussi un cinquième conseiller d'État qui fut M. d'Argenson, mais comme lieutenant de police, et trois maîtres

être appelé l'abbé-duc de Biron ; il ne mourut que le 20 juillet 1777.

1. Déclaration du 14 décembre 1715 et règlement du 4 janvier 1716 (Isambert, *Anciennes lois françaises,* tome XXI, p. 69 et 74). Saint-Simon, qui en a déjà parlé incidemment, ci-dessus, p. 134, en trouve la mention dans Dangeau le 6 janvier (p. 292-293). La *Gazette d'Amsterdam,* n°s III et VII de 1716, enregistra la nouvelle création.

2. Voyez la notice donnée sur ce conseil dans l'Appendice de notre tome VII, p. 415-432, et l'ouvrage de MM. Bonnassieux et Lelong, *Procès-verbaux du conseil de commerce,* 1900, Introduction, p. XI et suivantes.

3. Ces villes étaient Paris, Lyon, Rouen, Bordeaux, Marseille, La Rochelle, Nantes, Saint-Malo, Lille, Bayonne, Dunkerque, et la province de Languedoc ; il y eut en réalité treize députés, Paris en ayant deux.

4. Henri Daguesseau, père du procureur général.

5. Le chiffre *4* surcharge *3,* et, six lignes plus bas, *5e* corrige *4e*.

6. Il a été parlé ci-dessus de MM. Daguesseau, Amelot et Rouillé ; M. de Nointel était le frère de Mme Desmaretz.

des requêtes[1]. La nomination des inspecteurs du commerce dans les places de commerce fut attribuée à ce conseil, dont les patentes furent données au nom du maréchal de Villeroy, excepté celui de Marseille, dont la dépendance fut réservée au conseil de marine[2]. Valossière[3], produit par le duc de Noailles, fut secrétaire du conseil du commerce. Cet établissement étoit fort bon, et auroit été fort utile, si les intérêts particuliers, qui gâtent toujours tout en France, n'en eussent point traversé l'administration.

Monsieur le Duc et le duc du Maine entrent au conseil de guerre.

Monsieur le Duc pressa tant le Régent de lui permettre d'entrer au conseil de guerre, qu'il l'obtint, à condition de n'y présider point, quoiqu'à la première place, et de ne s'y mêler de rien. La même foiblesse qui lui fit accorder cette entrée ne la put refuser au duc du Maine, qui faisoit en tout le singe des princes du sang, et aux mêmes conditions[4]. Mais, comme il avoit les Suisses et l'artillerie, elles ne purent si bien être exécutées à son égard qu'à celui de Monsieur le Duc, qui n'avoit point de charges militaires. Il voulut donc dans la suite se mêler peu à peu, comme avoit fait le duc du Maine, et cela causa des embarras qui retardèrent les affaires, et qui fatiguèrent souvent M. le duc d'Orléans et ce conseil et l'obligèrent d'y entrer plus souvent qu'il n'eût voulu. Ces tracasseries mirent plus que du froid entre Mon-

1. Ce furent MM. Ferrand, du conseil de marine, Roujault, du conseil des affaires du dedans, et de Machault ; on y adjoignit aussi les sieurs de Grandval et Berthelot, intéressés aux fermes générales.

2. Le règlement du 4 janvier établissait en effet cette distinction.

3. Jean Valossière, d'abord commis au bureau des fonds de la marine, puis contrôleur général de la marine et des galères, avait été nommé secrétaire du conseil de commerce en octobre 1700 ; il fut donc confirmé dans les fonctions qu'il occupait déjà. Il se démit le 31 décembre 1720, à cause de son grand âge, en faveur de Guéau de Pouancey, qui avait été pourvu en survivance le 29 septembre 1718. Il avait épousé par contrat du 3 avril 1696 Geneviève Crélat (Archives nationales, Y 267, fol. 177).

4. *Journal de Dangeau*, p. 301, 303, 306 et 307.

sieur le Duc et le maréchal de Villars, lequel à la fin demeura le maître, et les dégoûta de ce conseil, où ils n'allèrent presque plus ; mais ce [ne] fut qu'après assez longtemps.

Mort des reines douairières de Suède et de Pologne. [Add. StS. 1314].

Deux reines moururent tout au commencement de cette année, dont la perte ne fit pas grand bruit dans le monde : la reine mère de Suède, à près de quatre-vingts ans, qui étoit Holstein-Gottorp[1], et la reine de Pologne à Blois, la Grange Arquien, veuve du fameux roi Jean Sobieski[2]. On a vu en son temps que son orgueil l'avoit rendue la plus vive ennemie de la France[3], et comment aussi elle y fut reçue, quand, lasse de Rome, elle voulut s'y retirer[4]. Elle y fut laissée avec toute l'inconsidération qu'elle méritoit, et y vécut et mourut comme une particulière. Elle fut traitée de même après sa mort, et sa petite-fille[5] aussi, qui étoit auprès d'elle. Elle s'en alla, sans aucun honneur de la part de la cour, joindre en Silésie son père Jacques Sobieski, qui y vivoit retiré sur ses grands biens. Il la maria depuis au roi Jacques d'Angleterre, à Rome. Elle n'eut pas même permission de passer par Paris. On ne sait ce qui la retint à Blois quatre ou cinq mois encore après avoir perdu sa grand mère[6].

Mort, caractère

La duchesse de Lesdiguières[7] mourut à Paris dans son

1. Hedwige-Éléonor de Holstein-Gottorp : tome IV, p. 128. Elle mourut le 5 décembre 1715, d'après la *Gazette* de 1716, p. 28, le 24 novembre, selon la *Gazette d'Amsterdam*, n° II.

2. Elle mourut subitement le 30 janvier, à soixante dix-sept ans, et elle fut enterrée dans la chapelle du château de Blois (*Dangeau*, p. 312 ; *Gazette*, p. 72 et 192).

3. Tome XV, p. 156 et suivantes.

4. Tome XXIV, p. 320-324.

5. Marie-Clémentine Sobieska : tome XII, p. 448.

6. Elle ne partit en effet qu'en août 1716 (*Dangeau*, p. 312, 378 et 427).

7. Paule-Marguerite-Françoise de Gondy : tomes II, p. 17, et III, p. 16.

bel hôtel[1]. Elle n'étoit point vieille[2], mais veuve depuis très longtemps[3], et avoit perdu son fils unique, gendre de M. de Duras[4]. C'étoit le reste de ces Gondy amenés en France[5] par Catherine de Médicis, qui y avoient fait une si prodigieuse fortune et tant figuré. Aussi laissa-t-elle des biens immenses[6]. C'étoit de tous points une fée[7], qui avec de l'esprit ne vouloit voir presque personne, moins encore donner à manger à aucun de ce peu qu'elle voyoit; jamais à la cour, et presque jamais hors de chez elle. Sa maison[8], dont la porte étoit toujours ouverte, étoit aussi

et succession de la duchesse de Lesdiguières Gondy. [*Add. St S. 1315*].

1. Elle mourut le 21 janvier (*Dangeau*, p. 305; *Gazette*, p. 48; *Mercure* de mars, p. 12-17). Son acte de décès, relevé par Rochebilière, est dans le ms. Nouv. acq. franç. 3619, n° 5555. Elle fut enterrée à Notre-Dame dans la sépulture des Gondy. On trouvera, ci-après, à l'appendice VII, diverses notes sur elle.

2. Elle n'avait pas encore soixante-et-un ans, étant née le 12 mars 1655.

3. Depuis le 3 mai 1681. En novembre 1708, le bruit avait couru de son remariage avec le maréchal de Villeroy (*Mémoires de Sourches*, tome XI, p. 224).

4. Jean-François-Paul de Bonne de Créquy (tome II, p. 17), que nous avons vu épouser Louise-Bernardine de Duras en 1696 (tome III, p. 15-19), et mourir de maladie à Modène en 1703 (tome XI, p. 257).

5. Les mots *en Fr.* sont en interligne.

6. Le règlement de son immense succession doit exister dans l'étude du successeur de Denis-Gabriel Lange, son notaire.

7. C'est toujours ainsi que Saint-Simon la qualifie : tomes II, p. 69 et 121 ; III, p. 16; XII, p. 7, etc.

8. L'hôtel de Lesdiguières était celui que Sébastien Zamet avait fait bâtir au début du dix-septième siècle dans la rue de la Cerisaie, entre la Bastille et l'Arsenal, sur les terrains de l'ancien hôtel d'Étampes ; les jardins s'étendaient jusqu'à la rue Saint-Antoine. Henri IV allait souvent s'y divertir. À la mort du financier, ses fils le vendirent au connétable de Lesdiguières. L'hôtel lui-même, dans le même style que l'hôtel de Mayenne, qui en était voisin, avait été décoré et meublé par les Lesdiguières avec une magnificence sans égale ; il y en a des descriptions dans le *Voyage de Martin Lister*, publié en 1873, par la Société des Bibliophiles, p. 171-173, et dans les *Souvenirs de la marquise de Créquy*, tome I, p. 234-239. Il fut démoli au milieu du dix-huitième siècle, et on ouvrit sur son emplacement la rue actuelle de Lesdiguières.

toujours fermée d'une grille[1] qui laissoit voir un vrai palais de fée, tel que les dépeignent les romans. Le dedans presque désert, mais de la dernière magnificence[2], y répondoit par là et par sa singularité, que ne démentoit pas son train, sa livrée[3], la housse jaune de son carrosse[4], et ses deux grands Maures avec tout leur appareil[5]. Elle laissa gros à ses domestiques et en legs pieux[6]; rien à sa belle-fille[7], quoique pauvre et qu'elle lui rendît beaucoup de devoirs; six mille francs[8] viagers à la sœur de Verthamon[9], veuve sans enfants du duc de Brissac, qui avoit été mon beau-frère en premières noces et qui étoit son cousin germain[10], laquelle duchesse de Brissac n'avoit pas de pain, beaucoup d'esprit et de mérite, et la voyoit

1. Elle n'y admettait qu'un très petit nombre de personnes (*Lettres de Mme de Sévigné*, tome X, p. 374). Très particulière et originale, elle n'avait besoin d'aucune société et « ne s'amusoit que de la règle et de l'économie de sa maison » (*ibidem*, tome VII, p. 233). Sa liaison avec l'archevêque de Paris Harlay de Champvallon n'avait point été sans quelque scandale (notre tome II, p. 350).

2. Voyez ce qu'en dit la marquise de Créquy ; Mme de Coulanges y vit un service à café magnifique dont la duchesse ne voulait se servir qu'avec Mme de Grignan (*Sévigné*, tome X, p. 467).

3. Sa livrée était de couleur isabelle, sur lequel elle avait mis « un large velouté noir de quatre doigts en onde, avec tous les boutons d'orfèvrerie » (*Ibidem*, tome VII, p. 234).

4. Mme de Sévigné parle de son carrosse de velours noir avec la housse ducale, de sa calèche en velours aurore et noir, et d'une autre calèche en velours jaune avec des roues bleues (tomes VII, p. 235, et X, p. 484).

5. Ces Maures portaient de grands sabres contrairement aux ordonnances, et, le 6 mai 1699, le secrétaire d'État lui écrivit de la part du Roi pour qu'elle les leur fît enlever (reg. O[1] 43, fol. 143 v°).

6. Saint-Simon prend cela à Dangeau, p. 305.

7. Mlle de Duras : ci-dessus, p. 337.

8. Il y a bien ici *6000f* et non *6000*#, et de même plus bas.

9. Élisabeth de Verthamon (tome II, p. 73), sœur de Michel-François de Verthamon (tome IV, p. 3).

10. Saint-Simon se trompe sur la parenté, qui était plus éloignée : la duchesse de Lesdiguières était cousine issue de germaine de la mère du duc de Brissac, beau-frère de notre auteur.

fort; huit mille francs viagers et la jouissance d'une terre de dix mille livres de rente à la duchesse de Lesdiguières Canaples, qui étoit Mortemart[1], qu'elle aimoit fort. Le maréchal de Villeroy et ses enfants héritèrent de plus de trois cent mille livres [de rente][2], outre sa belle maison et une grande quantité de meubles magnifiques. La mère du maréchal de Villeroy étoit sœur du duc de Lesdiguières, beau-père de cette fée[3], et la mère de cette même fée et celle de la femme du maréchal de Villeroy étoient sœurs[4]. La branche de Lesdiguières et la maison de Gondy étoient éteintes, et le duc de Brissac, frère de la maréchale de Villeroy[5], n'avoit point eu d'enfants. Ainsi les Villeroy héritèrent des deux côtés de tout à la fois, parce que le duc de Lesdiguières, fils de la fée, lui avoit laissé tous ses biens par son testament. Qui eût prédit cette succession aux ducs, maréchal, cardinaux de Gondy et de Retz, au connétable de Lesdiguières et au maréchal de Créquy, son gendre, qui avoient tous vu M. de Villeroy secrétaire d'État[6], et d'où il étoit sorti, ils se seroient étrangement indignés, le maréchal de Créquy surtout, qui eut tant de peine à consentir au mariage de sa fille, que le connétable son beau-père le força de faire avec M. de Villeroy, petit-fils[7] du secrétaire d'État, parce qu'il avoit la survivance du gouvernement de Lyon, Lyonnois, etc., de M. d'Alincourt son père[8], et que le connétable, gou-

1. Gabrielle-Victoire de Rochechouart Vivonne : tome X, p. 266.
2. Saint-Simon a oublié les mots *de rente* en copiant Dangeau.
3. Madeleine de Créquy (tome III, p. 18), sœur de François de Bonne de Créquy, duc de Lesdiguières (*ibidem*).
4. Catherine de Gondy (tome XV, p. 128), mariée à son cousin Pierre, et mère de Mme de Lesdiguières, était sœur de Marguerite-Françoise de Gondy, duchesse de Brissac (tome III, p. 18), mère de Marie-Marguerite de Cossé, maréchale de Villeroy (tome I, p. 22).
5. Le beau-frère de Saint-Simon.
6. Nicolas III de Neufville : tome II, p. 28.
7. Les mots *de Villeroy petit* sont en interligne au-dessus de *d'Alincourt*, biffé.
8. Charles de Neufville : tome XI, p. 194.

verneur de Dauphiné, commandant de Provence, et comme roi dans ces deux provinces, le voulut être encore dans le gouvernement de Lyon, Lyonnois, etc.[1].

Mort de Mme de Grancey.

Médavy perdit en même temps sa fille unique, qu'il avoit mariée à Grancey son frère, qui n'en eut point d'enfants[2].

Mort et caractère de Coulanges, et celui de sa femme. [*Add.S^tS.1316*].

Le monde perdit aussi Coulanges[3]. C'étoit un très petit homme, gros, à face réjouie, de ces esprits faciles, gais, agréables, qui ne produisent que de jolies bagatelles, mais qui en produisent toujours et de nouvelles et sur-le-champ, léger, frivole, à qui rien ne coûtoit que la contrainte et l'étude, et dont tout étoit naturel. Aussi se fit-il justice de fort bonne heure. Il se défit d'une charge de maître des requêtes[4], renonça aux avantages que lui promettoient[5] sa proche parenté avec M. de Louvois[6] et ses alliances avec la meilleure magistrature[7], uniquement pour mener une vie oisive, libre, volontaire, avec la meilleure compagnie de la ville, même de la cour, où il avoit le bon esprit de ne se montrer que rarement, et jamais ailleurs que chez ses amis particuliers. La gentillesse, la bonne mais naturelle plaisanterie, le ton de la bonne compagnie, le savoir-vivre et se tenir à sa place sans se laisser gâter, le tour aisé, les chansons à tous

1. Cela a déjà été raconté dans le tome XI, p. 198-200.

2. Nous avons vu ce mariage se faire en 1714 entre Victoire Rouxel de Médavy et son oncle François Rouxel, marquis de Grancey : tome XXIV, p. 173-174. Mme de Grancey mourut en couches le 23 janvier (*Dangeau*, p. 306).

3. Philippe-Emmanuel de Coulanges : tome XX, p. 11.

4. Nommé maître des requêtes en septembre 1672, il démissionna dès l'année suivante.

5. *Promettoit* corrigé en *promettoient.*

6. C'était Mme de Coulanges, née Dugué de Bagnols, qui était nièce par alliance du chancelier le Tellier. Cependant il semble que ce fut l'hostilité de Louvois qui décida Coulanges à quitter sa charge de maître des requêtes (*Nouveau siècle de Louis XIV,* tome IV, p. 212).

7. Sa mère était une le Fèvre d'Ormesson et sa femme une Dugué de Bagnols, comme on vient de le dire.

moments qui jamais n'intéressèrent personne[1], et que chacun croyoit avoir faites[2], les charmes de la table sans la moindre ivrognerie ni aucune autre débauche, l'enjouement des parties dont il faisoit tout le plaisir, l'agrément des voyages, surtout la sûreté du commerce, et la bonté d'une âme incapable de mal, mais qui n'aimoit guère aussi que pour son plaisir, le firent rechercher toute sa vie, et lui donnèrent plus de considération qu'il n'en devoit attendre de sa futilité. Il alla plus d'une fois en Bretagne, même à Rome avec le duc de Chaulnes, et fit d'autres voyages avec ses amis[3], jamais ne dit mal ni ne fit mal à personne, et fut avec estime et amitié l'amusement et les délices de l'élite de son temps[4], jusqu'à quatre-vingt-deux ans, dans une santé parfaite de tête et de corps, qu'il mourut assez promptement[5]. Sa

1. Au sens de « n'offensèrent personne » ; c'est aussi ce que dit Madame (*Correspondance*, recueil Jæglé, tome II, p. 197).

2. Un recueil de chansons choisies de M. de Coulanges fut publié en 1694 ; d'autres éditions parurent en 1698 et 1710, et une édition avec musique en 1784. Un recueil manuscrit autographe est à la Bibliothèque nationale, ms. Franç. 12746, et une copie sous le nº 19147 ; la bibliothèque d'Aix possède aussi (ms. 174) un exemplaire qui porte des additions et des corrections qui semblent autographes.

3. Une relation de son voyage en Allemagne et en Italie en 1657-1658 est dans le ms. Franç. 14616. Il écrivit aussi de courts Mémoires qui ont été publiés en 1820 par M. Monmerqué.

4. Coulanges est surtout connu comme l'un des intimes de la société de Mme de Sévigné, et par ses relations avec les Bouillons et avec le duc de Nevers, dont il était l'un des familiers ; voyez la Notice sur Mme de Sévigné dans l'édition des Grands Écrivains, p. 139 et suivantes ; G. Boissier, *Madame de Sévigné*, p. 53-59 ; Walckenaer, *Mémoires sur Mme de Sévigné*, tome III, p. 396 et suivantes ; Desnoiresterres, *Les cours galantes*, tome II, p. 135 et suivantes. De nombreuses lettres de lui ont été publiées par Édouard de Barthélemy dans *La marquise d'Huxelles*, p. 155-250.

5. Il mourut le 31 janvier, et fut enterré aux Visitandines de la rue Saint-Antoine (*Dangeau*, p. 311 ; Guilhermy, *Inscriptions de la France*, tome I, p. 752). L'abbé de Guitaut en fit part à Mme de Balleroy dès le 1er février (*Les Correspondants de la marquise de Balleroy*, tome I, p. 73).

femme[1], qui avoit plus d'esprit que lui et qui l'avoit plus solide, eut aussi quantité d'amis à la ville et à la cour, où elle ne mettoit jamais le pied. Ils vivoient ensemble dans une grande union, mais avec des dissonances qui en faisoient le sel et qui réjouissoient toutes leurs sociétés. Ils n'eurent point d'enfants. Elle l'a survécu bien des années[2]. Elle avoit été fort jolie, mais toujours sage et considérée. Coulanges étoit un petit homme fort gras, de physionomie joviale et spirituelle, fort égal et fort doux, dont le total étoit du premier coup passablement ridicule, et lui-même se chantoit et en plaisantoit le premier.

Mort de Cavoye. Veuvage de sa femme respectable

Cavoye mourut en même temps[3]. Je me suis assez étendu sur lui et sur sa femme pour n'avoir rien à y ajouter[4]. Cavoye, sans cour, étoit un poisson hors de l'eau; aussi n'y put-il longtemps résister[5]. Si les romans ont

1. Marie-Angélique Dugué de Bagnols : tome XXVIII, p. 207.

2. Elle mourut le 3 août 1723 (et non 1728, comme il a été dit par erreur dans le tome XXVIII), âgée de quatre-vingt-un ans, et fut enterrée auprès de son mari (Guilhermy, *Inscriptions de la France*, p. 753).

3. Il mourut le 3 février (*Dangeau*, p. 314 ; *Gazette*, p. 84 ; *Mercure* de février, p. 81-95 ; ce dernier article, très louangeur, a dû être dicté par sa veuve, et l'auteur du *Moréri* s'en est inspiré). Il était très riche (*Dangeau*, p. 315) ; le 29 décembre 1698, le Roi lui avait accordé ainsi qu'à sa femme un brevet de pension de quatorze mille livres (reg. O[1]42, fol. 286 v°) ; le 19 octobre 1707, il avait eu un brevet de retenue de trois cent mille livres sur sa charge de grand maréchal des logis (O[1] 51, fol. 159) ; enfin il jouissait depuis 1675 du privilège des chaises portatives, que le Roi lui avait renouvelé en 1707 pour quarante années, et les deux époux en avaient obtenu une confirmation, la veille même de la mort du mari, 2 février 1716 (O[1] 51, fol. 161 ; O[1]52, fol. 166, et O[1] 60, fol. 15 v°). Le 10 mars 1699, lui et sa femme, s'étaient fait une donation mutuelle de tous leurs biens (reg. Y 272, fol. 144).

4. Voyez les nombreux passages indiqués dans la table générale de nos vingt-huit premiers volumes.

5. Dès qu'il avait vu l'état de Louis XIV désespéré, il avait remis à son survivancier Cany l'exercice de sa charge et s'était retiré à Paris (notre tome XXVII, p. 350).

rarement produit ce qu'on a vu de sa femme à son égard, ils auroient peine à rendre le courage avec lequel cet amour pour son mari si durable la soutint pour l'assister dans sa longue maladie et à sa mort, voulant, disoit-elle, qu'il fût heureux en l'autre vie, ni la sépulture à laquelle elle se condamna à sa mort, et qu'elle garda fidèlement jusqu'à la sienne. Elle conserva son premier deuil toute sa vie, jamais ne découcha de la maison où elle l'avoit perdu[1], ni n'en sortit que pour aller deux fois le jour à Saint-Sulpice prier dans la chapelle où il est enterré[2]. Elle ne voulut jamais voir d'autres personnes que celles qu'elle avoit vues dans les derniers temps de la maladie de son mari ou le jour de sa mort, ne s'occupa que de bonnes œuvres de toutes les sortes, presque toutes relatives au salut de son mari[3], et se consuma ainsi[4] en peu d'années, sans avoir jamais foibli ni reculé d'une ligne[5]. Une véhémence si égale et si soutenue, sans relâche ni amusement de quoi que ce soit, et toujours surnagée de religion, est peut-être un exemple unique et bien respectable[c].

et prodigieux [*Add. St S. 1317*].

La mort de Mlle d'Acigné[7] délivra le duc de Riche-

Mort

1. On a vu dans le tome XXIV, p. 135, que leur hôtel était situé rue des Saints-Pères, entre la rue de Grenelle et la rue Saint-Dominique.

2. Dans la chapelle Saint-Charles, au nord du chœur. Piganiol de la Force (*Description de Paris*, tome VII, p. 344-345) décrit le petit monument et donne le texte de l'inscription ; rien n'en subsiste aujourd'hui.

3. Voyez les *Mémoires de Mathieu Marais*, tome III, p. 205.

4. *Ainsy* est en interligne, au-dessus de *de la sorte*, biffé.

5. Elle ne mourut que le 31 mars 1729, à quatre-vingt-huit ans, selon le *Mercure* d'avril, p. 823. Sa pension de veuve avait été réglée par un arrêt du conseil d'État du 17 décembre 1717 (reg. E 1993).

6. Elle légua tout son bien à l'église Saint-Sulpice (*Mathieu Marais*, tome III, p. 401-402), à laquelle son mari avait déjà fait un legs important, et le règlement de cette succession fut l'objet d'une commission extraordinaire du Conseil : Archives nationales, V[7] 125.

7. Marie-Madeleine d'Acigné, qui avait été tenue sur les fonts à

de Mlle d'Acigné.

lieu, fils de sa sœur[1], d'un retour de partage de cent mille écus qu'elle lui demandoit[2].

Mort de Parabère. [*Add. St-S. 1318*].

Parabère mourut aussi[3]. Pour le[4] personnage qu'il faisoit en ce monde, il eût mieux valu pour lui de le quitter plus tôt. Il étoit gendre de Mme de la Vieuville, dame d'atour de Mme la duchesse de Berry[5]. J'aurai lieu ailleurs de parler de Mme de Parabère[6].

Mariage du fils unique de M. de Castries. Singularité étrange de Mme

Ce commencement d'année produisit aussi plusieurs mariages. Celui du jeune Castries[7] avec la fille de Nollent, conseiller au Parlement[8], dont le frère avoit été major du régiment des gardes[9], donna une ridicule scène. Pour la faire entendre, il faut dire que le père de M. de Cas-

Saint-Sulpice par le duc de Luynes, le 25 mars 1670. Dangeau annonce sa mort le 7 février.

1. Anne-Marguerite d'Acigné : tome V, p. 330.

2. Saint-Simon prend cela dans Dangeau, p. 317.

3. César-Alexandre de Baudéan : tome XXI, p. 326. Il mourut le 12-13 février, de la petite vérole, n'ayant que quarante-cinq ans (*Dangeau*, p. 320; *Mercure*, de mars, p. 27-29).

4. Avant *le*, Saint-Simon a biffé *ce qu'il*.

5. On a vu son mariage en 1711 : tome XXI, p. 326.

6. Il la désignera ci-après, p. 386, comme maîtresse publique du Régent.

7. Jean-François-Joseph (la *Gazette* de 1716, p. 480, dit Pierre-Joseph-François) de la Croix, comte de Castries, né en 1693, mourut le 25 septembre 1716.

8. Charles du Monceau ou du Mouceau de Nollent, seigneur d'Ollainville, n'était pas conseiller au Parlement, mais intendant des armées; il était veuf d'une le Camus des Touches depuis 1698. Sa fille Marie-Marguerite-Charlotte, qui épousa le jeune comte de Castries, mourut le 8 août 1716. Il avait une autre fille mariée à M. d'Ecquevilly. — Saint-Simon écrit ici *Nolent*, et plus loin *Nollent*.

9. Ce frère de l'intendant était Claude du Monceau, appelé M. de Traversonne. D'abord capitaine au régiment d'infanterie d'Auvergne, il avait acheté en 1675 une sous-lieutenance aux gardes françaises, devint aide-major en janvier 1677, capitaine en février 1680, eut le grade de brigadier en janvier 1696, devint major du régiment en février 1698, et quitta le service pour cause d'infirmités en janvier 1703, avec une pension de huit mille livres.

tries[1] étoit lieutenant général de Languedoc, gouverneur de Montpellier, chevalier de l'Ordre en 1661, et que sa mère étoit sœur du cardinal Bonsy[2], archevêque de Narbonne et grand aumônier de la Reine. Il aimoit fort sa sœur, et avoit obtenu le gouvernement de Montpellier pour son neveu, à la mort de son beau-frère. M. du Maine le maria à une fille de M. de Vivonne, qui n'avoit rien[3]. Outre l'honneur de l'alliance, il espéroit en étayer son oncle par M. du Maine, gouverneur de Languedoc, fils de la sœur de M. de Vivonne, contre la persécution de Bâville, intendant ou plutôt roi de Languedoc. Cette proximité fit dans la suite, et à distance, le mari chevalier d'honneur de Mme la duchesse d'Orléans[4], et la femme sa dame d'atour, qui les aimoit fort l'un et l'autre, et Mme de Montespan beaucoup, qui depuis longtemps n'étoit plus à la cour. Mme de Castries étoit une figure de tout point manquée pour la forme et pour la matière[5], mais tout âme, tout esprit, et charmant, toujours nouveau, et de ce rare chrême des Mortemarts[6], avec beaucoup de lecture et de savoir sans le montrer jamais. Le mari s'étoit fort distingué à la guerre, et y auroit été loin sans un asthme et une santé fort triste, qui le força à quitter. Avec une si médiocre place, et un esprit qui ne l'étoit guère moins, sa vertu et son mérite lui avoient acquis des amis distingués, et en nombre, et une considération personnelle où peu d'autres sont parvenus. Ils avoient un seul fils, fort bien fait, et qui promettoit beaucoup, dont ils étoient idolâtres. Ils avoient fort peu de bien; ils voulurent le richement marier. Ils trouvèrent une beauté

La duchesse d'Orléans. [*Add. StS. 1319*].

1. René-Gaspard de la Croix (tome III, p. 327), père de Joseph-François de la Croix (*ibidem*, p. 328).
2. Élisabeth de Bonsy (*ibidem*, p. 328).
3. Marie-Élisabeth de Rochechouart : tome III, p. 325.
4. Tome V, p. 93.
5. Voyez le singulier portrait qu'il a fait d'elle dans le tome III, p. 332-333.
6. Tome XVII, p. 256.

parfaite avec toutes les grâces possibles, plus admirable, à ce qu'on disoit, d'âme et d'esprit que de corps; car elle parut et passa comme une fleur. L'affaire conclue, il en fallut parler à Mme la duchesse d'Orléans par respect, étants à elle, mais sans avoir de grâce à lui demander. Cette princesse, qui, comme Minerve, n'avoit point de mère et ne reconnoissoit de parents que ceux de Jupiter, n'avoit jamais laissé apercevoir aux Castries la moindre idée de parenté, quelque amitié, quelque familiarité, quelque confiance qu'elle eût en eux, et eux de leur côté auroient commis un crime irrémissible à son égard, s'il leur en étoit échappé la moindre apparence. A la mention de ce mariage, elle se douta pour la première fois qu'il pouvoit être que Mme de Castries fût sa cousine germaine, et tout aussi[tôt] chausse le cothurne[1] sur l'indigne alliance des Nollents. Ce n'étoit pas qu'elle eût un autre parti à leur proposer, moins encore à leur fournir de quoi prétendre à mieux; mais de ce mariage, elle n'en voulut pas entendre parler, le traita d'offense pour elle, et fit tant de bruit qu'il en demeura tout court; il fallut attendre, et cela dura six mois[2]. Cependant ce mariage n'en fut point rompu, parce qu'il étoit réciproquement desiré. A la fin le duc du Maine et le comte de Toulouse obtinrent la levée de l'interdit, et le mariage s'acheva[3]. Mais depuis ce moment, tout fut si dédaigneux

1. Expression déjà relevée dans le tome XIX, p. 134.

2. Dangeau, le 30 octobre 1715 (p. 225), dit que la place de dame de la duchesse d'Orléans est réservée à la femme qu'il épousera; mais il ne prononce aucun nom. C'est seulement le 24 décembre (p. 269) qu'il écrit : « Le mariage du marquis de Castries le fils, dont on parle depuis longtemps, est entièrement résolu; ils en reçoivent les compliments. Il épouse Mlle d'Ollainville, qui a six ou sept cent mille francs de bien déjà échu et aura encore cent mille écus; elle est parfaitement belle, et il en est fort amoureux. »

3. Il fut célébré le 20 janvier 1716 (*Dangeau*, p. 303), et la noce eut lieu à l'Arsenal, dans le logement qu'y occupait le contrôleur général de l'artillerie le Camus des Touches, oncle de la mariée. C'est

de la part de Mme la duchesse d'Orléans, que la jeune femme n'osoit presque s'y présenter, et que M. et Mme de Castries étoient eux-mêmes fort empêchés de leurs personnes. Les pauvres jeunes gens ne durèrent guères. Ce ne fut que par leur mort, qui arriva à quatre jours l'un de l'autre[1], que Mme la duchesse d'Orléans se rapprocha de M. et de Mme de Castries, qui en pensèrent mourir de douleur et ne s'en consolèrent jamais.

Mariage de Broglio, mort maréchal de France et duc, avec une Malouine.

Broglio cadet[2], et qui a fait depuis une si étrange fortune, épousa une très riche Malouine[3], qui s'est vue assise veuve, sans l'avoir pu être mariée : car son mari a vu la cour bien peu maréchal de France, fait bien bizarrement duc en Bohême, d'où presque aussitôt il revint perdu, exilé, et mourut peu après dans cette disgrâce, sans avoir eu permission d'approcher la cour depuis son retour[4].

Mariage de Bellegarde

D'Antin maria son second fils[5] à la fille unique de Ver-

à ce propos que Saint-Simon a fait l'Addition indiquée ci-contre, dont le présent récit est la copie presque textuelle.

1. Saint-Simon mentionnera cet événement dans la suite des *Mémoires* (tome XIII de 1873, p. 98) ; mais ici il se trompe, et il avait déjà fait cette erreur dans l'Addition, en ne parlant que de quatre jours d'intervalle entre les deux morts ; il y eut en réalité plus de six semaines.

2. François-Marie, comte de Broglie (tome XIII, p. 132), qu'on appelait fréquemment le comte de Buhy, et Chonchon par plaisanterie.

3. Cette malouine, dont Saint-Simon ne prononce pas le nom, était Thérèse-Gillette Locquet de Grandville, fille d'un armateur de Saint-Malo. Le mariage annoncé par Dangeau le 7 janvier (p. 293) ne fut célébré à Saint-Malo qu'au début de février (contrat du 5). Elle mourut à Paris le 4 mai 1763, âgée de soixante-douze ans.

4. M. de Broglie, fait maréchal de France en 1734 et duc en 1742 pendant la campagne de Bohême, fut en effet exilé dans sa terre de Broglie à son retour et y mourut le 22 mai 1745.

5. Gabriel-François-Balthazar de Pardaillan, titré d'abord chevalier de Gondrin ou d'Antin, puis marquis de Bellegarde, était entré dans la marine ; il fut enseigne en 1705, lieutenant en 1707, et capitaine de vaisseau en février 1709 ; il eut à la fin de l'année 1716 la survivance de la surintendance des bâtiments, mais mourut avant son père le 5 décembre 1719, à l'âge de trente ans, deux mois après sa femme.

avec la fille unique de Verthamon, à qui on donne un râpé de l'Ordre. Foule étrange de ces râpés et vétérans. [*Add.StS.1320*].

thamon[1], premier président du Grand Conseil, riche à millions, et plus avare, s'il se peut, que riche[2]. Elle manquoit de bas et de souliers chez son père, dans un grenier où elle ne voyoit jamais de feu. Ses naïvetés aussi, quoiqu'elle ne manquât pas d'esprit, et ses surprises de l'abondance et de la magnificence qu'elle trouva chez d'Antin, furent longuement divertissantes[3]. Son mari prit le nom de marquis de Bellegarde. En même temps d'Antin procura à Verthamon le râpé de la charge de greffier de l'Ordre que Lamoignon, président à mortier[4], vendit à le Bas de Montargis, garde du Trésor royal[5]. On cria fort de voir l'Ordre sur Montargis, et cela renouvela contre Crozat[6]. On trouva étrange aussi que six[7] hommes vivants demeurassent parés du cordon successif de la même

1. Françoise-Elisabeth-Eugénie de Verthamon, fille de François-Michel (ci-dessus, p. 338), épousa M. de Bellegarde le 28 janvier 1716 (*Dangeau,* p. 309). Elle mourut le 3 octobre 1749, au château de Bellegarde, en Gâtinais.

2. On lui attribuait en 1705 quarante mille écus de rente (*Sourches,* tome IX, p. 384). Ni le marquis d'Argenson, qui en a fait un portrait peu flatté (*Mémoires,* édition Rathery, tome I, p. 214), ni Barbier (*Journal,* tome I, p. 438), qui le rencontra un jour dans un costume ridicule, n'ont parlé particulièrement de son avarice ; au contraire, la marquise d'Huxelles cite de lui un trait de générosité pendant la disette de 1709 (*Journal de Dangeau,* tome XII, p. 390 note).

3. L'abbé de Guitaut écrivait le 1er février à la marquise de Balleroy (*Les Correspondants,* tome I, p. 73) : « Mme de Bellegarde se trouve fort bien de son nouvel établissement. On lui a fait trouver le jour des noces sur sa toilette deux boucles de cent louis chacune, une montre de cent pistoles, une tabatière, un étui d'or. Grande question là-dessus pour savoir d'où viennent ces magnificences : si c'est de la maison qu'elle a quittée ou de celle où elle est entrée. »

4. Les mots *Lamoignon Pt à mortier* sont en interligne au-dessus de *le Chancelier Voysin,* biffé. — Chrétien de Lamoignon : tome XI, p. 207. Nous l'avons vu acheter cette charge de l'Ordre en 1713 (tome XXIV, p. 124).

5. Charles le Bas de Montargis : tome XI, p. 206. Dangeau a enregistré les conditions de cette cession, très avantageuses pour M. de Lamoignon (p. 299, 300, 309 et 313-314).

6. Ci-dessus, p. 48. — 7. Le chiffre *6* corrige *5*.

charge, qui étoient : la Vrillière, les chanceliers de Pontchartrain et Voysin, Lamoignon, Verthamon et Montargis[1]. Les trois autres charges avoient aussi leurs vétérans et leurs râpés, mais non chacune en si grand nombre.

Mariage de Maubourg avec une fille du maréchal de Bezons.

Le maréchal de Bezons maria aussi une de ses filles[2], belle et bien faite, à Maubourg, brigadier de cavalerie, et très bon officier[3], veuf depuis un an d'une fille de la Vieuville, mari de la dame d'atour de Mme la duchesse de Berry[4].

Mariage du duc de Melun avec une fille du duc d'Albret.

Le duc de Melun[5] épousa une fille du duc d'Albret[6]. Mme d'Espinoy, sa mère, mit sa fille dans les Rohans[7]; elle étoit Lorraine, comme on a vu souvent; elle vouloit peu à peu poulier[8] son fils à la principauté[9] que son mari avoit toujours eue dans la tête.

1. Saint-Simon copie Dangeau.

2. Marie-Suzanne Bazin de Bezons fut mariée le 20 janvier 1716 (*Dangeau*, p. 268 et 303), et mourut le 20 juin 1726.

3. Jean-Hector de Fay, marquis de la Tour-Maubourg, n'était que colonel du régiment de Ponthieu; il devint brigadier d'infanterie en 1734 et lieutenant-général en mars 1738; il fut nommé chevalier du Saint-Esprit en 1748, eut le gouvernement de Saint-Malo, devint maréchal de France le 24 février 1757, et mourut le 15 mai 1764, à quatre-vingts ans.

4. Marie-Anne-Thérèse de la Vieuville (tome XIX, p. 341, note 2), morte le 19 septembre 1714, était fille d'Anne-Lucie de la Motte-Houdancourt, première femme de René-François, marquis de la Vieuville, et non pas de la seconde, Marie-Louise de la Chaussée-d'Eu d'Arrest, qui fut dame d'atour de Mme de Berry. M. de la Tour-Maubourg se remaria une troisième fois en août 1731 avec une Trudaine, qu'il perdit encore quelques années plus tard.

5. Louis de Melun, prince d'Espinoy, que nous avons vu devenir duc de Melun-Joyeuse en 1714 (tome XXV, p. 124-127).

6. Armande de la Tour d'Auvergne, née le 28 août 1707, mariée le 23 février 1716 (*Dangeau*, p. 319, 323 et 325), morte en couches le 13 avril 1717.

7. On a vu en 1714 (tome XXV, p. 96) le mariage de Mlle de Verchin avec le jeune prince de Soubise.

8. Tome XIV, p. 168.

9. C'est-à-dire, au rang de prince étranger qu'avaient les Rohans, les Lorrains et les Bouillons.

Mariage conclu, puis rompu avec éclat, du marquis de Villeroy avec la fille aînée du prince de Rohan, qui ne le pardonne pas. Il marie sa fille au duc de la Meilleraye, et le marquis de Villeroy épouse la fille aînée du duc de Luxembourg. [*Add S^t-S 1321*].

[*Add.St-S.1322*].

Le mariage du fils aîné[1] du duc de Villeroy fut arrêté avec la fille aînée du prince de Rohan[2]. On a vu plus d'une fois ici ce que de toute leur vie furent l'un à l'autre le maréchal de Villeroy et la duchesse de Ventadour[3], grand père et grand mère de ce mariage. L'affaire publique et les compliments reçus, les Rohans crurent que rien ne la pourroit rompre. Alors ils proposèrent que, en cas que les mâles issus du prince de Rohan ou de son fils vinssent à manquer, cette fille aînée reçût quelque légère augmentation de dot, mais que tous les biens de cette branche passassent à celle de Guémené, et déclarèrent qu'ils les avoient substitués de la sorte[4]. Ce n'étoit pas que le maréchal de Villeroy se souciât de biens, ni qu'il espérât[5] que cette fille vît mourir tous les mâles de sa branche ; mais il ne voulut pas être la dupe des Rohans, moins encore leur valet, et faire un mariage avec une condition qui lui sembla honteuse et qui ne lui fut déclarée qu'après que tout eût été convenu. Il rompit donc avec le plus grand éclat[6]. Mais le vieil amour du maréchal de Villeroy et de la duchesse de Ventadour ne put souffrir un long divorce. Il remit même peu à peu quelque sorte de bienséance entre les Rohans et les Villeroy, qui en firent même les avances pour plaire à Mme de Ventadour ; mais ils[7] ne le pardonnèrent jamais au maré-

1. Louis-François-Anne de Neufville, marquis de Villeroy, puis duc de Retz et duc de Villeroy : tome XVII, p. 196.

2. Louise-Françoise de Rohan-Soubise, plus tard duchesse de la Meilleraye : tome XXIII, p. 314.

3. En dernier lieu dans le tome XXVI, p. 347, et ci-dessus, p. 29.

4. Dangeau dit (p. 316, 6 février) : « On croit que c'est la substitution faite au mariage de M. de Soubise qui a donné occasion à cette rupture. »

5. *Espera* corrigé en *esperast*.

6. *Dangeau*, p. 314 et 316-317 (6, 7 et 8 février) ; *les Correspondants de la marquise de Balleroy*, tome I, p. 76 ; A. de Bonneval, *Lettres de la duchesse de Lorraine à la marquise d'Aulède*, p. 4.

7. Les Rohans.

chal de Villeroy, et furent les sourds mais principaux instigateurs de sa catastrophe[1]. Mais ils s'en cachèrent tant qu'ils purent, à cause de Mme de Ventadour qu'ils avoient un si grand intérêt de ménager et de gouverner, comme ils ont fait toute sa vie, et dont le cœur étoit depuis tant d'années si inséparablement attaché au maréchal de Villeroy. Il eut bientôt lieu d'être dépiqué par la figure, le bien et la naissance, en quoi il ne perdit rien aux Rohans : six semaines après, il maria son petit-fils à la fille aînée du duc du Luxembourg[2]. Les Rohans, de leur côté, ne voulurent pas demeurer en reste. Ils tonnelèrent[3] aisément le duc Mazarin, qui consentit à leur substitution, et le mariage se fit du duc de la Meilleraye, son fils unique, qui n'avoit que quinze ans[4], un mois après celui du marquis de Villeroy avec Mlle de Luxembourg[5].

1. En 1722 : suite des *Mémoires*, tome XIX de 1873, p. 1 et suivantes.

2. Le lendemain même de la rupture avec Mlle de Rohan, on parlait déjà d'un mariage possible avec Mlle de Luxembourg (*Dangeau*, p. 317, 7 février). Celle-ci, Marie-Renée de Montmorency-Luxembourg, née le 21 juillet 1697, épousa le jeune Villeroy le 15 avril 1716, et mourut le 22 décembre 1759. Le contrat de mariage du 14 avril a été publié par A. Vingtrinier, dans *le Dernier des Villeroy*, p. 87-93 ; voyez *Dangeau*, p. 345, qui n'a pas mentionné la célébration du mariage, le *Mercure* d'avril, p. 184-186, et la *Gazette d'Amsterdam*, n° XXXI. Le maréchal de Villeroy donna, le 19, une grande fête aux deux familles dans le magnifique hôtel de Lesdiguières, dont il venait d'hériter (*Dangeau*, p. 366).

3. Tome V, p. 104.

4. Guy-Paul-Jules de la Porte, duc de la Meilleraye, puis de Mazarin : tome XVII, p. 168.

5. Le 4 mai : *Dangeau*, p. 354 et 374 ; *Gazette d'Amsterdam*, n° XXXIX ; *Mercure*, mai, p. 279-280. Le contrat des 26 et 27 avril est mentionné dans les preuves de dom Morice (Archives nationales, MM 759, p. 1042). Les nouveaux époux allèrent passer quelque temps dans la belle maison du cardinal de Rohan à Saverne, mais ne crurent pas devoir faire visite à la cour de Lorraine en passant par Lunéville (A. de Bonneval, *Lettres de la duchesse de Lorraine*, p. 10).

Courtenvaux marie son fils à la dernière fille de la maréchale de Noailles et lui donne sa charge des cent-suisses.

La maréchale de Noailles maria sa huitième et dernière fille[1] au fils de Courtenvaux[2], qui devoit être très riche[3]. Le duc de Noailles obtint pour cela du Régent que le père cédât à son fils sa charge de capitaine des cent-suisses, et d'en conserver les appointements et la survivance[4]. Ainsi le maréchal d'Estrées fut beau-frère de tous deux : du père, mari de sa sœur[5]; du fils, son neveu, qui épousa la sœur de la maréchale d'Estrées.

Je fais donner à la Vrillière voix au conseil de régence. [*Add.StS.1323*].

La[6] Vrillière auroit dû être content de son sort, dont il ne s'étoit pas tant promis lui-même. Je l'avois sauvé seul du naufrage des secrétaires d'État, à force de temps et de bras, et je lui avois fait attribuer à lui seul toutes les fonctions pour lesquelles on ne se pouvoit commodément passer d'un secrétaire d'État[7], et qui s'étendoient par tout le royaume pour tous les ordres en commandement[8],

1. Anne-Louise de Noailles, née le 25 août 1695, mariée au marquis de Louvois en 1716, et veuve en 1719, se remaria secrètement vers 1724 à Jacques-Hippolyte, marquis Mancini (tome XIV, p. 394); son mariage fut déclaré en 1726; elle devint veuve une seconde fois en 1759, et mourut en mai 1773, à soixante-dix-sept ans.

2. François-Macé le Tellier, titré marquis de Louvois, mestre-de-camp du régiment d'Anjou-cavalerie en décembre 1712, capitaine des cent-suisses en 1716, mourut le 24 septembre 1719, dans sa vingt-sixième année.

3. Le mariage fut célébré le 10 mars au soir dans la chapelle du cardinal de Noailles, et la noce se fit le lendemain chez la maréchale (*Dangeau*, p. 319, 327 et 336).

4. Les provisions, du 4 mars 1716 (reg. O[1] 60, fol. 35), stipulaient que M. de Courtenvaux, malgré la démission faite en faveur de son fils, conserverait, sa vie durant, les fonctions et les émoluments de la charge, et en aurait la survivance en cas que son fils vînt à mourir avant lui, ce qui arriva en effet; de plus Mme de Courtenvaux devait jouir sur les revenus de la charge d'une pension de huit mille livres après la mort de son mari.

5. M. de Courtenvaux avait épousé Marie-Anne Catherine d'Estrées (tome XI, p. 18).

6. Ici l'écriture, ou plutôt la plume, change.

7. Ci-dessus, p. 89-90.

8. « On dit qu'un arrêt, qu'une patente, est signé en commande-

outre le secret et la direction de la police de Paris. De cinquième roue d'un chariot qu'il étoit sous le feu Roi, avec une place caponne[1], car sa charge de secrétaire d'État n'avoit que ses provinces et point de département particulier, il étoit devenu un personnage à qui tout le monde avoit affaire. Malgré tant de différences dans la situation nouvelle où il se trouvoit, il avoit un ver qui le rongeoit, et qui, depuis l'expulsion de Pontchartrain, ne lui laissoit point de repos, quoique, depuis la mort du Roi jusqu'à sa dernière chute, Pontchartrain fût devenu un simulacre qu'on ne cessoit de bafouer sans cesse et sans mesure. Mais, tandis qu'à ce prix il entroit encore au conseil de régence, comme secrétaire d'État, où toutefois il n'eut jamais d'autre fonction que de moucher les bougies[2], la Vrillière, avec ce pendant d'oreille[3], n'osa parler de ce qui le tourmentoit. Quand Pontchartrain fut chassé, la Vrillière prit plus de hardiesse, parce qu'il se trouva seul dans le cas, et bientôt après vint à moi comme à son protecteur, sur sa privation de voix au conseil de régence. J'essayai de lui faire entendre raison; mais lui et sa femme revinrent si souvent à la charge, il faut tout dire, pleurèrent tant chez moi l'un et l'autre, que l'amitié l'emporta en[4] moi sur la raison. Je parlai au Régent, qui avoit une facilité et un mépris de toutes choses qui lui en faisoit faire litière, quand il n'étoit pas retenu par quelqu'un, et j'obtins facilement ce que la Vrillière regardoit lors comme le comble de ses vœux[5].

M. de Châtillon

La Vallière[6] vendit alors sa charge de mestre-de-camp

ment quand c'est par un ordre exprès du Roi qu'un secrétaire d'État les signe » (*Dictionnaire de Trévoux*).

1. Tomes III, p. 129, et XXVI, p. 352. — 2. Ci-dessus, p. 232.
3. Expression déjà rencontrée dans le tome XII, p. 148.
4. *En* est en interligne, au-dessus de *chez*, biffé.
5. Dangeau annonce cela le 15 janvier (p. 300), et ajoute qu'il devait commencer à jouir de cet avantage le samedi 18. Il n'en est pas mention dans le procès-verbal du conseil de régence de ce jour-là.
6. On avait imprimé dans la dernière édition *la Vrillière*; il y a

mestre-de-camp général et M. de Clermont-Tonnerre commissaire général de la cavalerie.

général de la cavalerie à M. de Châtillon[1], qui en étoit commissaire général[2], et gendre de Voysin, qui a fait depuis une fortune si grande et si peu espérée, dont l'extrême brillant s'est enfin changé en de tristes ténèbres[3]. Il vendit la sienne au marquis de Clermont-Tonnerre[4].

La charge de secrétaire d'État de la guerre supprimée, celle des affaires étrangères rétablie sans fonction, donnée à Armenonville, qui en paye 400 000 [livres] au chancelier

Je m'impatientois de ce que le Chancelier ne se défaisoit point de sa charge de secrétaire d'État de la guerre, dont il ne faisoit plus aucune fonction depuis l'établissement des conseils. C'étoit la condition sous laquelle le maréchal de Villeroy avoit dans les derniers jours de la vie du Roi arraché pour lui la conservation des sceaux, comme je l'ai raconté en son lieu[5], de la misère de M. le duc d'Orléans ; car c'est le terme qui convient à une telle foiblesse. Je pressois le Régent de finir cela, et à la fin j'en vins à bout. Armenonville, dont j'ai parlé plus d'une fois[6], et duquel j'avois eu lieu d'être content toute ma vie, me vint demander instamment de le servir pour

bien *La Vallière* dans le manuscrit ; c'est Charles-François de la Baume le Blanc (tome V, p. 299), neveu de la carmélite-duchesse.

1. Alexis-Madeleine-Rosalie, comte de Châtillon, que nous avons vu épouser Mlle Voysin en 1711 (tome XX, p. 238).

2. *Dangeau*, p. 306 et 310. — 3. Il venait d'être disgracié en 1744.

4. Gaspard de Clermont, marquis de Clermont-Tonnerre, né le 9 août 1689, capitaine de cavalerie en 1703, eut en 1709 un régiment de son nom, devint brigadier en 1716 et commissaire général de la cavalerie ; il eut le cordon de Saint-Louis en 1720 et celui du Saint-Esprit en 1724, passa maréchal de camp en 1733, lieutenant général en 1734, et eut la même année le gouvernement de Montdauphin ; il acheta en 1736 la charge de mestre-de-camp général de la cavalerie, et le gouvernement de Belfort en 1739 ; nommé maréchal de France le 17 septembre 1747, il fut élevé en juin 1775 à la dignité de duc et pair de France et ne mourut que le 16 mars 1781, à quatre-vingt douze ans. — En 1716, il était marié depuis deux ans à Mlle de Novion, et ce fut avec sa dot qu'il put payer les deux cent soixante mille livres de la charge de commissaire général de la cavalerie (*Dangeau*, p. 310 et 312).

5. Tome XXVII, p. 284-288.

6. En dernier lieu dans le tome XX, p. 287-288.

Voysin. [Add. St-S. 1324.]

obtenir ce qui n'étoit plus qu'une carcasse inanimée de charge, mais qui pouvoit se relever, et passer à son fils[1]. Voysin, qui, jusqu'au dernier moment du Roi, ne s'étoit pas oublié, en avoit obtenu tout à la fin de sa vie un brevet de retenue de quatre cent mille livres sur cette charge[2], et, par la condition obtenue par le maréchal de Villeroy en lui faisant conserver les sceaux, il falloit que la charge fût vendue. J'obtins donc l'agrément pour Armenonville, qui fut pourvu de celle dont Torcy avoit été récompensé en s'en démettant, et donna quatre cent mille livres au chancelier Voysin, qui fut enragé encore, parce qu'il avoit trouvé à la vendre le double. La sienne demeura supprimée en entier, et celle des affaires étrangères n'eut aucune sorte de fonction[3].

Les conseillers d'État prétendent que la place de conseiller d'État est incompatible avec

Cette affaire fit naître une ridicule prétention. Armenonville étoit si avancé dans le Conseil qu'il touchoit presque au décanat; ce décanat emporte honneur et profit. Armenonville étoit d'âge et de santé à en jouir longtemps, et ce n'étoit pas l'intérêt de ceux qui avoient envie d'y parvenir. Les anciens conseillers d'État imagi-

1. Charles-Jean-Baptiste Fleuriau, comte de Morville, succéda en effet à son père comme secrétaire d'État en 1722.

2. Le 6 août 1715, Voysin avait en effet obtenu de Louis XIV un brevet d'assurance de quatre cent mille livres pour sa charge de secrétaire d'État (Archives nationales, reg. O[1] 59, fol. 120 v°), quoique, l'année précédente, le 1er juillet 1714, le Roi lui eût fait don d'une somme de huit cent mille livres pour éteindre le brevet de retenue de pareille somme qu'il avait sur cette même charge (reg. O[1] 58, fol. 138).

3. L'édit portant suppression de la charge de secrétaire d'État dont était pourvu Voysin, daté de janvier 1716 (reg. O[1] 60, fol. 21, et registres du Parlement X[1A] 8715, fol. 104 v°), stipulait que les quatre cent mille livres du brevet de retenue qu'il possédait lui seraient payées par le garde du Trésor royal, lequel récupérerait cette somme sur celui qui devait être pourvu de la charge de secrétaire d'État de M. de Torcy. Les provisions de M. d'Armenonville sont du 3 février (reg. O[1] 60, fol. 22); voyez le *Journal de Dangeau*, p. 300, 302, 303 et 307. Il obtint le 11 mai un brevet d'assurance pareil de quatre cent mille livres (O[1] 60, fol. 69).

la charge de secrétaire d'État et perdent leur procès contre Armenonville*. [*Add.S^tS.1325*].

nèrent une incompatibilité dans les deux places dont il étoit revêtu, et peu à peu la persuadèrent aux autres conseillers d'État. Ils citoient des exemples vrais et faux là-dessus dont pas un ne faisoit au fonds de la chose. Il est vrai que les secrétaires d'État et le contrôleur général des finances étoient si supérieurs en considération, en fonctions, en autorité aux conseillers d'État, qui ne jugent que des procès, que ceux d'entre eux qui sous le feu Roi avoient été pris d'entre les conseillers d'État pour remplir ces grandes places, s'étoient démis de celle de conseillers d'État. Cela même étoit d'autant plus raisonnable que le service du Conseil le demandoit, parce qu'il n'y a que vingt-quatre conseillers d'État de robe, dont il y en a toujours intendants dans les grandes provinces, intendants des finances souvent, prévôts des marchands, dont l'absence des bureaux et du Conseil retarde l'expédition et nuit souvent aux affaires. Un conseiller d'État, devenu secrétaire d'État ou contrôleur général, étoit encore de moins au Conseil, où il n'avoit plus le temps de vaquer, et de plus cette place n'étoit pour lui d'aucune ressource, parce que, venant à déplaire assez pour perdre la principale, il ne se seroit pas réduit à retourner faire le simple conseiller d'État au Conseil et à devenir, comme on dit, d'évêque meunier[1]. Il étoit faux que M. de Croissy, président à mortier au parlement de Paris, quand il fut

1. « On dit proverbialement et figurément *devenir d'évêque meunier*, pour dire, passer d'un état de dignité à un état fort inférieur » (*Académie*, 1718). L'origine de ce dicton serait l'aventure d'un évêque, qui, converti au protestantisme, dut se faire meunier pour vivre. La *Gallia christiana* (tome XII, p. 657) et le *Voyage littéraire de deux bénédictins*, par D. Martène (tome I, p. 47-48) l'attribuent à Jacques Spifame, évêque de Nevers ; d'après le ms. Franç. 22397, fol. 1013, ce serait Jean-Antoine Caracciolo, évêque de Troyes ; enfin le docteur Francus, *Voyage dans le midi de l'Ardèche*, p. 118, dit que ce fut Jean de Saint-Gelais, évêque d'Uzès, qui en fut le héros.

* Cette manchette est placée plusieurs lignes trop haut dans le manuscrit.

secrétaire d'État à la place de M. de Pomponne, se fût défait de sa charge de président à mortier. M. de Croissy eut la charge de président à mortier en [1679] de M. [de Novion[1]], fut en 1679[2] secrétaire d'État, eut en [3] la survivance de sa charge de président à mortier pour M. de Torcy, son fils. En 1689, le Roi ordonna au premier président de Novion de donner la démission de sa charge, moyennant une charge de président à mortier pour son petit-fils M. de Novion, qui, après la Régence, a été premier président. M. de Croissy lui vendit sa charge de président à mortier, et M. de Torcy, qui en avoit la survivance, eut en la place celle de secrétaire d'État de M. de Croissy[4]. Or un secrétaire d'État des affaires étrangères, par ses occupations, et par être nécessairement toujours à la cour et jamais à Paris, est bien moins compatible avec les fonctions journalières de président à mortier que ne le sont les places de secrétaire d'État et de conseiller d'État. Si de là on passe à l'être de ces places, il se trouve que l'être de secrétaire d'État est conseiller d'État. La charge de secrétaire d'État lui en donne le titre, l'entrée et la voix au Conseil, le rang d'ancienneté partout parmi les conseillers d'État du jour qu'il a été secrétaire d'État, et comme secrétaire d'État a rang de conseiller d'État, et n'en a point d'autre. Si par la puissance de leurs charges

1. La date et le nom sont en blanc dans le manuscrit. M. de Croissy fut reçu président à mortier, à la place de M. de Novion devenu premier président, le 23 août 1679 (registres du Parlement, X[1A] 8401, fol. 112, et 8674, fol. 236; voyez aussi ci-dessus, p. 106).

2. En 1680 seulement.

3. Cette date est aussi en blanc; mais il est impossible de l'indiquer, parce qu'il semble bien que M. de Torcy n'eut jamais la survivance de la charge de président à mortier de son père. Cela a déjà été dit dans le tome III, p. 144.

4. André Potier de Novion fut reçu président à mortier à la place de M. de Croissy le 23 novembre 1689 (reg. X[1A] 8406, fol. 295) v°; mais il n'est nullement question de M. de Torcy comme survivancier.

ils ont regardé les places de conseillers d'État au-dessous d'eux, c'est une idée qui a pu entrer dans leur tête, mais qui n'a pas changé l'essence de leurs charges et de leur condition, qui, par ce qui vient d'être expliqué, est homogène aux places de conseillers d'État et ne peut être incompatible avec elles. Aussi les conseillers d'État eurent-ils beau s'assembler, députer au Régent, présenter des mémoires imprimés[1], solliciter les membres du conseil de régence, et l'ancien évêque de Troyes chargé par le Régent d'y rapporter l'affaire, bien défendue par Armenonville, ce dernier y gagna son procès tout d'une voix[2]. Comme sa nouvelle charge ne lui donnoit aucune occupation, il continua ses fonctions de conseiller d'État comme auparavant, et devint doyen du Conseil[3]. Nous lui verrons donner les sceaux dans la suite[4], avec lesquels il ne mourut pas.

Avaray — Avaray[5], bon militaire et rien de plus, fut choisi pour

1. On trouvera les documents relatifs à cette contestation, mémoires, factums, lettres, etc., à la Bibliothèque nationale dans le ms. Clairambault 648, p. 1-36, et dans les manuscrits du fonds Français 16249, fol. 22 à 117, et Nouv. acq. franç. 9735 (ancien Lancelot 104), fol. 198-260. Il y a aussi un mémoire en faveur d'Armenonville dans le registre U 358 aux Archives nationales. Avant d'en parler ici, Saint-Simon l'avait racontée dans la notice du duché de Coislin (*Écrits inédits*, tome VI, p. 249-250). Voyez le *Journal de Dangeau*, p. 318-319, 322, 323, 331 et 335.

2. Procès-verbal du conseil de régence du 10 mars (ms. Franç. 23 665, fol. 30) : « M. l'évêque de Troyes a rapporté la contestation mue depuis quelque temps entre M. d'Armenonville et les conseillers d'État, les derniers prétendant que M. d'Armenonville ne pouvoit, comme secrétaire d'État, garder la commission de conseiller d'État, et M. d'Armenonville au contraire soutenant qu'il n'y avoit point d'incompatibilité entre les deux emplois. L'affaire a été décidée en faveur de M. d'Armenonville. » L'arrêt dressé en conséquence le même jour est dans les registres E 1983, fol. 361, et O[1] 60, fol. 23.

3. Seulement en 1725, après la mort de M. le Peletier.

4. En 1722 : suite des *Mémoires*, tome XVIII, p. 443.

5. Claude-Théophile de Bésiade, marquis d'Avaray : tome XVII, p. 363.

l'ambassade de Suisse[1], et Bonnac pour celle de Constantinople[2]. C'étoit un neveu paternel de Bonrepaus, qui avoit eu l'honneur d'épouser la fille aînée de Biron[3], à la vérité fort chargé d'enfants, et pour rien. Il avoit de l'esprit, de l'expérience et de la capacité dans les négociations, où il avoit passé sa vie, alors assez peu avancée. On l'avoit employé de bonne heure en Allemagne, puis dans le Nord, et en Pologne longtemps, enfin en Espagne, et on avoit eu lieu partout d'en être content. L'emploi délicat, mais fort lucratif, de Constantinople parut tout à la fois une dot et une récompense pour lui.

ambassadeur en Suisse et Bonnac à Constantinople.

Artagnan[4], qui depuis longtemps commandoit les mousquetaires gris sous Maupertuis[5], qui avoit plus de quatre-vingts ans et qui ne s'en mêloit presque plus, lui donna cent cinquante mille livres et en fut capitaine à sa place[6]. Trois mois après, Canillac[7], cousin de celui qui étoit dans le conseil des affaires étrangères, et qui commandoit les mousquetaires noirs sous M. de Vins[8], qui n'étoit guères moins vieux que Maupertuis et qui desiroit fort de se retirer, lui donna aussi cent cinquante mille livres, et fut capitaine à sa place[9]. Ce fut la première fois qu'on ait monté à ces compagnies pour de l'argent. Il est vrai que

Maupertuis et Vins, capitaines des deux compagnies des mousquetaires, se retirent; Artagnan et Canillac leur succèdent.

1. Il avait été désigné pour cette ambassade dès la fin de 1714 (tome XXV, p. 145), mais n'était pas encore parti. Saint-Simon l'avait oublié et, trouvant son nom dans le *Journal de Dangeau*, p. 307, il a redonné cette nomination, comme si elle était récente.

2. Il en est de même pour Bonnac désigné dès le mois d'août 1713 (notre tome XXIII, p. 383).

3. Ci-dessus, p. 300.

4. Joseph de Montesquiou, comte d'Artagnan : tome XVIII, p. 205.

5. Louis de Melun, marquis de Maupertuis : tome I, p. 30.

6. Dangeau annonce cette nouvelle le 12 février (p. 320). Artagnan ne fut reçu à la tête de la compagnie que le 4 avril (*ibidem*, p. 344 et 355).

7. Jean de Montboissier, comte de Canillac : tome XXI, p. 325 et 506.

8. Jean de Vins d'Agoult, marquis de Vins : tome I, p. 40.

9. Au commencement de mai (*Dangeau*, p. 373 et 394).

qui n'eût eu égard qu'au mérite, Maupertuis et Vins n'auroient pas eu de tels successeurs.

Réforme de troupes.

Après bien des projets différents[1], on fit enfin la réforme des troupes. On ne conserva que cent cinquante escadrons de cavalerie à cent maîtres chacun, sans majors ni aumôniers, et les dix-sept escadrons de la Maison du Roi et de la gendarmerie, de laquelle les compagnies furent réduites de soixante à trente-cinq maîtres. On conserva aussi les quatorze régiments de dragons à un escadron chacun, dont la moitié à pied. Le tiers des Suisses fut réformé, en sorte que de dix-huit mille hommes on n'en conserva que douze mille, en ôtant une compagnie par régiment, et les régiments sur le pied étranger, excepté les Suisses, à qui leurs capitulations furent conservées, et les Irlandois, on les mit sur le pied françois, infiniment moins cher[2], en donnant à leurs colonels huit mille livres de pension, en dédommagement de ce qu'ils y perdirent[3].

Querelle, combat, procédure et jugement entre le duc de Richelieu et le comte de Gacé.

Il y eut force bals dans Paris, outre ceux de l'Opéra[4]. Il arriva en l'un de ces derniers une querelle entre le duc de Richelieu et le comte de Gacé[5], fils aîné du maréchal de Matignon. Ils sortirent, se battirent dans la rue de Richelieu et se blessèrent légèrement tous deux[6]. Le Parlement, certain de la foiblesse du Régent, et de la misère

1. Voyez le *Journal de Dangeau*, p. 205, 220, 236-237, 244, pour la réforme des gardes françaises et suisses; les ordonnances pour ces deux corps sont des 18 et 29 novembre 1715.

2. On a vu dans le tome XXVII, p. 123, que le pied des régiments signifiait leur solde, et que celle-ci était plus élevée pour les troupes étrangères que pour les françaises.

3. Saint-Simon prend tout cela à Dangeau, p. 307, 308, 309, 310, 315; voyez aussi le *Journal de Buvat*, tome I, p. 111-112. L'ordonnance de réforme de la cavalerie est du 28 avril 1716. Il est souvent question de la réduction des effectifs des troupes dans les Procès-verbaux du conseil de régence en 1715 et 1716; ms. Franç. 23671.

4. Ci-dessus, p. 296.

5. Louis-Jean-Baptiste de Goyon : tome XVI, p. 175.

6. Le duel eut lieu le soir du 17 février, dans la rue Saint-Thomas

Princes du sang, bâtards, pairs. Épées aux prisons.

des ducs, à qui il ne pardonnoit point de ne pas essuyer toutes ses usurpations avec le dernier respect, se promit bien de profiter du temps et de l'aventure, et sans lettres patentes, comme il est de l'ordre, du droit et de l'usage, se mit à informer, sous prétexte que M. de Richelieu n'étoit pas reçu au Parlement, comme s'il étoit moins pair de France faute de cette réception, après celle de son père. Il y eut en bref un ajournement personnel, et se rendre dans quinzaine à la Conciergerie du Palais[1], avant l'expiration duquel M. le duc d'Orléans les envoya à la Bastille[2]. Ce nonobstant, le Parlement leur fit signifier en leurs domiciles l'ajournement personnel, et de se rendre à la Conciergerie. Ces Messieurs furent fort visités à la Bastille. Cette prétendue noblesse, excitée par M. et Mme du Maine, dont on a parlé en son temps[3], fermentoit toujours, et trouva fort mauvais que les ducs qui alloient voir les deux prisonniers à la Bastille gardassent leurs épées, et qu'ils fussent obligés de laisser les leurs à la porte. Grand bruit, à leur ordinaire; mais de ce bruit il n'en fut autre chose, sinon que le Régent, qui savoit bien ce qui en étoit et devoit être, eut la complaisance de faire perquisition de l'usage, qui se trouva tel qu'il se pratiquoit et que cette prétendue noblesse s'en plaignoit[4]. [*Add.St-S.1326*]

du Louvre, et non pas dans la rue de Richelieu. Saint-Simon lit mal *Dangeau*, p. 322 et 323.

1. *Dangeau*, p. 324, 326 et 328. Saint-Simon avait dans ses Papiers, vol. 68 (aujourd'hui *France* 223), fol. 90, une copie de l'arrêt du Parlement, daté du 27 février, ordonnant aux deux accusés de se rendre sous quinzaine à la Conciergerie.

2. L'ordre est du 4 mars (reg. O[1] 60, fol. 39). et ils y entrèrent le lendemain (*Dangeau*, p. 331 et 332).

3. Tome XXVII, p. 214 et suivantes, et ci-dessus, p. 202.

4. Dangeau écrivait dans son *Journal*, au 26 mars (p. 350) : « On avoit voulu ôter l'épée aux ducs en entrant à la Bastille, et l'ordre en avoit été donné. Ils ont représenté qu'ils ont toujours été en possession de ne point ôter leur épée. Bernaville, gouverneur de la Bastille, a certifié que cette possession étoit véritable, mais qu'il ne savoit point sur quoi elle étoit fondée. Les gens de qualité qui ne sont point ducs

Ainsi elle continua à laisser les épées à la porte de la Bastille, et les ducs à la conserver en entrant dans cette prison et dans toutes les autres où ils vont voir quelqu'un, comme du temps du feu Roi il m'est arrivé au For-l'Évêque[1], sans qu'on y ait songé à me parler de quitter mon épée, ce que je n'aurois pas souffert aussi.

Le Régent qui se plaisoit aux *mezzo termine*, favorables à sa foiblesse et à son goût politique d'abaissement et de confusion, et de tenir tout brouillé, laissa faire le Parlement, et fit seulement écrire une lettre du Roi à chaque prince du sang, bâtard et autre pair, pour se trouver au jugement du duc de Richelieu[2]. Les princes du sang

se sont plaints de ce qu'on vouloit faire cette distinction, et il est certain qu'il y en a beaucoup à qui on ne l'ôtoit point, et ils espèrent qu'ils auront cette distinction-là comme les ducs. »

1. Il a été parlé de cette prison dans le tome XXIV, p. 25.

2. Saint-Simon ne raconte pas toute l'affaire, et, par extraordinaire, ne dit pas que les pairs y intervinrent énergiquement. Ils prétendirent : 1° que le Parlement ne pouvait juger un pair sans avoir reçu des lettres patentes du Roi pour l'y commettre ; 2° que M. de Richelieu, quoique non encore reçu au Parlement, devait être traité comme pair, puisqu'il succédait de droit à son père. Le Régent prescrivit au procureur général de suspendre la signification de l'arrêt d'ajournement jusqu'à ce qu'il eût pris une décision. Cela traina jusqu'au 20 mars, où, le duc d'Orléans ayant cédé, l'ajournement fut signifié (*Œuvres de Daguesseau,* tome VII, p. 616-632, procès-verbaux des séances du Parlement des 9, 10, 16 et 20 mars). Le 26, le duc de Richelieu fit paraître un mémoire pour demander à être jugé en cour des pairs ; de leur côté les pairs en présentèrent un autre pour établir que la connaissance des duels n'était pas particulièrement attribuée au Parlement (vol. Saint-Simon 68, aujourd'hui *France* 223, fol. 115). Cela donna occasion au duc de Richelieu de demander que son procès fût jugé au Grand Conseil, où les affaires qui le concernaient étaient évoquées. Le procureur général Daguesseau répondit à cette dernière prétention par un mémoire qui est inséré dans ses *Œuvres* (tome VII, p. 633-644). On trouvera tous ces documents à la Bibliothèque nationale, mss. Clairambault 720, p. 229-230, 243-250 et 251-281, et Cabinet des titres, Dossiers bleus, vol. 669, fol. 90-105 ; aux Archives nationales, cartons K 619, n° 9, et K 722, n°s 20-68 ; dans les Papiers de Saint-Simon, vol. 50, aujourd'hui *France* 205, fol. 142-157. La demande de

furent piqués de ce que cette qualité se trouva également mise à la suscription de leurs lettres et de celles des bâtards. Monsieur le Duc, M. le prince de Conti et le duc du Maine déclarèrent qu'ils n'iroient point au jugement du duc de Richelieu comme étant ses parents trop proches. Ce fut une défaite que le Régent leur suggéra pour éviter noise[1]. Les princes du sang s'étoient vantés qu'ils empêcheroient les bâtards de traverser le parquet, et, quand ce fut à l'exécution, ils se trouvèrent encore plus contents de cette raison d'en éviter l'occasion, que ne fut le Régent même, qui la leur fournit. Le prince de Dombes[2] et le comte de Toulouse s'y trouvèrent avec les autres pairs. Le Parlement, ne pouvant pis après tout ce qu'il avoit entrepris et usurpé dans cette affaire, ordonna un plus amplement informer, et garder prison deux mois[3]. Quand le jour du jugement définitif s'approcha, il fut dit que le Roi n'écriroit qu'aux pairs et point aux princes du sang, ni à MM. du Maine et de Dombes, comme exclus par leur parenté. M. de Dombes y avoit pourtant assisté une fois ; mais on prit ce milieu pour faire en sorte que

[*Add. St S. 1327*].

[*Add. St S. 1328*].

M. Richelieu n'ayant pas été admise, l'information commença et les conseillers Ferrand et Dreux entrèrent à la Bastille pour interroger les prisonniers et les confronter avec les témoins (Archives nationales, reg. O[1] 60, fol. 72, 74 et 85 ; *Dangeau*, p. 381). Le jugement fut fixé au 17, puis au 19 juin. Le 15, le Régent avait fait expédier une lettre individuelle à chacun des pairs pour assister au jugement ; c'est alors que se produisit le différend entre les princes du sang et les légitimés dont Saint-Simon va parler (reg. O[1] 60, fol. 86-87 ; *Dangeau*, p. 395 et 396). Le greffier Delisle a réuni dans le registre U 358 diverses pièces de la procédure du Parlement relatives à cette affaire.

1. *Dangeau*, p. 397 et 398. Dans l'Addition indiquée ci-contre, n° 1327, Saint-Simon a montré que la parenté des Richelieu avec les Condé et Conti, par Claire-Clémence de Maillé-Brezé, était en réalité très éloignée ; voyez le ms. Clairambault 720, fol. 229, 230 et 243.

2. Il était cependant fils d'une Condé ; mais il pensa qu'à son degré la parenté n'existait plus ; on n'en jugea pas de même par la suite, comme on va le voir.

3. Jugement du 19 juin (*Dangeau*, p. 398).

le comte de Toulouse se laissât persuader de n'y point aller, et d'avoir cette déférence pour les plaintes amères que Monsieur le Duc avoit faites, et continuoit de porter au Régent, de ce que le prince de Dombes et lui s'étoient trouvés à la dernière séance. Le prince de Dombes se vouloit bien exclure de celle-ci comme parent, ainsi que son père, par Mme la duchesse du Maine. Mais le comte de Toulouse, qui n'avoit point cette raison, persista à s'y vouloir trouver[1]. Aussi fit-il, et traversa le parquet. Les pairs, tous convoqués par le Roi, y assistèrent. Il y eut arrêt de plus amplement informer pendant trois mois, et cependant mis en liberté[2]. Ils sortirent le même jour de la Bastille; il y avoit six[3] mois que cela duroit. J'ai cru devoir rapporter cette affaire tout de suite[4].

Querelle et combat entre MM. de Jonzac et de Villette. [*Add.S^tS.1329*].

Dans ce même temps de la querelle du duc de Richelieu et du comte de Gacé, il y eut un badinage de rien entre deux jeunes gens ivres à souper chez M. le prince de Conti à Paris, à[5] quoi eux-mêmes ni personne n'eût pris garde sans la malice des convives, excités par l'exem-

1. *Dangeau*, p. 424 et 428. Le comte de Toulouse n'avait en effet aucune parenté avec les Condé.

2. Jugement du 21 août (*Dangeau*, p. 432).

3. Le chiffre *6* corrige un *3*.

4. Saint-Simon ne raconte pas la fin de l'affaire. Les trois mois écoulés, le Parlement la reprit pour juger définitivement. Les pairs furent convoqués pour le 25 novembre par lettre du 22 (le texte en est dans le registre O[1] 60, fol. 116 v°). On espérait que, pour contenter Monsieur le Duc, le comte de Toulouse se déciderait à n'y pas assister, et le jugement fut encore retardé. Comme le prince tint bon, il fallut bien en passer par là, et le 1er décembre enfin, par un arrêt qui rappela toute la procédure, le Parlement déclara le duc de Richelieu et le comte de Gacé absous de l'accusation de duel, faute de preuves (registres du Parlement, X[1A] 602; ms. Clairambault 485, p. 215-218; *Journal de Dangeau*, p. 496, 498 et 500). Le maréchal de Richelieu parle de ce duel et de son emprisonnement dans ses *Mémoires authentiques*, édition de la Société de l'histoire de France, 1918, p. 169.

5. Avant *à*, il y a *à laquelle eux*, biffé.

ple du maître de la maison, qui leur apprit le lendemain qu'ils avoient eu une affaire la veille, et qui voulut faire semblant de les accommoder. L'un étoit Jonzac, fils d'Aubeterre[1], l'autre Villette, frère de père de Mme de Caylus[2]. Monsieur le Duc, qui ne voulut pas que les maréchaux de France se mêlassent d'une affaire arrivée chez M. le prince de Conti, les envoya chercher deux jours après et les accommoda[3]. Mais ceux qui de rien avoient fait une affaire se mirent si fort après eux, que les familles s'en mêlèrent et les crurent déshonorés s'ils ne se battoient pas. Tous deux y résistèrent ; mais enfin, poussés à bout, ils se battirent en fort braves gens, et montrèrent ainsi que leur résistance ne venoit que de ne savoir pourquoi se battre[4]. Tous deux furent blessés, Villette plus considérablement, et disparurent. Ce fut le premier fruit de l'impunité effective du premier duel de la Régence, sur le quai des Tuileries, en plein jour, de la plus grande notoriété, entre deux hommes qui ne valoient pas, en quoi que ce fût, la peine d'être ménagés[5], et qui en produisit bien d'autres. L'affaire[6] dont je viens de parler avoit trop

1. Nous avons rencontré déjà le comte d'Aubeterre, Pierre Bouchard d'Esparbès de Lussan, dans le tome XIV, p. 6, et son fils Louis-Pierre-Joseph, chevalier puis comte de Jonzac, dans le même volume, p. 351. Il avait épousé en 1713 Mlle Hénault, sœur du président.

2. Ferdinand-Tancrède-Frédéric le Valois de Villette, né vers 1696, était fils de Philippe, marquis de Villette (tome XII, p. 217) et de sa seconde femme Marie-Claire Deschamps de Marsilly ; il avait une des deux lieutenances générales de Poitou. Il alla mourir en Hongrie l'année suivante 1717.

3. L'affaire avait eu lieu vers le 19 ou le 20 février (*Dangeau*, p. 324 et 331-332 ; *Les Correspondants de Balleroy*, tome I, p. 77). Le président Hénault raconte la querelle et ses suites dans ses *Mémoires*, édition Rousseau, p. 150-151.

4. Ils ne se battirent que le 2 avril (*Dangeau*, p. 355, 357 et 358). La *Gazette d'Amsterdam* du 20 mars (n° XXIII) dit que M. de Villette avait d'abord porté plainte devant les maréchaux de France.

5. Celui de Ferrand et de Girardin (ci-dessus, p. 294-295).

6. Le commencement de ce mot surcharge *Vil*[*lette*].

éclaté et trop longtemps pour pouvoir être étouffée. Le Parlement procéda; Villette sortit du royaume et mourut bientôt après[1]; Jonzac se cacha longtemps, et ne se présenta que bien sûr de ce qui arriveroit de son affaire[2]. Il en fut quitte pour une assez longue prison, absous après[3], et ne perdit point son emploi[4]. Cette affaire pourtant réveilla celle de Girardin et de Ferrand, qui furent obligés de s'absenter, et qui à la fin furent condamnés, effigiés, et perdirent leurs emplois[5]. Ce fut un remède qui vint beaucoup trop tard.

Mort de Sourches, ci-devant grand prévôt, et de Lionne, premier

Deux hommes qui étoient devenus fort inutiles au monde, moururent en ce même temps : Sourches, fort vieux, qui avoit cédé à son fils sa charge de grand prévôt[6], et Lionne[7], premier écuyer de la grande écurie,

1. En Hongrie, en 1717, comme il a été dit ci-dessus.

2. Après s'être réfugié à Commercy auprès de M. de Vaudémont, il entra à la Conciergerie de son plein gré, et son affaire vint au Parlement le 5 août; il fut conclu à plus ample informé, et Jonzac resta en prison plusieurs mois (*Dangeau*, p. 422 et 424). On trouvera ci-après, aux Additions et Corrections, deux lettres familières qu'il écrivit pendant sa captivité à M. de Vaudémont, son ancien hôte.

3. Le 26 novembre, nouvel arrêt de plus ample informé pendant un an, et mise en liberté de l'accusé (*Dangeau*, p. 497). L'affaire ne fut pas reprise.

4. Il était lieutenant général de Saintonge, et avait en outre une lieutenance dans une compagnie de gendarmerie.

5. Cela a été dit ci-dessus, p. 295; mais le duel Jonzac-Villette, qui s'était passé le 2 avril, eut peut-être quelque influence sur la sévérité de l'arrêt du 4, qui condamna à mort par contumace Girardin et Ferrand. Saint-Simon a voulu corriger ici l'omission faite plus haut par lui de leur condamnation.

6. Nous avons vu cette cession se faire en 1714 : tome XXIV, p. 377-378. M. de Sourches mourut le 4 mars 1716, à soixante et onze ans (*Gazette*, p. 132; *Dangeau*, p. 331). Il est parlé de sa succession dans le ms. Clairambault 1065, fol. 48-61, factum imprimé.

7. Joachim, comte de Lionne, cousin du ministre : tomes XII, p. 40, et XVII, p. 115. On le trouva, le 30 mars, mort dans son lit (*Dangeau*, p. 352). Le *Mercure* d'avril (p. 179-182) donna un résumé de son existence, qui nous permet de compléter sa biographie : ayant pris à l'université de Valence en 1658 le grade de docteur en droit, il obtint une

qui n'avoit jamais exercé cette charge, et qui passoit sa très obscure vie avec les nouvellistes de Paris[1]. Sainte-Maure[2] crut faire merveilles de faire prendre cette charge à son neveu[3]. Ce n'en étoit pas une pour un homme de sa qualité; mais il y brilla aussi peu que son prédécesseur.

écuyer de la grande écurie, à qui succède le neveu de Sainte-Maure. [*Add St-S. 1330*].

Le duc de Noailles et Rouillé voulurent absolument une chambre de justice contre les financiers[4]. On a vu ce que

Chambre de justice

charge de conseiller au Parlement en janvier 1659; mais, entraîné par son goût pour les voyages, il la vendit dès 1664, alla combattre à Gigeri, obtint une compagnie de chevau-légers en décembre 1665, et servit pendant les années suivantes. Il acheta en décembre 1671 la charge de premier écuyer de la grande écurie, qu'il n'exerça jamais, et eut diverses missions à Berlin, en Pologne, à Vienne et en Russie. Il laissa en mourant une belle bibliothèque. Il avait eu, de Claude Billard, un fils naturel, César-Hugues-Joachim, qui prit le nom de Paulmier de Lionne et put entrer dans les mousquetaires, mais qui mourut assez jeune le 28 février 1724 (Cabinet des titres, Pièces originales, vol. 1783, fol. 154).

1. Saint-Simon n'a pas répété ici l'erreur qu'il avait commise dans les deux endroits indiqués à la note précédente, en attribuant à son cousin Charles-Hugues, fils du ministre, cette fréquentation des nouvellistes. On possède de Joachim un volume de nouvelles de la cour et de l'armée à lui adressées en 1702, et qui passa dans le cabinet de l'abbé de Dangeau (ms. Franç. 22817), et des bulletins de nouvelles qu'il envoyait au prince de Ligne à partir de 1703 (mss. Mazarine 2332 et 2333). La relation d'Audenarde insérée dans le volume supplémentaire du *Mercure* d'août 1708, p. 215-229, lui avait été transmise par M. de Valernod, capitaine au régiment de Navarre; deux lettres que publia le *Mercure* en septembre (p. 121-132) et en octobre 1712 (p. 305-306) avaient encore été fournies par lui. Selon le P. Léonard, il avait pour convive chaque soir un certain abbé Piques, grand nouvelliste (Archives nationales, M 760, 7e vol. des Auteurs, n° 29).

2. Honoré, comte de Sainte-Maure : tome III, p. 205.

3. C'est M. de Sainte-Maure lui-même qui acheta cette charge avec l'intention de la faire passer à son neveu (*Dangeau*, p. 415, avec l'Addition indiquée ci-contre). Celui-ci s'appelait Louis-Marie de Sainte Maure, marquis d'Archiac, eut en effet la survivance de la charge, et épousa en 1720 une fille du partisan Deschiens de la Neuville.

4. Saint-Simon ne va pas s'appesantir sur cette chambre de justice, sur ses actes et sur son résultat, et il n'y reviendra qu'incidemment

contre les financiers.

j'avois pensé là-dessus[1]; mais ces deux hommes étoient maîtres absolus de ce qui étoit finance; cela passa donc au conseil de régence[2]. Lamoignon et Portail, présidents à mortier[3], furent mis à la tête de six maîtres des requêtes, dix conseillers du Parlement, huit maîtres des comptes, et quatre conseillers de la cour des aides[4]. Fourqueux,

dans la suite des Mémoires; elle fit pourtant grand bruit, si l'on en juge par les nombreuses mentions insérées par Dangeau dans son *Journal* depuis le 1er mars (tome XVI, p. 330 et suivantes), par la *Gazette d'Amsterdam*, où il est parlé de ses opérations avec de copieux détails dans presque tous les numéros depuis le n° XXIII de 1716 (même abondance dans la *Gazette de Bruxelles*), et par le *Journal de Buvat*, tome I, p. 126 et suivantes. On possède les procès-verbaux de ses séances à la Bibliothèque nationale, ms. Franç. 10959, et Bibliothèque Mazarine, ms. 2347 et 2348 (exemplaire du procureur général Bouvard de Fourqueux, avec pièces annexes), un journal rédigé par M. d'Ormesson (mss. Franç. 10961 à 10963) et un autre plus sommaire (Archives nationales, K 138, n° 13), des recueils de ses arrêts (Archives nationales, U 774-784, et ms. Franç. 7586), un relevé des déclarations des accusés et un rôle des sommes à payer par les condamnés (mss. Franç. 7584 et 7585), plusieurs répertoires alphabétiques des personnes taxées (ms. Franç. 7587 à 7592, 10964 et 10965, et Nouv. acq. franç. 332, 345 et 9783 à 9785), enfin un recueil de pièces provenant de l'avocat Fréteau (ms. Arsenal 2650). Voir aussi la *Bibliographie historique des finances* par René Stourm, p. 69-70, qui indique les plus importants des documents imprimés contemporains. On publia à Leyde en 1716 un petit volume in-12 intitulé *Relation de la conduite politique de la cour de France sous la nouvelle régence.... où l'on traite particulièrement de l'établissement de la chambre de justice....*, sans nom d'auteur.

1. Tome XXVII, p. 121-122. Villars aussi n'était point partisan d'une chambre de justice.

2. Son établissement fut proposé le 6 mars au conseil de finances et approuvé le 7 par le conseil de régence (ms. Franç. 23672, fol. 36). L'édit, aussitôt dressé, fut scellé le 8 par le chancelier; la chambre des comptes l'enregistra le 9 et le Parlement le 12, après quelques difficultés de forme (notes du procureur général Bouvard de Fourqueux, ms. Mazarine 2347).

3. Chrétien de Lamoignon (tome XI, p. 207) et Antoine IV Portail (tome V, p. 85).

4. Le *Mercure* de mars (p. 276-278) et la *Gazette d'Amsterdam*,

neveu de Rouillé, et procureur général de la chambre des comptes[1], fut procureur général de ce nouveau tribunal. Portail et lui y acquirent beaucoup de réputation par leur intégrité; Lamoignon y gagna de l'argent, et s'y déshonora[2]. L'édit de cette création fut enregistré tel qu'il fut présenté au Parlement le 12 mars[3], et le Chancelier alla le 14 mars faire l'ouverture de ce nouveau tribunal aux Grands-Augustins, où il tint ses séances. La frayeur se mit parmi les financiers[4]. On prétendoit que les traitants avoient profité de dix-huit cents millions[5]. Parmi les assignations qui furent données à ceux qu'on voulut ressasser[6], le duc de Noailles n'oublia pas M. d'Auneuil, maître des requêtes, frère de Mme la maréchale de Lorge[7], dont le père[8] étoit entré en plusieurs affaires du temps de M. Colbert, avoit été depuis garde du Trésor royal avec

(nos XXIV et XXVI) donnèrent les noms de tous ces magistrats. On avait pensé à y faire entrer un président de la chambre des comptes; mais on craignit des difficultés avec ceux du Parlement (A. de Boislisle, *Histoire de la maison de Nicolay*, tome II, Pièces justificatives, nos 738 et suivants).

1. Charles-Michel Bouvard de Fourqueux : tome IX, p. 19. Il avait épousé Marie-Françoise Rouillé du Coudray.

2. Saint-Simon n'aime pas M. de Lamoignon à cause de son rôle dans l'affaire du bonnet (tome XXVI, p. 13).

3. Registres du Parlement, X1A 8715, fol. 152 v°. Le texte de l'édit, qui fut imprimé, est donné dans le n° XXIII de la *Gazette d'Amsterdam*, et a été reproduit par Isambert, *Anciennes lois françaises*, tome XXI, p. 80, avec celui d'une Déclaration explicative du 17 mars (p. 85-99), spécifiant les personnes justiciables de la chambre et déterminant la procédure, et d'une autre Déclaration du 1er avril (p. 99-100) relative aux dénonciations et dépositions faites par les domestiques des accusés.

4. Certains, comme Berthelot de Pléneuf (ci-dessus, p. 157) se sauvèrent à l'étranger; d'autres tâchèrent de négocier leur décharge en abandonnant de grosses sommes; il y en eut même qui se suicidèrent; le *Journal de Buvat* est très prolixe sur ces divers incidents.

5. Dangeau, en donnant ce chiffre (p. 345), le juge exagéré.

6. Ci-dessus, p. 157.

7. Nicolas de Frémont d'Auneuil : tome II, p. 262, note 5, et 273.

8. Nicolas de Frémont : *ibidem*, p. 262.

autant de bonne réputation que ces gens-là en peuvent avoir, et avoit longtemps avant sa mort quitté sa charge et toute affaire, et entièrement apuré ses comptes à la chambre des comptes. Dès que j'appris cette malice, j'allai trouver M. le duc d'Orléans, qui sur-le-champ et devant moi envoya ordre au duc de Noailles de retirer cette assignation et de la lui apporter. Il eut un peu la tête lavée, tout favori qu'il étoit, avec défense de toucher à d'Auneuil en quoi que ce pût être, et l'assignation bien déchirée[1]. Ils avoient tous bien envie d'attaquer Pontchartrain, et M. le duc d'Orléans aussi; mais la considération de son père borna ce dessein aux desirs et aux regrets; M. le duc d'Orléans s'y porta de lui-même; je n'eus ni la peine ni le mérite de parer ce coup[2].

Accident à un œil de M. le duc d'Orléans

Ce prince, qui avoit la vue fort basse[3] et[4] un œil bien moins mauvais que l'autre, jouant à la paume, qu'il aimoit fort en ce temps-ci, se donna sur ce bon œil un coup de raquette qui le mit en danger de le perdre[5]. Mais, s'il le conserva, il n'en fut guères mieux : il n'en vit presque plus le reste de sa vie, et le mauvais œil, dont il se servoit le moins, devint le bon, sans en être meilleur qu'il n'étoit[6].

Payements se commencent.

Il commença à faire faire des payements. Ce qu'il y avoit de plus pressé étoient les ministres de France dans

1. M. d'Auneuil en effet, qui ne s'était jamais mêlé d'affaires de finances, ne pouvait être poursuivi. Le Régent aurait voulu exempter aussi des recherches, au dire de Buvat (*Journal*, tome I, p. 195), les financiers Crozat, Fargès, Maynon, Montargis, Samuel Bernard, Prondre, les quatre Paris, etc., sans doute parce qu'il avait besoin de leur crédit; mais le duc de Bourbon s'y opposa.

2. Voyez ci-après aux Additions et Corrections.

3. Déjà dit dans le tome XIX, p. 229.

4. *Et* est en interligne, au-dessus d'*avoit* biffé, et, comme conséquence, Saint-Simon a biffé *il* avant *se donna*.

5. *Dangeau*, p. 325, 326, 344, 349, 350, 355 et 363.

6. Madame parle en détail de cet accident, de la mauvaise vue de son fils et des raisons qui augmentaient cette infirmité (*Correspondance*, recueil Brunet, tome I, p. 283, 351 et 352; voyez aussi les *Correspondants de la marquise de Balleroy*, tome I, p. 92).

les pays étrangers. Ils étoient tellement en arrière qu'il y en avoit plusieurs qui, depuis plusieurs mois, n'avoient pas de quoi retirer leurs lettres de la poste et les y laissoient[1]. On comprend l'inconvénient de cette misère pour les affaires, et par le mépris où ils ne pouvoient éviter de tomber dans les divers pays où ils étoient employés, et où ils mouroient de faim, après s'être endettés partout. Ce fut aussi par où on commença. On donna aussi quelque chose à la marine[2], qui étoit depuis longtemps pis qu'à sec, moins pour la relever, comme je l'expliquerai bientôt, que pour apaiser un peu le comte de Toulouse et le conseil de marine.

Misère étrange des ministres employés par la France au dehors.

Les délations portées à la chambre de justice attirèrent une mortification à Desmaretz, et un ridicule à qui la lui donna. On se persuada sur ces rapports qu'il avoit caché beaucoup d'argent dans l'abbaye d'Yerres près Paris[3], dont sa sœur étoit abbesse[4]. On y envoya fouiller partout, et on y remua bien de la terre ; on n'y trouva rien du tout. Le rare est qu'aussitôt après le maréchal de Villeroy, ami de Desmaretz de tout temps, fit valoir au Régent une pré-

Mortification, puis don, aussi peu à propos l'un que l'autre, à Desmaretz. [*Add.StS.1331*].

1. Saint-Simon mentionne cela parce qu'il le trouve dans le *Journal de Dangeau*, p. 345, 19 mars. Dès les premières séances du conseil de régence, on lut des lettres de divers ambassadeurs et envoyés, notamment du comte du Luc, ambassadeur à Vienne, réclamant le paiement de leurs appointements, et exposant leur détresse (voyez ci-dessus, p. 157, où il a déjà dit la même chose). On trouvera aux Additions et Corrections une lettre du Régent au comte du Luc à ce sujet.

2. Et aussi aux troupes : il y a dans la collection Delisle (reg. U 357, au 16 septembre 1715) une curieuse estampe qui représente la distribution aux troupes de l'argent que leur envoie le Régent.

3. L'abbaye d'Yerres, à quelque distance de Corbeil, avait été fondée au douzième siècle pour des religieuses bénédictines. L'abbé Alliot a écrit son *Histoire*, Paris, 1899. Saint-Simon écrit *Hieres*, comme on l'orthographiait fréquemment alors.

4. Non pas sa sœur, mais sa fille, Marie-Thérèse Desmaretz, qui avait eu cette abbaye en 1709 (Saint-Simon lit mal Dangeau, p. 353). Cette maison était entièrement ruinée depuis les guerres de la Fronde, et on espérait que le contrôleur général aiderait à la rétablir (*Mémoires de Sourches*, tome XII, p. 32).

tendue promesse du feu Roi à Desmaretz de lui donner cent mille écus au prochain renouvellement des fermes générales. Le Roi étoit mort auparavant, et Desmaretz avoit été chassé. Dans l'extrême disette où on étoit d'argent, dont on avoit besoin pour tant de choses également importantes et pressées, et le Régent par aucun coin tenu d'acquitter de pareilles grâces du feu Roi, il eut la foiblesse de se laisser entraîner aux propos du maréchal de Villeroy, et de faire payer Desmaretz de ce don à mille pistoles par mois[1].

Cheverny gouverneur de M. le duc de Chartres *ad honores*.

Ce prince choisit Cheverny[2] pour gouverneur de Monsieur son fils. Il étoit homme de qualité et fort capable de faire quelque chose de bon d'un pupille qui lui auroit été sérieusement remis; mais il avoit depuis longtemps de Court[3], dont le nom n'étoit point faux, et qui de plus étoit un pédant achevé[4]. Son frère[5]

1. Saint-Simon a déjà dit cela ci-dessus, p. 95, et en effet cette libéralité remontait au mois de septembre 1715, tandis que les fouilles de l'abbaye d'Yerres n'eurent lieu qu'en avril 1716.

2. Louis de Clermont-Monglat, comte de Cheverny: tome VI, p. 358; nous l'avons vu ci-dessus, p. 67, désigné pour faire partie du conseil des affaires étrangères.

3. Claude-Élisée de Court de la Bruyère, né le 15 février 1666, garde-marine en 1683, enseigne de vaisseau en 1686, lieutenant en 1688 et capitaine de vaisseau en 1695, avait eu la croix de Saint-Louis en 1705. Louis XIV l'avait nommé chef d'escadre dans les derniers temps de son règne (5 août 1715). Il passa lieutenant général en mars 1728, et fut nommé vice-amiral en février 1750, alors qu'il avait déjà quatre-vingt-quatre ans; il mourut le 19 août 1752. Il était peu estimé comme marin (*Mémoires de Luynes*, tome V, p. 362).

4. Il était neveu de Somaise, l'auteur du *Dictionnaire des précieuses*.

5. Charles-Caton de Court (on a souvent pris son prénom de Caton pour son nom patronymique), né en mars 1655, avait été chargé de concourir à l'éducation du duc du Maine et resta ensuite comme secrétaire de ses commandements; il mourut le 16 août 1694, au camp de Vignamont, où il avait accompagné le jeune prince. On lui attribue une *Relation de la bataille de Fleurus* imprimée en 1690. Il y avait un troisième frère, qui était dans les ordres.

avoit toujours été au duc du Maine, et y étoit mort[1]. [Add. St-S. 1332].
C'en étoit assez pour avoir toute la confiance de Mme la duchesse d'Orléans, qui n'avoit d'yeux que pour ses frères, et qui de préférence à tout vouloit inculquer à son fils sa manie là-dessus. Ainsi Cheverny ne fut mis que *ad honores*, ravi[2] de n'en avoir ni les soins ni la peine, et qui laissa faire de Court sans se mêler de rien. M. le duc d'Orléans, partie connoissance de ce qu'il avoit à espérer de Monsieur son fils, partie négligence, laissa faire. Mme la duchesse d'Orléans réussit à la vérité parfaitement à coiffer son fils de la bâtardise. Du reste on voit comment cette éducation a réussi[3].

Le Roi sortit pour la première fois des Tuileries pour aller au Palais-Royal voir Madame, M. et Mme la duchesse d'Orléans[4]. Quelque temps après, il sortit pour la seconde fois, et alla voir Mme la duchesse de Berry au Luxembourg[5]. Les prétentions et l'indécision firent ôter le strapontin[6] de son carrosse pour n'y laisser que les deux fonds. Le Roi étoit étouffé au derrière par Mme de Ventadour et le duc du Maine. Au devant ses deux fils[7] et Mme de Ville-

1. Saint-Simon a fait son éloge en quelques mots dans l'Addition indiquée ci-contre, écrite à l'occasion de la mention de sa mort en 1694.

2. Avant *ravi*, il a biffé *qui fut*.

3. En 1746, à l'époque où Saint-Simon écrit, le duc d'Orléans, fils du Régent, est retiré depuis quatre ans à l'abbaye de Sainte-Geneviève et y mène la vie d'un anachorète plus que d'un prince.

4. C'est le 10 février qu'il fit cette première visite (*Dangeau*, p. 319).

5. Cette visite avait été fixée au 6 mars; mais les compétitions des grands officiers la firent remettre à plus tard ; elle n'eut lieu que le 20, après qu'on eût pris le mezzo-termine dont Saint-Simon va parler (*Dangeau*, p. 333 et 346).

6. Saint-Simon écrit *estrapontin*, et le *Dictionnaire de l'Académie de 1718* donne le mot aux deux formes, avec cette définition à la seconde : « *Strapontin*, siège garni que l'on met sur le devant des carrosses coupés ou aux portières des grands carrosses. »

7. Le prince de Dombes et le comte d'Eu.

fort[1], sous-gouvernante, c'est-à-dire toutes personnes sans droit aucun d'y être, excepté la duchesse de Ventadour.
[*Add. St-S. 1333*]. J'ai expliqué ailleurs[2] les deux règles des places du carrosse, celle de droit et celle de nécessité; mais la confusion sur tout étoit uniquement en règne, et s'y établit de plus en plus.

Mme la duchesse de Berry usurpe des honneurs qu'elle ne conserve pas. Son démêlé avec M. le prince de Conti. [*Add. St-S. 1334*].

Mme la duchesse de Berry en profitoit de son côté pour usurper tous les honneurs de reine, malgré les représentations de Mme de Saint-Simon et les dégoûts dont elle l'assura que de telles entreprises seroient suivies. Elle marcha dans Paris avec des timbales[3] sonnantes, et tout du long du quai des Tuileries[4], où le Roi étoit. Le maréchal de Villeroy en porta le lendemain ses plaintes à M. le duc d'Orléans, qui lui promit que, tant que le Roi seroit dans Paris, on n'y entendroit d'autres timbales que les siennes, et oncques depuis Mme la duchesse de Berry n'y en a eu[5]. Elle alla aussi à la Comédie, y eut un dais dans sa loge, quatre de ses gardes sur le théâtre, d'autres dans le parterre, la salle bien plus éclairée qu'à l'ordinaire, et fut avant la comédie haranguée par les comédiens[6]. Cela

1. Marie-Suzanne de Valicourt : tome XX, p. 306.

2. Pas dans les *Mémoires* (voyez ci-dessus, p. 40 et 322), mais dans l'Addition indiquée ci-contre.

3. Tome I, p. 260.

4. C'était la partie du quai qui s'étendait le long du jardin depuis le Pont Royal.

5. Dangeau ne parle pas de cet incident, que nous ne connaissons que par Saint-Simon. A cette façon de faire de la duchesse, il y avait cependant un précédent : quand en 1626, Gaston d'Orléans fit son arrangement avec Louis XIII, il obtint quatre-vingt gardes françaises et vingt-quatre suisses, avec le droit de marcher devant lui tambour battant, les dimanches et jours de fête, dans Paris, même si le Roi s'y trouvait. En août 1713, la duchesse de Berry avait déjà marché dans Paris en cet appareil; mais le Roi n'y était pas (*Gazette d'Amsterdam*, n° LXX ; *Correspondance de Mme de Maintenon*, recueil Bossange, tome II, p. 427).

6. Dangeau raconte cela en effet le 2 mars (p. 330), mais sans commentaire; c'est à ce propos que Saint-Simon a fait l'Addition indiquée

fit un étrange bruit dans Paris, comme avoit fait son haut dais au parterre de l'Opéra[1]. Néanmoins elle n'osa retourner aux spectacles de la sorte; mais, pour ne pas reculer aussi, elle renonça à voir la comédie dans son lieu ordinaire, et elle prit à l'Opéra une petite loge où elle n'étoit qu'à peine aperçue, et comme incognito. Elle ne le vit plus ailleurs, et comme la Comédie venoit jouer sur le théâtre de l'Opéra pour Madame[2], cette petite loge servit pour les deux spectacles. Allant un jour à l'Opéra, ses gardes firent arrêter le carrosse de M. le prince de Conti, qui y arrivoit, et maltraitèrent son cocher, ce prince étant dans son carrosse. La vérité est[3] que ce n'étoit qu'entreprises de toutes parts. Les princes du sang n'osoient pas nier tout à fait leur devoir d'arrêter devant les filles de France; car il n'y avoit point de fils de France alors; mais ils les évitoient, et de fait ne vouloient point arrêter devant elles. D'autre part, c'étoit bien assez de le faire arrêter de haute lutte, sans maltraiter son cocher, lui dans son carrosse. Il s'en plaignit au marquis de la Rochefoucauld, capitaine des gardes de Mme la duchesse de Berry[4], qui n'eut pas l'esprit de lui répondre de manière à le contenter et à faire tomber la chose. M. le prince de Conti, piqué, s'adressa à M. le duc d'Orléans, qui obligea Mme la duchesse de Berry de le prier de venir chez elle. Il y vint; la conversation se passa en public fort mal à propos, et, pour en dire le vrai, avec

ci-contre; voir aussi le *Mercure* de mars, p. 180. C'était la première fois que la duchesse de Berry allait à la Comédie depuis la mort de Louis XIV; le 1er décembre, elle avait déclaré, ainsi que Madame, qu'elle attendrait l'expiration des six mois de grand deuil (*Dangeau*, p. 253).

1. Ceci se passa plus tard, en 1718 (suite des *Mémoires*, tome XVI de 1873, p. 119).

2. Madame ne voulait point voir les spectacles, qu'elle aimait beaucoup, ailleurs qu'à l'Opéra (*Dangeau*, tome XVI, p. 390).

3. Le verbe *est*, oublié, a été remis en interligne.

4. Ci-dessus, p. 222.

tout son esprit, elle s'en tira fort mal ; elle fit des reproches à ce prince de ne s'être pas adressé à elle ; elle voulut accuser le cocher et excuser son garde ; puis, voyant qu'elle ne réussissoit pas et que M. le duc d'Orléans vouloit être obéi, elle dit à M. le prince de Conti que, puisqu'il vouloit que ce[1] garde allât en prison, il y iroit, mais qu'elle le prioit qu'il n'y fût guères[2]. Cela fut pitoyable. En effet, à peine le garde se fut-il remis, qu'il sortit à la prière de M. le prince de Conti[3]. Le point étoit qu'on l'avoit fait arrêter, qu'il n'osoit le contester ni s'en plaindre. Voilà pour le rang à couvert et bien décidé ; le reste étoit une sottise dont il falloit savoir sortir galamment.

S'abandonne à Rions. Quel est Rions.

Après maintes passades, elle s'étoit tout de bon éprise de Rions[4], jeune cadet de la maison d'Aydie[5], fils d'une sœur de Mme de Biron[6], qui n'avoit ni figure ni esprit.

1. Avant *ce*, il a biffé *alla[st]*.

2. Voici comment Dangeau raconte l'incident (p. 348) : « Sur l'affaire qu'il y eut, ces jours passés, des gardes de Mme la duchesse de Berry, qu'on prétendoit qui avoient battu le cocher de M. le prince de Conti, lui étant dedans son carrosse, et dont le prince de Conti s'étoit plaint à M. le duc d'Orléans, Mme la duchesse de Berry écrivit une lettre à M. le prince de Conti, lui donnant un rendez-vous le soir pour s'éclaircir, et M. le prince de Conti alla le soir la trouver au Luxembourg. Elle voulut lui parler en présence de beaucoup de dames, lui fit des reproches de ce qu'il ne s'étoit pas adressé à elle-même, puisqu'il croyoit avoir sujet de s'en plaindre. Elle justifia un peu ses gardes ; elle accusa son cocher à lui d'avoir eu tort ; mais la conversation finit par lui dire que, puisqu'il vouloit que le garde fût en prison, on l'y mettroit, mais qu'elle le prioit qu'il n'y fût pas longtemps. » On voit que Saint-Simon n'a fait que paraphraser Dangeau.

3. *Ibidem*, p. 348.

4. Ci-dessus, p. 224.

5. Bonne maison originaire de Béarn, et transplantée en Périgord, où elle a formé de nombreuses branches ; il y en a une généalogie aux Archives nationales, M 268. Saint-Simon écrit tantôt *Aidie* et tantôt *Aydie*.

6. M. de Rions était le second fils d'Amé-Blaise d'Aydie, comte de Ribérac, et de Marguerite-Louise-Thérèse-Diane de Bautru de Nogent, sœur de la marquise de Biron dont il a été parlé ci-dessus, p. 300 ; elle mourut le 6 février 1732.

C'étoit un gros garçon court[1], joufflu, pâle, qui avec force bourgeons ne ressembloit pas mal à un abcès[2]. Il avoit de belles dents, et n'avoit pas imaginé causer une passion qui en moins de rien devint effrénée, et qui dura toujours, sans néanmoins empêcher les passades et les goûts de traverse. Il n'avoit rien vaillant, mais force frères et sœurs[3] qui n'en avoient guères davantage. M. et[4] Mme de Pons[5], dame d'atour de Mme la duchesse de Berry, étoient de leurs parents[6], et de même province[7]. Ils firent venir ce

Il la maîtrise fort durement. Contrastes de Mme la duchesse de Berry avec elle-même et dans le monde et aux Carmélites. [*Add.StS.1335*].

1. Les mots *garçon court* ont été ajoutés sur la marge à la fin d'une ligne.

2. Madame, en 1719 (*Correspondance*, recueil Brunet, tome II, p. 146) faisait ainsi son portrait : « Il n'a ni figure ni taille ; il a l'air d'un fantôme des eaux (ailleurs, recueil Jæglé, tome III, p. 124, elle dit *d'un ondin*) ; car il est vert et jaune de visage. Il a la bouche, le nez et les yeux comme les Chinois ; on pourroit le prendre pour un magot plutôt que pour un gascon qu'il est. Il est fat et n'a pas du tout d'esprit ; une grosse tête enfoncée entre de larges épaules ; on voit dans ses yeux qu'il n'y voit pas bien. En somme, c'est un drôle fort laid ; mais on dit qu'il est très vigoureux, et cela charme toutes les femmes débauchées. » Dans une autre lettre (recueil Brunet, tome II, p. 176), elle l'appelle « la tête de crapaud ».

3. Un de ses frères (certains disent cousin) fut ce chevalier d'Aydie, si connu par ses relations avec Mlle Aïssé.

4. Les mots *M. et* ont été ajoutés en interligne.

5. Il a été parlé ci-dessus, p. 45, de Mme de Pons. Son mari, Louis de Pons-Saint-Maurice, dit le marquis de Pons, avait eu en 1711 la charge de maître de la garde-robe du duc de Berry. C'est par erreur que dans le tome XX, p. 216, note 2, nous avons attribué cette charge à Renaud-Constant, marquis de Pons-la-Caze ; cette erreur a été répétée dans nos tomes XXI, p. 343, XXIII, p. 52, XXIV, p. 260, et XXVI, p. 201, où il s'agit toujours du marquis de Pons-Saint-Maurice. Celui-ci ne mourut qu'après 1770, plus qu'octogénaire.

6. Leur parenté, assez éloignée d'ailleurs, pouvait venir de ce que la mère de Mme de Pons était fille d'une Marie de Caumont-la-Force, et que celle de M. de Rions était fille elle-même de Diane-Charlotte de Caumont-Lauzun.

7. La maison de Pons, établie dans le Périgord, et dont la généalogie remontait authentiquement au treizième siècle, possédait déjà à cette époque la baronnie de Saint-Maurice, dans l'élection de Périgueux.

jeune homme, qui étoit lieutenant de dragons, pour tâcher d'en faire quelque chose. A peine fût-il arrivé que le goût se déclara, et qu'il devint le maître à Luxembourg. M. de Lauzun, dont il étoit petit neveu[1], en rioit sous cape. Il étoit ravi : il se croyoit renaître en lui à Luxembourg, du temps de Mademoiselle ; il lui donnoit des instructions. Rions étoit doux et naturellement poli et respectueux, bon et honnête garçon. Il sentit bientôt le pouvoir de ses charmes, qui ne pouvoient captiver que l'incompréhensible[2] fantaisie dépravée d'une princesse. Il n'en abusa avec personne, et se fit aimer de tout le monde par ses manières; mais il traita Mme la duchesse de Berry comme M. de Lauzun avoit traité Mademoiselle[3]. Il fut bientôt paré des plus belles dentelles et des plus riches habits, plein d'argent, de boîtes, de joyaux et de pierreries. Il se faisoit desirer ; il se plaisoit à donner de la jalousie à sa princesse, à en paroître lui-même encore plus jaloux ; il la faisoit pleurer souvent. Peu à peu il la mit sur le pied de n'oser rien faire sans sa permission, non pas même les choses les plus indifférentes. Tantôt prête de sortir pour l'Opéra, il la faisoit demeurer ; d'autres fois, il l'y faisoit aller malgré elle. Il l'obligeoit à faire bien à des dames qu'elle n'aimoit point ou dont elle étoit jalouse, mal à des gens qui lui plaisoient et dont il faisoit le jaloux. Jusqu'à sa parure, elle n'avoit pas la moindre liberté. Il se divertissoit à la faire décoiffer ou lui faire changer d'habit quand elle étoit toute prête, et cela si souvent, et quelquefois si publiquement, qu'il l'avoit

1. Sa grand'mère maternelle, la marquise de Nogent, était la propre sœur du duc de Lauzun : ci-dessus, p. 377, note 6.

2. Saint-Simon a écrit *incomprensible*.

3. Madame elle-même (*Correspondance*, recueil Brunet, tome II, p. 146 et 152) reconnaît implicitement l'empire que Rions avait pris sur la duchesse de Berry ; mais, en somme, sauf des allusions très nombreuses dans tous les Mémoires du temps à ses relations avec elle, on n'a pas de renseignements aussi précis que ceux que va donner Saint-Simon.

accoutumée à prendre le soir ses ordres pour la parure et l'occupation du lendemain, et le lendemain il changeoit tout, et la princesse pleuroit tant et plus. Enfin elle en étoit venue à lui envoyer des messages par des valets affidés; car il logea presque en arrivant au Luxembourg; et ces messages se réitéroient plusieurs fois pendant sa toilette, pour savoir quels rubans elle mettroit; ainsi[1] de l'habit et des autres parures, et presque toujours il lui faisoit porter ce qu'elle ne vouloit point. Si quelquefois elle osoit se licencier à la moindre chose sans son congé, il la traitoit comme une servante, et les pleurs duroient quelquefois plusieurs jours. Cette princesse si superbe, et qui se plaisoit tant à montrer et à exercer le plus démesuré orgueil, s'avilit à faire des repas avec lui et des gens obscurs, elle avec qui nul homme ne pouvoit manger s'il n'étoit prince du sang. Un jésuite, qui s'appeloit le P. Riglet[2], qu'elle avoit connu enfant et qui l'avoit toujours cultivée depuis, étoit admis dans ces repas[3] particuliers sans qu'il en eût honte, ni que Mme la duchesse de Berry en fût embarrassée. Mme de Mouchy, dont j'ai parlé ailleurs[4], étoit la confidente de tous ces étranges particuliers; elle et Rions mandoient les convives et choisissoient les jours. La Mouchy raccommodoit souvent sa princesse avec son amant, qui en étoit mieux traitée qu'elle[5], sans qu'elle osât s'en apercevoir, de crainte d'un éclat qui lui auroit fait perdre un amant si cher et une confidente si nécessaire. Cette vie étoit publique : tout à

1. Avant *ainsy*, il a biffé le même mot, mal écrit.

2. Charles Riglet, entré au noviciat en 1674 ; en 1702 il remplaça le P. Broussamin comme confesseur des prisonniers de la Bastille (Depping, *Correspondance administrative*, tome II, p. 754). Il mourut le 7 mars 1733. Voyez aux Additions et Corrections.

3. Avant *repas*, Saint-Simon a biffé *honteux*.

4. Tome XXIII, p. 222.

5. Les relations de Mme de Mouchy avec Rions n'étaient ignorées de personne. Madame les reconnaît pleinement (recueil Brunet, tome II, p. 146 et 153).

Luxembourg s'adressoit à M. de Rions, qui de sa part avoit grand soin d'y bien vivre avec tout le monde, même avec un air de respect qu'il refusoit, même en public, à sa seule princesse. Il lui faisoit devant le monde des réponses brusques qui faisoient baisser les yeux aux spectateurs, et rougir ceux de Mme la duchesse de Berry, qui ne contraignoit point ses manières soumises et passionnées pour lui devant les compagnies. Le rare est que, parmi cette vie, elle prit un appartement aux Carmélites du faubourg Saint-Germain[1], où elle alloit quelquefois les après-dînées, et toujours coucher aux bonnes fêtes[2], et souvent y demeuroit plusieurs jours de suite[3]. Elle n'y menoit que deux dames[4], rarement trois, presque point de domestique; elle mangeoit avec ses dames de ce que le couvent lui apprêtoit, alloit au chœur ou dans une tribune à tous les offices du jour, et fort souvent de la nuit, et, outre les offices, elle y demeuroit quelquefois longtemps en prières, et y jeûnoit très exactement les jours d'obligation. Deux carmélites de beaucoup d'esprit, et qui connoissoient le monde, étoient chargées de la recevoir et d'être souvent auprès d'elle. Il y en avoit une fort belle; l'autre l'avoit été aussi. Elles étoient assez jeunes, surtout la plus belle, mais d'excellentes religieuses, et des saintes,

1. L'ancien couvent de la rue du Bouloi, si cher à la reine Marie-Thérèse, qui avait été transféré en 1689 à la rue de Grenelle (nos tomes XII, p. 7, et XXII, p. 164).

2. On a vu tome XVI, p. 140, ce que signifiait cette locution.

3. Elle y alla coucher pour la première fois le 31 octobre, et n'en revint que le lendemain à quatre heures; elle y retourna l'après-midi du jour de Noël. En avril 1716, elle y passa le mercredi, le jeudi et le vendredi saints; puis, on la voit encore s'y installer toute la semaine sainte de 1718, et jeûner même au pain et à l'eau le vendredi (*Dangeau*, tomes XVI, p. 225, 226, 270, 358 et 359, et XVII, p. 284, 285, 289 et 291); voyez aussi les *Lettres de Madame*, recueil Brunet, tome I, p. 430, et les *Lettres de la duchesse de Lorraine*, par A. de Bonneval, p. 85, 90 et 95).

4. A Pâques 1716, elle y avait emmené Mmes de Mouchy et d'Aydie (*Dangeau*, p. 359).

qui faisoient cette fonction fort malgré elles. Quand elles furent devenues plus familières, elles parlèrent franchement à la princesse, et lui dirent que, si elles ne savoient rien d'elle que ce qu'elles en voyoient, elles l'admireroient comme une sainte, mais que d'ailleurs elles apprenoient qu'elle menoit une étrange vie, et si publique qu'elles ne comprenoient pas ce qu'elle venoit faire dans leur couvent[1]. Mme la duchesse de Berry rioit et ne s'en fâchoit point. Quelquefois elles la chapitroient, lui nommoient les gens et les choses par leurs noms, l'exhortoient à changer une vie si scandaleuse, et, avec esprit et tour, poussoient ou enrayoient à propos, mais jamais sans lui avoir parlé ferme. Elles le contoient après à celles de ses dames qui étoient les plus propres à goûter leurs peines sur l'état de Mme la duchesse de Berry, qui ne cessa de vivre comme elle faisoit à Luxembourg et aux Carmélites, et de laisser admirer un contraste aussi surprenant[2], et qui du côté de la débauche augmenta toujours. Rions lui fit venir de sa province une de ses sœurs, mariée à M. d'Aydie[3], pour remplir la place de Mme de Brancas la mère[4], de laquelle j'ai quelquefois fait mention, à qui le feu Roi avoit donné une place de dame auprès d'elle, et qui étoit toujours

Mme d'Aydie dame de Mme la duchesse de Berry au lieu de la mère du marquis de

1. Le duc de Luynes raconte (*Mémoires*, tome XI, p. 255) que l'une d'elles, appelée Mme Pulchérie, lui dit un jour : « Je vous crois une sainte, quand je vous entends parler ; mais je ne le crois plus, quand j'entends parler de vous. »

2. Le *Mercure* de 1716 (janvier, p. 93-96, mars, p. 170-172, et avril, p. 152-154) et la *Gazette* de 1719 (p. 192) mentionnent d'autres dévotions, des visites d'églises, des pains bénits offerts par elle, etc.

3. Marie-Françoise-Angélique d'Aydie de Rions, mariée à Antoine, dit le comte d'Aydie, qui passa au service d'Espagne à la suite de la conspiration de Cellamare, y devint lieutenant général des armées, et capitaine général de la Vieille-Castille en 1741 ; il mourut en Périgord le 3 juillet 1764, à soixante-dix-huit ans. Sa femme nommée dame de la duchesse de Berry en février 1716, mourut à dix-neuf ans le 18 septembre 1717. La princesse l'emmenait souvent avec elle aux Carmélites (*Dangeau*, tome XVI, p. 339, 387, 429 et 482).

4. Dorothée de Cheylus de Saint-Jean : tome XXIV, p. 222.

Brancas, qui rend sa place.

Vie, journées et conduite personnelle de M. le duc d'Orléans.

demeurée en Provence, où elle étoit retournée quand elle y fut nommée, et finalement n'en voulut point revenir[1].

Mme la duchesse de Berry rendoit avec usure à Monsieur son père les rudesses et l'autorité qu'elle éprouvoit de Rions, sans que la foiblesse de ce prince en eût moins d'assiduité, de complaisance, il faut le dire, de soumission et de crainte pour elle. Il étoit désolé du règne public de Rions et du scandale de sa fille; mais il n'osoit en souffler, et si quelquefois, [lorsque] quelque scène également forte et ridicule entre l'amant et la princesse avoit percé en public, M. le duc d'Orléans osoit en faire quelque représentation, il étoit traité comme un nègre, boudé plusieurs jours, et bien empêché comment faire sa paix[2]. Il n'y avoit jour qu'ils ne se vissent, le plus souvent au Luxembourg. Il est temps de parler un peu des occupations publiques et particulières du Régent, de sa conduite, de ses parties, de ses journées. Toutes les matinées étoient livrées aux affaires, et les différentes sortes d'affaires avoient leurs jours et leurs heures. Il les commençoit seul avant de s'habiller, voyoit du monde à son lever, qui étoit court et toujours précédé et suivi d'audiences, auxquelles il perdoit beaucoup de temps; puis ceux qui étoient chargés plus directement d'affaires le tenoient successivement jusqu'à deux heures après midi. Ceux-là étoient les chefs des conseils, la Vrillière, bientôt après le Blanc[3], dont il se servoit pour beaucoup d'espionnages, ceux avec qui il travailloit sur les affaires de la Constitution, celle du Parlement, d'autres qui survenoient; souvent Torcy pour les lettres de la poste; quelquefois le maréchal de Villeroy, pour piaffer[4]; une fois la semaine, les ministres

1. Déjà dit dans le tome XXVI, p. 439.

2. Cette façon de faire de la princesse à l'égard de son père a déjà été mentionnée dans le tome XXII, p. 47-48.

3. Louis-Claude le Blanc, membre du conseil de la guerre (ci-dessus, p. 72).

4. Pour faire de l'ostentation : tome V, p. 362.

étrangers; quelquefois les conseils; la messe dans sa chapelle en particulier quand il étoit fête ou dimanche. Les premiers temps, il se levoit matin; ce qui se ralentit peu à peu, et devint après incertain et tardif, suivant qu'il s'étoit couché. Sur les deux heures ou deux heures et demie, tout le monde lui voyoit prendre du chocolat; il causoit avec la compagnie. Cela duroit selon qu'elle lui plaisoit; le plus ordinaire en tout n'alloit pas à demi-heure. Il rentroit et donnoit audience à des dames et à des hommes, alloit chez Mme la duchesse d'Orléans[1], puis travailloit avec quelqu'un ou alloit au conseil de régence; quelquefois il alloit voir le Roi, le matin rarement[2], mais toujours matin ou soir, avant ou après le conseil de régence, et l'abordoit, lui parloit, le quittoit avec des révérences et un air de respect qui faisoit plaisir à voir au Roi lui-même, et qui apprenoit à vivre à tout le monde. Après le Conseil, ou sur les cinq heures du soir, s'il n'y en avoit point[3], il n'étoit plus question d'affaires; c'étoit l'Opéra ou Luxembourg, s'il n'y avoit été avant son chocolat, ou aller chez Mme la duchesse d'Orléans, où quelquefois il soupoit[4], ou sortir par ses derrières, ou faire entrer compagnie par les mêmes derrières, ou, si c'étoit en belle saison, aller à Saint-Cloud ou en d'autres campagnes, tantôt y souper, tantôt à Luxembourg ou chez lui. Quand Madame étoit à Paris, il la voyoit un moment avant sa messe; et, quand elle étoit à Saint-Cloud, il alloit l'y voir, et lui a toujours rendu beaucoup de soins et de respect. Ses soupers étoient toujours en compagnie fort étrange[5]. Ses maî-

1. Ce qui précède, depuis *alloit*, a été ajouté en interligne.
2. Avant *rarem^t^*, il y a *mais très*, biffé.
3. On a vu ci-dessus, p. 127, qu'il n'y avait conseil de régence que quatre jours par semaine.
4. Ces quatre mots ont été ajoutés en interligne, ainsi que *mesmes* à la ligne suivante.
5. Nous n'insisterons pas sur le commentaire des débauches du

tresses, quelquefois une fille de l'Opéra, souvent Mme la duchesse de Berry, et une douzaine d'hommes, tantôt les uns, tantôt les autres, que sans façon il ne nommoit jamais autrement que ses roués[1]. C'étoit Broglio, l'aîné de celui qui est mort maréchal de France et duc[2]; Nocé[3]; quatre ou cinq de ses officiers, non des premiers; le duc de Brancas[4], Biron[5], Canillac, quelques jeunes gens de traverse, et quelque dame de moyenne vertu, mais du monde; quelques gens obscurs encore sans nom, brillants par leur esprit ou leur débauche. La chère, exquise, s'apprêtoit[6] dans des endroits faits exprès de plain pied[7], dont toutes les ustensiles[8] étoient d'argent; eux-mêmes mettoient souvent la main à l'œuvre avec les cuisiniers. C'étoit en ces séances où chacun étoit repassé[9], les ministres et les familiers tout au moins comme les autres, avec une liberté qui étoit licence effrénée. Les galanteries

Régent; c'est un sujet trop connu et assez écœurant, dont les Mémoires et les histoires de cette époque sont remplis.

1. Mot déjà employé par Saint-Simon, à la même occasion, dans le tome XXVI, p. 290.

2. Charles-Guillaume, marquis de Broglie (tome XIX, p. 34), gendre du chancelier Voysin et aîné de François-Marie : tome XIII, p. 132.

3. Charles de Nocé : tome XXVII, p. 116-117. Ce nom, omis par Saint-Simon, a été ajouté en interligne.

4. Louis, duc de Brancas : tome XI, p. 101.

5. Charles-Armand de Gontaut, marquis de Biron, dont nous avons vu la fille épouser M. de Bonnac, ci-dessus, p. 300.

6. Avant ce verbe il y a un *qui*, biffé.

7. Saint-Simon écrit toujours *plein pied*.

8. Saint-Simon écrit *ustancilles* et fait ce mot du féminin, contrairement à l'*Académie* et aux autres lexiques du temps; cependant le *Dictionnaire de Richelet* dit : « Ce mot est masculin et féminin, mais le plus souvent *féminin*. »

9. « On dit figurément et populairement *repasser quelqu'un* pour dire le battre. Il se dit aussi d'un homme qu'on a gourmandé, qu'on a maltraité de paroles, qu'on a bien réprimandé » (*Académie*, 1718). Ici c'est plutôt le sens de passer en revue avec une intention de critique et de moquerie; la suite va bien l'expliquer.

passées et présentes de la cour et de la ville sans ménagement ; les vieux contes, les disputes, les plaisanteries, les ridicules, rien ni personne n'étoit épargné. M. le duc d'Orléans y tenoit son coin[1] comme les autres ; mais il est vrai que très rarement tous ces propos lui faisoient-ils la moindre impression. On buvoit d'autant ; on s'échauffoit ; on disoit des ordures à gorge déployée et des impiétés à qui mieux mieux, et, quand on avoit bien fait du bruit et qu'on étoit bien ivre[2], on s'alloit coucher, et on recommençoit le lendemain. Du moment que l'heure venoit de l'arrivée des soupeurs, tout étoit tellement barricadé au dehors, que, quelque affaire qu'il eût pu survenir, il étoit inutile de tâcher de percer jusqu'au Régent. Je ne dis pas seulement des affaires inopinées des particuliers, mais de celles qui auroient le plus dangereusement intéressé l'État ou sa personne, et cette clôture duroit jusqu'au lendemain matin. Le Régent perdoit ainsi un temps infini en famille et en amusements, ou en débauches. Il en perdoit encore beaucoup en audiences trop faciles, trop longues, trop étendues, et se noyoit dans ces mêmes détails que, du vivant du feu Roi, lui et moi lui reprochions si souvent ensemble[3]. Je l'en faisois quelquefois souvenir ; il en convenoit ; mais il s'en laissoit toujours entraîner. D'ailleurs mille affaires particulières, et quantité d'autres de manutention de gouvernement, qu'il auroit pu finir en une demi-heure d'examen le plus souvent, et décider net et ferme après, il les prolongeoit, les unes par foiblesse, les autres par ce misérable desir de brouiller, et cette maxime empoisonnée qui lui échappoit quelquefois comme favorite : *Divide et impera*[4] ; la plupart par cette défiance géné-

1. Tomes I, p. 292, et IX, p. 40.
2. Madame (recueil Brunet, tome I, p. 240) raconte que, pour s'enivrer, son fils ne faisait pas usage de fortes liqueurs, mais de vin de Champagne.
3. Tome XXVII, p. 131-132.
4. Tome XXVI, p. 285 et note 7, et ci-dessus, p. 197.

rale de toutes choses et de toutes personnes; et de cette façon des riens devenoient des hydres, dont lui-même après se trouvoit souvent fort embarrassé[1]. Sa familiarité et la facilité de son accès plaisoit extrêmement; mais l'abus qu'on en faisoit étoit excessif. Il alloit quelquefois au manque de respect, ce qui, à la fin, eut des inconvénients d'autant plus dangereux qu'il ne put, quand il le voulut, réprimer des personnages qui l'embarrassèrent plus qu'eux-mêmes ne s'en trouvoient et ne s'en trouvèrent embarrassés. Tels furent Stair, tels les chefs de la Constitution, tels le maréchal de Villeroy, tels le Parlement en particulier, et en gros la magistrature. Je lui représentois quelquefois tant de choses importantes à mesure que les occasions s'en offroient; quelquefois j'y gagnois quelque chose, et je parois des inconvénients; plus souvent il me glissoit de la main après être demeuré persuadé de ce que je lui disois, et sa foiblesse l'entraînoit.

Le Régent impénétrable sur les affaires dans la débauche, même dans l'ivresse. Ses maîtresses.

Ce qui est fort extraordinaire, c'est que ni ses maîtresses, ni Mme la duchesse de Berry, ni ses roués, au milieu même de l'ivresse, n'ont jamais pu rien savoir de lui de tant soit peu important, sur quoi que ce soit du gouvernement et des affaires. Il vivoit publiquement avec Mme de Parabère[2]; il y vivoit en même temps avec d'autres; il se divertissoit de la jalousie et du dépit de ces femmes; il n'en étoit pas moins bien avec toutes, et le scandale de ce sérail[3] public, et celui des ordures et des impiétés journalières de ses soupers, étoit extrême et répandu partout.

[*Add. S^t-S 1336*].

Le carême étoit commencé, et je voyois un affreux

1. Tome XXVI, p. 290.

2. La liaison du Régent avec Mme de Parabère avait suivi de peu son mariage et en tout cas était antérieure à la mort de M. de Parabère (ci-dessus, p. 344), si l'on en croit l'amusante anecdote racontée par Madame en mars 1716 (recueil Brunet, tome I, p. 221).

3. Il écrit *serrail*.

scandale ou un horrible sacrilège pour Pâques, qui ne feroit même qu'augmenter ce terrible scandale. C'est ce qui me résolut d'en parler à M. le duc d'Orléans, quoique depuis longtemps je gardasse le silence sur ses débauches par avoir perdu toute espérance là-dessus. Je lui représentai donc que le détroit[1] où il alloit tomber à Pâques me paroissoit si terrible du côté de Dieu, si fâcheux de celui du monde, qui veut bien mal faire, mais qui le trouve mauvais d'autrui, et surtout de ses maîtres, que, contre ma coutume et ma résolution, je ne pouvois m'abstenir de lui en représenter toutes les conséquences, sur lesquelles je m'étendis à l'égard du monde ; car de[2] celui de la religion, malheureusement il n'en étoit pas là. Il m'écouta fort patiemment, puis me demanda avec inquiétude ce que je lui voulois proposer. Alors je lui dis que c'étoit un expédient, non pour ôter tout scandale, mais pour le diminuer et empêcher les excès des propos, et même des sentiments auxquels il devoit s'attendre, s'il ne le prenoit pas, et qui étoit très aisé. C'étoit d'aller passer chez lui à Villers-Cotterets[3] les cinq derniers jours de la semaine sainte, et le dimanche et le lundi de Pâques, c'est-à-dire partir le mardi saint, et revenir la troisième fête[4] de Pâques; n'y mener ni dames ni roués, mais six ou sept personnes à son gré, de réputation honnête, avec qui causer, jouer, se promener, s'amuser, manger maigre, où il pouvoit faire aussi bonne chère qu'en gras, ne point tenir de mauvais propos à table, et ne la pas allonger par trop ; aller le vendredi saint à l'office et le dimanche de Pâques à la grand messe ; que je ne lui en demandois pas davantage, et qu'avec cela

1. Au sens d'alternative difficile, comme dans le tome XXI, p. 139.
2. Ce mot *de* est répété deux fois, à la fin de la page 1786 du manuscrit et au commencement de la page 1787.
3. Tome VIII, p. 372.
4. Fête, au sens ecclésiastique de *feria*, qui désigne chaque jour de la semaine, le dimanche étant la première.

je lui répondois de tous les discours. J'ajoutai que personne n'ignoroit ce que faisoient ou ne faisoient pas des princes de son élévation, par conséquent qu'il n'auroit point fait ses pâques; mais qu'il y avoit toute différence entre ne les faire point tête levée avec un air, qui qu'on pût être, d'insolence ou de mépris au milieu de la capitale, sous les yeux de tout le monde, et changer de lieu avec un air de honte, de respect et d'embarras; que le premier fait abhorrer un pêcheur audacieux et révolte contre lui jusqu'aux libertins; le second donne une charitable compassion aux honnêtes gens et arrête toutes les langues. Je m'offris à l'accompagner en ce voyage, s'il m'avoit agréable, et de lui sacrifier celui que j'avois coutume de faire en ce temps-là tous les ans chez moi[1], et je lui fis faire réflexion que cette conduite étoit celle des personnes un peu marquées, qui se trouvoient à Pâques embarrassées de leurs personnes. Je lui fis encore remarquer que les affaires ne souffriroient point de son absence en des jours qui les suspendent toutes, la proximité de Villers-Cotterets, la beauté du lieu, le nombre d'années qu'il ne l'avoit vu, et la convenance qu'il y allât faire un tour. Il prit la proposition à merveilles; il s'en trouva soulagé; il ne savoit ce que je lui voulois proposer; il n'y trouva rien que d'aisé, même d'agréable, me remercia fort d'avoir pensé à cet expédient, et de vouloir aller avec lui. Nous raisonnâmes sur ceux qu'il pourroit mener, ce qui ne fut pas difficile à trouver, et la chose demeura arrêtée. Nous crûmes également, lui et moi, qu'il ne falloit rien afficher d'avance, et qu'il suffiroit qu'il donnât ses ordres dans la semaine de la Passion[2]. Nous en reparlâmes encore une fois ou deux, et il étoit véritablement persuadé que ce voyage étoit sage, et qu'il devoit le faire. Le malheur étoit que ce qu'il avoit

1. A la Ferté-Vidame : tome XII, p. 35.
2. Celle qui, suivant le dimanche de la Passion, précède la semaine sainte.

résolu de bon s'exécutoit rarement, par le nombre de fripons dont il étoit environné, et dont c'étoit rarement l'intérêt, ou pour lui plaire, ou pour le tenir de près, ou par des raisons encore plus perverses. C'est ce qui arriva de ce voyage. Quand je lui en parlai à un jour ou deux du dimanche de la Passion, je trouvai un homme embarrassé, contraint, qui ne savoit que me répondre. Je sentis aisément ce qui en étoit; je redoublai mes efforts; je le pris par l'approbation qu'il y avoit donnée; je le défiai de me montrer le plus léger inconvénient de ce voyage; je frappai fortement sur les discours qu'il feroit tenir par l'audace de sauter par-dessus les pâques au milieu de Paris; sur l'ennui dans lequel il ne pouvoit éviter de tomber pendant les jours saints, s'il y vouloit garder quelque mesure, et tout ce qu'il feroit dire contre lui, s'il les passoit comme il faisoit les autres jours; enfin je ramassai toutes mes forces pour lui représenter l'exécration d'un sacrilége, toute l'horreur que le monde auroit de lui, tout ce qu'il le mettroit en droit de dire, et la licence avec laquelle toutes les bouches s'en expliqueroient, même les plus libertines, et jusqu'à quel point cette horrible action éloigneroit de lui tous les gens de bien, ceux qui se piquoient ou qui sont d'état à l'être, enfin tous les honnêtes gens. J'eus beau dire; je ne trouvai que du silence, du triste, du morne, de misérables raisons que je détruisis toutes, et de la ténuité desquelles je ne remplirai pas ce papier; en un mot, un parti pris au premier mot qu'il s'en étoit laissé entendre, qui avoit donné l'alarme aux maîtresses et aux roués. Qu'on ne soit pas surpris si ce mot m'échappe souvent. M. le duc d'Orléans ne leur donnoit point d'autre nom, ni lui, ni Mme la duchesse de Berry; Mme la duchesse d'Orléans, même en parlant à lui, et tous trois, parlant d'eux à quiconque, ne les appeloient jamais autrement. Cela avoit donné le ton, et tout le monde sans exception ne parloit plus d'eux que par ce terme. Ils craignirent que ce prince ne

Roués de M. le duc d'Orléans.

s'accoutumât à vivre avec d'honnêtes gens, et qu'à son retour ils ne fussent[1] plus admis et seuls à l'ordinaire. Les maîtresses n'eurent pas moins de frayeur, et ce bon groupe fit tant sur un prince facile, que le voyage, dès la première mention, fut absolument rompu. Prenant congé de lui pour m'en aller chez moi[2], je le conjurai de se contenir au moins pendant les quatre jours saints, c'est-à-dire le jeudi, vendredi, samedi et dimanche, et sur toutes choses de ne pas commettre un sacrilége gratuit, où il perdroit du côté du monde, qu'il croiroit captiver par là, infiniment plus qu'en s'en abstenant, parce que sa vie, la même devant et après, le décèleroit tout aussitôt, et très publiquement. Je m'en allai là-dessus à la Ferté, espérant du moins avoir paré ce comble. J'eus la douleur d'y apprendre que, après avoir passé les derniers jours de la semaine sainte moins même qu'équivoquement, quoiqu'avec plus de cacherie[3], il avoit été à la plupart des fonctions de ces jours saints, suivant l'étiquette de feu Monsieur, qui les passoit presque toujours à Paris; qu'il[4] étoit allé le jour de Pâques à la grand messe à Saint-Eustache, sa paroisse, et qu'en grand pompe il y avoit fait ses pâques[5]. Hélas! ce fut la dernière communion de ce malheureux prince, et qui, du côté du monde, lui réussit comme je l'avois prévu. Sortons d'une si triste matière pour entrer en celle de ce qui se passoit au dehors.

1. *Fust* corrigé en *fussent*.

2. Saint-Simon alla suivant son habitude à la Ferté. Les procès-verbaux du conseil de régence ne mentionnent plus sa présence depuis le 6 avril, et il ne revint qu'à la fin du mois. Dangeau a relevé son absence le 21 (p. 367).

3. Tome XXI, p. 94.

4. Avant ce mot, il y a un *et* biffé.

5. D'après le *Journal de Dangeau* (p. 359 et 361) le prince suivit le jeune Roi comme les autres princes du sang à l'adoration de la croix aux Feuillants le vendredi saint; il fit ses pâques le samedi saint à Saint-Eustache, et le jour de Pâques « passa sa journée en dévotions ».

Énormités ecclésiastiques.

Avant d'entrer dans la narration de ce qui regarde les affaires étrangères des premiers mois de cette année, il faut, pour éviter une disgression, expliquer[1] une affaire que la cour de Turin[2] eut avec celle de Rome, qui, pour le dire en passant, fait voir jusqu'à quel excès de tyrannie et d'oppression les ecclésiastiques tiennent les laïques qui sont assez simples pour souffrir leurs prétentions se tourner en droit sous le spécieux prétexte de religion, dont les rois ont été souvent les victimes, et qui le seroient encore si on les laissoit faire, quoique ces maîtres en Israël[3] trouvent bien écrit dans l'Évangile que la domination leur est très précisément défendue par Jésus-Christ, et qu'il leur dise que son royaume n'est pas de ce monde[4].

Démêlé des cours de Rome et de Turin sur le tribunal de la monarchie de Sicile.

Ces Rogers normands, qui conquirent la Sicile et une partie du royaume de Naples sur les Sarrasins, y régnèrent quelque temps sous le nom de ducs[5]; leur piété donna la troisième partie des revenus de la Sicile en fondations d'évêchés, d'hôpitaux, de monastères, et voulurent bien, par dévotion de ces temps-là[6], faire relever leur conquête du saint-siège[7]. Mais, en princes avisés, ils y mirent des conditions que les papes se trouvèrent heureux d'accepter et de confirmer de la manière la plus solide : la première, qu'il fut[8] consenti de part et d'autre que le Pape l'érige-

1. *Expliquer* est ajouté en interligne.
2. Le *T* de *Turin* surcharge une autre lettre.
3. Évangile selon saint Jean, chapitre III, verset 10.
4. *Ibidem*, chapitre XVIII, verset 36.
5. La Sicile avait été conquise au onzième siècle sur les Sarrasins par Roger, frère de Robert Guiscard, tous deux fils du seigneur normand Tancrède de Hauteville. Il eut pour successeur en 1101 son fils Roger II, qui prit le titre de roi en 1130.
6. Les mots *devotion de ces temps la* sont en interligne, au-dessus de *piété*, biffé.
7. Par le traité conclu à Bénévent le 25 juillet 1139.
8. Saint-Simon avait d'abord écrit *fut qu'il fut*; il a biffé le premier *fut*.

roit en royaume, et les en reconnoîtroit rois héréditaires pour leur postérité ; l'autre fut pour parer à ce que ces princes voyoient pratiquer partout où les papes et les ecclésiastiques le pouvoient, qui dans ces temps d'ignorance usurpoient tout par la terreur de l'excommunication. Ces princes, qui ne songèrent qu'au solide et à demeurer vraiment maîtres chez eux, passèrent l'honneur au Pape, moyennant quoi il fut convenu qu'il y auroit en Sicile un tribunal perpétuellement subsistant, dont les membres, tous laïques, seroient toujours à la nomination, disposition et en la main des rois de Sicile, uniquement, sans autre attache ni dépendance, lequel, en vertu du privilège bien nettement expliqué qu'il recevroit du Pape une fois pour toutes, et irrévocablement en toutes ses parties, et sans jamais être sujet en aucun cas possible à renouvellement ni à confirmation, jugeroit en dernier ressort, souverainement et sans appel, de toutes les causes ecclésiastiques quelles qu'elles pussent être, soit entre laïques, soit entre laïques et ecclésiastiques, soit entre ecclésiastiques et ecclésiastiques, en tous cas civils et criminels, excommunications et autres censures, même de la personne des archevêques, évêques, prêtres, moines, chapitres, tant civilement que criminellement, tant en première instance que par appel, sans pouvoir jamais être soumis en aucun cas à rendre raison de sa conduite, sinon aux rois de Sicile seuls, ni être encore moins sujets pour quelque cause que ce pût être, à citations, censures ni excommunications, ni troublés en sorte quelconque en leurs fonctions par Rome, ni par qui que ce pût être. Avec ce sage et puissant correctif, les immunités et privilèges du clergé furent admis en Sicile, et depuis ces temps reculés ce tribunal, qu'on appelle de la Monarchie, a continuellement et entièrement subsisté, joui et usé de toute l'étendue de sa jurisdiction[1].

1. Selon les historiens italiens, ce tribunal aurait pour origine la bulle que le pape Urbain II accorda en 1098 à Roger Ier, par le-

Il arriva[1], dans l'été précédent, qu'un fermier de l'évêque d'Agrigente[2] porta des pois chiches au marché pour les vendre. Des commis aux droits de M. de Savoie, roi de Sicile, pour lors reconnu et en possession par le dernier traité de paix d'Utrecht[3], voulurent faire payer à l'ordinaire pour l'étalage. Le fermier, sans dire qui il étoit, les envoya promener, et par cette conduite se fit saisir ses pois chiches. Fier de l'immunité ecclésiastique qui affranchit de tous droits, il alla trouver son maître, qui, sans autre information ni délai aucun, fulmina une excommunication. Les commis n'apprirent que par là à qui ces pois chiches appartenoient, les rapportèrent tout aussitôt, se plaignirent de ce que le fermier n'avoit daigné finir la querelle d'un seul mot en disant qui il étoit et à qui ces pois chiches appartenoient. Une réponse et une défense si raisonnable ne put satisfaire l'évêque. Il demeura ferme, et menaça de pis si ces commis n'en passoient par tout ce qu'il lui plairoit, et, comme il voulut beaucoup exiger d'eux, ils n'osèrent rien promettre sans l'ordre de leurs supérieurs. Ceux-ci tentèrent vainement d'apaiser l'évêque ; ils n'en reçurent qu'une nouvelle [Add. St-S. 1337].

quel il déclarait lui et ses successeurs légats-nés du saint siège dans leurs états.

1. Saint-Simon trouve la mention de ces difficultés entre la cour de Rome et la monarchie de Sicile dans le *Journal de Dangeau*, p. 298, et il y a alors placé l'Addition indiquée ci-contre, qui est la première version de tout ce qu'il va raconter. Dangeau n'était point entré dans tant de détails ; mais à propos des Lettres monitoires dont il sera parlé plus loin, p. 396, note 1, il avait noté que, cette procédure intéressant tous les royaumes chrétiens, le Parlement s'était assemblé pour en délibérer.

2. Girgenti, l'ancienne Agrigente, est située à quelques kilomètres de la rive sud de l'île. L'évêque, François Ramirez, de l'ordre de Saint-Dominique, avait été nommé évêque de Brindisi en 1689, d'où il était passé à l'évêché d'Agrigente en 1697 ; il fut expulsé de Sicile au commencement de 1715, se retira à Rome et y mourut le 26 août de la même année (*Gazette*, p. 101 et 461). Son sucesseur ne fut nommé qu'en 1723.

3. Saint-Simon a écrit *de Ryswick* par mégarde.

excommunication. Le tribunal de la Monarchie trouva que c'étoit bien du bruit pour des pois chiches, rendus dès qu'on avoit su à qui ils appartenoient, et il essaya à terminer doucement cette affaire. Ce tribunal incommodoit extrêmement la cour de Rome, qui n'avoit jamais pu y donner atteinte par la jalouse attention des souverains de la Sicile à le maintenir dans tout son entier. Un duc de Savoie devenu roi seulement de Sicile, parut à Rome plus aisé à entamer que ses puissants prédécesseurs jusqu'alors[1]. Ainsi la cour de Rome s'aigrit à dessein, et tant fut procédé, que l'évêque d'Agrigente excommunia le tribunal de la Monarchie, quoique juge de sa personne et de ses excommunications, et soumis à aucune. Le coup parti, le modeste prélat se jeta dans une barque qu'il avoit toute prête, et passa la mer de peur de la prison. Le tribunal de la Monarchie ne souffrit pas patiemment une entreprise si folle ; mais les autres évêques, animés par la cour de Rome, où l'évêque d'Agrigente avoit été reçu à bras ouverts, la soutinrent[2], en sorte que, quelque temps après, tous les diocèses de Sicile furent mis en interdit, et les fulminations redoublées. Tous les évêques s'enfuirent en même temps delà la mer, et y furent bientôt suivis par une innombrable multitude de prêtres et de moines pour se mettre à couvert de la prison et des autres peines infligées aux prêtres et aux moines qui vouloient observer l'interdit[3]. Rome ne fut pas peu embarrassée de

1. Les souverains antérieurs possédaient en même temps le royaume de Naples, ou bien étaient empereurs d'Allemagne, ou encore rois d'Espagne.

2. Il y a *soustirent* dans le manuscrit.

3. Le dissentiment eut en effet pour origine cette affaire de pois chiches ; mais ce ne fut pas « l'été précédent », comme l'a dit plus haut Saint-Simon. Elle remontait à 1711, alors que l'île était encore sous la domination espagnole, et l'évêque était, non pas celui d'Agrigente, mais celui de Lipari. Le tribunal de la Monarchie ayant cassé l'excommunication qu'il avait lancée contre les commis, il porta la cause à Rome, qui, par une lettre circulaire aux évêques de Sicile, du

l'inondation de tant de peuple sacré, réduit à la mendicité par la saisie exacte du temporel de ses biens tant patrimoniaux qu'ecclésiastiques, qui ne pouvoient subsister que des libéralités de celui qui causoit leur proscription, et qui avoit mis le comble à leur misère par ses censures confirmatives[1]. La vigueur avec laquelle toute la Sicile se soutenoit et se tenoit unie contre une tyrannie si violente et si hors d'exemple depuis plusieurs siècles, fit d'autant plus regretter l'embarquement, qu'il étoit demeuré en Sicile assez de prêtres, même de religieux sages et fidèles, pour que le service divin s'y continuât partout, et que les puissances de la communion romaine commencèrent à lui montrer, surtout la France, par les procédures et l'arrêt du parlement de Paris rendu à ce

16 janvier 1712, dénia au tribunal de la Monarchie le droit de casser les excommunications. Les évêques de Messine, Catane et Agrigente l'ayant publiée furent traduits en justice et condamnés pour abus. Ayant résisté et lancé l'interdit sur leurs diocèses, ils reçurent l'ordre de sortir du royaume et arrivèrent à Rome (*Gazette* de 1713, p. 453-454, 464, 523, 547 et 629). Il semble bien que la curie romaine cherchait alors à mieux asseoir les privilèges ecclésiastiques dans les divers états d'Italie, et à profiter pour cela des changements que les négociations d'Utrecht avaient introduits dans la péninsule (*ibidem*, p. 176 et 269). Victor Amédée, arrivant en Sicile, et déjà en difficulté avec Rome pour diverses contestations en Piémont, n'était pas disposé à rien céder des droits de ses prédécesseurs. Le dissentiment continua pendant toute l'année 1714 et s'envenima si bien que le pape promulgua en février 1715 une bulle du 15 janvier supprimant le tribunal de la Monarchie (*Gazette* de 1715, p. 127 et 139). Cette mesure déchaîna la guerre. Les évêques lancèrent l'interdit sur leurs diocèses et firent fermer les églises ; l'autorité civile les fit rouvrir avec le concours d'une partie du clergé et des moines, et expulsa tous les récalcitrants dont quelques-uns étaient déjà partis d'eux-mêmes. On trouvera de nombreux renseignements sur ces affaires dans presque toutes les correspondances de Rome de la *Gazette*, à partir du mois de septembre 1713, et pendant les années suivantes, et aussi à diverses reprises dans la *Gazette d'Amsterdam*.

1. La détresse des ecclésiastiques siliciens réfugiés à Rome est confirmée par la *Gazette*, 1714, p. 92, et 1715, p. 234 et 271.

sujet[1], qu'elles regardoient l'affaire de Sicile comme commune avec elles.

Les jésuites, qui ont de grands biens et de superbes maisons en Sicile, comme par toute l'Italie, et il faut dire partout, excepté en France, se roidirent tous à demeurer en Sicile, à y observer rigoureusement l'interdit, et à en animer l'observation exacte de toutes leurs forces. Le roi de Sicile, qui sentit les conséquences dangereuses[2] de cette audacieuse conduite, envoya secrètement ses ordres au comte Maffei, qu'il y avoit laissé vice-roi, duquel il est parlé p. 1431[3], qui les sut exécuter avec un ordre, un secret et une industrie tout à fait admirable. Il profita de la situation d'une île environnée de la mer de toutes parts, dont les meilleures villes et autres habitations se trouvent ou sur les côtes, ou peu avant dans le pays. En un même matin tous les jésuites, Pères et Frères, jeunes et vieux, sains ou malades, sans exception d'aucun, furent enlevés dans toutes leurs maisons, sur-le-champ jetés sur des voitures, conduits à la mer et embarqués tout de suite, sans leur laisser emporter quoi que ce fût. Les bâtiments, qui étoient tous prêts à les recevoir, les passèrent sur les côtes de l'État ecclésiastique, où ils les laissèrent devenir ce qu'ils pourroient, sans leur fournir la moindre chose

1. Au début de 1716, il circula en France des exemplaires imprimés des Lettres monitoires de l'auditeur général de la chambre apostolique, datées du 9 décembre 1715, contre les violateurs des immunités et des libertés ecclésiastiques en Sicile. Le procureur général, estimant que ce document avait une portée plus générale et le regardant comme contraire aux droits du Roi dans son royaume, déposa des conclusions conformes le 15 janvier, et le Parlement rendit un arrêt le même jour pour interdire ce document dans le royaume et défendre à nouveau la publication de toute bulle, bref, etc. qui n'aurait pas été approuvé par des lettres patentes enregistrées au Parlement (Archives nationales, X^{1A} 8432, fol. 65-72; *Journal de Dangeau*, p. 298 et 301). L'arrêt fut imprimé. Voyez ci-après aux Additions et Corrections.

2. Ces trois mots, d'abord au singulier, ont été mis au pluriel par correction postérieure.

3. Tome XXV, p. 129.

du monde[1]. On peut juger de l'effet que ce coup fit en Sicile, de l'étonnement de ces religieux, et de l'embarras du Pape et de leur général. Où en placer un si grand nombre tout à la fois, et faire vivre ces milliers d'athlètes de leur cause? Pour tout cela il ne s'en rabattit rien des deux côtés. Mais, la chambre apostolique à bout de fournir du pain à ce nombre immense qui fourmilloit à Rome et aux environs, et qui n'en avoit point d'autre, même les évêques siciliens, que celui que cette chambre leur donnoit, on vit un beau jour un édit affiché à Rome qui ordonnoit à tous ces proscrits de vuider la ville sous des peines, et en trois jours sans exception, et sans leur fournir ni leur indiquer de quoi vivre[2], juste salaire de la sédition, mais qui ne donna pas de réputation à qui tant d'insensés s'étoient abandonnés, et en[3] devenoient les martyrs. Maffei cependant faisoit garder toutes les côtes avec grande exactitude contre les émissaires et les commerces de Rome, tellement que, lorsque[4] la plupart de ces proscrits abandonnés voulurent tenter de retourner en Sicile, l'entrée leur en fut fermée, qui acheva de les mettre au désespoir. La fermeté égale des deux côtés laissa

1. Nous n'avons pas trouvé mention dans la *Gazette* de cette expulsion en masse. Dès 1715, un certain nombre de jésuites avaient déjà quitté l'île (*Gazette d'Amsterdam*, n° XXXII, correspondance de Naples du 26 mars); d'autre part, la *Gazette de France* annonce, le 9 février 1717 (p. 115), l'arrivée à Rome du provincial et des recteurs des divers collèges de Sicile, accompagnés de quelques religieux. Les expulsions d'ecclésiastiques se continuèrent pendant une partie de l'année; mais ce n'était pas seulement des jésuites, mais des capucins et d'autres moines, que la chambre apostolique dut entretenir à ses frais (*Gazette*, p. 151, 223, 234, 259, 344, 423). Duclos (*Mémoires secrets*, édition Michaud et Poujoulat, p. 505) donne un récit de l'expulsion conforme à celui de Saint-Simon, mais qu'il a pris sans doute dans nos *Mémoires*.

2. La *Gazette* n'a pas annoncé cet édit, et nous n'en avons pas trouvé l'indication ailleurs.

3. *En* est en interligne.

4. Le *que* est répété deux fois après *lors*.

les choses en cet état, sans toutefois que Rome osât attaquer directement le roi de Sicile ni aucuns de ses ministres de terre ferme, jusqu'à ce que, par les événements qui se trouveront en leur lieu et que j'ai cru devoir prévenir ici pour achever cette affaire de suite, la Sicile changea de maître, et demeura à l'Empereur, en donnant la Sardaigne au duc de Savoie, pour lui conserver la dignité royale. Alors toute l'affaire ecclésiastique tomba, et Rome se trouva heureuse d'en être quitte pour laisser le tribunal de la Monarchie dans la totalité de l'exercice ordinaire de sa juridiction[1], qu'il ne fût plus parlé de rien de tout ce qui s'étoit passé à l'importante occasion des pois chiches de l'insolent fermier d'un évêque impudemment et follement séditieux, et que l'Empereur, devenu roi de Sicile, ayant déjà[2] Naples et Milan, voulût bien ignorer une entreprise poussée si loin et aussi destituée de raison, de justice, de la plus légère apparence, mais qui doit être un puissant rafraîchissement de leçon à toutes les puissances temporelles du monstrueux excès de l'ambition ecclésiastique, qui dans tous les temps ne peut être contenue que par ne lui passer rien du tout, même de plus léger sous aucun prétexte, et une vigilance bien exacte à la tenir dans la plus entière impuissance d'oser seulement songer à s'y livrer.

Naissance de don Carlos, roi des Deux-Siciles. Prince palatin électeur de Trèves.

Pour n'avoir point à retourner sur nos pas, il faut dire que la reine d'Espagne étoit accouchée, le 20 janvier de cette année, à Madrid de son premier enfant; ce fut un prince qui reçut le nom de Charles ou don Carlos[3], qui

1. La bulle, qui confirma, en les restreignant et en les réglementant, les droits du tribunal de la monarchie de Sicile, ne fut promulguée par le pape Benoît XIII que le 30 août 1728, quoiqu'il eût donné l'investiture de la Sicile à l'empereur Charles VI dès le 9 juin 1722.

2. *Deja* surcharge *au[ssy]*.

3. Carlos, né le 20 janvier et baptisé le 25 août 1716, devint duc de Parme en 1731, roi des Deux-Siciles le 15 mai 1735 sous le nom de Charles VII, succéda à son frère Ferdinand VI comme roi d'Espagne,

est depuis devenu roi de Naples et de Sicile ; et que, le 20 février, le grand maître de l'ordre Teutonique, coadjuteur de Mayence et frère de l'électeur palatin, fut élu archevêque et électeur de Trèves[1].

sous le nom de Charles III, le 10 août 1759, et mourut à Madrid le 14 décembre 1788. L'ambassadeur de France à Madrid, duc de Saint-Aignan, annonça la nouvelle dans sa lettre du 20 janvier (Dépôt des Affaires étrangères, vol. *Espagne* 249), et les lettres de félicitations que le Régent écrivit le 10 février au roi et à la reine d'Espagne sont dans le registre KK 1323 des Archives nationales, fol. 152-153.

1. François-Louis de Bavière-Neubourg (tome XX, p. 245), frère de l'électeur palatin Jean-Guillaume-Joseph, qui va mourir au mois de juin de la présente année. Le siège de Trèves était vacant depuis 1711, et le nouveau titulaire ne fut préconisé que le 20 décembre 1716 (*Gazette* de 1717, p. 43).

APPENDICE

PREMIÈRE PARTIE

ADDITIONS DE SAINT-SIMON
AU *JOURNAL DE DANGEAU*

1261. *Séance du Parlement où est proclamée la Régence.*
(Page 14).

2 septembre 1715. — Dangeau, tout politique et tout vieille cour, supprime tout ici. On n'a pas besoin d'ajouter tout ce qu'il omet de dessein ou d'ignorance (ce seroient de vrais, de gros et de curieux Mémoires), mais seulement ce qui peut servir à l'éclaircissement de la suite des événements. Il y eut deux séances, l'une le matin, l'autre l'après dînée. Celle du matin s'ouvrit par une protestation des pairs, faite de bouche par le duc de Saint-Simon, convenue avec M. le duc d'Orléans et entre eux tous, sur le bonnet et les autres prétentions réciproques, pour ne pas retarder les affaires publiques par les leurs particulières, et la déclaration tout de suite que c'étoit en conséquence de la parole positive de juger ces disputes immédiatement après que les affaires générales auroient pris leur forme, et parole donnée par M. le duc d'Orléans aux pairs, dont lui séant fut interpellé et attesté tout haut par le même duc, et il en convint, sans que personne du Parlement dît un mot.

Dès que cela fut achevé, qui fut court, une députation du Parlement alla chercher le testament du feu Roi et son codicille, qui avoit été mis en même lieu après qu'il eut été fait, le testament déjà placé. L'un et l'autre furent lus tout haut par deux conseillers de la grand chambre. Les changements proposés au testament par M. le duc d'Orléans ne tinrent pas ; mais ceux qu'il proposa pour le codicille firent naître une dispute, d'abord mesurée, puis fort vive, de la part de M. le duc du Maine, pour maintenir l'autorité entière et indépendante qui lui étoit donnée, et au maréchal de Villeroy sous lui, sur toute la maison politique et militaire du Roi. Il y eut force répliques de part et d'autre, et la chose commençant à devenir peu décente, quelques pairs firent signe à M. le duc d'Orléans d'aller conférer en particulier ; il l'entendit avec assez de peine et de temps, et l'exécuta. Il sortit donc suivi de M. du Maine et de M. le comte de Toulouse, tout le monde restant en place, et leurs domestiques principaux ; puis plusieurs gens attachés à l'un ou aux autres les suivirent dans la première[1] des Enquêtes, qui est tout contre la grand chambre ; un peu après, Monsieur le Duc les fut trouver. Comme cela duroit longtemps, M. de la Force se leva de place, et s'y en alla ; il revint assez promptement, et parla bas au duc de Saint-Simon, qui là-dessus quitta la séance, et alla à la première des Enquêtes. Il y trouva beaucoup de monde de toutes sortes de ce qui n'avoit pas séance, que l'attachement ou la curiosité y avoit conduits les uns après les autres. M. le duc d'Orléans et M. du Maine se parloient plus que vivement auprès de la cheminée, y ayant un grand cercle vuide entre eux et le monde ; M. le comte de Toulouse seul en silence assez près d'eux et Monsieur le Duc, en silence aussi, plus près du monde. On vit Saint-Simon s'approcher fort près, écouter quelques moments, puis joindre M. le duc d'Orléans, qui d'abord parut surpris et fâché, le tirer à part, se parler tous deux à diverses reprises fort bas, à quelque distance de M. du Maine, qui, demeuré où il étoit, regardoit de tous ses yeux, et à la fin de ce colloque M. d'Orléans se rapprocher de M. du Maine et lui dire d'abordée qu'il étoit temps de rentrer, et tout de suite se mettre en marche pour la séance. Rien n'étoit fini entre eux, et ce mouvement surprit fort M. du Maine à ce qu'on vit à son maintien ; rien ne parut à celui de son frère ni de Monsieur le Duc, qui n'étoient pas là dans les mêmes intérêts. Tous rentrèrent donc à la fin en séance. Dès qu'on fut placé et le bruit de la suite accompagnante fini, qui regagnoit ses places hors la séance, M. le duc d'Orléans dit à la compagnie qu'il étoit tard, qu'il y en avoit encore pour longtemps, qu'il croyoit qu'il la falloit laisser aller dîner et venir achever après. Aussitôt il se leva. Toute la séance se leva en même temps sans que personne s'y opposât, et chacun alla chez soi. On remarqua que Saint-Simon, qui étoit prié à dîner chez le cardinal de Noailles, envoya s'excuser en sortant du Palais, et s'en alla tout droit au Palais-Royal, où il mangea un morceau avec M. le duc d'Orléans, Canillac et le chevalier de Conflans, tandis que les gens du Roi y furent mandés. Le Palais-Royal étoit plein de foule, même considérable, que la curiosité y avoit attirée. Goësbriand, gendre de Desmaretz, qui étoit envoyé explorer par le maréchal de Villeroy, resté à Versailles, envoya plusieurs courriers, dont les premiers remplirent le maréchal d'une telle joie, qu'il ne put s'empêcher de la montrer et de conter les nouvelles qu'il recevoit. Les dernières ne furent pas de même. Dès que M. le duc d'Orléans eut parlé aux gens du Roi, et puis au procureur général

1. *Première* doit être une erreur du copiste de Saint-Simon, pour *quatrième*, ici et quatre lignes plus bas.

seul, Saint-Simon toujours avec lui et par-ci par-là Canillac, chacun retourna au Parlement, où tout passa d'une voix au gré de M. le duc d'Orléans sur le codicille comme sur le testament. M. du Maine parut interdit, et balbutiant le peu qu'il dit pour s'opposer encore et représenter ses raisons, mais avec peu de mots très mesurés, une foible voix, et un air fort respectueux et fort embarrassé ; ce qu'il dit ne fut seulement pas mis en délibération. On acheva ensuite fort tranquillement ce qui n'avoit pu l'être le matin, et la séance finit avec une entière satisfaction de M. le duc d'Orléans.

1262. *Le cœur de Louis XIV est porté aux Grands-Jésuites.* (Page 36).

6 septembre 1715. — Quoique rien ne doive surprendre de l'ingratitude du monde, de tant de gens si obligés au feu Roi, pour ne pas y ajouter tant d'autres si empressés autour de lui, il n'y eut pas six personnes de la cour qui se trouvassent aux Grands-Jésuites, hors ceux qui par fonction nécessaire assistèrent à cette cérémonie.

1263. *Le Régent et Madame font visite à Madame de Maintenon.* (Page 37.)

7 septembre 1715. — Pour en dire la vérité, cette visite fut étonnante, et annonça clairement tout ce qu'on vit après de la conduite de M. le duc d'Orléans à l'égard de ceux qui lui avoient été le plus cruellement opposés. Pour la visite de Madame, elle ne devoit jamais oublier la protection que la duchesse de Ventadour lui valut de cette toute-puissante à la mort de Monsieur, temps si critique pour elle, où le Roi étoit en fureur très légitime des étranges lettres qu'il avoit vues d'elle à Mme d'Hanovre, non-seulement d'une Allemande jamais Françoise, mais de son personnel et de l'intérieur de sa cour, où son abandon à Mme de Maintenon n'étoit pas épargné. On a vu cette anecdote en son temps dans ces Additions[1].

1264. *Simplicité des obsèques de Louis XIV.* (Pages 40-41).

9 septembre 1715. — Le Roi n'avoit rien prescrit ni rien défendu pour ses obsèques ; il avoit pourtant eu tout le temps de le faire, puisque non-seulement il avoit fait un testament si plein de dispositions et de précautions, étant encore en santé, puis un codicille pendant sa maladie, mais encore puisqu'il avoit disposé de son cœur en faveur des jésuites de la maison professe de Paris. N'ayant exprès et volontairement rien défendu, il étoit de règle d'observer toutes les cérémonies usitées en ces occasions, comme il fut pratiqué pour Henri IV en

1. Notre tome VIII, p. 401, Addition n° 382.

dernier lieu, et comme on eût fait pour Louis XIII s'il ne l'eût très expressément défendu de bouche et par écrit, et prescrit lui-même le peu qu'il permit lui être rendu et jusqu'au chemin qu'on feroit tenir à son convoi par égard à la commodité publique, avec une tranquillité et un héroïsme sans exemple. Le Roi ne laissoit point d'enfants en état d'en ordonner, et M. le duc d'Orléans n'avoit jamais été traité par lui pour y suppléer par le cœur. Il crut donc aisément ceux qui lui proposèrent d'en user à cet égard pour Louis XIV comme il avoit été pratiqué pour Louis XIII, sans parler qu'il eût rien permis ni défendu, mais sous prétexte du dernier exemple, parce qu'en effet personne ne s'en soucioit, et que cet abrégé de cérémonies sans fin épargneroit beaucoup d'argent, de temps et de disputes dans une conjoncture où tout en faisoit naître. Tout fut donc exécuté sur le modèle des obsèques de Louis XIII, c'est-à-dire de toute l'épargne, de toute la modestie, de toute l'humilité, qui peuvent être observées pour un roi, toutes vertus si aimées et si pratiquées, mais en grand, par le père, toutes si inconnues du fils. Personne en effet n'y trouva à redire.

1265. *Le chevalier de Dampierre, écuyer de Monsieur le Duc, admis dans le carrosse du jeune Roi.*

(Page 41).

9 septembre 1715. — On a eu si souvent occasion de parler dans ces Additions de l'exclusion formelle des premiers domestiques des princes du sang de la table et des carrosses du Roi, de la Reine, et des fils et des filles de France, qu'il seroit superflu d'en rien rapporter ici. On a vu combien le Roi en a été jaloux toute sa vie. On regarda donc comme une nouveauté bien grande et bien hardie que le chevalier de Dampierre, écuyer de Monsieur le Duc, tout homme de condition qu'il étoit, fût monté par son ordre dans le carosse du Roi avec lui, et comme les prémices de ce qu'on devoit attendre de la puissance et de l'autorité des princes du sang, et la surprise ne fut pas moindre de ce que M. le duc d'Orléans n'en fit aucun semblant.

1266. *Usurpations du privilège de draper au deuil de Louis XIV.*

(Pages 42-43).

23 juin 1696. — Dès que le roi drape, les officiers de la couronne et les grands officiers de sa maison et de celles des fils et filles de France drapent, et jamais qui que ce soit autre n'a drapé avant la mort du feu Roi, où M. le duc d'Orléans régent laissa faire tout ce qu'on voulut.

1267. *Mise en liberté de prisonniers par le Régent.*

(Page 43).

10 septembre 1715. — Presque tous ces prisonniers l'étoient sous

prétexte de jansénisme ou de la Constitution ; plusieurs très anciens et comme oubliés, si bien qu'il y en eut un, de plus de trente-cinq ans de date, qui, ne sachant plus depuis un si long temps où donner de la tête, demanda en grâce de demeurer pour être logé, nourri et vêtu, et on le lui accorda avec toute la liberté qu'il voulut. Les ministres avoient fait arrêter beaucoup de gens sans avoir dit pourquoi, et quelquefois même à l'insu du Roi. Ceux-là aussi furent mis en liberté, et d'autres encore pour diverses affaires, ou expiées par le temps, ou gens innocents, ou qui ne pouvoient plus nuire. M. le duc d'Orléans, qui étoit bon et facile, voulut signaler les premiers commencements de son administration par cette humanité.

1268. *L'ordre du Saint-Esprit donné à Crozat et à d'autres financiers.*

(Page 48).

16 septembre 1715. — Ce fut un étrange cri public sur ce cordon bleu de Crozat; c'étoit pourtant une charge et sans preuves. Le public à la vérité ne prévoyoit pas alors l'étrange ramas de la promotion de 1724, quelque accoutumé qu'il fût, par les autres en nombre, à beaucoup d'ignobles choix. Une charge de l'Ordre avoit été le but de l'ambition de Mansart dans sa plus grande faveur ; non-seulement il n'y put parvenir, mais cela fut trouvé si déplacé et si ridicule que cela lui fit grand tort. Son gendre, le Bas de Montargis[1], sans talent et sans faveur, et plat et simple financier, sans distinction aucune dans ce métier où Mansart seul l'avoit soutenu et enrichi, eut aussi une charge de l'Ordre, où son beau-père n'avoit pu atteindre, quoique si différent de lui, et l'eut bientôt après Crozat.

Il étoit vrai que longtemps avant eux la Bazinière en avoit eu une. On a vu dans ces Annotations en son temps la fortune, la chute et la singularité de ce financier célèbre, si mêlé à la cour avec tout le meilleur, et si familier avec tous ; mais il est vrai aussi qu'à sa chute on lui ôta l'Ordre en lui ôtant sa charge. Vers le temps du sacre, Dodun, contrôleur général, et Maurepas, secrétaire d'État, qui lorgnoient ces charges de l'Ordre, excitèrent quelque bruit sur l'indécence de voir ces deux financiers figurer à la réception du Roi dans l'Ordre, le lendemain de son sacre. L'indignation fut aisément mêlée au bruit. Dodun étoit très bien avec Monsieur le Duc et avec Mme de Prye, qui le gouvernoit ; ces financiers eurent ordre de vendre leurs charges à Dodun et à Maurepas. Ils s'en défendirent tant qu'ils purent ; mais il fallut céder à la force. On mit après en question si on leur laisseroit porter l'Ordre ; la résistance qu'ils avoient apportée à vendre fit conclure à leur ôter, et on trouvoit ridicule de le laisser à des gens

1. Ce nom a été ajouté en interligne, d'une autre écriture. M. de Montargis avait en effet épousé la fille d'Hardouin-Mansart.

qu'on avoit trouvés indignes d'en faire les fonctions ; car il étoit vrai que, depuis qu'ils avoient ces charges, il n'y avoit eu aucunes cérémonies, même ordinaires de l'Ordre, parce que le Roi n'avoit point encore le collier. Ce débat dura bien six semaines sans que le comte d'Évreux, brouillé avec Crozat, son beau-père, en fît le moindre pas ni s'en souciât du tout ; mais on aperçut bientôt la ruse : Mme de Prye, qui ne négligeoit rien, vouloit en tirer de l'argent ; elle les amena à son point, et ils conservèrent l'Ordre.

1269. *Le gouvernement par les conseils projeté par le duc de Bourgogne.*

(Page 52).

5 septembre 1715. — Ces conseils étoient en effet du projet de Mgr le duc de Bourgogne pour son règne, mais autrement choisis et distribués. Ce fut aussi ce qui les fit valoir en gros, et ce qui les fit exécuter et bien recevoir. Mais cette anecdote seule seroit trop longue pour avoir lieu dans de simples Additions, tant du côté de ce qui regarde ce prince que de celui qui regarde M. le duc d'Orléans.

1270. *Les conseils de la régence; leurs membres.*

(Page 52).

17 septembre 1715. — On l'a dit en plusieurs occasions ; on le répétera en celle-ci ; l'histoire de ces conseils et de leur composition, de leur harmonie, de leur cacophonie, de leur destruction, feroit un volume de mémoires très curieux et passeroit de bien loin les bornes de Notes ; on se contentera donc d'en toucher quelque chose superficiellement. M. le duc d'Orléans, qui avant la mort du Roi devoit avoir fait ses choix à tête reposée et n'avoir plus qu'à les déclarer, n'y avoit rien déterminé, et se trouva noyé d'affaires, d'ordres à donner et de choses à régler. Il se trouva assiégé aussi de gens qui vouloient être de ces conseils. Il y en avoit d'indispensables pour celui de régence par leur état, et ceux-là lui étoient ou ennemis ou suspects ; il les fallut donc balancer par d'autres, et c'est ce qui causa la lenteur de sa formation, et en général l'indigeste composition et manutention de tout. Les persévérantes adresses du duc de Noailles, plus pour l'économie de leurs districts et fonctions, y eurent le plus de part ; il les vouloit rendre et ridicules en soi, et odieux par l'enchevêtrement, le mélange et la difficulté de l'expédition, pour les faire tomber le plus tôt qu'il pourroit, et demeurer premier ministre ; tellement que, rangs, administration, choix, décisions, il y mit tous les obstacles qu'il y put faire naître pour fatiguer M. le duc d'Orléans, rebuter le public, qui fut d'abord ravi de cet établissement, et lasser même ceux qui en seroient, en les commettant tous les uns avec les autres, et les corps

aussi des conseils entre eux. Il en résulta beaucoup de désordres et de maux aux affaires, et le duc de Noailles en eut tout le succès qu'il s'en étoit proposé, excepté celui auquel tous les autres n'étoient pour lui que préparatoires.

Dangeau ne nomme nulle part le conseil de régence; il faut commencer par y suppléer. Monsieur le Duc en avoit été déclaré chef sous M. le duc d'Orléans en plein Parlement. Il l'avoit demandé à S. A. R., laquelle compta se l'attacher par là, d'autant plus qu'il étoit même exclus de ce conseil par le testament du Roi, qui venoit d'être lu, jusqu'à ce qu'il fût plus avancé en âge, et qu'alors même il n'y étoit point nommé chef, mais simplement membre de ce conseil. Cela fut proposé par M. le duc d'Orléans en rentrant en séance, au sortir de la conférence qu'il eut dans la première[1] des Enquêtes avec M. du Maine, et passa avec acclamation en un instant avant qu'on allât dîner, et ce fut le premier dégoût que reçut M. du Maine, qui présagea ceux qui l'attendoient après le dîner, lorsqu'on reprit la suite de la séance du matin, comme il a été dit ci-dessus. MM. du Maine et de Toulouse se trouvoient trop grandement établis pour que M. le duc d'Orléans osât les exclure; le maréchal de Villeroy pareillement, et avec un tel montant sur M. le duc d'Orléans qu'on vient de voir qu'il sauva Voysin, lequel par conséquent ne put ne pas être du conseil de régence, demeurant chancelier avec les sceaux. Tout cela, hors Monsieur le Duc, étoit du parti opposé en tout et partout à M. le duc d'Orléans, et Monsieur le Duc, à son âge et avec les prétentions que des subalternes mettent si aisément dans la tête des princes du sang établis en autorité pour en profiter eux-mêmes, ne pouvoit être regardé par M. d'Orléans comme un instrument bien assuré. Toutes les affaires devoient passer par ce conseil, et s'y décider à la pluralité, et de ces six, le Régent faisoit un, Monsieur le Duc un autre, et les autres quatre ennemis.

A l'état et à la réputation que M. d'Harcourt s'étoit acquis, et substitué par le testament du Roi au maréchal de Villeroy, en cas de mort, pour être gouverneur du Roi, il étoit impossible de ne le pas employer; mais il n'étoit pas moins suspect au Régent que les autres. Toutes ses liaisons étoient avec ses ennemis, et malgré ses apoplexies il étoit de grand poids. On essaya donc de l'éblouir de l'importance de la place de chef du conseil des affaires du dedans du royaume; mais le normand n'en fut pas la dupe, ou véritablement en sentit la pesanteur pour l'état de sa santé; il la refusa, et nécessité fut de le mettre dans le conseil de régence. Jusque là personne au Régent.

Dès avant la mort du Roi, lorsque M, de Saint-Simon eut refusé les finances et persuadé M. le duc d'Orléans de les donner au duc de Noailles, le prince lui demanda où il vouloit donc être, parce que, lui ayant fait des listes pour les conseils, il ne s'étoit mis sur aucune.

1. Encore la même erreur que ci-dessus.

Saint-Simon se défendit sur ce qu'il ne devoit en rien se proposer ; mais, pressé enfin de choisir, il dit que, s'il étoit propre à quelque chose, il croyoit qu'il seroit mieux au conseil du dedans qu'en pas un autre, et en expliqua ses raisons. « Chef du conseil ? lui répondit M. le duc d'Orléans. — Non, lui dit l'autre ; mais une place dans ce conseil. — Vous vous moquez de moi, » lui répliqua le prince, et le pressa pour la place de chef de ce conseil. Saint-Simon s'en défendit sur le grand travail, les rapports à la Régence de toutes espèces d'affaires, même de procès qui s'évoquent devant le Roi, et tint ferme là-dessus comme il avoit fait sur les finances ; mais il n'y eut point d'altercation, et tout de suite M. le duc d'Orléans lui dit que, dès ce qu'il avoit absolument refusé les finances à son grand regret, il ne l'auroit fait chef du conseil des affaires du dedans que par complaisance s'il l'avoit voulu, mais qu'il n'y avoit qu'une place dans le conseil où il seroit lui-même, qui étoit la Régence, qui leur convînt à l'un et à l'autre. Depuis ce moment-là à Marly, il n'en fut plus parlé entre eux, et M. de Saint-Simon fut du conseil de régence lorsqu'il se forma.

Le maréchal de Bezons étoit destiné à celui de la guerre. C'étoit encore beaucoup pour lui ; mais il avoit gagné les bonnes grâces de M. le duc d'Orléans par plusieurs commandements qu'il avoit eus sous lui de la réserve de la cavalerie, enfin lieutenant général sous lui général, et ce prince avoit fort contribué à le faire maréchal de France. Il avoit pris du goût pour lui ; son air rustre lui paraissoit simplicité et franchise ; ses gros sourcils, ses gros traits, sa grosse perruque, une bonne tête. Il étoit soutenu du marquis d'Effiat et d'un bas intérieur de valets. On fut tout étonné que, au moment de la formation du conseil de régence, il fût nommé pour en être. C'étoit une mule et pis ; car sa foiblesse, sa peur, ses ménagements et son défaut de lumières étoient extrêmes et demeurèrent bientôt à découvert ; mais la bassesse et la souplesse d'un homme qui veut établir soi et sa famille, le soutinrent, et ce qui avoit imposé à M. le duc d'Orléans, qui n'avoit pas eu occasion d'aller plus loin que l'écorce, imposa à plus forte raison au grand nombre ; mais le prestige dura peu, et l'idole ne demeura pas longtemps debout dans le temple dont on l'avoit jugée digne. Il y demeura pourtant ; mais sa considération ne dura guères.

Bouthillier, ancien évêque de Troyes, est un personnage dont la singularité de conduite mérite qu'on s'y arrête un peu. Il étoit fils de Chavigny, secrétaire d'État, et entre plusieurs frères et sœurs il étoit frère de la maréchale de Clérambault, amie intime de Madame, qu'elle avoit attachée à elle depuis la mort de Monsieur, et qui étoit une des personnes du monde qui avoit le plus de savoir et d'esprit, et en même temps le plus aimable, quand elle vouloit bien faire tant que de parler. Monsieur de Troyes en avoit autant, du plus aimable et qu'il ne tenoit pas si cher. Il avoit été galand, plongé dans le plus gros jeu, et personne n'avoit été ni plus, ni plus longtemps dans le plus grand monde et dans le meilleur. Avec cela savant, et l'un des prélats de France des plus rompus et des plus intelligents dans les affaires du clergé, et qui tenoit le mieux sa place dans les assemblées du clergé, quand il en étoit. Tout le monde l'aimoit, courtisans, évêques, dames, et tout cela du plus haut parage. Au milieu de cette vie dissipée et brillante, Dieu le toucha. Il l'écouta ; mais il s'éprouva, menant sa même vie à Paris et à la cour, mais plus assidu dans son diocèse. Au bout de dix-huit mois ou deux ans, il en fit la confidence au Roi, lui remit son évêché, puis lui témoigna la consolation qu'il auroit s'il le vouloit bien donner à un fils de son frère, pour s'ennuyer (*sic*) avec lui et ne changer point de demeure : il l'obtint, et s'enfuit. La surprise fut universelle et extrême. Monsieur de Troyes vécut en père avec son neveu, et le neveu en fils avec lui ; ils demeuroient ensemble à Troyes, où l'ancien ne se mêloit plus de rien que de conseiller son neveu quand il le devint (*sic*), et s'accommoda un logement chez les Chartreux, où il passoit les carêmes sans voir personne, et force autres temps dans l'année, ne songeant qu'à expier sa vie passée et ayant rompu tout commerce avec le monde. Le Roi, qu'on a vu dans ces Annotations se piquant de vouloir voir les gens retirés, en parloit de temps en temps au neveu, et à la fin força l'oncle au bout de quelques années. Il vint donc à Fontainebleau, où toute la cour le courut, et où le Roi lui fit toutes les amitiés et les distinctions possibles. Cela devint un tribut, et, tant que le Roi vécut, Monsieur de Troyes venoit passer quatre ou cinq jours à Fontainebleau et deux ou trois à Paris entre deux, et toujours avec la même réception du Roi et du monde. Il paroissoit modeste et retenu, mais rien moins que rouillé, et toujours cet esprit du monde aimable et cet air que donne un long usage de la cour, mais rehaussé de toute la parure de la vertu qui transpiroit de lui sans la jamais montrer ; toujours gai, toujours libre, mais jamais gâté et toujours ravi de regagner sa solitude. Tel étoit Monsieur de Troyes, lorsqu'à la mort du Roi il fut mandé pour entrer au conseil de régence. M. le duc d'Orléans, qui y vouloit un évêque, et le pourquoi entraîneroit en de trop longues dissertations, y auroit mis Fénelon, archevêque de Cambray, s'il eût vécu ; à son défaut il prit Monsieur de Troyes comme un homme dont la vertu ne pouvoit être tentée, dont la capacité lui seroit utile et dont le choix lui feroit honneur. Madame l'aimoit fort, aussi bien que sa sœur ; le monde, amer aux gens de bien et qui les veut tous des anges, auroit voulu un refus de sa part ou une acceptation moins prompte. Les premiers mois furent très mesurés, et aussi peu répandus qu'il étoit possible dans cette place ; mais peu à peu tout s'élargit, et Monsieur de Troyes redevint le Troyen d'autrefois ; mais, comme on peut juger, sans galanterie, quoique fréquentant fort les toilettes et les repas, et jouant le petit jeu. Ses avis perdirent de leur poids par leur variété. Il voulut plaire ; il voulut pouvoir ; il voulut éviter les obstacles ; en deux mots il redevint homme du grand monde et de la cour. Son neveu, qu'il fit archevêque de Sens, et qui avoit un vrai mérite, en souffrit intérieurement et ses anciens amis. La réputation tomba; la considération s'en alla ; il ne resta plus que l'amusement ; lui-même le sentit ; mais il étoit trop empêtré pour se déprendre, et il se survécut ainsi longtemps, avec toute la honte que donne l'esprit et la connoissance quand ils sont surmontés par la foiblesse. Enfin, après diverses tentatives impuissantes, le monde lui parlant au dehors par les dégoûts qu'il ne pouvoit se cacher, et Dieu au dedans, il prit une résolution généreuse. Il se défit de son carrosse et de ses chevaux pour se mettre dans l'impuissance de sortir, ferma sa porte à tout ce qu'il put, et bientôt elle demeura déserte, et ne pensa plus qu'à son salut. Il n'y avoit plus alors de conseil de régence, et le Roi étoit majeur. Monsieur de Troyes, logé dans une fort belle maison auprès des Chartreux, chez qui il entroit de son beau et grand jardin, assista régulièrement à leur grand messe et à leurs vêpres tous les jours, n'en passa plus sans la dire, et ne s'appliqua plus qu'à Dieu et à son salut pendant quelques années que Dieu lui accorda encore dans une parfaite santé de corps et d'esprit. Il ne se permit plus d'autre amusement que celui de sa belle bibliothèque, et encore peu et par intervalles, voyoit même fort peu son neveu et la marquise de Charost, sa nièce, qui logeoient avec lui quand ils étoient à Paris, et mourut ainsi à quatre-vingt-huit ans.

M. de Torcy entra au conseil de régence au second ou au troisième qui fut tenu, parce que M. le duc d'Orléans voulut que Monsieur de Troyes l'y précédât. On a vu ci-dessus ce qui maintint M. de Torcy, et on ajoutera qu'il eût été heureux pour M. le duc d'Orléans et pour l'État que c'eût été avec plus de croyance en ses conseils. Dans l'idée qui avoit été prise d'abaisser entièrement la puissance des secrétaires d'État, et qui fut si applaudie de toute la France en général et en particulier, on ne leur laissa que la simple signature des expéditions. Tous quatre pourtant entrèrent au conseil de régence, mais à différents titres : Voysin, par être chancelier et garde des sceaux ; Torcy, personnellement, à qui le Roi remboursa sa charge, et Pontchartrain et la Vrillière sans voix, et le premier sans fonction ; l'autre fut secrétaire du conseil de régence et eut la dépouille de chacun d'eux. Ce fut un grand changement pour un homme dont la charge du temps du Roi n'avoit que le nom en comparaison des autres, parce qu'elle étoit la seule qui n'eût point de département particulier adjoint. Sa taille, singulièrement petite, étoit ridicule par ses soins de la rehausser. Comme il n'étoit presque rien et de rien du tout du temps du feu Roi, et que son père, Châteauneuf[1], n'avoit pas été davantage, sa considération étoit très légère ; aussi fut-on très surpris de sa fortune. Il la dut uniquement et entièrement au duc de Saint-Simon, qui fut plus d'un an à le poulier auprès de M. le duc d'Orléans, qui lui disoit toujours qu'on se moqueroit d'eux. Ces la Vrillière, de père en fils, étoient amis parti-

1. Ce nom a été ajouté en interligne, d'une autre main.

culiers des ducs de Saint-Simon père et fils; leur gouvernement de Blaye étoit avec la Guyenne du département de la charge de la Vrillière ; ils en avoient toujours reçu toutes sortes de services, et, dans un autre genre d'affaires, la Vrillière avoit très utilement servi Saint-Simon dix ou douze ans avant la mort du Roi. Il se mit donc dans la tête et de le sauver du naufrage de ses confrères et de l'en accroître, et il y réussit. Quelques mois après, il lui obtint voix délibérative au conseil de régence, non sans grand murmure, et peu à peu il s'éleva fort, à force de remplir toutes les fonctions qui restoient aux secrétaires d'État. Il avoit de l'esprit sans en avoir beaucoup, qui étoit même gâté par quantité de façons ridicules, mais de l'honneur, de la probité, et savoit servir ses amis. A la fin, à force de pouvoir et de voir tout confondu et sens dessus dessous, il se gâta, et sa femme, qui étoit Mailly, et outrée de l'avoir épousé par force et par indigence, acheva de lui tourner la tête. Il s'extravagua jusqu'à prétendre être duc et pair. L'histoire de cela outrepasseroit trop le temps de ces Mémoires. Il suffit de dire ici qu'il se fit sur cela des choses plus que singulières, et qu'enfin, n'y pouvant réussir, après l'avoir entrepris avec éclat, il en creva comme la grenouille de la fable pour avoir tâché de s'enfler jusqu'à la grosseur du bœuf. Sa femme, délivré d'un mari dont elle méprisoit la naissance et l'état, épousa depuis à force d'argent et d'aventures le cadavre mourant du duc de Mazarin, qui ne survécut guère que de deux mois à cette folie, et c'est elle qui, devenue duchesse, a bien voulu succéder à sa mère la comtesse de Mailly dans la place de dame d'atour de la Reine.

Il faut tout de suite achever les autres conseils. Dans les sentiments où M. le duc d'Orléans étoit encore, celui de conscience se trouva tout fait. Le cardinal de Noailles fut mis à la tête; en quoi le Régent ne compta pas moins le public et le Parlement que son propre goût. L'archevêque de Bordeaux, et depuis de Rouen, avoit été mis dans les affaires de la Constitution par Mgr le duc de Bourgogne : c'étoit alors un grand titre; le prélat étoit frère du maréchal de Bezons, par conséquent agréable au Régent ; il étoit de plus fort capable, très rompu dans les affaires temporelles du clergé, avoit une bonne tête, quoique très courtisan et très timide, et sous un sombre extérieur un liant et une douceur que n'avoit pas son frère ; il fut donc mis dans ce conseil, et, quelque temps après, l'abbé de Castries, frère du chevalier d'honneur de Mme la duchesse d'Orléans et beau-frère de sa dame d'atour, qui est devenu archevêque d'Alby et en dernier lieu commandeur de l'Ordre ; il étoit donc tout au Palais-Royal, et de plus très bien avec le cardinal de Noailles. On le mit aussi dans ce conseil, où on ajouta le procureur général et quelques magistrats distingués de la grand chambre, en petit nombre, pour la flatter et pour servir à veiller aux entreprises de Rome, qui fut très mortifiée de ces choix, mais qui n'osa se fâcher ni se prêter à la fureur que le parti opposé lui voulut inspirer, et dont il se dédommagea bien par la suite.

Les chefs du conseil de guerre et de celui de marine ne pouvoient être que ceux qui le furent : M. le comte de Toulouse, amiral et dans la position où il étoit, le maréchal d'Estrées, vice-amiral et fort bien avec M. le duc d'Orléans, y présidèrent comme de droit ; M. d'O ne put y être refusé à M. le comte de Toulouse, dont il gouvernoit la maison après avoir été son gouverneur, et sans sortir de Versailles étoit devenu lieutenant général des armées navales. Coëtlogon, autre vice-amiral et homme de grand mérite dans son métier, y entra comme de droit. Le même droit y fit admettre le maréchal de Tessé, comme général des galères, quoique fort de contrebande à M. le duc d'Orléans. Ce prince y voulut le petit Renau, lieutenant général très distingué dans la marine, et que sa probité et le goût des sciences, avec d'autres liaisons encore, lui faisoient aimer et estimer depuis longtemps. On y joignit deux intendants de marine pour les détails, deux maîtres des requêtes pour l'instruction et le rapport des procès qui regardoient les prises et les marchands ; enfin, Bonrepaus, qui avoit été chez M. de Seignelay ce que Saint-Pouenge étoit chez M. de Louvois, intendant général de la marine, employé en Angleterre et dans le Nord pour les affaires du commerce, enfin ambassadeur longtemps en Danemark et en Hollande. C'étoit un homme qui, avec des manières très polies et très respectueuses, ne laissoit pas d'avoir été gâté par beaucoup de commerce direct avec le feu Roi toute sa vie, et par beaucoup d'amis considérables à la cour ; mais d'ailleurs du mérite, du talent, de la capacité et de l'esprit.

Le maréchal de Villars, sous-doyen des maréchaux de France et d'une fortune si brillante et si complète en tous genres, ne pouvoit ne pas être chef du conseil de guerre, le maréchal de Villeroy, doyen, se trouvant comblé de plus grands emplois. Villars y fit admirer sa parfaite incapacité, qui, dans les autres genres d'affaires sans exception, étonna le conseil de régence ; mais celui de guerre ne le fut point du tout. Il y reconnut l'oiseau paré de toutes les plumes des autres ; le matamore qui dit avoir tout fait, même où il n'étoit pas, qui s'arrachoit les cheveux sous un arbre lorsque Magnac, lieutenant général, lui apprit que la bataille de Friedlingue, qu'il croyoit perdue, étoit gagnée ; celui qui se fit battre à Malplaquet pour avoir différé de vingt-quatre heures et s'être très pernicieusement posté, et le vainqueur malgré soi de Denain par le projet et l'exécution d'un autre, qui fut le maréchal de Montesquiou ; enfin, celui qui iroit faire mépriser l'indécence de ses propos et la foiblesse de sa tête et de son corps en Italie, et sous le nom duquel devoit paroître un roman démenti pour la guerre par tous ceux qui se sont trouvés dans les armées, et par M. de Torcy, actuellement vivant, pour tout ce qui regarde ses négociations au dehors, qui me l'a dit à moi-même bien des fois[1] ; un roman, où l'encens

1. Il veut parler des *Mémoires* du maréchal, dont il a déjà proclamé l'inexactitude (notre tome X, p. 313-314).

qu'il se donne sans cesse fait sans cesse mal au cœur, et où pour s'élever il dit du mal de tout le monde et surtout de tous les généraux sous qui il a servi, à la plupart desquels il faisoit une cour servile et à plusieurs de qui il a l'obligation d'avoir couvert des fautes qui bien des fois l'eussent perdu sans ressource. C'est ce héros dont le bonheur et la singularité des conjonctures ternira un jour Monsieur le Prince et M. de Turenne quand sa mémoire aura vieilli, qui dégoûte de tous les héros et qui fait douter de toutes les histoires. Il ne le parut guères dans sa conduite à la fin de la vie du Roi et pendant la Régence. Il se jeta à la tête de M. le duc d'Orléans; il entra après sourdement dans bien des mauvaises choses pour se faire compter, sans avoir pu l'être d'aucun côté, et pensa mourir de peur et d'une longue jaunisse qu'elle lui donna, lorsque M. et Mme du Maine furent arrêtés, en transe continuelle et souvent avouée, et à moi-même, de l'être aussi à tous les instants, sans avoir pu reprendre ni santé ni langage, qu'à leur retour et à la fin de toutes ces affaires de la Bastille.

Le duc de Guiche, mort depuis maréchal de France, fut mis dans ce conseil, parce qu'il étoit colonel du régiment des gardes, que M. le duc d'Orléans compta se dévouer par lui. Avec moins d'esprit qu'il n'est possible d'avoir, une longue et cruelle indigence et un grand usage du monde lui avoient appris à se retourner. Valet des bâtards et de toute faveur comme son père et les Noailles ses beau-père et beau-frère, il sut, dans les derniers jours de la vie du Roi, faire accroire à M. le duc d'Orléans qu'il se tenoit caché pour éviter de recevoir des ordres qui lui fussent contraires, comme si un homme comme lui eût été difficile à trouver, et il sut si bien faire valoir ce service et ceux qu'il étoit capable de rendre, qu'il eut pour soi et pour les siens tout ce que bon lui sembla en tous genres, et, pour de l'argent, on ne seroit pas cru si on articuloit le quart de ce qu'il en tira du Régent d'entrée, puis de Law, tant que ce dernier exista. Au reste, inepte à tout et payant de grands airs, il n'eut de dupe que le Régent du royaume, et si ce n'étoit pas manque d'esprit et de pénétration et de connoître l'homme et toute sa valeur; mais la parentèle et le régiment des gardes tinrent lieu de tout. Lévis et Biron furent de la façon de Saint-Simon, et tous deux, de sa façon encore, devinrent ducs et pairs. Le premier étoit mari de Mme de Lévis fille de M. de Chevreuse, nièce de M. de Beauvillier; pour Saint-Simon ce mérite suppléoit à tout autre, et pour M. le duc d'Orléans il avoit des raisons personnelles de se souvenir avec une tendre reconnoissance de ces illustres morts. Biron, d'abord par lui et par ses sœurs, amies intimes de Saint-Simon, et lui neveu de Lauzun, son beau-frère, ne vint pourtant qu'en concomitance de l'autre pour le duché; mais les frais en étoient faits d'avance, et le personnage qui l'avoit déshonoré parmi les roués acheva son affaire. Puységur, trop longtemps depuis maréchal de France avec Biron, ne dut rien qu'à son mérite, véritablement transcendant en beaucoup de grandes parties militaires, qui ont fait tout l'honneur et la gloire des quatre ou cinq dernières campagnes de M. de Luxembourg. Joffreville étoit aussi un homme de beaucoup de mérite, et fort connu en Espagne de M. le duc d'Orléans, pour lequel aussi il avoit pris de l'attachement et acquis beaucoup de créance. A l'égard de Saint-Hilaire et Reynold, ce furent deux nulles, et prises dès l'abord pour telles ; le dernier pour s'être offert à M. le duc d'Orléans de très bonne grâce tout d'abord et sans ménagement autre que de respect pour M. du Maine avec qui il étoit bien, mais en galant homme et qui va à qui l'autorité doit être; et l'autre pour l'artillerie et ses détails. Ceux des vivres et des étapes, des fourrages et des divers marchés demandoient des gens dont ce fût le métier plus que de gens de guerre ; c'est ce qui fit choisir Saint-Contest et le Blanc, qui tous deux avoient beaucoup d'expérience, de capacité, d'esprit, de liant et d'expédient, et dont tout ce qui avoit eu affaire à eux s'étoit toujours bien accommodé ; l'un avoit été longues années intendant à Metz; l'autre l'avoit été en Flandres. Ce dernier a fait tant de bruit dans le monde que ce seroit vouloir s'engager dans de véritables Mémoires que d'entreprendre d'en parler. Pour l'autre, il a été conseiller d'État et ambassadeur au congrès de Baden pour signer la paix, et depuis à celui de Cambray. Peu de gens, avec un air lourd, grossier et des manières entièrement bourgeoises, allioient plus d'art, de vues et souvent trop de finesse et de souplesse avec tout ce qu'il falloit sans bruit pour parvenir. Asfeld, depuis maréchal de France, étoit bien par usage et estime avec M. le duc d'Orléans, qui l'avoit vu en Espagne. M. de Saint-Simon le servit aussi très utilement, en sorte qu'il lui fit donner les fortifications, qui furent honnêtement ôtées à Peletier de Souzy, et qui étoient ridiculement placées dans la main d'un magistrat, ainsi que beaucoup d'autres emplois, et fit réserver à Asfeld, qui étoit absent, une place au conseil de guerre, toute naturelle par ses fonctions. Pour le comte d'Évreux, et Coigny, depuis maréchal de France, on verra en son temps comme ils y entrèrent par leurs charges de colonels généraux de la cavalerie et des dragons.

Le maréchal de Villeroy, que le feu Roi, un an avant sa mort, avoit fait ministre d'État et chef du conseil royal des finances à la mort du duc de Beauvillier, demeura à la tête de ce conseil sous le même nom et sans y avoir plus d'autorité que sous le dernier règne ; le duc de Noailles l'eut toute entière sous le nom de président de ce conseil ; on a vu ci-devant comment il y arriva.

Desmaretz, ministre d'État et contrôleur général des finances, fut congédié à son grand étonnement, et supplanté par lui à son grand scandale, après avoir cru mériter son amitié par la contrainte de son humeur peu souple, et par la communication, si rare pour lui, de ses lumières et de son administration. Nous verrons que son indignation contre le duc de Noailles eut tout lieu de s'accroître dans la suite. Deux raisons firent ôter Desmaretz : la générale de revêtir les seigneurs de toutes les dépouilles des gens de plume, et une autre d'avoir manqué de tous points et le plus grossièrement du monde à Saint-Simon, qu'il lui étoit si aisé de conserver et qui jura sa perte. Cette anecdote feroit ici une trop longue parenthèse. D'Effiat, qui avoit si bien rangé ses propres affaires, et qu'une avarice sordide, jointe à un grand ordre, avoit rendu un des plus riches particuliers de France, fut mis dans ce conseil. M. le duc d'Orléans le comptoit tout à lui, comme y devoit être un ancien domestique de Monsieur et le sien, toujours si bien traité par eux et qui y avoit acquis honneurs et richesses. Il étoit ami du maréchal de Villeroy et bien avec plusieurs gens distingués du Parlement; ces raisons contribuèrent fort à le mettre dans ce conseil plutôt que dans aucun autre, pour émousser les pointes du maréchal de Villeroy, le tenir honnêtement avec le duc de Noailles, et se trouver en situation naturelle de s'entremettre avec ses amis du Parlement, qui, surtout dans les régences, cherche à se mêler de tout et à s'y introduire pour la matière des finances et de leur administration. Le reste des places de ce conseil furent remplies par des magistrats, dont la plupart s'étoient mêlés des finances. Rouillé du Coudray, que le feu Roi avoit sorti du conseil de finances[1] par une place de conseiller d'État, y fut remis par le duc de Noailles, qui en fit son gouverneur. L'union ancienne de débauches secrètes avec le feu maréchal de Noailles l'avoit tiré de procureur général de la chambre des comptes pour le faire intendant des finances. Le fils compta de trouver dans cet ancien ami intime de son père toutes les connoissances dont il se vouloit parer, et s'abandonna à lui sans réserve. Rouillé étoit un homme de beaucoup d'esprit, fort capable en beaucoup de choses, très entendu dans toutes les matières de la chambre des comptes, ce qui l'avoit fait croire propre aux finances, où on avoit bientôt reconnu qu'il l'étoit fort peu. D'ailleurs d'une érudition vaste en histoire, en belles-lettres et en beaucoup de connoissances utiles et agréables. Avec toutes ces connoissances c'étoit un ours mal léché, rustre, grossier, brutal et qui s'en faisoit gloire, sans mœurs aucunes, et il ne s'en cachoit moins que jamais ; avec cela un saltimbanque, dont les railleries et les extravagances déshonoroient le caractère, qui s'enivroit journellement et s'alloit montrer dans cet état, et qui y donnoit des scènes continuelles et publiques, qui, à soixante-douze ou treize ans qu'il avoit à la mort du Roi, alloit au bal de l'Opéra y vomir et y faire cent sottises, et qui fit revenir les comédiens italiens, chassés depuis longtemps, et se fit leur protecteur et leur économe. Le rare est qu'il fut longtemps à la mode et en première autorité pour les finances, et que toutes ses folies, qui le faisoient mépriser du monde, lui tournèrent de plus en plus en crédit. Le duc de Noailles, dans les derniers jours de la vie du feu Roi, avoit fait changer à M. le duc d'Orléans la sage résolution qu'il avoit prise d'assembler les États généraux. Noailles vouloit être le maître et

1. Les quatre derniers mots ont été ajoutés d'une autre main en interligne, et avant *avoit sorti* le mot *en* a été biffé.

n'eût pu l'être avec eux. Il le fut en effet des finances et tant qu'il put d'ailleurs. Comme on s'est fait une loi de ne parler des vivants que le moins qu'il est possible, on n'en dira pas davantage sur lui, sinon qu'heureux en tout, il le fut singulièrement d'avoir été déposté par Law.

Le conseil des affaires étrangères fut avec raison le moins nombreux qu'on put. Le maréchal d'Huxelles en fut le chef; l'abbé d'Estrées, Cheverny et Canillac seuls en furent, et pour secrétaire Pecquet, un des premiers commis de M. de Torcy du temps du feu Roi jusqu'à sa mort et pendant un grand nombre d'années, lequel fit tout. Huxelles avoit été chef de l'ambassade du feu Roi aux conférences de Gertruydenberg, puis à la paix d'Utrecht. Il étoit ancien chevalier de l'Ordre et ancien maréchal de France, gouverneur d'Alsace et de Strasbourg, et avoit usurpé dans le monde l'opinion d'être une bonne tête; elle l'eût été en effet pour Rembrandt; mais d'ailleurs il n'en parut jamais aucun vestige. C'étoit un homme arrivé à la fortune par des hasards de famille et de conjonctures heureuses, auxquelles il sut se dévouer de bonne heure, et qui le firent favori de Louvois, et de Barbezieux après lui. Beringhen, son cousin germain, et qui en ménageoit la riche succession, qui en effet est tombée à son fils, le soutint toujours de toutes ses forces, lui ménagea Chamillart, puis Voysin. Huxelles avec tout le rogue, le dur, le haut, le paresseux d'un homme de longue main gâté, avoit tout le faux, le bas, le manége d'un fat et adroit valet, et qui sait faire tout valoir avec une souplesse dont on n'a pas lieu de se douter, et qui a l'art de tout faire valoir au quadruple. Avec l'air de ne rechercher personne, de ne faire point de visites, de ne vouloir rien et d'être même peu accessible, c'étoit l'homme le plus desireux, le plus ambitieux, et qui étoit le plus continuellement occupé de tous les ressorts qui le pouvoient conduire, et à qui les contradictoires coûtoient le moins. Avec un front d'airain sur les débauches les plus abominables pendant toute sa vie, il s'étoit accoutumé à le conserver sur tout le reste de sa conduite; des propos étudiés, quoiqu'avec moins d'esprit qu'un grand usage du monde, un air d'importance que sa faveur auprès des ministres lui avoit donné sur les frontières où il avoit passé presque toute sa vie, et que les frontières où il étoit si autorisé lui donnèrent à leur tour, quand il en revint pour toujours; un silence sous de gros sourcils qu'il eut le bonheur de faire compter pour savant par les emplois qu'il avoit exercés et dont aucun n'avoit été difficile; une affectation de simplicité et même de saleté sur sa personne qui dupoit les sots, qui en tous étages font le grand nombre; une table exquise, qui malheureusement est depuis longtemps devenue un talent de grand usage; tout cela ensemble forma un groupe qui imposa au public, et qui fit juger à M. le duc d'Orléans qu'il n'y avoit pas mieux à mettre à la tête de ce conseil.

L'abbé d'Estrées et le maréchal son frère s'étoient sourdement fort intrigués, depuis un an et plus, auprès de M. le duc d'Orléans, mais à a Nicodème et dans la plus terrible frayeur des Juifs. Ce n'étoient pas deux hommes sans considération, sans probité, ni sans talents, quoique, pour ce dernier article, il valût beaucoup moins que les deux autres. Le maréchal par son état avoit sa place toute destinée ; l'autre avoit suivi le cardinal son oncle quelquefois en Italie, avoit été en Portugal, et la catastrophe de son ambassade d'Espagne, qui lui avoit valu l'Ordre, étoit un motif d'être bien avec M. le duc d'Orléans par la communauté de la persécution de Mme des Ursins. Il avoit donné à ce prince d'assez bons mémoires historiques du gouvernement de Charles VII[1] ; et, dans l'idée de ne mettre tant qu'on le pourroit que des gens de qualité en place, M. le duc d'Orléans ne crut pouvoir mieux choisir pour ce conseil qu'entre ceux qui avoient été ambassadeurs. C'est encore ce qui lui fit choisir Cheverny, qui avoit été envoyé du feu Roi à Vienne et ambassadeur en Danemark, et attaché par lui à Monseigneur comme menin, puis à Mgr le duc de Bourgogne. Pour Canillac, qui de sa vie ne s'étoit mêlé que d'envier, il voulut être de ce conseil comme du plus important, et fit accroire à M. le duc d'Orléans qu'il le lui étoit à lui qu'il en fût.

Le conseil des affaires du dedans, qui proprement étoit la matière du conseil de dépêches et des affaires des secrétaires d'État quant au département de leurs provinces sous le feu Roi, le duc d'Antin en fut le chef. Quoique de contrebande à M. le duc d'Orléans en plus d'une sorte, il ne pouvoit le laisser en employant tant de diverses personnes, et ce qu'il étoit en eût fait crier de trop proches et de trop considérables ; c'étoit d'ailleurs un homme propre à tout par une facilité d'esprit étonnante, une capacité unique, et une étendue et une justesse rares ; aussi surprit-il ceux même qui en attendoient le plus dans les fonctions de cet emploi, qui l'engageoit trop souvent à rapporter au conseil de régence des procès vastes et embarrassés, dont il s'acquittoit avec une exactitude, une précision et même une élégance où on a peu ou point vu de magistrats atteindre ; une exactitude de mémoire de noms, de dates, de faits qui étonnoit, et ne se méprenoit jamais, pas même à la cote des papiers et des pages qu'il indiquoit dans des liasses énormes qu'il apportoit sur la table, et que le plus voisin trouvoit à l'instant au numéro que d'Antin indiquoit, et y lisoit au Conseil ce qui en étoit nécessaire. L'étonnant est que d'Antin n'en changea presque pas de vie, ses assiduités, ses commerces, ses plaisirs. On ne prétend pas faire ici son portrait ni d'aucun autre. La curiosité en seroit grande, mais outrepasseroit trop des Additions ; on se renferme dans ce qui appartient aux places dont il s'agit ici, et aux raisons qui y ont fait mettre ceux qui d'abord les ont remplies. Beringhen, premier écuyer, que sa réputation dans le monde faisoit une espèce de personnage, à force de famille, de liaison continuelle de ministres et de cour, fut mis dans ce conseil pour le mettre à quelque chose, et

1. C'est le Mémoire dont il a été parlé ci-dessus, page 67, note 6.

avec lui le marquis de Brancas, qui avoit eu le secret de commencer sa fortune par M. de Maintenon, d'être très bien avec les bâtards sans bruit, toujours très bien avec M. le duc d'Orléans, qui l'augmenta infiniment en tout, et qui a eu depuis celui de la combler malgré le cardinal de Fleury, et encore plus malgré Chauvelin, garde des sceaux, avec qui il a fini par une rupture ouverte ; mais à la bonne heure la pluie prit le pèlerin, comme le maréchal de Gyé le mit en grosses lettres sur le portail de sa maison du Verger[1]. Outre ces Messieurs, on mit des magistrats, maîtres des requêtes et conseillers de la grand chambre, tant pour gratifier ces corps [que] parce qu'il arrivoit très souvent que les matières de ce conseil se trouvoient avoir besoin de gens qui sussent les lois et les coutumes.

Outre tous ces conseils, on laissa celui du commerce à peu près tel qu'il étoit. M. Amelot, arrivant de Rome, si digne d'être l'âme du conseil des affaires étrangères par la réputation infinie qu'il s'étoit acquise dans toutes ses ambassades, où il avoit passé presque toute sa vie, fut malheureusement trop suspect à M. le duc d'Orléans pour avoir su bien gouverner l'Espagne en s'y conservant bien avec Mme des Ursins, et par y être demeuré aimé et estimé plus que pas un autre de bien loin qui y eût été ambassadeur, quoiqu'il y eût fait en même temps la fonction de premier ministre. Le laisser entièrement eût été trop marqué ; on le fit donc présider à ce conseil de commerce avec l'entrée en celui des finances lorsqu'il y voudroit aller.

Ce que sont devenus ces conseils, ce n'est pas ici le lieu de le dire. Le public les reçut avec un grand applaudissement, et c'est ce que M. le duc d'Orléans en desiroit le plus.

Dans aucun des conseils il n'y eut de conseillers d'État de robe que dans celui des finances. Ce qu'il y avoit de magistrats dans ceux de conscience, de guerre, de marine et des affaires du dedans, étoient maîtres des requêtes ou conseillers de la grand chambre ; nulle difficulté donc dans ceux-ci. Mais au conseil des finances les conseillers d'État ne voulurent pas céder à M. d'Effiat, et alléguèrent l'exemple[2] de la Houssaye, conseiller d'État et intendant d'Alsace, déclaré troisième ambassadeur plénipotentiaire avec le maréchal de Villars et le comte du Luc, lors ambassadeur en Suisse, pour la signature du traité de paix à Baden, qui prétendit ne pas céder au comte du Luc ; sur quoi Saint-Contest, maître des requêtes, intendant de Metz, fut mis à sa place. Ce fut donc une grande altercation. M. le duc d'Orléans la finit avec peu de gré de la noblesse et de la robe ; on dit ici la noblesse avec regret quand il s'agit d'Effiat ; mais il étoit chevalier de l'Ordre, son oncle avoit été grand écuyer, et son grand-père chevalier de l'Ordre et maréchal de France. L'expédient fut de faire Effiat vice-président du conseil des finances, et de lui donner la préséance à ce

1. *Œuvres de Brantôme*, édition Lalanne, tome VII, p. 311.
2. Après ce mot un correcteur a biffé : *rapporté ici en son temps.*

titre sur les conseillers d'État. Dès avant la formation des conseils, M. de Saint-Simon avoit proposé à M. le duc d'Orléans de couper court à toutes ces tracasseries de rang ; c'étoit d'y prendre pour règle celle des États généraux : l'église, la noblesse et le tiers état. Le sang royal, les pairs et les officiers de la couronne, comme tels, sont sur le théâtre, avec le Roi ; l'église à droite en bas sur des bancs ; la noblesse vis-à-vis à gauche ; en face du Roi, le tiers, où la robe est tellement comprise qu'un magistrat noble par lui-même n'y peut être séant qu'avec le tiers état. M. le duc d'Orléans goûtoit fort cette pensée, qui ôtoit tout embarras, qui étoit fondée sur le plus authentique exemple et qui lui ôtoit beaucoup d'épines ; mais le duc de Noailles, qui vouloit le désordre dans les conseils, l'importunité à M. le duc d'Orléans et le ridicule dans le tout, pour la raison qu'on a expliquée, disputa contre de force de poumons, fit peur à M. le duc d'Orléans de s'aliéner la robe, fut soutenu du babil et de la décision de Canillac, en sorte que Saint-Simon réputé par l'affreux mensonge, si amené et si profondément pourpensé, de Noailles être l'ennemi de la noblesse, se vit tondu pour elle par ce défenseur si faux et pourtant si cru bien méritant d'elle, et par ce même Canillac, qui d'ailleurs crioit tant en sa faveur, et que Noailles avoit réduit, lui Canillac n'ayant d'intérêt en ce fait particulier qu'en la cause que Saint-Simon soutenoit. Tous deux s'en firent lâchement un mérite avec la robe, et firent si bien que la noblesse, toujours fascinée, ne voulut jamais croire qu'ils eussent été capables de ce trait.

Pour dire maintenant tout de suite les excès monstrueux où l'on en vient lorsqu'on peut tout prétendre, et que la politique de Dangeau a bien voulu supprimer, c'est qu'on fut dix-huit mois sans qu'aucun homme de robe voulût venir rapporter à la Régence. Tous les jours le conseil de marine jugeoit des prises et d'autres sortes d'affaires dont il y avoit appel naturel et de droit à la Régence, comme auparavant devant le feu Roi ; tous les jours encore le conseil des affaires du dedans voyoit des procès ou évoqués ou par eux-mêmes de nature à être portés devant le Roi, c'est-à-dire depuis à la Régence, et de ceux-là il y en avoit beaucoup et beaucoup trop, et vastes, et difficiles, et de toutes sortes ; rarement, mais quelquefois il se présentoit des questions du conseil de conscience pour des mariages et d'autres choses d'administration spirituelle qui avoient trait à des déclarations du Roi, ou sur des mineurs, ou sur des huguenots ; le conseil de guerre en fournissoit aussi sur des étapes, des fourrages et d'autres fournitures, et il se trouva par l'événement pour une fois qu'il en coûta plusieurs millions au Roi, pour une vaste affaire de cette nature que le maréchal de Villars fut obligé de rapporter, et qu'on entendit et qu'on jugea comme on put, faute d'un rapporteur d'une autre sorte. Le fait étoit que les maîtres des requêtes, et à leur exemple les conseillers au Parlement, qui étoient des conseils, déclarèrent qu'ils ne viendroient point rapporter à la Régence, à moins de rapporter assis, ou que ce qui n'étoit ni prince du sang, duc ou maréchal de France, ou conseiller d'État s'il s'en trouvoit d'appelés comme il arrivoit quelquefois comme commissaires, demeurât debout tant que dureroit le rapport et le jugement. Cette prétention étoit d'autant plus étrange qu'en même temps pas un d'eux ne faisoit difficulté de rapporter tous les jours debout au conseil des parties, où M. le chancelier et les conseillers d'État étoient assis et où l'assemblée, quoique dans la maison du Roi, ne se tenoit pas dans son propre cabinet, et n'étoit pas décorée d'un Régent petit-fils de France. A cela ils répondoient qu'aussi ne trouvoient-ils pas mauvais de rapporter debout devant lui jusqu'au dernier officier de la couronne inclus assis, et des conseillers d'État, s'il s'y en trouvoit, assis encore, mais qu'ils n'en pouvoient admettre d'autres, de quelque qualité qu'ils fussent, assis, eux debout. Enfin, M. Daguesseau devenu chancelier et le plus grand champion que puisse avoir la robe, trouva un si grand inconvénient à manquer de rapporteurs de robe, et leur prétention si étrange, qu'il pressa M. le duc d'Orléans d'ordonner à ces Messieurs de venir rapporter et debout au conseil de régence, et sans qu'aucun du Conseil se levât ou s'absentât pour eux ; il se chargea de le leur déclarer et de le faire exécuter. Il le fut en effet, et depuis ce temps-là on eut des rapporteurs à l'ordinaire.

MM. Voysin et de Torcy furent remboursés de leurs charges de secrétaires d'État, et le dernier avec la magnificence qui se voit dans les Mémoires ; on diroit profusion s'il s'agissoit d'un homme mieux dans ses affaires qu'il n'étoit alors, et qui eût moins dignement et longuement servi l'État. Desmaretz eut son congé tout à fait par l'établissement du conseil des finances, et Bercy, son gendre, avec lui. Desmaretz ne s'attendoit à rien moins; Béchameil, son beau-père, avoit passé sa vie chez Monsieur, surintendant de sa maison, et y étoit mort considéré; lui-même étoit ami intime du maréchal de Villeroy, qu'il croyoit tout-puissant, et d'Effiat qu'il comptoit gouvernant; plus que tout cela il n'imaginoit pas qu'on pût se passer de lui. Toutefois, il ne perdit pas le jugement, et se fit donner l'énorme présent que racontent les Mémoires, et sur un prétexte très peu plausible et en soi et pour soi. On sentit dès lors, et surtout par le traitement fait à Voysin, quelle seroit la facilité du nouveau maître, qu'on vit enfin égaler toute effronterie et toute avidité.

Pour achever de suite tout ce qui regarde l'établissement des conseils, et n'y plus revenir dans ces Additions, il fut réglé, au premier conseil de régence qui fut tenu, que les pairs y précéderoient les ducs, parce que cette séance n'étoient pas une simple cérémonie de cour, mais une séance d'État ; que les chefs des conseils venant en celui de régence y couperoient les rangs suivant leurs dignités et l'ancienneté dans leurs dignités ; que, si d'autres qu'eux, étant pairs ou ducs ou maréchaux de France, y venoient, ou mandés ou pour les affaires des conseils dont ils seroient, ils couperoient les rangs en la même façon, et à plus forte raison si M. le duc d'Orléans en admettoit dans le conseil de régence, et que les pairs et les ducs démis y auroient leur rang à l'ordinaire, comme partout où ils se trouvent, sans aucun égard à leur démission, comme s'ils n'étoient pas démis; que, pour tout ce qui ne seroit point officier de la couronne, ils se couperoient par ancienneté, et, s'il en venoit au conseil de régence des autres conseils, après le dernier de la Régence. Il fut aussi réglé que M. l'archevêque de Bordeaux viendroit à la Régence toujours, au lieu de M. le cardinal de Noailles, que les prétentions de sa dignité de cardinal de précéder les ducs en excluoit, et qui en effet n'y entra jamais par cette raison. Ces Éminences. y ont su prendre leur revanche dans les suites.

1271. *Le cardinal de Noailles revient en faveur.*

(Page 58).

1er septembre 1715. — Le cardinal de Noailles mandé et présenté au Roi par M. le duc d'Orléans le jour même de la mort du Roi, reçu de tous les courtisans comme en triomphe, les choses prirent une face nouvelle pour lui, qui ne changea ni de visage, ni de contenance, ni de conduite. Une infinité de gens se jetèrent à lui après l'avoir abandonné, et une infinité d'autres qui avoient toujours été du parti contraire. Cela dura tant qu'il fut en prospérité, et changea en même temps qu'elle.

1272. *Pontchartrain soutenu par son père auprès du Régent.*

(Page 66).

15 septembre 1715. — Pontchartrain étoit souverainement et généralement haï, et souverainement et généralement haïssable. M. le duc d'Orléans, qui d'ailleurs n'avoit pas lieu d'en être content, et qui de longue main étoit pressé à le chasser, l'étoit encore plus vivement depuis qu'il en fut le maître. Le maréchal de Bezons et d'Effiat, qui s'étoient liés et qui vouloient soutenir Pontchartrain, qui s'étoit jeté entre leurs bras avec toutes les bassesses imaginables, ne se sentirent pas assez forts ; ils évoquèrent donc le père de sa retraite, pour qui M. le duc d'Orléans avoit conservé beaucoup de considération, et, ce qui est plaisant, qui y étoit entretenue par les mêmes qui vouloient chasser le fils. La visite se fit par les derrières et soutint ce fils pour quelque temps.

1273. *Canillac membre du conseil des affaires étrangères.*

(Page 68).

21 février 1692. — Ce Canillac est celui qui a été du conseil des affaires étrangères à la mort de Louis XIV, puis du conseil de régence.

1274. *Le marquis de Brancas protégé de Mme de Maintenon.*

(Page 78).

12 février 1701. — La duchesse de Villars [Brancas] étoit Mlle de Mainières, femme d'esprit et d'intrigue, qui avoit fort connu Mme de Maintenon autrefois et qui avoit conservé de l'amitié pour elle. En mourant elle lui recommanda sa fille, la marquise de Brancas, et Mme de Maintenon se piqua d'en prendre soin. Il est singulier que, par cela même qu'elle n'y répondit pas, cela fit la fortune de son mari.

1275. *Le Régent conserve Torcy dans le gouvernement.*

(Page 84).

15 septembre 1715. — Pour Torcy, la surprise encore fut grande ; il étoit lié avec tout ce qu'il y avoit à la cour de plus opposé à M. le duc d'Orléans, si on en excepte les deux plus funestes, Mme de Maintenon et M. du Maine. M. et Mme la duchesse d'Orléans savoient même un mauvais gré très marqué à M. et Mme de Castries de ce que, nonobstant leur attachement par charges à eux, et par toutes sortes d'autres raisons, ils étoient amis intimes de Torcy. D'ailleurs, en bien des rencontres, M. le duc d'Orléans n'avoit pas eu lieu d'en être content, et ce prince avoit dans son sein un homme qui avoit juré sa perte aussi bien que celle de Pontchartrain[1]. Ce qui soutint Torcy fut le secret de sa place, sans lequel il étoit perdu ; mais cette raison frappa si fort M. le duc d'Orléans par le besoin qu'il s'en crut, qu'il laissa dire et croire, et résolut toujours de s'attacher Torcy à force de bienfaits. Il se l'attacha en effet, et trouva tout autre chose que ce qu'il en avoit pensé, en sorte que le goût succéda, puis une sorte de confiance. Le rare est que l'ennemi qui l'avoit voulu perdre, et qui fut outré de voir arriver tout le contraire, se trouvant obligé de le voir en affaires, et l'y ayant suivi de l'œil fort longtemps, le goûta encore plus que M. le duc d'Orléans n'avoit fait. Torcy, qui n'avoit eu à la cour aucune habitude avec lui, et qui, par des liaisons contraires, l'aimoit aussi peu qu'il en étoit aimé, le goûta à son tour. Ils se rapprochèrent par estime assez tôt après ; puis l'amitié s'y mit par la confiance, tellement qu'ils sont demeurés amis intimes depuis, s'étant tout avoué l'un à l'autre, et le sont encore aujourd'hui. Torcy étant plein de vie, on s'abstiendra d'en dire davantage sur lui, selon la règle qu'on s'est prescrite ; en quoi il perdroit beaucoup, si c'étoit perdre que d'être supprimé ici.

1276. *Madame Desmaretz ; sa folie et sa mort.*

(Page 95).

30 novembre 1716. — Cette Mme Desmaretz, fille de Béchameil,

1. Saint-Simon fait allusion à lui-même.

surintendant de Monsieur, femme de Desmaretz, qui avoit essuyé tant de diverses fortunes, avoit fait sa main lorsque son mari étoit contrôleur général ; elle s'étoit liée de tout à un nommé La Fontaine, dont son mari avoit fait la fortune, qui se moqua d'elle après la mort du Roi et la dernière chute de Desmaretz. Cela lui troubla le sang, de sorte qu'elle pensa mourir de cette petite vérole, et qu'elle en releva folle. On espéra la guérir ; mais la folie augmenta, de manière qu'il la fallut enfermer, et elle est morte en cet état plusieurs années après. C'est la mère de Maillebois, qui à si bon marché a fait une si grande fortune et fut chevalier de l'Ordre en 1724.

1277. *Bercy exilé en Normandie.*

(Page 96).

10 novembre 1715. — Bercy, gendre de Desmaretz, avoit été sous lui intendant des finances ; il avoit eu toute sa confiance et conséquemment la principale autorité dans ce ministère. Il faut avouer qu'il la méritoit par son esprit et sa capacité. Leur chute fut commune ; mais Bercy, plus jeune et plus remuant que son beau-père, ne pouvoit se tenir de voir des gens d'affaires et donna par là de l'inquiétude au duc de Noailles, à qui il n'en falloit pas tant pour en prendre, et qui, Benjamin de cette maison[1], comme on l'a vu en ces Notes dans les dernières années du feu Roi, en avoit résolu la perte après en avoir pris la place, dans la crainte d'en être traversé. Il ne ménagea donc pas Bercy, et, pour s'en délivrer soi et ôter ce conseil à Desmaretz, fit chasser Bercy en Normandie. On verra bientôt une Mme la Fontaine, créature parfaitement obscure, mais conduite par la main, par l'autorité et la protection la plus forte, former des accusations énormes à Desmaretz, le traduire juridiquement à la Tournelle et lui faire friser la sellette et pis[2].

1278. *Prétention des conseillers d'État de ne céder la préséance qu'aux ducs et aux officiers de la couronne.*

(Page 100).

30 novembre 1716. — Rien de si merveilleux que les nouvelles et très nouvelles prétentions de la robe. Celle des conseillers d'État de ne céder qu'aux ducs et aux officiers de la couronne parut pour la première fois lorsque la Houssaye, intendant d'Alsace, fut nommé par le feu Roi pour aller à Baden, troisième plénipotentiaire, avec le comte

1. Cela veut dire que le duc de Noailles avait beaucoup fréquenté Desmaretz et avait reçu de lui des leçons de finances : voyez ci-dessus p. 54.
2. Ci-dessus, p. 314-316 ; il en sera parlé à nouveau dans l'Addition n° 1309, ci-après.

du Luc, ambassadeur en Suisse, et le maréchal duc de Villars, qui étoit le premier, figurant avec le prince Eugène, qui tous deux, convenus de tout par leur signature à Rastadt, ne se devoient trouver à Baden que pour y consommer la paix discutée là entre tous les autres plénipotentiaires et l'y signer avec eux. Du Luc n'étoit pas encore conseiller d'État d'épée, et la Houssaye l'étoit de robe, qui ne voulut pas lui céder la seconde place. Le feu Roi, à qui cette rare prétention fut entièrement nouvelle, la trouva d'abord fort mauvaise, mais dans ces fins de sa vie il passoit tout et ne se soucioit de rien. Il se contenta donc de s'en moquer et de nommer Saint-Contest intendant de Metz, qui n'étoit que maître des requêtes, au lieu de la Houssaye ; il crut par cet expédient mortifier les conseillers d'État, et ne fit que confirmer leur prétention. Lors de la formation des conseils par M. le duc d'Orléans, le duc de Saint-Simon lui proposa un expédient tout à fait raisonnable, et qui tranchoit court à tout ; ce fut d'y régler les rangs sur le modèle des États généraux du royaume, où, après les pairs et les officiers de la couronne, l'église précède la noblesse, et celle-ci le tiers état. La robe, qui a tâché dans les derniers temps d'en former un quatrième, n'y a jamais prétendu disputer rien à la noblesse : par conséquent tout étoit fini en le réglant de la sorte ; mais Canillac, soutenu du duc de Noailles, qui courtisoient dès lors bassement la robe, s'y opposèrent tellement que la confusion s'y mit et que les conseillers d'État y causèrent, et lors et dans la suite, des embarras ridicules et continuels[1]. Saint-Contest, qui le trouvoit ainsi lui-même, eut grand'-peine à se résoudre de quitter le conseil de guerre ; mais il ne put résister aux autres conseillers d'État.

1279 et 1280. *Monsieur le Duc conteste au duc du Maine la qualité de prince du sang.*

(Pages 110-111).

19 octobre 1715. — On peut dire que, sans l'intérêt pécuniaire de la succession de Monsieur le Prince, M. du Maine seroit demeuré paisible possesseur de tout ce qu'il avoit conquis. Son rang, sa qualité de prince du sang, son habileté de succéder à la couronne, de lui, de ses fils, de son frère, touchoient peu M. le duc d'Orléans, et point assez pour donner à Madame sa femme le coup de poignard de les leur disputer. Monsieur le Duc, car les autres princes du sang étoient encore bien jeunes, avoit été fort blessé de ces énormes et inouïes concessions ; mais il s'y étoit accoutumé, et il ne s'en parloit plus. Mais Monsieur le Prince, qui avoit laissé des biens immenses, avoit fait un testament qui avantageoit si extrêmement son fils unique par-dessus ses filles, que ces princesses ne le crurent pas devoir supporter ; c'est ce qui commença le procès. Monsieur le Duc ne survécut que d'un an

1. Tout cela avait déjà été dans l'Addition n° 1270, ci-dessus, p. 418.

Monsieur le Prince son père; après sa mort le Roi fit chercher des voies d'accommodement; il est étonnant comme elles ne se trouvèrent pas. Madame la Princesse, mère commune, avoit de son côté des biens aussi immenses, avec lesquels elle pouvoit faire la loi à ses enfants et mettre la paix entre eux, surtout avec l'appui de l'autorité du Roi; mais ni elle ne le fit, ni on ne le lui fit faire, et le reste de la vie du Roi s'écoula dans ces vaines recherches. Après sa mort le procès recommença; Monsieur le Duc espéra de réduire M. du Maine sur l'intérêt, en lui en contestant un plus sensible que le pécuniaire, et de conduire par lui Mme la princesse de Conti, sa tante et sa belle-mère, au même point où M. du Maine se seroit arrêté. Il se trompa. Mme du Maine éclata, et l'accessoire devint le principal, parce qu'il n'y avoit pas moyen de procéder sans qualités, et que, du moment que celle de prince de sang étoit contestée à M. du Maine par Monsieur le Duc, il la falloit soutenir partout ou y renoncer. De là, au reste, il n'y eut qu'un pas; ainsi la qualité de prince du sang, l'habileté à la couronne, la parité d'honneurs et de rang, tout devint litigieux. Cela une fois expliqué, on ne s'engagera pas ici à suivre ces princes dans toutes leurs démarches; cela seroit trop vaste pour simples Additions; on se contentera d'en éclaircir les événements qui le mériteront le plus. D'accommodement qui tint sur pas un article, il n'y en eut point, comme le disent les Mémoires et comme on le crut alors.

10 juin 1716. — Les princes du sang, qui, accoutumés de longue main par degrés à voir les bâtards pareils à eux en tout à la cour du feu Roi et dans l'usage ordinaire de la vie, s'en étoient peu à peu consolés par les divers avantages nouveaux que cette société leur avoit procurés, étoient bien aises de trouver ailleurs en ces mêmes bâtards un étage qui les séparoit des pairs d'une façon plus distinguée. Mais ils ouvrirent enfin les yeux lorsqu'il n'en fut plus temps, et que, dans les derniers temps du feu Roi, uniquement consacrés à la grandeur de ses enfants légitimés, il les égala en tout et partout aux princes de son sang, jusqu'au titre et au nom, et jusqu'à la faculté de succéder à la couronne. Alors seulement ils comprirent que ce qu'ils avoient pris pour le but n'étoit que le chemin, que la mort du feu Roi ne leur permit peut-être pas d'achever dans toute l'étendue qu'il paroît que M. et Mme du Maine et leur fidèle et toute-puissante Maintenon s'étoient proposée. Il leur fallut, à leur âge et sous un roi si absolu, subir un joug sans oser dire un mot, et un joug qui, en identifiant les bâtards avec eux, ne leur y faisoient trouver que les frères de leurs propres mères, et les enfants de ces frères, et leurs cousins germains, même doublement tels de la branche de Condé; mais cette double parenté fut celle qui anima la discorde, par les procès qui s'émurent entre eux sur le testament de Monsieur le Prince, qui n'auroit point regardé les bâtards de Mme de Montespan si M. du Maine n'eût pas été élevé à l'honneur d'épouser une fille de Monsieur le Prince et d'avoir ainsi, du chef de Madame sa femme et de leurs enfants, des droits à soutenir

dans cette succession. L'intérêt qui les anima s'aigrit infiniment davantage par les qualités qu'il fallut juridiquement prendre dans les requêtes. M. du Maine ne pouvoit n'y point parler comme autorisant nécessairement Madame sa femme, et y parlant ne pouvoit omettre la qualité de prince du sang, qui lui avoit été accordée et enregistrée au Parlement, sans paroître renoncer à ce grand droit et à tout ce qu'il emportoit. Les princes du sang, qui l'avoient souffert par nécessité, et qui, depuis que la mort du feu Roi leur avoit rendu leur liberté à cet égard, étoient demeurés dans le silence, furent réveillés par une qualité qui, prise juridiquement avec eux, la constatoit par leur propre aveu pour jamais s'ils la passoient, et avec cette qualité toute l'entière parité avec eux en tout, partout et pour tout. C'est ce qu'ils ne purent se résoudre à souffrir, et de ce détroit où le procès d'intérêt jeta M. du Maine résulta que l'accessoire devint le principal, et que la querelle sur cette qualité l'emporta du tout au rien sur celle des questions d'intérêt, qui néanmoins alloient à de grandes sommes. C'est ce que Madame la Princesse, mère commune, devoit prévoir et arrêter, puisque les biens immenses qu'elle avoit apportés, ses grandes reprises, et les avantages d'une communauté effroyablement riche, lui donnoit les moyens de parler en maîtresse par les avantages prodigieux qu'elle pouvoit faire aux uns au préjudice des autres, et par là arrêter les procès, les terminer avec justice mais à sa volonté, et faire tomber toutes les occasions de prendre des qualités qui ne pouvoient être suivies que par des tempêtes. Mais elle n'avoit que de grandes richesses et beaucoup de vertu : tout le reste lui manquoit, et tandis qu'il ne tenoit qu'à elle de faire la loi, elle la recevoit de ses enfants et de ceux qui gouvernoient ses affaires. Son penchant étoit pour les princes du sang ; mais elle craignoit étrangement Mme du Maine ; elle étoit pour le dernier qui lui parloit, et, à force de flotter entre eux et de se montrer incapable de prendre aucun parti, elle acquit le parfait mépris d'eux tous, dont elle ne put jamais se relever, et les jeta dans les dernières extrémités les uns contre les autres.

1281. *La maison de Courtenay et ses prétentions de prince du sang.* (Page 113.)

3 février 1692. — M. de Courtenay étoit de grande mine et parfaitement bien fait. Personne n'a véritablement douté de sa naissance légitime de mâle en mâle, issue de Louis le Gros ; mais, comme la branche de Dreux et beaucoup d'autres plus heureuses, et à qui il n'en mésavint point comme à celle-là et à quelques autres, ils prirent le nom et les armes de l'héritière de Courtenay, et n'ont eu depuis des siècles aucun homme dans leur maison ; de là pauvreté et mésalliances. Le cardinal Mazarin, qui cherchoit des nids dans les cieux pour ses nièces, songea à faire déclarer celui-ci prince du sang et à lui en donner une ; mais il voulut auparavant savoir quel homme c'étoit. Ce fut pour cela

qu'il le mena dans son carrosse au voyage du mariage du Roi ; mais il l'en laissa revenir comme il put, parce qu'il n'y trouva rien du tout qu'un jeune homme qu'il ne voyoit qu'en carrosse, et qui ne se plaisoit qu'avec les pages et les laquais. Ces Messieurs-là ont pourtant présenté en toutes occasions mémoires et protestations, ont évité de rien faire volontairement qu'on pût opposer à leur droit, et n'ont jamais eu de grâces ni d'honneurs. Toutefois ils portoient de France en plein, écartelé de Courtenay avec la couronne de fils de France, sans qu'on les ait empêchés, et ont toujours drapé avec le Roi, ce qui jusqu'à sa mort n'a été souffert qu'aux gens qui en avoient le droit ; et, lorsque la capitation fut imposée par classes de rang, M. de Courtenay, tout incommodé qu'il étoit, envoya les deux mille francs réglés pour les princes du sang. On ne les voulut pas recevoir. Il soutint qu'il les payeroit en entier, ou rien du tout, et oncques depuis il ne l'a payée, même depuis qu'elle fut répartie autrement. Il fut traité en toute égalité avec la Vauguyon dans cette aventure. Pour celui-ci, c'étoit le commencement de l'éclat d'une folie dont quelques gens s'étoient déjà bien aperçus, et qui ne fit qu'augmenter rapidement après jusqu'au comble. M. de Courtenay mourut pendant l'autorité du cardinal Dubois, qui lui procura une grande subsistance. Il ne laissa qu'un fils fort extraordinaire, qui n'en eut point[1], et qui se tua d'un coup de pistolet sur son lit en 1730 (on n'a pu imaginer pourquoi), et une fille qu'a épousée M. de Bauffremont. Ainsi, avec l'abbé, frère du père, qui a plus de quatre-vingts ans et qui est un saint prêtre, toute cette maison est éteinte.

1282. *Le duc de Saint-Simon obtient pour ses fils les survivances de ses gouvernements.*

(Pages 121-122.)

14 mars 1716. — Le duc Saint-Simon étoit l'ennemi des survivances et des brevets de retenue ; il avoit fort exhorté M. le duc d'Orléans à n'en donner jamais, et lui en avoit fait goûter les raisons, dont l'évidence, surtout en minorité, est telle qu'elle n'a pas besoin d'être expliquée ; mais quand il vit la survivance du gouvernement de Picardie et Artois donnée à un homme qui avoit déjà celle de grand écuyer, et qui n'étoit ni fils, ni neveu, ni héritier du duc d'Elbeuf, gouverneur de ces provinces, d'âge, de santé, de volonté et d'usage d'en faire par lui-même toutes les fonctions, et le débordement de ces sortes de grâces prêt à éclater, il crut devoir pourvoir à ses survivances[2], puisque son exemple n'arrêteroit rien, et s'en expliqua nettement ainsi.

1. De subsistance.
2. C'est-à-dire, aux survivances de ses propres gouvernements en faveur de ses fils.

1283. *Disputes de rang entre les membres des conseils.*

(Page 134.)

13 octobre 1715. — Ces disputes de rang dans les conseils particuliers ne furent qu'entre des subalternes, et point entre des gens de qualité ni d'état distingué, qui ne laissèrent pas de fatiguer M. le duc d'Orléans, mais qui ne valent pas la peine d'être expliquées.

1284. *Les Castille et leur fortune.*

(Page 141.)

1er août 1691. — Ce M. Castille n'étoit rien. Son père, qui avoit fait fortune jusqu'à être contrôleur général des finances sous les surintendants, c'est-à-dire commis médiocrement renforcé, lui fit épouser une Jeannin pour le décrasser. Il fut trésorier de l'Épargne et greffier de l'Ordre, qu'il eut du président de Novion en 1657. Il fut culbuté avec M. Foucquet, prisonnier, puis exilé vingt-cinq ans en Bourgogne. On lui ôta sa charge de l'Ordre, avec le cordon, qu'il cessa de porter, quoiqu'il s'opiniâtrât à refuser de vendre et de se démettre, dans l'espérance de retour de fortune, et cependant Châteauneuf, secrétaire d'État, fils et père des deux la Vrillière, eut la charge et le cordon par commission jusqu'en 1683, que Castille à la fin céda. Son fils vécut conseiller au parlement de Metz, et d'une Dauvet il laissa une fille fort riche, qui a épousé le fils du prince d'Harcourt-Lorraine, dont est venue la dernière duchesse de Bouillon, une autre fille et un fils. Ce prince d'Harcourt. riche des pillages de sa dévote mère, l'amie de Mme de Maintenon, de sa femme[1] et du Mississipi, etc., et qui a infiniment tiré de M. de Lorraine le gendre de Monsieur, obtint de lui une terre en Lorraine avec le nom de Guise, qu'il a porté depuis.

1285. *La fille de Madame Guyon et ses deux maris.*

(Page 144.)

29 août 1689. — Mlle Guyon étoit fille de Mme Guyon, si célèbre dévote depuis; Mlle Guyon n'eut point d'enfant de son mari. Elle épousa en secondes noces le chevalier de Sully secrètement, qui, étant devenu duc de Sully, le déclara au grand regret de sa famille, et n'en eut point d'enfant.

1286. *Les accusations portées contre Pontchartrain.*

(Page 149.)

4 octobre 1715. — Pontchartrain, accoutumé à régner sous le feu

1. Riche de sa femme.

Roi et despotiquement et avec la verge de fer dans tout son département, et à dominer partout ailleurs avec tout l'empire, la rudesse et l'insolence d'un écolier mal né devenu tout à coup régent de sa classe, étoit tombé dans l'abattement qui succède à l'enflure et dans toutes les bassesses qu'il crut le pouvoir soutenir. Il étoit presque aussi détesté qu'il étoit détestable et qu'il s'étoit délecté à se faire sentir tel à chacun; jusqu'en faisant plaisir il avoit le talent d'offenser. Il n'étoit donc plaint de personne, et végétoit en nulle[1], sans voix au conseil de régence, et sans quoi que ce soit à faire chez lui. Il étoit insulté à son tour par toute la marine, qu'il s'étoit si longuement complu à désespérer; il avoit anéanti le maréchal d'Estrées et jusqu'à M. le comte de Toulouse, qui résolurent bien de ne le pas ménager. Les mémoires pleuvoient contre lui, et il ne passoit pas pour avoir les mains nettes; il falloit voir clair à des accusations qui n'alloient à rien moins qu'à le charger d'avoir immensément profité de la vente qu'il avoit fait faire de tous les magasins des ports, qui en effet se trouvèrent vides, et M. le comte de Toulouse ne vouloit pas se commettre à rien avancer sans preuves. Enfin, le maréchal d'Estrées, de concert avec lui, apporta au conseil de régence un mémoire fort détaillé sur la déprédation des bois de la marine de Rochefort, où les accusations étoient directes et personnelles et sans nul ménagement; il le lut tout haut, Pontchartrain présent, et M. le comte de Toulouse appuyant et commentant avec modestie, mais avec grande force et sans aucun égard. Saint-Simon, assis auprès de lui, surpris au dernier point d'une telle ignominie, lui en dit tout bas ce qu'il en pensoit, et le Comte lui répondit qu'il verroit bien autre chose le lendemain matin. Il tint parole, et lut au conseil de régence le mémoire le plus amer et le plus cruel qui fût jamais sur ces mêmes déprédations et bien d'autres, le commenta à mesure, insista sur les ordres que Pontchartrain avoit donnés et qu'il ne pouvoit nier, montra qu'il avoit perdu et ruiné la marine de propos délibéré, et qu'il ne s'y étoit rien moins que ruiné lui-même. L'étonnement de chacun fut sans pareil, non du contenu du mémoire, qui ne surprenoit personne pour le fond, mais de ces pointes assenées à chaque mot, du poids qu'y donnoit le lecteur, et par soi et par ses réflexions fréquentes, plus dures encore que le mémoire, et de la présence de Pontchartrain, qui étoit véritablement là pis que sur sellette. La veille il avoit voulu répliquer un mot; mais le maréchal d'Estrées le fit taire comme un petit garçon, et le lendemain il n'osa souffler à rien de tout ce que M. le comte de Toulouse lut et dit, qui termina l'action par avouer que lui-même avoit fait le mémoire, et qu'il en avoit adouci et supprimé beaucoup de fâcheuses vérités. Il est incroyable comment une telle honte put être supportée, et par un homme dont l'insolence, l'animadversion la plus dure et la plus recherchée, et la pédanterie la plus austère et la plus gauche, ajoutoient

1. On a vu ci-dessus, p. 72, note 2, ce que signifiait cette locution.

beaucoup à la naturelle malignité, et formoient du tout ensemble l'essence de son caractère, dont le fond, n'en déplaise aux philosophes, étoit d'aimer le mal pour le mal ; toutefois, il ne sourcilla pas, et sortit du Conseil avec les autres comme si cela ne l'eût pas regardé. Sans la considération de son père, il auroit été juridiquement recherché, et il ne faisoit pitié à personne. Voilà comment la chose se passa, que Dangeau se contente d'indiquer, ce qui est encore beaucoup pour sa politique.

1287. *Fuite du financier Pléneuf.*

(Page 157.)

10 octobre 1715. — Pléneuf se retira enfin à Turin. On remet à ce temps-là à dire un mot de cet homme de bien et de son honnête et utile famille, parce qu'il s'y mêla d'affaires, et pour n'en pas revenir sur lui à deux fois.

1288 et 1289. *Contestation entre le grand écuyer et le premier écuyer à propos de la petite écurie.*

(Page 159.)

11 octobre 1715. — Monsieur le Grand prétendit à la mort du Roi toute la dépouille de la petite écurie, et la supériorité entière sur elle et sur le premier écuyer. Le comte d'Harcourt et Monsieur le Grand, son fils, d'une part, et les deux Beringhen de l'autre avoient passé leur vie et toute celle du feu Roi dans ces deux charges, sans prétention et sans dépendance, nonobstant toute la supériorité personnelle et tout le crédit des deux grands écuyers. On ne sait qui mit cela dans la tête si tard à Monsieur le Grand, qui tout à coup l'entreprit et en fit une affaire majeure.

22 octobre 1715. — Monsieur le Grand, que sa longue habitude de crédit très distingué auprès du Roi, et le grand état qu'il avoit tenu toute sa vie, avoit rendu très autorisé, prit si vivement le procès qu'il intenta à Monsieur le Premier, que personne de la Régence n'en vouloit être juge, et que la plupart proposèrent de remettre cette affaire-là à la majorité ; elle traîna donc de la sorte jusqu'à ce que les entreprises de Monsieur le Grand, les cris de Monsieur le Premier, qui sans jugement se voyoit peu à peu dépouillé de mainmise, et ce qui fut représenté au Régent de la foiblesse de ces remises, firent décider pour le jugement, et alors Monsieur de Troyes, quoique ami de tout temps des Beringhen, mais qui ne vouloit se brouiller avec personne, s'enfuit à Troyes sous prétexte d'y aller déménager, et ne revint qu'après le jugement rendu. La question est assez curieuse et assez courte pour trouver place ici. Monsieur le Grand faisoit bouclier de ses patentes de grand écuyer, qui lui donnoient toute autorité et supériorité sur la grande et sur la petite écurie, et qui à son égard ne distinguoient point le pre-

mier écuyer de la petite écurie du premier écuyer de la grande écurie, constamment demeuré en tout et partout sous ses ordres. Il alléguoit que, dans quelque usage que fût le premier écuyer de se mêler seul des carrosses du Roi et de leurs attelages, c'étoit au grand écuyer qu'étoit demeuré le droit d'en ordonner le deuil et de toute la livrée de la petite écurie, toutes les fois que le Roi drapoit. Enfin il ajoutoit qu'il étoit ordonnateur également des dépenses de l'une comme de l'autre; que la chambre des comptes ne connoissoit que sa seule signature, et qu'encore qu'il laissoit faire à Monsieur le Premier toutes les dépenses de la petite écurie, lorsqu'il en falloit compter c'étoit à lui, grand écuyer, que ces dépenses de la petite écurie étoient apportées, pour qu'il y fît la même fonction d'ordonnateur que sur celles de la grande, avec quoi elles étoient allouées à la chambre des comptes, sans que le nom du premier écuyer y parût jamais en rien. De là il concluoit sa supériorité, la dépendance entière de lui, du premier écuyer et de toute la petite écurie, à quoi ne pouvoit préjudicier la complaisance qu'il avoit bien voulu avoir de ne la pas faire sentir, et conséquemment qu'à lui, privativement au premier écuyer, appartenoit toute la dépouille de la petite écurie. Monsieur le Premier convenoit de tout, mais en nioit les conséquences. Il disoit, sur les provisions de grand écuyer, que c'étoit un style ancien, qui étoit demeuré et qui ne décidoit rien contre l'état présent des choses; qu'il est tel que la plupart des charges se sont faites et accrues aux dépens les unes des autres; qu'on seroit bien étonné si le grand chambellan entreprenoit de se soumettre les quatre premiers gentilshommes de la chambre, le grand maître et les maîtres de la garde-robe, d'ôter aux premiers valets de chambre la garde de l'argent particulier du Roi, d'avoir un petit sceau et d'en sceller beaucoup de choses à l'insu du chancelier, et de recevoir les hommages pour le Roi, dont le chancelier et la chambre des comptes sont en possession depuis longtemps; que toutes ces choses étoient sans difficulté des démembrements de l'office de grand chambellan, et ainsi de bien d'autres charges; que, pour le deuil de la petite écurie, cela ne concluoit pas plus contre lui que contre les quatre capitaines des gardes du corps, auxquels le grand écuyer envoyoit, à tous les grands deuils de la cour, son propre tailleur prendre leur mesure, acheter, faire et leur porter leurs habits, qui étoient payés sur son ordonnance, et que, encore qu'il fût en effet ordonnateur des dépenses de la petite écurie, il ne pouvoit rien qu'il ne les signât toutes à la seule inspection de celle du premier écuyer, et sans se mêler ni demander raison de pas une, comme c'étoit lui encore qui étoit ordonnateur des étendards des quatre compagnies des gardes du corps, sans que cela lui acquît aucun commandement sur elles, ni aucune supériorité de charge sur aucun de leurs officiers, non plus que le moindre droit d'avoir rien à dire ni à voir sur ces étendards. Qu'il en résultoit donc que cette qualité d'ordonnateur, qu'il conservoit sur des dépenses dont il n'avoit pas la plus légère inspection, n'étoit que pour simplifier les choses et diminuer la variété des signatures pour la facilité et la commodité d'un meilleur ordre à la chambre des comptes. Qu'enfin, il étoit vrai dans le principe et dans l'ancien temps que la petite écurie dépendoit du grand écuyer; mais qu'il étoit vrai aussi que Henri III l'avoit entièrement et totalement distraite et rendue indépendante de M. de Bellegarde, grand écuyer, en faveur de M. de Liancourt, premier écuyer, sans que, dès lors ni depuis jusqu'au moment présent, il y eût jamais dispute, prétentions ni difficultés là-dessus; que, toujours depuis, Henri III et tous ses successeurs avoient donné l'ordre au grand et au premier écuyer distinctement et séparément en présence l'un de l'autre, et de plus à un simple écuyer de la petite écurie en présence du grand écuyer, lorsque le premier écuyer n'y étoit pas; que cela étoit arrivé à Monsieur le Grand tant que le Roi a vécu, toutes les fois qu'il en a pris l'ordre, sans que jamais il en ait fait la moindre représentation, beaucoup moins de plainte; qu'enfin le même M. de Liancourt avoit eu la dépouille entière de la petite écurie par deux fois, à la mort de Henri III et à celle de Henri IV, et M. de Saint Simon, premier écuyer, à celle de Louis XIII, sans la plus petite opposition ni difficulté. Il concluoit à continuer de vivre comme il avoit toujours vécu, et que le premier écuyer et la petite écurie demeurassent à l'égard du grand écuyer et de la grande écurie sur le pied de séparation entière et de totale et parfaite indépendance où Henri III l'avoit mise et où les rois ses successeurs l'avoient maintenue jusqu'à présent, sans que depuis près de cent quarante ans il y eût jamais eu de plainte, ni de prétentions au contraire. C'est ce qui fut enfin décidé. Monsieur le Grand, qui en fut d'autant plus outré qu'il sentoit tous les avantages de son poids auprès du Régent, en voulut profiter au moins en ce qu'il put, et en obtint l'étrange permission de protester contre cet arrêt, et un ordre de la recevoir à tel notaire qu'il voudroit. Il ne laissa pas de chicaner encore, et toujours par voie de fait, le premier écuyer et la petite écurie, qui souffroient longtemps avant de se plaindre, qui se plaignirent longtemps sans obtenir justice, et qui enfin l'obtenoient. L'inquiétude de ce procès, qui anéantissoit la charge du premier écuyer s'il eût perdu, et lui-même qui n'existoit que par sa charge, et les tracasseries continuelles qui suivirent, donnèrent tant de chagrin au premier écuyer que cela lui abrégea fort ses jours. Pour achever cette matière, quoiqu'en chose qui dépasse fort le temps des Mémoires, le grand et le premier écuyer morts et leurs enfants ayant leurs charges, les tracasseries recommencèrent, et, par la protection de Monsieur de Fréjus, dès lors fort compté par Monsieur le Duc, premier ministre, auquel il succéda bientôt, le premier écuyer fut maintenu. Le grand écuyer alors voulut se servir de la protestation, et remit toute l'affaire en question, et il la perdit de nouveau en entier. Piqué de n'avoir pas réussi, il ne voulut pas signer les dépenses de la petite éurie sans les examiner, et le premier écuyer, son arrêt en main, refusa de s'y soumettre. Cela dura ainsi quelque temps; mais, cette sorte de délai apportant de la confusion, et pas un des deux n'en voulant démordre, Monsieur le Duc, premier ministre, décida qu'au refus du grand écuyer il signeroit comme grand maître de la maison du Roi, et depuis il a continué jusqu'à cette heure, tellement que le grand écuyer en a perdu cette belle prérogative par pique et opiniâtreté ; et c'est ainsi que les choses entre eux en sont demeurées, et sans plus d'entreprises de la part du grand écuyer.

1290. *Contestation au service funèbre du Roi entre le grand maître des cérémonies et les ducs qui portaient les honneurs.*

(Page 197.)

25 octobre 1715. — Être mal informé et très partial, c'est ce qu'on peut dire de cet endroit de ces Mémoires. Voici ce qui se passa. Les ducs des honneurs savoient qu'ils devoient être salués avant le Parlement, et savoient bien aussi quel étoit Dreux, grand maître des cérémonies, dont le père étoit actuellement conseiller de la grand chambre, qui étoit le plus bel endroit de sa famille. M. d'Uzès le voyant approcher de M. le duc d'Orléans au chœur de Saint-Denis pour quelque ordre, la cérémonie commencée, s'avança, et lui dit devant ce prince qu'il le prioit de se souvenir qu'ils devoient être salués devant le Parlement. Dreux, d'un air brutal, répondit qu'il n'en feroit rien. « Et par quelle raison ? répliqua M. d'Uzès. — Parce que cela ne se doit pas. » Le duc insista ; Dreux, toujours sur le même ton, allégua ses registres. On n'étoit pas là en lieu de les envoyer querir et de les examiner. M. le duc d'Orléans, qui vouloit surtout ménager le Parlement dans ces commencements et en choses qui ne lui importoient guères, se mêla foiblement de la conversation et n'imposa point à la dispute, sur quoi M. d'Uzès déclara que, s'ils étoient salués après le Parlement, ils ne rendroient point le salut. Il n'y eut pas autre chose, sinon que Dreux dit en finissant qu'il ne saluoit point qui ne le saluoit pas, et tint parole. Ces trois ducs, dont les deux derniers très jeunes, n'avoient que leur droit pour eux, qui alors n'étoit pas à la mode et qui y a toujours été de moins en moins depuis ; Dreux en abusa aisément et le Régent laissa faire. Tout s'y passa d'ailleurs assez étrangement en tout ; mais le silence des Mémoires sur cette cérémonie en épargnera la discussion ici. Aux obsèques de Henri IV et de Louis XIII, les ducs portant les honneurs furent salués avant le Parlement, et auparavant toujours de même. M. le duc d'Orléans, qui les livra au Parlement, n'en sentit pas la conséquence pour lui-même. On verra dans la suite que ce même Parlement lui disputa le pas et la préséance à lui petit-fils de France et régent du royaume, le força, parce qu'il le voulut bien, de s'abstenir de la procession de l'Assomption, tous ses gens arrivés sur le lieu et lui montant en carrosse pour s'y rendre, et pour n'en avoir pas le démenti l'année suivante, ou pour mieux faire triompher le Parlement, de se masquer en roi pour le précéder, sans raison ni cause, c'est-à-dire de marcher avec les gardes du corps et suivi du

capitaine des gardes en quartier avec le bâton, comme la personne du roi même, qui est l'unique fois que M. le duc d'Orléans ait pris cet étrange cortége. En voilà assez ici là-dessus; on s'y étendra davantage pour lors. Il suffit de remarquer combien à plomb retomba sur le rang du Régent même la politique qu'il eut sur celui des ducs à l'égard du Parlement.

1291. *Les assemblées de la noblesse et leur opposition aux ducs.*

(Page 201.)

15 mai 1717. — La noblesse, pour parler le langage du temps, se concertoit de plus en plus, poussée et protégée par M. et Mme du Maine. Outre leur objet des ducs, ils cherchoient dans cette conduite à rallier ensemble de quoi faire un parti qui les reconnût pour protecteurs et pour chefs à opposer aux princes du sang et au Régent lui-même. Assembler, organiser, unir, est le grand point, et, quels que soient ces unis, hors un bien petit nombre, tout y est peuple qui est mené sans voir; tout ce qui convient au chef qu'il a cru choisir et qui ne s'en sert que pour lui-même, et qui, les captant par l'objet qui les à rassemblés, les conduits après à d'autres qui d'abord n'auroient rien pu sur eux, mais qui les entraînent après par autorité et par nécessité avec peu d'art et d'industrie, dont le chef n'a besoin qu'avec ceux, en très petit nombre, qui lui servent à manier la multitude. Cette noblesse au reste étoit tout à fait singulière. On ne parlera ni de leur mérite ni de leur esprit, ni d'aucun en particulier; on ne parlera que de leur raison et du nom qu'ils s'étoient donné, pour l'intelligence de cet événement, en deux mots. Outre quelques gens, en petit nombre, de ces Messieurs-là qui étoient de la première qualité, le grand nombre étoit d'une condition fort inférieure, qui dans un autre pays n'auroient osé se mêler à ces premiers et que ces premiers n'auroient pas soufferts parmi eux; beaucoup encore fort au-dessous; les uns originaires et même nouvellement sortis de la robe, d'autres qui n'étoient pas gentilshommes, quelques-uns enfin dont les pères avoient acquis du bien, et quelques-uns qui avoient été magistrats de province, mais dont les pères de ceux-là étoient paysans payant la taille, et qu'on avoit connus; et tel étoit, pour en donner un seul exemple, qui n'apprendra rien à personne, tel étoit M. de Bacqueville, gendre de M. de Châtillon; mais cela faisoit nombre, et c'étoit le tout que le nombre. Ainsi, ces seigneurs de la haute noblesse fraternisoient avec tous ceux-ci et en telle égalité, que, lorsque leur requête fut faite et qu'il fut question de la signer, pas un de ces derniers étages ne voulut céder aux seigneurs, et le rare est que les seigneurs ne le trouvèrent point étrange, tant étoit puissant le vertige dont ils étoient infatués, à la louange de l'esprit et de l'art de M. et de Mme du Maine. La délicatesse fut poussée au delà de signer comme le hasard les feroit trouver, tellement que M. de Châtillon proposa de signer en cercle pour

qu'il n'y eût ni premier ni dernier. La proposition, toute nouvelle qu'elle pût être, fut généralement approuvée; mais quand ce fut à l'exécution, le ridicule s'en découvrit tout entier, et il en fallut revenir à se contenter de l'offre et de signer tous pêle-mêle. Il se trouva pourtant quelqu'un qui n'étoit pas d'avec eux, mais assez familier avec M. de Châtillon pour lui faire honte de cette parité de son gendre; mais il prit feu, soutint qu'il avoit raison, que l'égalité devoit être entière et que c'étoit à quoi ils tendoient tous. En vain leur demanda-t-on où étoit au monde l'État policé qui sous différents noms n'avoit ni dignités, ni rangs, ni distinctions, ni honneurs? Où dans un tel État seroit l'ordre? En quoi pourroit consister l'ambition, l'émulation, les récompenses, en quoi gît tout le service des États et de ceux qui les gouvernent, ou à eux-mêmes leur espérance de s'élever et d'une façon durable pour leurs maisons, puisque toute la puissance humaine ne pouvoit changer la naissance de personne? Que si, selon leur idée, toute noblesse étoit égale et y devoit être réduite, avec les droits des dignités disparoîtroient aussi ceux de la naissance, et toute la disproportion et toute la différence d'honneur et de déférence entre la plus haute noblesse et celle qui naquit hier; que, s'ils se proposoient de bannir toute autre distinction que celle de la seule naissance, où, par qui, et comment prétendoient-ils poser les bornes entre cette naissance et obtenir de ceux qui se croient ou font semblant de se croire de haute noblesse et qui n'en sont pas, de se faire justice à eux-mêmes, et ainsi des uns aux autres jusqu'à la dernière! Mais à tous ces raisonnements péremptoires, nulle réponse que des fureurs; et en effet eux-mêmes sentoient bien qu'il n'y en avoit point d'autres. On leur demanda ce qui les blessoit; mais cette question même les offensoit. On les pria de coter [*sic*] quelque chose de véritable que les ducs eussent usurpé sur eux et qu'ils n'eussent pas de tous les temps, et on leur offrit de leur en prouver quantité qu'ils avoient laissé perdre; c'étoit leur faire injure que leur parler raison. On leur remontroit que les fils, les frères et les maisons des ducs, excepté l'aîné des fils de race en race, étoient comme ils étoient eux-mêmes et qu'eux aussi pouvoient devenir ducs, ou leurs fils, ou leurs frères; rien ne leur pouvoit entrer. On les fit souvenir qu'en la dernière régence de la minorité du feu Roi, la noblesse, justement blessée des tabourets et du rang de prince étranger qui s'étoient donnés à leurs pareils et à des gens de la première naissance, mais gentilshommes françois, s'étoit unie pour s'en plaindre et faire abolir ces grâces, et avoit député aux ducs pour leur demander assistance et jonction, qu'ils avoient accordées en commun, et qui pour un temps avoit eu l'effet qu'ils avoient demandé par leur commune requête, bien loin de s'aigrir contre les ducs, qui en ces temps-là jouissoient journellement de beaucoup de distinctions très marquées, dont personne ne s'étoit jamais plaint, et que peu à peu ils ont laissé perdre; que ces Messieurs fissent réflexion à la différence des distinctions de dignité, bornées à un seul ou à deux au plus à la fois d'une race, et auxquelles, comme dignités, chacun peut espérer d'arriver comme ceux qui les ont y sont parvenus, et de celles qui à titre de jouissance s'étendent à mâles et à femelles de toute une maison, et n'ont d'autres bornes que la fécondité des mariages, qui de plus, tant qu'il y en a, sont susceptibles des premières charges et des premiers gouvernements, de préférence à la noblesse, et qui dans ceux surtout qui ont le rang de prince sans l'être, ont une voix insultante, qui sans frapper les oreilles crie à votre entendement à la face de tout le monde : « Je suis assis, et vous debout ; j'ai un fauteuil, et vous un tabouret, et ainsi du reste. Pourquoi ? parce que je suis, sans proportion, de meilleure maison que vous, et qu'à cela vous ne pourrez jamais m'égaler ni m'y atteindre. » Mais c'étoit parler aux sourds, excepté quelques-uns de meilleure foi que les autres, qui répondoient franchement que cela même qu'on croyoit devoir les piquer étoit leur raison ; qu'ils ne songeoient point aux princes parce qu'ils ne le pouvoient devenir, et glissoient ainsi sur ceux qui en avoient le rang sans l'être, parce que ces rangs sont des miracles des conjonctures à obtenir ; mais que, pouvant être ducs, ne l'étant pas, et n'espérant pas de l'être, le seul moyen pour eux étoit de les abolir, et voilà le fond du verre qui les rendoit furieux par les adresses de longue main employées. M. le duc d'Orléans, qui les avoit laissé faire par sa politique si favorite et qui prenoit pour des avis intéressés ceux qu'on lui donnoit qu'il y jouoit plus gros jeu que les ducs, qui avec tout ce bruit n'y pouvoient rien perdre, puisqu'on n'avoit jamais ouï parler d'ôter aux dignités de l'État ce qui y avoit été attaché de tout temps et à un si grand nombre de gens si établis et si considérables, beaucoup moins d'abolir leur dignité, M. le duc d'Orléans, dis-je, réveillé par la déclaration des bâtards de ne reconnoître pour juge que le Roi majeur ou les États généraux, sentit enfin où ces associations, ces assemblées et ces requêtes de cette noblesse échauffée le pouvoient conduire après avoir été unie dans ce premier objet, et sous ce prétexte des ducs ; c'est ce qui l'obligea à donner cet arrêt[1], non pour eux qu'il avoit laissés aboyer tout à l'aise, mais pour lui-même, qui à la fin en comprit les suites, dont on vit quelque temps après des réalités.

1292 et 1293. — *Usurpations du Parlement sur le Régent.*

(Page 211.)

27 février 1716. — Le Parlement, qui sentoit sa force par la mollesse de M. le duc d'Orléans à son égard, et par la sottise des ducs, dont la basse jalousie de plusieurs à l'égard de quelques-uns d'eux, la rupture ouverte de deux très principaux d'alors, la bassesse et l'ambition qui les désunissoit, n'eut garde de ne saisir pas cette occasion favorable

1. Dangeau annonçait l'arrêt du conseil d'État du 14 mai 1717 qui défendait à la noblesse de signer la requête qui leur était présentée.

pour de nouvelles entreprises, qui, grossissant la pelotte de leurs démêlés, embarassât de plus en plus le Régent, donnât plus de facilité au Parlement de s'en tirer avec plus d'avantage, comme il ne manqua pas d'arriver au delà même de toutes les espérances de cette compagnie, qui en prit tous les siens sur le Régent, même dans la suite, jusqu'à lui enlever à lui-même toute son autorité, qu'il ne put conserver à l'égard du Parlement en aucune de ses parties, et dont l'enlèvement entier, qu'il eût paisiblement souffert s'il eut été moins total, le força enfin malgré lui-même à la recouvrer par des tours de force qu'il auroit évités en se conduisant avec plus de dignité pour soi et plus d'équité pour les autres, et qu'après avoir pleinement recouverte, il laissa encore échapper à plusieurs reprises, et enrichir ce même Parlement des dépouilles qu'il sut encore lui arracher. On en usera en ces Notes sur cette nouvelle affaire comme on a dit ci-devant pour les premières et par les mêmes raisons.

12 mai 1716. — Le Parlement ne perdit aucune occasion de contester au Régent tout ce qui lui étoit possible. Ils l'avoient sondé, puis tâté; leur succès les assuroit de sa foiblesse et de l'attachement servile à eux de bien des gens qui l'environnoient. Ils vouloient figurer; ils ne le pouvoient que par la lutte; elle rendoit nécessaire à eux et au Régent ces mêmes gens dont on vient de parler. La lutte s'entama, se mûrit, s'échauffa, et mena les choses au bord du précipice. A ce propos, et des ennemis déclarés de M. le duc d'Orléans bien connus par lui tels, et du temps du feu Roi et depuis et qu'il combla sans aucun service ni réparation de leur part, le duc de Saint-Simon proposoit quelquefois à ce prince d'avoir toujours devant ses yeux les portraits de Louis le Débonnaire, de Henri III et de Charles Ier, roi d'Angleterre, tendus dans son appartement pour méditer dessus. Cette proposition, et souventes fois réitérée, ne plaisoit guères à ce prince; mais il passoit tout au duc en faveur de sa franchise, de son désintéressement, et de son ancienne et constante amitié tant et tant éprouvée dans les plus fâcheux temps et qui étoient au plus loin de promettre.

1294. *La duchesse d'Orléans prend des dames du palais.*

(Page 225.)

2 novembre 1715. — Faute de reine et de dauphine et, plus que d'elles, faute de roi par l'âge, nous en eûmes bientôt plusieurs. On a vu en ces Additions[1] quel bruit fit au mariage de la duchesse de Chartres, maintenant d'Orléans, la nouveauté de lui donner un chevalier d'honneur et une dame d'atour, jusques alors réservés aux seules filles de France. Aujourd'hui la même princesse prend des dames du palais, et bientôt nous la verrons imiter en cela par Madame la Du-

1. Dans l'Addition du 16 février 1692, placée dans notre tome Ier, p. 362, n°37.

chesse et par les autres princesses du sang. La vérité est qu'aucune de ces dames ne prit le nom de dame du palais, mais au nom près ce fut la même chose, et ce ne fut pas même la principale de toutes celles qui multiplièrent la royauté.

1295. *M. de Vergagne; son beau-père lui cède sa grandesse.*

(Page 228.)

11 novembre 1715. — M. de Nevers n'avoit jamais été que duc à brevet; son fils ne pouvoit donc être duc, et fit ce mariage étranger pour la grandesse; mais le feu Roi, à qui il n'avoit jamais pris la peine de faire sa cour ni de servir, n'en voulut pas ouïr parler. M. le duc d'Orléans, dès sa première jeunesse, avoit eu de l'amitié pour M. de Mancini, qui depuis son mariage s'appeloit M. de Vergagne; la débauche l'avoit continuée. Il étoit fils de la sœur de la duchesse de Sforze, et cette tante l'aimoit aussi tendrement que si c'eût été son fils, et en avoit toujours pris le même soin; elle étoit de longue main la confidente unique de Mme la duchesse d'Orléans, et M. le duc d'Orléans avoit de la considération pour elle. Ce fut ce qui fit l'affaire de M. de Vergagne, et qui dans la suite le fit encore duc et pair. Dangeau est mal informé sur les grandesses. Il est vrai que les grands ne se démettent point, et cela a été expliqué sur la démission du maréchal de Tessé; mais, lorsqu'ils perdent leur grandesse, comme il arrive à un homme que sa femme a fait grand et qui devient veuf, son fils, ou, s'il n'en a point, sa fille, ou un héritier proche de sa femme, recueille la grandesse et devient grand de droit et sur-le-champ; alors le mari conserve sa vie durant le rang, les honneurs et toutes les distinctions de la grandesse, mais qui finissent avec lui, et ne passeroient pas après lui aux enfants d'un second mariage. Ainsi M. Spinola n'a rien perdu ni pu perdre dans l'occasion dont il s'agit.

1296. *Pontchartrain forcé de donner sa démission de sa charge de secrétaire d'État, qui est donnée à son fils.*

(Page 232.)

7 novembre 1715. — Pontchartrain, infatigable aux affronts, se tenoit cramponné aux restes stériles, oisifs et muets de son ancienne place, et ne songeoit qu'à s'y maintenir comme que ce fût, à l'ombre de la considération de son père et de la protection d'Effiat et de Bezons. Il n'avoit de fonction que celle de moucher les bougies au conseil de régence, et cela s'étoit également tourné en coutume de sa part, et en dérision sans contrainte de la part de tout ce qui y assistoit. Chacun admiroit un si triste personnage et son insensibilité; chacun le souhaitoit chassé, et en attendant chacun à sa manière ne se faisoit faute de le chasser. M. le duc d'Orléans admiroit sa patience comme les autres; mais il ne songeoit point à le renvoyer, lorsque le duc de Saint-Simon,

qui avoit juré sa perte sans cesser d'être le plus intime ami du Chancelier son père, auquel il ne s'en étoit pas caché longtemps avant la mort du Roi, et qui l'avoit mis en l'état où il se trouvoit alors, ne l'y put même souffrir davantage. Il détermina M. le duc d'Orléans à donner la charge de secrétaire d'État au fils, presque enfant, et à la faire exercer, en attendant l'âge, par la Vrillière, Phélypeaux comme lui, et secrétaire d'État par lui-même, ainsi doublement hors de portée de tentative de songer avec le temps à se l'approprier. Cela fut donc exécuté par une lettre du Régent au chancelier de Pontchartrain, qui lui faisoit valoir cette grande marque de considération personnelle, qui maintenoit si singulièrement sa famille, et lui défendoit en même temps de lui écrire, encore moins de paroître devant lui auparavant que son fils eût donné sa démission, et que son petit-fils fût pourvu à sa place. L'applaudissement fut général. Le Chancelier, quoiqu'il connût et sentît bien son fils, en fut peiné pour lui, mais ravi du salut inespéré de son petit-fils à cet âge, et par lui de sa famille. Il dit à Saint-Simon qu'il le reconnoissoit à ce coup arrangé de la sorte, l'embrassa, et n'en ont pas été un moment moins intimement amis. Saint-Simon le lui avoua sur-le-champ et à bien d'autres, tellement que ce détail[1]. Le pourquoi seroit une histoire trop longue. Ce que Pontchartrain méritoit et est devenu depuis, le public en fut et est bon témoin encore, et sans contradicteur.

1297. *Éclat entre Saint-Simon et le comte de Roucy.*

(Page 240.)

26 novembre 1715. — M. de Saint-Simon figuroit trop alors pour ne pas expliquer l'éclat qui arriva entre lui et le comte de Roucy; mais, pour le mieux entendre, il faut reprendre les choses de plus haut. La sœur bien aimée du maréchal de Lorge étoit la comtesse de Roye, mère du comte de Roucy, du comte de Blanzac, du marquis de Roye, du chevalier de Roye, connu, lors de son mariage à la fille de Prondre, sous le nom de marquis de la Rochefoucauld, des abbesses de Saint-Pierre de Reims et du Paraclet, de feu Mme de Pontchartrain, mère de Maurepas, secrétaire d'État, et d'un autre fils et d'une autre fille demeurés protestants et passés en Angleterre avec elle, où, sans être mariés, ils se sont établis. On ne parle que de ceux qui vivent encore ou qui vivoient en ce temps-là, excepté Mme de Pontchartrain. Ces neveux du maréchal de Lorge vivoient avec lui en tout sur le pied de ses enfants; M. de Saint-Simon les trouva ainsi en épousant la fille aînée du maréchal de Lorge. Il a toujours vécu avec tout le respect et la plus intime tendresse avec lui et avec tout ce qui lui étoit cher, et continua depuis sa mort dans la même liaison la plus étroite avec ses neveux et avec leurs femmes; vivant dans les mêmes lieux, ils passoient leur vie ensem-

1. Phrase incomplète dans le manuscrit.

ble. Roucy, par son jeu, par ses pertes, par un rustre qui passoit pour droiture et franchise, par sa bonne mine, la vigueur de son corps, sa dépense, sa familiarité avec le bas, s'étoit d'autant plus aisément concilié le monde, que personne ne craignoit son esprit, qui étoit nul, mais qui, à force de cour, de monde, d'ambition et de besoins, avoit acquis du manége dont on avoit peine à se douter. Sa femme, dame du palais de la dernière Dauphine et fille unique de la duchesse d'Arpajon sœur de Beuvron, dame d'honneur de la première Dauphine, étoit encore plus empressée, s'il se peut, de crier que son mari; aigre et par là haïe, et sujette aux prises et aux querelles; une sorte d'esprit par l'usage de la cour, où elle étoit également rampante et sur les monts; nécessiteuse et glorieuse à l'excès, et pleine d'ambition, avec ce bonheur qu'elle s'imaginoit toujours un succès infaillible des chimères de fortune qu'elle se mettoit dans la tête; le mari glorieux aussi infiniment, et tous deux dans le dernier servage de tout ministre et de toute faveur.

Le comte de Roucy s'étoit fort attaché à Monseigneur, duquel il étoit fort bien traité. Il avoit été admis des premiers dans l'entresol de Meudon; il y avoit fondé sa fortune pour l'avenir; il en avoit épousé les passions et le langage, et, comme c'étoit un pays ennemi de M. le duc d'Orléans, et que Roucy vouloit plaire, il n'y avoit gardé aucune sorte de mesure dans les temps les plus calamiteux et depuis, à la totale différence de Biron, de la Vallière, de Saint-Maure et de du Mont, qui surent demeurer parfaitement réservés là-dessus et ne pas déplaire. Tout se sait, et on peut juger que M. le duc d'Orléans, qui avoit tant d'intérêt de savoir ce qui se passoit là, ne l'ignora pas. Il y fut si sensible en bien et en mal, que ce fut presque la seule chose dont il se souvint avec sentiment toute sa vie et qu'il voulût marquer dans sa puissance. Le comte de Roucy, noyé dans le jeu et à la suite des princes et de ses plaisirs de Paris, étoit un homme avec qui on ne vivoit guères, mais avec qui pourtant Saint-Simon étoit en amitié. Pour sa femme elle mangeoit sans cesse chez lui, et sans cesse il alloit les matins chez elle, et la duchesse de Saint-Simon dans la même intimité. L'aventure de la Marsaille ouvrit les yeux à bien des gens; peut-être n'y eut-il que faute de sens; mais cela même fut malheureux et rendit équivoque ce qui ne l'avoit pas été. Le comte de Roucy reçut d'abord une blessure qui se trouva après légère; il fut aux équipages se faire panser, et y demeura pendant tout le reste de l'action. Vint en son temps la promotion; Chamillart étoit le tout-puissant, et en particulier le ministre de la guerre; quoique fort mal avec le duc de Lorge, son gendre, il étoit ami intime du duc de Saint-Simon. Le comte et la comtesse de Roucy avoient grand'peur. Ils employèrent Saint-Simon, qui par efforts sur Chamillart lui en fit faire sur le Roi, et pour le grade et pour le service. A la bataille de Hochstedt, le malheur fut tel qu'il fit grand tort à des gens qui ne l'avoient pas mérité; le comte de Roucy s'y trouva tellement enveloppé, que cela réveilla le souvenir de la Marsaille, et fit un grand et triste bruit : ce fut encore pis de Blanzac, qui se trouva dans le village de Blenheim et qui y eut l'étrange sort que chacun sait. Chamillart étoit encore le même; les femmes eurent recours à Saint-Simon, qui eut toutes les peines du monde à venir à bout de Chamillart, et qui par lui fit plus que ces épouses désolées n'en avoit osé espérer. De réciproque, ni M. de Saint-Simon ni M. de Roucy n'en étoient pas à portée ; mais liaison, reconnoissance, intimité, jusqu'à l'époque dont il est maintenant question. La folie du comte et de la comtesse du Roucy étoit une compagnie des gardes du corps ; quand on dit folie, on parle de leur portée, qui fait tout en ce genre, et non de la condition, qui y fait le moins, et on peut dire rien par le nombre de gens de même sorte. Être duc encore plus ; et, pour dire la vérité, ils vouloient tous deux absolument l'un et l'autre. A la mort du maréchal de Lorge, ils espérèrent si bien l'un des deux, que la comtesse de Roucy y compta un soir pour le lendemain matin, et ne put se contenir de le dire. Avec tant d'usage de cour, c'étoit peu connoître le Roi, buté à n'avoir dans ces premières charges que des ducs et des maréchaux de France, comme on l'a vu toujours de son temps sans exception, et qui, de quelque façon qu'il traitât les ducs à l'égard de ses enfants naturels, étoit bien loin de croire que ce qu'il pouvoit donner de plus solidement grand dût être donné en consolation de quelque charge que ce fût. Harcourt, duc et pair et maréchal de France, cousin germain de la comtesse de Roucy, eut la charge du maréchal de Lorge sans s'en soucier. Il vouloit entrer dans le Conseil, et n'avoit demandé la charge que par bienséance. Le Roi mort, il s'en soucia encore moins. Il aimoit le bien; il regardoit le Roi majeur et grand dans un tel éloignement, qu'il le perdoit de vue ; il aimoit mieux le prix de la charge que de la conserver à son fils. Il s'en ouvrit, et le comte de Roucy, qui le sut d'abord, lui en demanda la préférence. Question tout de suite de l'agrément. Il vint tout courant au duc de Saint-Simon, qui à l'heure même en fut parler à M. le duc d'Orléans. Au premier mot, ce prince, si doux et si indifférent, se hérissa, et tout à l'instant refusa. Saint-Simon, qui n'ignoroit pas le vieux levain de Meudon, mais qui étoit accoutumé à la débonnaireté parfaite de M. le duc d'Orléans pour tous ceux dont il avoit le plus eu lieu d'être mécontent, insista, et si bien que la chose se tourna en dispute et un moment en aigreur. Si fallut-il bien céder au prince; mais Saint-Simon, résolu de revenir à la charge, parla d'autre chose. Après un assez long entretien, il fit une recharge; alors Meudon, la Marsaille, Hochstedt et mille autres choses sortirent de la bouche du Régent avec une impétuosité et une colère que Saint-Simon n'avoit jamais vue, dont la conclusion fut une défense de ne lui en plus parler, et un ordre de dire au comte de Roucy que le feu Roi n'ayant mis dans ces charges-là que des ducs et des maréchaux de France, il se garderoit bien de rien changer là-dessus ; puis M. le duc d'Orléans entama d'autres propos. Pendant cette dernière partie de conversation, M. de Saint-Simon, qui avoit vu qu'il n'y avoit plus à y revenir pour le comte de Roucy, pensa à son beau-frère, dont le père avoit eu la même compagnie. Sa conduite ne l'y portoit pas; M. de Saint-Simon même n'avoit pas eu lieu d'être content de lui : mais, ne pouvant réussir pour Roucy, et n'y ayant jamais voulu penser pour lui-même, il parla pour le duc de Lorge, et tout aussitôt il l'obtint. Il falloit des arrangements pour payer, qui pouvoient, par l'esprit des gens, avoir leur difficulté, et cette raison fit convenir M. le duc d'Orléans de tenir l'agrément secret. Jamais il n'entra dans l'esprit de M. de Saint-Simon que le comte de Roucy pût avoir le moindre soupçon de sa conduite. Il avoit une réputation de droiture et de franchise sur laquelle il croyoit pouvoir compter, et la façon dont il avoit toute sa vie servi le comte de Roucy et vécu avec lui ne lui avoit pas permis d'y faire aucune réflexion. Le lendemain matin, il dit au comte de Roucy, qu'il étoit bien fâché de n'avoir pu réussir, qu'il y avoit fait tout ce qui avoit été en lui, toujours inutilement. Roucy, fort étonné et encore plus fâché, demanda la cause d'un malheur auquel il ne croyoit pas se devoir attendre, et à force d'insister et d'importuner, Saint-Simon, qui ne vouloit pas dire pis, lui allégua ce que M. le duc d'Orléans lui avoit prescrit. Là-dessus, Roucy donna l'essor à sa furie contre le Régent et contre la prétendue nécessité d'être duc ou maréchal de France pour être capitaine des gardes; s'en va chez lui à sa femme, puis chez Harcourt, et les voilà aux hauts cris. Pour les aiguiser mieux, on ajouta à la réponse que M. le duc d'Orléans ne vouloit pas avilir ces charges en les donnant à des gens non titrés, et l'on peut juger de l'effet de ce propos, sitôt après l'éclat de cette salutation du Roi inventée et mise à sus à M. de Saint-Simon par M. de Noailles. Le lendemain de tout ce bruit, M. le duc d'Orléans, tourmenté à souper entre les bouteilles pour savoir qui seroit capitaine des gardes, ne put résister aux dames du repas, et le lâcha; ce fut la nouvelle du lendemain matin. Là-dessus les Roucy reprirent espérance qu'en éclatant contre le duc de Saint-Simon, il s'en trouveroit tellement intéressé, qu'il y mettroit toute sa faveur pour se tirer d'affaire en obtenant la charge pour le comte de Roucy; c'est au moins ce qui parut de leur conduite : car au sortir de la table la comtesse de Roucy vint chez M. de Saint-Simon en bémol lui dire le vacarme que faisoit cette nouvelle; qu'elle le connoissoit de trop longue main pour le soupçonner d'avoir promis à son mari de parler pour lui, et d'avoir seulement parlé pour le duc de Lorge, mais que le monde étoit si méchant et son mari si outré, qu'autant pour lui que pour l'autre elle le conjuroit de faire encore un effort. Saint-Simon lui dit que, pour ce qui le regardoit, il ne craignoit point les soupçons; que, s'il avoit voulu la charge pour lui ou pour son beau-frère, rien ne l'empêchoit de refuser au comte de Roucy de parler pour lui, et d'aller son chemin, à quoi lui ni personne n'auroit eu rien à dire; qu'il y avoit donc été rondement et nettement; qu'à la vérité, se voyant éconduit pour le comte de Roucy par deux fois et hors de toute espérance, la pensée lui étoit venue pour son beau-frère, sans aucune qu'il en pût naître aucun soupçon; mais que, pour couper court, il vouloit bien encore faire un effort de toutes ses forces, puisqu'il l'avoit fait d'abord, mais à deux conditions: la première, que ce seroit en présence du comte de Roucy, qui seroit témoin lui-même de ce qu'il diroit et de ce qui se passeroit; la seconde, que puisque le monde s'avisoit de soupçons, qu'il monteroit actuellement avec elle dans son carrosse et, sans la quitter, qu'il iroit avec elle prendre le comte de Roucy et le mèneroit tout de suite au Palais-Royal, où il lui répondoit que, quoi que fît M. le duc d'Orléans, il n'entreroit qu'avec lui et parleroit devant lui; que cela étoit net, sans moyen d'écrire ou de faire rien dire à M. le duc d'Orléans dans l'entre-deux, puisque d'entre-deux il n'y en auroit point, et que là M. de Roucy seroit témoin et juge, et bien en état de voir s'il y alloit bon jeu bon argent, ou, par la surprise et les propos de M. le duc d'Orléans, si ce langage seroit autre que n'avoit été le premier. La comtesse de Roucy, également aise et surprise de la proposition, l'accepta, et sur-le-champ montèrent tous deux dans son carrosse et allèrent chez elle. En chemin elle fit ses réflexions; car, avant d'entrer, elle dit à Saint-Simon que son mari étoit si outré, qu'elle lui demandoit en grâce de la laisser entrer chez lui pour lui parler avant qu'il le vît, parce que son procédé étoit si bon qu'elle ne se consoleroit jamais qu'il fût mal reçu comme il pouvoit arriver d'un homme fâché. Dans la surprise, Saint-Simon y consentit à condition qu'elle le laissât en compagnie; en effet, elle l'y laissa dans une première pièce et entra où étoit son mari avec d'autre monde. Ils y tinrent conseil, et il fut long. La conclusion fut que la comtesse sortit et dit au duc qu'elle étoit outrée de douleur; qu'il connoissoit son mari et l'excès de son opiniâtreté, qu'il n'y avoit jamais eu moyen de le résoudre à le voir; que cela reviendroit; mais qu'elle le prioit d'aller au Palais-Royal et de faire encore tout son possible. Alors Saint-Simon sentit tout le manége. Ils vouloient le forcer par l'éclat à en faire sa propre chose et à emporter de faveur la charge pour le Roucy, et, s'il ne réussissoit pas, faire contre lui tout l'éclat imaginable, et cet éclat ne se pouvoit plus si le Roucy étoit témoin, comme le duc de Saint-Simon l'avoit mis pour condition. Aussi prit-il un autre ton dans sa réponse à la comtesse de Roucy. Il lui dit qu'il n'eût pas imaginé qu'une proposition aussi nette et aussi décisive du fait que l'étoit celle qu'il lui avoit faite, et qui l'avoit amené chez elle pour l'exécuter, pût être susceptible de refus; qu'il estimoit au contraire qu'elle méritoit tout autre chose, et qu'il croyoit que tout le monde en penseroit ainsi et y verroit clair aux procédés; que, pour cela même uniquement, il la faisoit encore, et s'offroit de l'exécuter à l'instant, mais que, si le refus persistoit, il entendroit bien ce que cela voudroit dire, dont il seroit fort étonné après une telle amitié de vingt ans. Elle voulut répondre souplement; mais Saint-Simon la pria de ne perdre point de temps et de retourner à son mari. Elle y entra. Le parti étoit pris; elle y demeura peu, et revint dire les mêmes choses. Saint-Simon lui dit qu'après ce qu'il avoit fait, et après ce qu'il venoit de proposer et de commencer de sa part à exécuter en venant avec elle chez elle, il n'avoit plus aucun pas à faire qu'à prendre congé d'elle, fit la révérence à elle et à la compagnie, et s'en alla. Dès le même jour les cris redoublèrent. Le comte et la comtesse de Roucy coururent les maisons, et eurent beau jeu, parce que Saint-Simon ne s'en remua pas. Trois ou quatre jours se passèrent de la sorte; à la fin M. et Mme de Saint-Simon furent avertis de tant d'endroits du vacarme et des propos de M. et de Mme de Roucy, qui retentissoient partout, que M. de Saint-Simon s'en alla au Palais-Royal; il trouva M. le duc d'Orléans avec M. le comte de Toulouse et Mme la duchesse d'Orléans, qui alloit dîner avec Mme Sforze. Là, il dit à M. le duc d'Orléans ce dont il étoit averti, et ce qu'il ne pouvoit s'empêcher de faire, mais qu'il avoit voulu lui en rendre compte auparavant, pour n'être pas au moins blâmé après par quelque nouveau tour d'adresse; il ajouta, que, puisqu'il trouvoit là M. le comte de Toulouse, il le prioit de lui vouloir bien dire à l'oreille la véritable raison de son refus au comte de Roucy. M. le duc d'Orléans le fit, et M. le comte de Toulouse vit encore mieux par là combien M. de Saint-Simon avoit été hors de portée de réussir. Tout de suite, comme M. de Saint-Simon voulut s'en aller, M. le duc d'Orléans le retint jusqu'à lui faire fermer les portes, et envoya sur-le-champ chercher le comte de Roucy, fort en colère. Au bout de quelque temps, M. de Saint-Simon représenta si fortement à M. le duc d'Orléans et à M. le comte de Toulouse le peu de convenance qu'il y auroit qu'il se trouvât à la vespérie qui attendoit le comte de Roucy, et le danger même de quelque manque de respect en sa présence, que le Régent permit au duc de s'en aller. Il rencontra sur le quai des Tuileries le comte de Roucy, qui alloit à toutes jambes au Palais-Royal. M. le duc d'Orléans lui parla, en présence de Mme la duchesse d'Orléans, qui dînoit, et de M. le comte de Toulouse, un langage qu'il n'avoit pas accoutumé, et dont le comte de Roucy demeura étrangement étourdi. Cela mis fin à ses propos; mais M. de Saint-Simon et lui ne se sont revus de leur vie, ni la comtesse de Roucy Mme de Saint-Simon, et la comtesse est morte de la sorte. Le comte de Roucy à la mort envoya prier Mme de Saint-Simon de l'aller voir. Il étoit veuf; cela se passa comme en ces terribles occasions, et il la chargea de mander toutes sortes de choses pour lui à son mari, qui étoit en Espagne. Les autres Roucy, ils les ont revus, et quelques-uns même en amitié, qui n'avoient jamais approuvé des procédés si étranges. Pour le duc de Lorge, médiocrement aise d'être capitaine des gardes, [il] prit pourtant ses arrangements, et tira tout ce qu'il put de sa mère, aux dépens de qui il appartiendroit. Il falloit encore une somme pour laquelle suffisoit sa petite maison de campagne de Livry; mais à la vendre il ne s'y put jamais résoudre, et il la préféra à être capitaine des gardes du corps. Il peut s'en être repenti depuis; mais, pour son fils, c'est une étrange différence. On peut juger comme Saint-Simon fut content. M. d'Harcourt, n'ayant donc pu trouver son payement, se ravisa quelque temps après ou fut ravisé par sa famille, et la fin de tout cela fut que son fils eut sa charge, qu'il possède encore aujourd'hui. Tout ce détail fut si public alors et tellement l'histoire du jour que tout le monde la sut alors telle qu'elle vient d'être racontée.

1298. *La comtesse de Roucy renvoyée de Marly par le Roi.*

(Page 244.)

28 février 1707. — La comtesse de Roucy étoit dame du palais, et en cette qualité se croyoit de tout de droit. Il y en avoit quelques-unes qui toujours ou presque toujours alloient à Marly, quoique toutes n'y dussent aller que tour à tour. Quoique le Roi l'eût réglé ainsi, il les menoit souvent toutes, surtout l'été qu'il y avoit plus de places, et insensiblement la comtesse de Roucy s'étoit mis dans la tête que cela étoit de droit. Elle s'en étoit même expliquée plus d'une fois, quoique ses compagnes s'en moquassent d'elle. A la fin, le Roi lui voulut faire sentir qu'elle n'y avoit aucun droit, et la fit sortir, comme mauvais train, de Marly, dont elle fut d'autant plus outrée que cela lui avoit été prédit avant d'y aller et sur le point de partir, et que jamais elle n'imagina qu'on se portât à lui en faire l'affront.

1299. *Les enfants de la comtesse de Roucy.*

(Page 255.)

8 décembre 1716. — Il n'y a plus d'enfants de la comtesse de Roucy que l'archevêque de Bourges et ses deux riches nièces à marier.

1300. *Tentative d'assassinat contre le roi Jacques déjouée par la maîtresse de poste de Nonancourt.*

(Pages 272-273.)

18 novembre 1715. — Les mouvements d'Écosse n'étoient que les suites des projets du feu Roi, de concert avec le roi d'Espagne, pour essayer à rétablir le roi Jacques sur le trône. La mort du Roi le fit échouer, et M. le duc d'Orléans, devenu tout Hanovrien par les raisons qui ont été expliquées, se garda bien de le favoriser; il a même été soupçonné d'avoir averti le roi Georges de ce que la mort du Roi avoit livré là-dessus à sa connoissance, lequel, ayant eu tout le temps de bien prendre ses précautions, ne se soucia pas trop d'empêcher les démarches du roi Jacques, pour mieux savoir ce qu'il avoit à faire et se défaire des plus dangereux, et de ce prince même s'il lui étoit possible.

Pressé par son foible parti, et ne se voulant refuser à aucun moyen d'espérance, il en prit de ce que M. le duc d'Orléans continuoit à le payer de ce qu'il touchoit du feu Roi et de ce qu'il consentoit à ne pas faire semblant de savoir ni son dessein ni son passage par la France. Il disparut donc tout à coup, la traversa avec trois ou quatre personnes, logea à Chaillot chez M. de Lauzun, très caché, vit la reine sa mère, et partit pour s'aller embarquer en Bretagne et passer en Écosse. Stair, qui, sans avoir encore pris caractère d'ambassadeur d'Angleterre, en faisoit à Paris toutes les fonctions avec une audace peu commune, eut le vent de ce voyage, et résolut de ne rien oublier pour délivrer son maître de l'unique reste des Stuarts. Il dépêcha sourdement des gens sur les différentes routes, et entre autres sur celle de Paris en Bretagne par Alençon ; il en chargea Douglas, colonel réformé dans les Irlandois à la solde de France, qui par son nom, son esprit et son intrigue s'étoit insinué à Paris dans plusieurs maisons considérables depuis la Régence, et s'étoit mis sur un pied de familiarité distinguée avec le Régent. Il avoit beaucoup de réputation de valeur, étoit fort pauvre, marié, avoit du monde et de la politesse, et rien qui le pût faire soupçonner d'être capable de crime. Douglas avec deux hommes à cheval et lui en chaise, tous fort armés, s'en allèrent en poste, mais lentement, sur cette route. Arrivés de bonne heure à Nonancourt, entre Dreux et Verneuil au Perche et dix-neuf lieues de Paris, il mit pied à terre à la porte, mangea un morceau et s'informa avec un extrême soin d'une chaise faite de telle façon et accompagnée comme il le dépeignit. Il témoigna craindre qu'elle ne fût déjà passée et qu'on ne lui dit pas vrai, et, après des perquisitions infinies, il laissa un troisième homme qu'il lui arriva, avec ordre de l'avertir lorsque la chaise passeroit, et ajouta des menaces et des récompenses aux gens de la poste pour n'être pas trompé par leur négligence. Le maître de la poste, nommé l'Hôpital, n'y étoit pas ; sa femme y étoit, et se trouva une femme de tête, de courage et de vertu. Tant de soins lui furent suspects. Elle fit inutilement ce qu'elle put pour tirer quelque éclaircissement ; mais tout fut inutile de leur part. Ce qu'elle put démêler, c'est qu'ils étoient Anglois, qu'ils étoient dans un mouvement violent, qu'il s'agissoit de quelque chose de très important et qu'ils méditoient un mauvais coup. Elle imagina qu'il s'agissoit du roi Jacques, et conçut le dessein de le sauver, et tout en même temps l'arrangea dans sa tête, et sut l'exécuter. Pour cela elle se fit toute à ces Messieurs, ne refusa rien, se contenta de tout, et leur promit qu'ils seroient fidèlement avertis. Elle les persuada si bien que Douglas s'en alla sans dire où, qu'à celui qui étoit venu le joindre, mais en lieu voisin pour être averti à temps, et il emmena un de ses valets : l'autre demeura avec l'arrivé pour attendre. Un homme de plus embarrassa fort la maîtresse ; toutefois elle prit son parti. Elle proposa au Monsieur de boire un coup, parce qu'il avoit trouvé Douglas hors de table ; elle le servit de son mieux et de son meilleur vin, et le tint à table le plus longtemps qu'elle put ; allant et venant, elle avoit donné ses ordres. Un maître valet en qui elle se fioit étoit en sentinelle avec ordre de paroître seulement, s'il voyoit une chaise, et sa resolution étoit prise d'enfermer son homme et son valet et de faire relayer la chaise par ses chevaux qu'elle avoit détournés par derrière; mais la chaise ne vint point, et l'homme s'ennuya de demeurer à table; alors elle fit si bien qu'elle lui persuada de s'aller reposer et de compter sur elle, sur ses gens et surtout sur ce valet que Douglas avoit laissé. L'Anglois recommanda bien à celui-là de ne pas désemparer le pas de la porte et de le venir avertir dès que la chaise paroîtroit. Mme l'Hôpital mit cet Anglois le plus sur le derrière de sa maison qu'elle put, et, toujours l'air dégagé, sort et s'en va chez une de ses amies dans une rue détournée, lui conte son aventure et ses soupçons, s'assure d'elle pour recevoir et cacher chez elle celui qu'on attendoit, envoie querir un ecclésiastique de leurs parents en qui ils se pouvoient fier, qui prêta un habit d'abbé et une perruque assortissante. Cela fait, Mme l'Hôpital retourne chez elle, trouve le valet anglois sur sa porte, l'entretient, le plaint de son ennui, lui dit qu'il est bien bon d'être si exact, que de la porte à la maison il n'y a qu'un pas et qu'elle lui promet qu'il y sera averti aussi bien que par ses yeux sur la porte, le persuade de boire un coup, donne le mot à un postillon affidé, qui fait boire l'Anglois et le couche ivre mort sous la table. Pendant cette expédition, cette femme avisée va écouter à la porte de l'Anglois, tourne doucement la clef et l'enferme, puis vient s'établir sur le pas de sa porte. Une demi-heure au plus après, accourt celui qu'elle avoit mis en sentinelle; la chaise arrive, à qui, sans qu'elle sût pourquoi et à trois hommes qui l'accompagnoient, on fit prendre le petit pas; c'étoit le roi Jacques. Mme l'Hôpital l'aborde et lui dit qu'il est attendu, que, s'il n'y prend garde, il est perdu, qu'il ait à se fier à elle et à la suivre. La réplique fut courte, et les voilà chez l'amie. Là, il apprend tout ce qui s'est passé ; on le cache lui et ses gens le mieux qu'il est possible ; puis Mme l'Hôpital envoie chercher la justice chez elle, et sur ses soupçons fait arrêter l'Anglois ivre dans sa cuisine, et le Monsieur anglois qu'elle avoit enfermé sans qu'il s'en fût aperçu, et qui s'étoit endormi. Aussitôt après elle dépêcha un de ses postillons avec une lettre à M. de Torcy, surintendant des postes, et un peu après le juge envoya son procès-verbal à la cour. On ne peut exprimer la rage de cet Anglois quand il se vit arrêté et hors d'état d'exécuter ce qui l'avoit amené, et sa furie contre ce valet ivre. Pour Mme l'Hôpital il l'auroit étranglée, et elle eut très longtemps la peur d'un mauvais parti. Jamais l'Anglois ne voulut dire ce qui l'avoit amené, ni où étoit Douglas, qu'il nomma pour imposer par ce nom. Il se déclara être envoyé par l'ambassadeur d'Angleterre, et cria fort que ce ministre ne souffriroit pas l'affront qu'on lui faisoit. On lui répondit doucement qu'on ne voyoit point de preuves qu'il fût à l'ambassadeur d'Angleterre, ni que ce ministre prît aucune part en lui, qu'on voyoit seulement des desseins très suspects contre la liberté publique et celle des grands chemins ; qu'en un mot on ne lui feroit ni tort ni déplaisir, mais qu'il resteroit en sûreté jusqu'à ce qu'on eût des ordres, et là-dessus lui et le valet ivre furent conduits civilement en prison. Ce que devint Douglas on n'en sait rien, sinon qu'il fut reconnu en divers endroits de la route courant, s'informant, criant avec désespoir qu'il étoit échappé, sans dire qui. Apparemment qu'il vint ou envoya aux nouvelles, lassé de n'en point avoir, et que le bruit d'un tel éclat dans un petit lieu comme Nonancourt vint aisément à lui dans le voisinage où il s'étoit relaissé, et que cela le fit partir pour tâcher encore d'attraper sa proie ; mais il couroit en vain : le roi Jacques étoit demeuré caché à Nonancourt, où, charmé des heureux soins de cette maîtresse de poste qui l'avoit sauvé de ses assassins, il lui avoua qui il étoit et lui donna une lettre pour la reine sa mère. Il fut là trois jours, pour laisser passer le bruit et ôter toute espérance à ceux qui le cherchoient ; puis, travesti en abbé, il monta dans une autre chaise de poste que Mme l'Hôpital emprunta comme pour elle dans le voisinage, afin d'ôter toute connoissance par les signalements, et continua son voyage pendant lequel il se vit toujours poursuivi, mais heureusement jamais reconnu et s'embarqua pour l'Écosse. Douglas, lassé de ses courses inutiles, revint à Paris, où Stair faisoit grand bruit de l'aventure de Nonancourt, qu'il ne traitoit pas de moins que d'attentat contre le droit des gens, et Douglas, qui ne pouvoit ignorer tout ce qui se disoit de lui, eut l'audace d'aller partout où il avoit accoutumé de se montrer, aux spectacles, et de se présenter devant M. le duc d'Orléans. Ce prince ignora tant qu'il put un complot si barbare, et à son égard si insolent. Il en garda le silence, dit à Stair ce qu'il jugea à propos pour le faire taire, et lui rendit ses Anglois. Douglas baissa pourtant auprès de M. le duc d'Orléans ; beaucoup de gens considérables lui fermèrent leurs portes, et quelque temps après il disparut de Paris, et je ne sais ce qu'il est devenu depuis. Sa femme et des enfants tout petits y demeurèrent à l'aumône, dont le sort m'est pareillement inconnu. La reine d'Angleterre fit venir Mme l'Hôpital à Saint-Germain, la remercia et la caressa comme elle le méritoit, lui donna son portrait, et ce fut tout ; le Régent quoi que ce soit; et longtemps après le roi d'Angleterre lui écrivit et lui envoya son portrait aussi.

Conclusion : elle est demeurée maîtresse de la poste à Nonancourt, et l'est encore. Elle-même m'a raconté l'histoire, et qui que ce soit ne la contredit en rien ; elle est vraie et femme estimée dans son lieu. On n'oseroit dire que de ce qu'il lui en a coûté de frais elle n'en a pas été remboursée. Telle est l'indigence des rois détrônés, ou l'oubli des périls et des services. Il n'est pas croyable combien tous les honnêtes gens s'aliénèrent de Stair, que ses airs insolents ne concilioient déjà pas, et qui combla la mesure en s'expliquant sur cette affaire sans l'avouer, mais sans du tout s'en disculper ni en témoigner d'autre peine que de son succès.

1301. *Alberoni fait renvoyer le cardinal del Giudice.*
(Page 286.)

13 janvier 1717. — Alberoni ne s'étoit pas défait de Mme des Ursins pour n'être pas le maître. Il le devenoit peu à peu, et il écartoit tout ce qui lui faisoit ombrage. Ses forces accrues, il ne put compter plus longtemps avec le cardinal del Giudice, dont la dignité, et la grande figure qu'à deux reprises il avoit faite en Espagne, lui étoit un obstacle au grand vol qu'il vouloit prendre, et il s'en défit; dont le cardinal outré ne tarda pas, après sa retraite à Rome, de faire éclater son ressentiment avec trop peu de mesure, et de montrer toute sa rage et son ingratitude en se dévouant publiquement à l'Empereur.

1302. *Le prince d'Auvergne se fait donner le privilège des bals de l'Opéra.*
(Page 296.)

2 janvier 1716. — Le prince d'Auvergne, qui trouva à gagner gros par ces bals de l'Opéra, les obtint d'autant plus aisément que M. le duc d'Orléans y trouva un plaisir continuel sans avoir la peine de sortir de chez lui, et une source d'autres par toutes les aventures et les histoires que ces bals fournirent. Il les mit extrêmement à la mode, et des gens graves et en place y parurent plus qu'indécemment.

1303. *Exil des Pères le Tellier et Doucin.*
(Page 299.)

22 novembre 1715. — L'exil trop mérité des PP. Tellier et Doucin et l'interdit des jésuites dans le diocèse de Metz appartiennent tellement à l'affaire de la Constitution qu'on n'en expliquera rien ici.

1304. *Mort de l'archevêque de Sens Fortin de la Hoguette.*
(Page 303.)

1er décembre 1715. — On a vu en son lieu quel étoit cet archevêque de Sens, à propos de son digne refus de l'Ordre. Ce fut un vrai évêque, un vrai homme d'honneur et une vraie perte pour l'Église et même pour l'État; elle eut été plus grande encore sans ses longues infirmités, qui à la fin ne lui avoient pas laissé en tout temps la pleine disposition de sa tête.

1305. *Mort de Madame de Louvois; son caractère.*
(Pages 303-304.)

2 décembre 1715. — Mme de Louvois fut une perte pour sa famille,

pour ses amis, pour les pauvres, et fut un exemple singulier de ce que peut une conduite sage, digne, unie, conduite[1] par le seul bon sens. C'étoit une grande héritière d'une race dont l'illustration ne passoit pas le maréchal de Souvré, père de son grand-père; mais ce maréchal fut illustre et eut des enfants qui le furent aussi, et qui tous ensemble mirent le nom de Souvré sur un pied dans le monde qui n'auroit pas gagné en approfondissant, et qui eut sa source dans le mérite, l'esprit, la faveur et les grands emplois de ce maréchal, qu'il couronna par celui de gouverneur de la personne de Louis XIII et de premier gentilhomme de sa chambre, laquelle passa à son fils avec le gouvernement de Touraine et de Fontainebleau, et tous deux furent chevaliers de l'Ordre. Un autre des fils du maréchal figura extrêmement grand prieur de France et en beaucoup d'emplois au dedans et au dehors. Le maréchal de Souvré eut deux filles, qui y contribuèrent pour le moins autant : Mme de Lansac, gouvernante du feu Roi, et qui de mère en fille en a transmis la charge jusqu'à la duchesse de Tallard, qui l'exerce aujourd'hui, et Mme de Sablé, si connue par son esprit et par la considération extrême qu'elle sut s'acquérir et maintenir toute sa vie. Leur frère avoit épousé la sœur du premier maréchal de Villeroy, dont il ne lui resta de cinq enfants qu'un seul fils, mort même avant lui et qui, d'une Barentin, ne laissa qu'une fille unique, qui même naquit posthume et qui perdit tous ses proches avant l'âge nubile, hors le maréchal de Villeroy, frère de sa grand'mère, qui fut son tuteur. C'étoit un homme avisé, qui ne fit pas pour rien une grande fortune, et qui se donna autant de peine à la maintenir qu'il en avoit pris à la faire. De tant de gens qui le courtisoient pour parvenir au mariage de cette nièce si riche dont il disposoit seul, il préféra M. de Louvois, au scandale de toute la France; mais M. le Tellier, son père, étoit lors au plus haut point de sa faveur et au plus florissant état de son ministère; le maréchal se voulut concilier de tels amis par un service si au delà de leur portée, surtout alors, et compta pour rien tout ce qui se diroit du sacrifice qu'il se fit à soi-même de sa nièce. Elle avoit la plus grande mine du monde et la plus grande et la plus belle taille, même de la beauté, peu d'esprit, mais un sens qui demeura étouffé pendant son mariage, quoiqu'il ne puisse rien ajouter à la considération de M. de Louvois pour elle et pour tout ce qui lui appartenoit. A la mort de ce ministre, au lieu de tomber, elle se releva, et sut s'attirer une considération personnelle qui, de sa famille où elle régna, passa à la cour et à la ville, où elle se renferma et sut tenir une grande maison sans sortir des bornes de son état et de son veuvage, y rassembler sa nombreuse famille et ses amis, et passer sa vie dans les bonnes œuvres sans enseigne et sans

1. Le manuscrit porte : *une conduite sage et digne union conduite* etc C'est certainement une erreur du copiste de Saint-Simon; nous corrigeons d'après le texte des *Mémoires* (ci-dessus, p. 304) où notre auteur a copié cette phrase.

embarras. Il est immense ce qu'elle donnoit d'aumônes et combien noblement et ordonnément elle les distribuoit. A la cour, une ou deux fois l'an une nuit, et accompagnée de toute sa famille; c'étoit une nouvelle que son arrivée. Le Roi lui faisoit toujours accueil et toute la cour à son exemple. Du reste, presque point de visites. Tout l'été à sa belle maison de Choisy, avec une bonne compagnie, mais décente, de son âge, et trayée; en un mot une vie si convenable et si décente qu'elle ne s'est jamais en rien démentie, et que sa mort, qui fut une grande perte pour sa famille, en parut une au public. Avec elle finit la maison de Souvré.

1306. *Mort de la femme du czaréwitz.*

(Page 307.)

4 décembre 1715. — Cette princesse, que la vanité d'un petit prince sacrifia aux barbares et que l'intérêt de l'Empereur, qui se les vouloit entièrement acquérir, y précipita, méritoit un meilleur sort par sa figure, son esprit et sa vertu. Elle fut toujours malheureuse avec le plus Russe de tous les Russes, et ne reçut de douceur et de protection que du czar, son beau-père. Elle mourut d'un coup de pied que son mari lui donna dans le ventre étant grosse, qui a bien montré depuis quel il étoit et qu'il a chèrement payé par la fin la plus tragique.

1307. *Le prince Camille de Lorraine; son caractère.*

(Page 308.)

7 décembre 1715. — Le prince Camille étoit un homme triste, sombre, extrêmement glorieux, qui aimoit fort le vin et la table, mais sans agrément, même en buvant, très bien fait et très adroit à tous les exercices. Las de sa pauvreté, plus encore du joug domestique à son âge et d'un service militaire qui ne le menoit à rien, solitaire au milieu du monde par son goût pour le particulier, il trouva moyen de s'accrocher en Lorraine et d'y avoir la première charge de cette petite cour, avec une subsistance très abondante. L'ennui l'y suivit comme ailleurs, et bientôt M. de Vaudémont lui tomba comme une bombe avec cette préséance que M. de Lorraine lui accorda à sa cour après ses enfants et ses frères. Camille s'absenta toujours pendant les séjours de Vaudémont, et ce dégoût lui rendit son état fort triste. Il ne fut point marié, et ne fut regretté de personne, pas même de sa famille. Ce qu'il avoit d'esprit étoit tourné au sérieux, et les Guises en eussent su tirer parti s'il avoit vécu de leur temps.

1308. *Le duc de la Feuillade rentre en grâce auprès du Régent.*

(Page 311.)

18 décembre 1715. — Faut-il le dire? le défaut de M. le duc d'Or-

léans fut la foiblesse, et la foiblesse poussée au dernier point, qui gâta tout; toute sa vie le témoigne par les faits, et on éprouva sans cesse tout ce qu'elle put sur lui dans toutes sortes de formes. Canillac, qui en abusa plus qu'aucun, et dont il ne se déprit enfin que trop tard pour toujours, étoit ami de la Feuillade, d'esprit, de société, de vanité et de débauche, et l'orgueil joint à l'amitié lui fit entreprendre de le raccommoder avec M. le duc d'Orléans, qu'il avoit si longuement et en tant de manières offensé. Avec toute sa vanité, sa philosophie, son épicurienne morale et toute sa fausseté, la Feuillade, qui n'avoit pas deviné la puissance future de M. le duc d'Orléans, se désespéroit en soi-même de la situation qu'il s'étoit creusée avec lui, et ne savoit par où en sortir, quand ce protecteur entreprit de rendre la vie à son ambition. Il connoissoit à fond le prince à qui il avoit affaire, et le piqua de peur, d'intérêt et d'honneur, tellement que le Régent, qui ne s'étoit montré inexorable sur le comte de Roucy que parce que ce n'étoit pas un homme, reçut presque comme un service l'occasion qui lui fut présentée par Canillac de regagner la Feuillade, duquel on lui fit aisément accroire, par l'étoffe qu'il y connoissoit, qu'il y avoit à craindre et à espérer de lui. L'occasion du marché du gouvernement du Dauphiné fut donc habilement saisie, et par elle d'être pluie de bienfaits qui indisposèrent étrangement le monde, instruit de ce que la Feuillade méritoit du Régent, et qui retira de la Feuillade tous ses amis avec qui il frondoit et moralisoit sans cesse, qui étoient tous gens peu amis du gouvernement et qui ne se crurent plus en sûreté sur rien avec un homme à transitions si subites et si entières. On verra dans la suite quelle fut la conduite et l'ingratitude de la Feuillade et la catastrophe des deux amis.

1309. *Madame La Fontaine et ses attaques contre Desmaretz.*

(Pages 315-316.)

4 mars 1717. — Cette femme, produite et soutenue par le duc de Noailles, vouloit faire pendre Desmaretz, et pensa l'être elle-même[1].

1310. *Le duc de Saint-Simon fait révoquer l'ordre d'exil de Desmaretz.*

(Page 316.)

20 décembre 1715. — M. de Noailles vouloit avoir ses coudées franches et point du tout être éclairé; Desmaretz le tenoit de court dans Paris. Non content de s'être défait de Bercy par l'exil, il se voulut aussi défaire de son beau-père et mener M. le duc d'Orléans par degrés à des rudesses qui n'étoient pas dans son génie et où le duc n'auroit pu réussir tout d'un coup. Il réussit ainsi peu à peu, et l'ordre s'alloit

1. Voyez ci-dessus la fin de l'Addition nº 1277.

expédier, quand Desmaretz, qui en avoit eu le vent et qui avoit inutilement tenté toutes les voies, désespéra encore plus de la réponse qu'il eut du Régent. Outré de se voir chasser, il se prit à un fer rouge, et fit conjurer Saint-Simon de lui pardonner, puisqu'il s'étoit bien vengé, et de le protéger pour lui parer l'exil. Louville, ami intime de Saint-Simon et dont la femme étoit fille du frère de Mme Desmaretz, se chargea de la commission, et y réussit. Peut-être que Saint-Simon, en pardonnant à Desmaretz, en obligeant Louville, ne fut pas fâché de donner un dépit à Noailles. Il parla dès le lendemain à M. le duc d'Orléans; il obtint que Desmaretz ne seroit point exilé, et permission encore, pour mieux assurer la chose, que celui-ci l'en allât remercier. Jamais deux hommes ne furent plus mortifiés et plus aises que Noailles et Desmaretz, avec qui Saint-Simon se raccommoda.

1311. *Entrée du jeune Roi dans Paris; inconvenance de son accompagnement.*

(Page 322.)

30 décembre 1715. — Le feu Roi auroit été bien étonné s'il avoit pu voir son successeur entrer en pompe, pour la première fois dans Paris, en troisième dans le fond de son carrosse. Disputes à tout, plus de règles, toutes prétentions, pas même de mémoire de ce qu'on a vu cent fois. Le grand chambellan avoit raison, non pas à l'égard du premier écuyer, mais bien du maréchal de Villeroy, qui n'avoit que faire là tant que Mme de Ventadour étoit en fonction.

1312. *L'abbé Dubois obtient la place de conseiller d'État d'église.*

(Page 329.)

1er janvier 1716. — L'abbé Dubois, qui mourut cardinal et premier et tout-puissant ministre peu de mois avant M. le duc d'Orléans, lui demanda très pressamment la place de conseiller d'État d'église vacante par la mort de M. Fortin de la Hoguette, archevêque de Sens, celui-là même qui refusa si dignement l'Ordre, comme on l'a vu en ces notes, tome [VIII] année [1701] page [92][1], et l'abbé Dubois en eut une telle passion qu'il alla prier le duc de Saint-Simon de le servir de son crédit pour l'obtenir. Le duc lui répondit qu'en toute autre chose il lui feroit très volontiers plaisir, mais qu'il ne pouvoit le préférer à M. le duc d'Orléans; qu'il devoit considérer pour qui ces places étoient faites, et par qui jusqu'alors remplies, et s'y comparer; que cette grâce si disproportionnée feroit également crier le clergé, la magistrature, et tout le monde, et que lui-même ne pourroit être agréablement dans le Conseil. Deux jours après, l'abbé Dubois vint dire au duc de Saint-Simon qu'il avoit obtenu la place, et le duc en le félicitant ajouta qu'il

1. Ces mentions sont celles de l'édition du *Journal de Dangeau*.

en étoit d'autant plus aise qu'il n'y avoit point eu de part. L'abbé ne s'offensa point de cette franchise, ou n'en fit aucun semblant. Voilà comme il l'eut sans l'avoir demandée, à ce que dit Dangeau, toujours courtisan, et maintenant très mal informé.

1313. *L'abbé de Beaumont nommé évêque de Saintes.*

(Page 332.)

24 août 1693. — ... L'abbé[1] de Beaumont étoit neveu de l'abbé de Fénelon, depuis archevêque de Cambrai, et fut chassé avec lui. C'étoit le fanatisme et l'abjection même du plus plat sulpicien. M. de Saint-Simon le fit faire évêque de Saintes par M. le duc d'Orléans à la Régence, et n'eut pas lieu de s'en applaudir. Les gentilshommes de la manche[2], d'honnêtes gentilshommes, mais de plats et de pauvres diables...

1314. *Mort de la reine de Pologne Arquien; sa petite-fille Sobieska.*

(Page 336.)

1er février 1716. — On a vu ci-devant en son temps l'arrivée de cette reine françoise, mais très ennemie de la France, pourquoi ennemie et comment reçue en conséquence. Elle fut laissée à Blois avec toute l'inconsidération qu'elle méritoit; elle y vécut et y mourut comme une particulière. Sa petite-fille fut traitée de même après sa mort, et se retira auprès de son père, qui la maria depuis au roi Jacques d'Angleterre à Rome, avec lequel elle vécut jusqu'à la rupture et à la séparation ouverte. Cela fut raccommodé avec grande peine ou plutôt replâtré. Rien de répréhensible sur la vertu, mais une hauteur et une jalousie d'autorité dans les affaires, peu séantes à la disproportion de son mari. Retournée avec lui à Rome, elle se jeta de plus en plus dans une dévotion extrême. Mme des Ursins, réduite à la vie privée, aima encore mieux gouverner cette triste idée de cour, que de se réduire à son domestique. Cette reine d'Angleterre mourut, et eut les obsèques les plus solennelles dans Rome, dues à sa dignité, en 1733, et peu de larmes de son mari, de sa famille ni de la ville.

1315. *Mort de la duchesse de Lesdiguières Gondy; son caractère.*

(Pages 336-337.)

21 janvier 1716. — Mme de Lesdiguières, reste des Gondis en France, étoit de tous points une fée, qui avec de l'esprit ne vouloit voir

1. Le commencement de cette Addition a trouvé place dans notre tome XX, en regard de la page 214, et la fin dans notre tome XV, p. 323.

2. MM. de Solleysel et de Vassan; l'Addition se rapporte à la composition de la maison du duc de Berry en 1693.

presque personne, encore moins donner un poulet à ses plus familiers, avec des biens immenses; qui ne sortoit presque jamais de sa maison, qui, fermée d'une grille, laissoit voir un vrai palais de fée, tel que les dépeignent les romans; le dedans, presque désert, y répondoit par sa magnificence et sa singularité, et son équipage et ses Maures avec leurs turbans et leurs plumes en achevoient le tableau. On a vu en son lieu que ce fut à son occasion et pourquoi la Reine cessa d'aller voir en couches les duchesses et les princesses étrangères, et sa liaison trop marquée avec l'archevêque de Paris, Harlay, jusqu'à la mort de ce prélat. Elle avoit perdu son fils unique, sans enfants d'une fille du maréchal de Duras, dont tout le bien tomba au maréchal de Villeroy par sa mère, et celui de cette fée aux enfants de la maréchale de Villeroy par la sienne. Ce fut donc un bien immense des deux côtés qui tomba dans le même gouffre, et ce gouffre sans fond absorba tout.

1316. *M. de Coulanges et sa femme.*
(Page 340.)

31 janvier 1716. — Coulanges étoit de ces esprits faciles, gais, agréables, qui ne produisent que de jolies bagatelles, mais qui en produisent toujours; un homme léger, frivole, à qui rien ne coûtoit que la contrainte et l'étude, et qui se fit aussi justice de fort bonne heure. Il vendit fort promptement sa charge de maître des requêtes, et renonça aux avantages que lui pouvoit donner sa parenté fort proche avec M. de Louvois et ses alliances avec la meilleure magistrature, pour mener une vie libre, oisive et volontaire, avec la meilleure compagnie de la ville et même de la cour. Les chansons, les vers aisés, les plaisanteries, les charmes de la table, l'enjouement des parties, l'agrément des voyages, surtout la sûreté du commerce, et la bonté d'une âme qui d'ailleurs n'aimoit guères que pour son plaisir, le firent toujours rechercher et lui donnèrent plus de considération que sa futilité ne sembloit lui en devoir procurer. Il fit des voyages en Bretagne et à Rome avec le duc de Chaulnes, et avec d'autres en divers lieux, jamais ne dit ni ne fit mal à personne, et fut avec estime et amitié l'amusement de l'élite de son temps. Sa femme, qui avoit encore plus d'esprit que lui et qui l'avoit plus solide, eut aussi quantité d'amis. Ils vivoient ensemble dans une grande union, mais avec des dissonances qui en faisoient le sel, et qui réjouissoient toutes leurs sociétés; ils n'eurent point d'enfants, et elle l'a survécu beaucoup d'années. C'étoit un petit homme fort gras d'une physionomie spirituelle et joviale, et dont le total à voir étoit du premier coup d'œil passablement ridicule, et lui-même se chantoit le premier.

1317. *Mort du marquis de Cavoye; deuil touchant de sa femme.*
(Pages 342-343.)

3 février 1716. — On a vu précédemment ce que c'étoit que Cavoye,

sa femme, ses amours pour lui tels que les romans y demeureroient court, et leur mariage. Ils ne rendroient pas plus aisément le courage de cette femme à sa mort, ni la sépulture fidèle à laquelle elle se condamna au moment même de cette mort, et qu'elle a gardée avec une fidélité inouïe. Elle conserva son premier deuil toute sa vie, ne découcha jamais de la maison où elle l'avoit perdu, passa les journées dans une chapelle de Saint-Sulpice où il fut enterré, ne voulut voir que les personnes qui se trouvèrent à sa mort ou peu de moments après chez elle, ne s'occupa que de bonnes œuvres de toutes les sortes et presque toutes relatives au salut de son mari, et se consomma de la sorte en peu d'années sans avoir jamais reculé en rien d'une ligne. Une véhémence de cette égalité, sans relâche en quoi que ce soit, et toujours surnagée de religion, est peut-être un exemple unique.

1318. *Mort de Parabère*

(Page 344.)

12 février 1716. — Mme de Parabère, qui avoit perdu sa mère, Mme de la Vieuville, dame d'atour de Mme la duchesse de Berry, vivoit avec M. le duc d'Orléans d'une manière si publique, que la mort de son mari, qui n'a guères été connu, nonobstant sa naissance, que par l'avoir été, a paru une nouvelle à Dangeau qui méritoit de n'être pas omise.

1319. *Le marquis et la marquise de Castries ; mariage de leur fils avec Mademoiselle de Nollent.*

(Pages 344-345.)

20 janvier 1716. — Ce mariage donna une ridicule scène. M. de Castries, qui étoit neveu du cardinal Bonsy, et dont le père étoit chevalier de l'Ordre de 1661 et gouverneur de Montpellier, qu'il avoit eu à sa mort, avoit épousé une fille de M. de Vivonne, frère de Mme de Montespan, sans bien quelconque, mais pour l'honneur de l'alliance, et pour étayer son oncle et lui de M. du Maine, qui avoit fait ce mariage et qui étoit gouverneur de Languedoc, contre la persécution ouverte de M. de Bâville, moins intendant que roi de cette province. Par les suites, la proximité de ce mariage fit la femme dame d'atour, et enfin le mari chevalier d'honneur de Mme la duchesse d'Orléans, qui si longtemps depuis lui procura l'Ordre en 1724 ; mais tout cela ne leur donnoit point de bien, et ils en avoient fort peu. Mme d'Orléans les aimoit fort l'un et l'autre. La femme, avec une figure manquée, et pour la forme et pour la matière, étoit toute âme et toute esprit, mais esprit charmant toujours nouveau et de ce rare chrême des Mortemart. Le mari, sans place qu'une très médiocre, avec un esprit qui l'étoit aussi, s'étoit acquis par sa vertu et par son mérite une considération personnelle à la cour, à laquelle peu d'autres sont parvenus, et des amis distingués et en nombre. Ils avoient un fils unique, très bien fait

et qui promettoit beaucoup, dont ils étoient idolâtres; ils le voulurent richement marier. Ils trouvèrent une beauté parfaite, et plus belle, dit-on encore, car elle ne parut que comme une fleur, d'âme et d'esprit que de corps; elle étoit riche, et ils conclurent. Question fut d'en parler à Mme la duchesse d'Orléans, à qui on ne demandoit aucune grâce, moyennant quoi ils ne doutèrent de rien; mais ils furent bien étonnés d'essuyer une bordée. C'étoit la fille d'un conseiller au Parlement, de bonne et honnête famille, qui s'appeloit Nollent, et dont l'oncle paternel avoit été major du régiment des gardes. Mme d'Orléans, qui comme Minerve n'avoit point de mère et ne connoissoit de parenté que celle de Jupiter, se ressouvint alors que Mme de Castries pouvoit bien être sa cousine germaine, et chaussa le cothurne sur l'indigne alliance des Nollent. Quelque amitié, quelque faveur, quelque confiance qu'eussent eu les Castries, c'étoit la première fois de leur vie qu'ils lui avoient ouï parler de parenté, qui dans leur bouche eût été un blasphème irrémissible, et cette seule fois ils s'en seroient plus que passés. Ce n'étoit pas que Mme d'Orléans eût personne à leur proposer, moins encore à leur fournir de quoi pouvoir prétendre à mieux; mais de ce mariage elle n'en voulut pas ouïr parler, et le traita d'offense. Elle en fit tant que le mariage demeura court; mais, comme ils se souhaitoient réciproquement, ils attendirent. Cela dura plus de six mois. Enfin, M. du Maine et M. le comte de Toulouse obtinrent la levée de l'interdit, et le mariage s'acheva; mais depuis ce moment tout fut si dédaigneux de la part de Mme la duchesse d'Orléans, que la jeune femme n'osoit presque s'y présenter, et que M. et Mme de Castries étoient eux-mêmes très empêchés de leurs personnes. Les pauvres jeunes gens ne durèrent guères, et ce ne fut que par leur mort, à quatre jours l'un de l'autre, que Mme d'Orléans se rapprocha de M. et Mme de Castries, lesquels pensèrent mourir de cette perte, et ne s'en consolèrent jamais.

1320. *M. de Verthamon gratifié d'un râpé de l'ordre du Saint-Esprit.*

(Page 348.)

3 février 1716. — On a vu ci-devant ce que c'est que ces râpés de l'Ordre et leur abus insigne. L'alliance de d'Antin valut celui-là à Verthamon, qui, également glorieux et avare, se miroit dans son cordon bleu et regrettoit amèrement la broderie des Saints-Esprits qui augmentoit la dépense de ses robes.

1321. *Le prince de Rohan exige que le duc de Villeroy cède son duché à son fils.*

(Page 350.)

31 janvier 1716. — Dangeau, qui aime les princes, quels qu'ils soient, donne ici à la naissance ce que le feu Roi n'accorda qu'à son amour. On verra dans la suite que cette cession de duché, qui se fit

pour un autre mariage, où les Villeroy ne perdirent rien pour leur nom, ne rompit pas celui-ci, mais les vues éternelles de MM. de Rohan qui estomaquèrent le maréchal de Villeroy quand il fallut fondre la cloche, et qui ne voulut pas consentir à des substitutions déshonorantes en faveur de MM. de Guémené.

1322. *Rupture entre les Rohans et les Villeroy.*

(Page 350.)

7 février 1716. — Cette rupture commença avec éclat, puis s'adoucit, sans s'être jamais raccommodée. Le vieil amour du maréchal de Villeroy et de Mme de Ventadour, qui ne put souffrir de division entre eux, remit bientôt quelque bienséance avec le prince et le cardinal de Rohan, qui jamais ne pardonnèrent au maréchal de n'avoir pas voulu être leur dupe et leur valet, et qui furent les principaux instigateurs de sa catastrophe, et s'en cachèrent toujours, par rapport à Mme de Ventadour, qu'ils avoient un si grand intérêt de ménager et de gouverner, et dont le cœur étoit depuis tant d'années inséparable du maréchal de Villeroy.

1323. *La Vrillière obtient voix délibérative au conseil de régence.*

(Page 352.)

15 janvier 1716. — On avoit eu dessein d'abattre la puissance des secrétaires d'État, sous laquelle tout le royaume, grands et petits, avoit si longuement gémi sous le dernier règne. La Vrillière étoit ami intime du duc de Saint-Simon de père en fils, et lui avoit rendu des services, qui personnellement l'avoient piqué de reconnoissance. C'étoit lui qui, à force de temps et d'art, sur la fin du feu Roi, avoit obtenu de M. le duc d'Orléans, de rassembler presque sur le seul la Vrillière ce qui seroit laissé aux secrétaires d'État, et qui en effet le rendit un personnage. Il n'en put être longtemps satisfait ni sa femme non plus; ils pleurèrent tant à Saint-Simon qu'ils lui firent sauter le bâton et qu'il obtint pour lui la voix délibérative. Si ces Mémoires alloient plus loin, on verroit dans la Vrillière ce que devient un homme qui ne se connoît plus, et à qui l'ambition fait enfin éprouver le sort de la grenouille de la fable.

1324. *Voysin vend à Armenonville sa charge de secrétaire d'État.*

(Pages 354-355.)

18 janvier 1716. — Jamais personne ne mérita mieux d'un autre les plus durs traitements que le chancelier Voysin de M. le duc d'Orléans; le public s'y attendoit, et il se peut dire de sa disposition pour ce chancelier qu'il y auroit applaudi. Le maréchal de Villeroy, son compersonnier[1] dans tout ce qui s'étoit brassé et passé d'étrange dans les

1. On a vu dans le tome XXIII, p. 14, ce que signifiait ce mot.

derniers temps du Roi contre M. le duc d'Orléans, ne paroissoit pas devoir être auprès de lui un intercesseur bien utile. Il arriva pourtant qu'il le fut, et que, deux jours avant la mort du Roi seulement, le maréchal tira parole du prince, et parole sans contre-change aucun, qu'il ne seroit point touché au Chancelier en quoi que ce fût, sinon qu'il quitteroit sa charge de secrétaire d'État jusque alors inouïe dans un chancelier, mais que ce seroit en la vendant. Resté ainsi en place, il ne se pressoit point de s'en défaire ; mais le Régent, honteux et repentant de l'avoir laissé debout, voulut au moins qu'il tînt parole. Armenonville, qui avoit un fils en âge et en état de cheminer, et qui vouloit cheminer lui-même, tout ancien conseiller d'État qu'il étoit, crut qu'une charge de secrétaire d'État, quoique alors caponne, comme on dit en Espagne des clefs de ceux des gentilshommes de la chambre de nom qui n'ouvrent rien, seroit toujours une bonne provision à faire. Il étoit des amis du duc de Saint-Simon, et par lui il en obtint la préférence. Il ne l'a oublié de sa vie, et son fils de sa vie ne s'en est souvenu. Armenonville par cette charge n'eut rien pour lors ; dans les suites il signa seulement pour la marine, et, lorsque les choses reprirent peu à peu leur ancienne forme, il eut les affaires étrangères, et des provinces dans son département, avec son fils en survivance, puis en titre, après qu'il fut parvenu aux sceaux.

1325. *Prétendue incompatibilité des charges de secrétaire d'État et de conseiller d'État.*

(Pages 355-356.)

9 février 1716. — Rien de plus mal fondé ni de plus destitué de toute raison que cette prétendue incompatibilité, quoique les secrétaires d'État, qui par leurs charges sont conseillers d'État nés, ne marchent avec eux que suivant leur ancienneté ; il est pourtant vrai que la supériorité de l'autorité et des fonctions de ces charges sur celles des places de conseillers d'État qui ne jugent que des procès, avoit jusqu'alors fait considérer aux secrétaires d'État ces places de conseillers d'État comme au dessous d'eux ; mais les charges de secrétaires d'État étant tombées de puissance et de fonctions au point où on les voyoit depuis la mort du Roi, et devenues encore peu solides par l'instabilité qui s'apercevoit déjà beaucoup dans le gouvernement lors de cette dispute, Armenonville ne voulut pas lâcher le solide pour un nom décharné de tout ce qu'il emportoit autrefois ; et, comme il touchoit au décanat du Conseil, dont la distinction et le profit donnèrent dans les yeux des principaux qui le suivoient, ils séduisirent tous les autres conseillers d'État à faire cause commune de ce qui n'intéressoit que ces premiers. Elle fut très sérieusement soutenue de part et d'autre, et même avec d'autant plus de feu de la part des conseillers d'État et d'union, qu'ils crurent suppléer par là ce qu'ils ne pouvoient se dissimuler qui leur manquoit d'ailleurs ; aussi perdirent-ils tout

d'une voix et fort promptement. Après ils se réconcilièrent avec Armenonville.

1326. *Privilège des ducs d'entrer avec leur épée dans les prisons d'État.*

(Page 361.)

26 mars 1716. — Jamais homme non titré, ou non officier de la couronne, n'a imaginé d'entrer avec son épée dans aucune prison, allant voir des prisonniers, jusqu'à ce jour-là. Ce fait est certain; mais les ducs commençoient à devenir de bonne prise; on le sentoit, on l'excitoit, et ce fut à tous moments quelque chose de nouveau. Toutefois, cela n'eût point lieu[1].

1327. *Les princes du sang sont récusables comme les pairs de France.*

(Page 363.)

30 novembre 1716. — Dangeau, toujours gracieux, l'est ici aux princes du sang outre mesure. Les princes du sang se récusent comme les autres pairs, et comme eux ne se peuvent récuser en matière de pairie ou de procès criminels des pairs uniquement. En ce procès, ils n'étoient point récusables. Madame la Princesse, femme du héros et mère du dernier prince de Condé, grand-père de Monsieur le Duc et de M. le prince de Conti, étoit cousine germaine du grand-père du duc de Richelieu. Il n'y avoit donc plus lieu à récuser pour parenté; mais ce prétexte fut pris aux cheveux pour la querelle des princes du sang avec les bâtards sur le traversement du parquet, que les princes du sang s'étoient vantés d'empêcher de fait aux légitimés.

1328. *Les princes du sang veulent empêcher les bâtards de traverser le parquet au Parlement.*

(Page 363.)

13 août 1716. — Les princes du sang s'étoient avancés de dire qu'en cette séance ils empêcheroient les bâtards de traverser le parquet; cela ne pouvoit s'exécuter qu'à force ouverte, et on peut juger de telle chose et de ses suites. Le Régent, qui les voulut absolument éviter, usa du prétexte de cette parenté, et les princes du sang, intérieurement bien aises de se délivrer d'un si fort engagement, ne se firent pas prier pour l'accepter; mais il demeura de cette affaire que les bâtards se trouvèrent à la séance et y traversèrent le parquet en la personne du comte de Toulouse.

1. Cette dernière phrase a été ajoutée peut-être par Saint-Simon de sa propre main.

1329. *Duel de MM. de Jonzac et de Villette.*

(Page 364.)

7 avril 1716. — On a vu, page 355[1], le combat de Ferrand et de Girardin; il eut toute la vérité et de plus toute la notoriété du duel la plus publique. M. le duc d'Orléans, bon et facile, et qui d'ailleurs aimoit la valeur, protégea si bien ces deux hommes, qui d'ailleurs n'avoient rien qui le méritât en chose aussi importante, que malgré le monde et le Parlement il n'en fut autre chose. C'étoit le premier depuis la mort du feu Roi, et cet essai de clémence en produisit sans nombre, au lieu que, sous le feu Roi, qui ne pardonnoit point, même lorsque le Parlement renvoyoit absous, ils étoient infiniment rares, et toujours fort masqués. Celui dont il s'agit ici fut le premier fruit de l'autre ; ces deux jeunes gens s'échauffèrent tellement de vin à souper chez M. le prince de Conti, qu'ils n'imaginoient pas le lendemain avoir eu rien ensemble ; il y avoit eu entre eux quelques jeux de mains dans l'ivresse, que la compagnie releva et M. le prince de Conti plus que pas un, par la barbare malice de les réduire à se battre. Ils y résistèrent longtemps ; mais la jeunesse se mit tellement après eux que les familles s'en mêlèrent et qu'il fut résolu que le combat ne se pouvoit éviter. Ils firent voir qu'ils le savoient faire en très braves gens tous deux, et que, s'ils avoient si longtemps barguigné, c'est qu'en effet ils ne savoient point pourquoi se battre. Cette longueur suivie de l'exécution fit trop de bruit pour pouvoir être assoupie. Villette sortit, et mourut peu après hors du royaume, tandis qu'on prenoit des mesures pour les innocenter. Jonzac en fut quitte pour une prison un peu longue pendant les procédures, et conserva tout ce qu'il avoit en sortant de prison. C'est le fils d'Aubeterre, fait en 1724 chevalier du Saint-Esprit.

1330. *Sainte-Maure achète pour son neveu la charge de premier écuyer de la grande écurie.*

(Page 367.)

19 juillet 1716. — Sainte-Maure étoit d'une naissance distinguée, neveu du feu duc de Montausier, élevé avec Monseigneur, depuis son menin, toujours à la cour et de tous les Marlis et Meudons ; gros joueur, mais peu estimé à la guerre, qu'il avoit quitté de bonne heure. Il avoit auprès du Régent le mérite de n'avoir pas suivi contre lui le torrent de la cour, où il étoit initié dans tout à celle de Monseigneur[2], et il avoit eu la médiocre préférence de la charge de premier écuyer de M. le duc de Berry à la mort de Rasilly. On ne comprit point comment un homme de cet état voulut acheter une charge si subalterne et

1. C'est la page de l'édition du *Journal de Dangeau*.
2. Ces quatre derniers mots ont été ajoutés par un correcteur.

en faire un établissement au fils de son frère aîné, car il ne se maria point et ne mourut que bien des années après, fort vieux. Son frère cadet est encore aujourd'hui vice-amiral de France.

1331. *Gratification donnée par le Régent à Desmaretz.*

(Page 371.)

21 juin 1716. — Voilà de ces foiblesses qui ne se peuvent comprendre. Le Régent avoit ôté les finances à Desmaretz; le duc de Noailles, à merveille alors avec lui et qui gouvernoit les finances, avoit levé le masque contre Desmaretz, qu'il avoit si bassement courtisé sous le feu Roi jusqu'à sa mort, et avoit tâché de s'instruire sous lui à force de souplesse et de cour, et Desmaretz n'avoit pu rien refuser au neveu de Mme de Maintenon. Par lui poussé alors, sans cause comme sans mesure, il avoit fait fouiller Yerres, n'ayant pu induire le Régent à faire fouiller sa maison, et tout aussitôt, le Régent, pressé par le maréchal de Villeroy, qui lui avoit toujours été si contraire, tient à Desmaretz des promesses du feu Roi dont il n'étoit point tenu, et qui en elles-mêmes et par rapport à la presse extrême des finances et à un temps de minorité, étoient si disproportionnés à un particulier tel que Desmaretz, et qui avoit si longtemps eu les finances.

1332. *Les frères de Court; le cadet fait sous-gouverneur du duc de Chartres.*

(Page 373.)

20 août 1694. — [M. de Court] si connu par son vaste et agréable savoir, son esprit, sa douceur, sa modestie, ses amis. Son frère, sans bien de ressemblance avec lui, fut longtemps depuis sous-gouverneur de M. de Chartres, fils du Régent, et de là lieutenant général de mer.

1333. *Les places dans le carrosse du Roi.*

(Page 374.)

20 mars 1716. — Les choses les plus décidées et les plus pratiquées en tout genre devinrent matière ouverte à toutes sortes de prétentions et de contestations. Le Régent trouvoit tout bon; sa politique s'accommodoit de ces disputes et de ces divisions, qu'il nourrissoit tant qu'il pouvoit, et, tant qu'il pouvoit aussi, ne les terminoit que par des *mezzo termine,* terme et chose qu'il mit fort à la mode, et qui ne fut à celle que des gens qui sentant leur peu de droit y gagnoient toujours. Ainsi le carrosse et la table du Roi, quelques années après, furent en pillage à qui voulut, et les places de même. Puisqu'il est ici question de carrosse, tel est le droit : le grand écuyer, le grand chambellan, le premier gentilhomme de la chambre d'année, le capitaine des gardes en quartier, le grand maître de la garde-robe, le premier écuyer, le capitaine des

Cent-Suisses, et le maître de la garde-robe en quartier, tel est le rang. Mais voici celui de la préférence, qui, faute de place, suit la nécessité des charges, qui se préfèrent les unes aux autres, ainsi qu'elles vont être nommées : le capitaine des gardes en quartier, le premier gentilhomme de la chambre en année, le premier écuyer, le grand chambellan, le grand écuyer, le grand maître de la garde-robe. Les princes du sang, et en minorité le gouverneur ou la gouvernante ont la préférence même sur les princes du sang, la gouvernante le rang sur tous les autres, et le gouverneur après le grand chambellan. Il n'y avoit donc ni matière à dispute ni difficulté à la régler. Bien est vrai que le feu Roi, qui avoit toujours du monde dans son carrosse dans les premiers temps qu'il fut le maître, et qui y appeloit après être monté, se fâcha contre Monsieur le Grand, qui y monta sans l'être, lui dit que personne n'avoit à cet honneur de droit que sa volonté, et qu'il fut plus de six semaines sans l'y appeler et à le laisser venir dans le carrosse de suite. Les rois sont les maîtres, et il est vrai qu'il leur peut être ennuyeux de ne pouvoir avoir de compagnie que la même ; mais ici avec un roi enfant, et pour n'aller que des Tuileries à Luxembourg, il ne pouvoit être question de goût et de plaisir, mais de droit et de charges.

1334. *Usurpation des honneurs de reine par la duchesse de Berry.*
(Page 374.)

2 mars 1716. — Ce n'est pas sans raison que les Mémoires font mention de tout cet appareil de Mme la duchesse de Berry à la comédie, et que la politique la plus timide qui y règne partout la réduit à cette mention toute sèche. Jamais abandon de père pour une fille, jamais règne de fille sur un père, n'ont fait tant de désordre, et jamais orgueil qui ait pu être comparé à celui de cette princesse, qui abusoit en tout de l'autorité de M. le duc d'Orléans, et en le traitant avec une hauteur de rang et un empire de volonté sans mesure d'une part, sans réplique de l'autre. Indignée de n'être pas reine, elle en affecta partout la grandeur, et cet échantillon, le Roi présent dans Paris, y fit un furieux bruit sans qu'il en fût autre chose. Elle n'osa pourtant le répéter, au moins pour le dais dans sa loge, ni continuer à se faire suivre par la ville par ses timbales sonnantes, comme elle l'avoit fait une fois, tout le long du quai des Tuileries, le Roi étant dans ce palais.

1335. *Le chevalier de Rions; sa faveur auprès de la duchesse de Berry.*
(Pages 376-377.)

2 novembre 1717. — Voilà trop souvent marquer toutes les chasses (*sic*) de Rions sans oser faire mention de la véritable, et qui fait si exactement suivre toutes les plus petites par Dangeau, qu'il faut enfin l'ex-

pliquer. Rions étoit un cadet de la maison d'Aydie, dont la mère étoit sœur de la femme de Biron, si longtemps après duc, pair et maréchal de France. Ce cadet n'avoit pas de chausses. Il étoit voisin de M. et de Mme de Pons, dame d'atour de Mme la duchesse de Berry, qui le firent venir petit enseigne d'infanterie, et le produisirent à Luxembourg, où il donna tout aussitôt dans l'œil à Mme de Berry, quoique sa figure goussaude, ramassée, basse, son visage qui n'avoit pas un trait, mais des boutons assez pour dégoûter, et un esprit très court et que l'usage du monde n'avoit pu étendre, ne dut pas lui promettre de bonne fortune. La sienne toutefois alla si vite qu'il devint le maître de sa maîtresse avec un empire dont elle aimoit jusqu'aux rigueurs, qui toutefois la rendirent très dépendante et très malheureuse, et dont la puissance fut si démesurée, qu'avec tout son orgueil elle l'épousa, et qu'elle étoit sur le point de déclarer ce beau mariage, lorsqu'elle mourut, malgré Madame et malgré M. et Mme la duchesse d'Orléans. Il y avoit eu des scènes de toutes les sortes. Le Régent étoit entre les extrémités contre Rions et les misères dont l'ascendant de sa fille sur lui le tenoit enchaîné, et le retour de la campagne de Guipuzcoa, où étoit Rions, étoit l'époque qui alloit forcer la décision entre les deux, lorsque la mort de Mme la duchesse de Berry mit fin à tant de scandale. Mme de Mouchy, confidente banale de tous les désordres de sa maîtresse, l'étoit encore de celui-ci; c'est ce qui la fit dame d'atour en second, ce qui l'enrichit et qui lui faisoit espérer une plus grande fortune. Elle avoit été élevée auprès de Mme la duchesse de Berry, fille d'une de ses femmes de chambre qui étoit sœur de Lardy [1], premier chirurgien de Monsieur, et le père de Mme de Mouchy étoit un Forcadel, parent de celui des parties casuelles. Elle étoit plus piquante que jolie, avec beaucoup d'esprit tout tourné à l'artifice, à la méchanceté, à l'intrigue; aussi nageoit-elle là en grande eau, et intéressée à merveille. Son mari ne l'étoit pas moins bassement, et à la valeur près, le dernier homme du monde et le plus borné.

1336. *Les pâques de la duchesse de Berry et du duc d'Orléans.*

(Page 386.)

5 avril 1716. — Voici encore deux autres traits du venin de Dangeau, coulés avec toute sa légèreté politique et timide. La vie de Mme la duchesse de Berry ne convenoit pas à des pâques; elle étoit accoutumée à escroquer les grandes fêtes, où la bienséance de son état fait approcher des sacrements; elle en usa de même cette année : on le vit bien, ce fut un scandale; mais étoit-ce une nouvelle assez intéressante pour mériter d'être écrite, et ce scandale même n'étoit-il pas infiniment

1. Ce nom est une erreur; la mère de Mme de Mouchy était bien sœur du premier chirurgien de Monsieur, comme il a été dit dans le tome XXIII, p. 223; mais il s'appelait Tancrède et non Lardy.

inférieur à celui du sacrilége? Plût à Dieu que M. le duc d'Orléans en eût usé de même, et qu'il eût cru le duc de Saint-Simon, qui le pressa d'aller passer une huitaine à Villers-Cotterets avec quelques gens qui ne l'eussent pas ennuyé, mais qui n'eussent pas été du nombre de ses soupeurs, que lui-même appeloit ses roués et qu'après lui le public regardoit de même. Personne n'auroit été la dupe de ce voyage, il est vrai; mais il auroit sauvé le sacrilége, et auroit marqué du moins du respect pour la religion, et les affaires le permettoient de reste. Le Régent fut ébranlé et trouva le conseil bon; mais il ne le suivit pas, et cette malheureuse communion fut la dernière de sa vie. Elle fit tant de bruit, qu'il ne crut pas la devoir réitérer les années suivantes, et passa les pâques sans s'en cacher. Dieu ne permit pas qu'il y fût admis davantage. Ces Mémoires[1], en vérité, pouvoient se passer de faire mention de ces pâques.

1337. *Démêlé entre les cours de Rome et de Sicile.*

(Page 393.)

13 janvier 1716. — Cette affaire de Sicile mérite d'être expliquée ici en un mot. Un fermier de l'évêque d'Agrigente porta des pois chiches à un marché pour les vendre. Des commis aux droits du roi de Sicile, qui étoit le duc de Savoie alors, voulurent faire payer ce qui étoit dû pour la permission d'étaler. Le fermier, sans dire à qui il étoit, les envoya promener, et par cette conduite se fit saisir ses pois chiches. Lui, fier de son maître, les laissa faire en les menaçant, et alla trouver son maître, qui, sans délai ni information, fulmine son excommunication. Les commis, qui apprirent par là à qui appartenoient ces pois, qui par l'immunité ecclésiastique ne devoient point de droits, les rapportèrent, et se plaignirent de ce que le fermier n'avoit pas daigné finir la querelle d'un seul mot, en disant à qui ils appartenoient. Une réponse et une défense si raisonnable ne put contenter l'évêque, qui demeura ferme et menaça de pis si ces commis n'en passoient par tout ce qu'il voudroit, et, comme il voulut beaucoup, ils n'osèrent rien promettre sans l'ordre de leurs supérieurs. Ceux-ci tentèrent vainement d'apaiser l'évêque, et n'en reçurent qu'une nouvelle excommunication. Tant fut procédé que la *Monarchia* s'en mêla. C'est un tribunal dont ce n'est pas le lieu ici de traiter la très ancienne origine : il suffit de dire que ce sont des laïques nommés par les rois de Sicile qui, par concession des papes, jugent dans leur tribunal en dernier ressort toutes les causes ecclésiastiques de quelque nature qu'elles soient, ou directement, ou par appel des tribunaux ecclésiastiques, et même de la personne des évêques et archevêques. Ce tribunal incommodoit infiniment Rome, qui n'avoit jamais pu y donner atteinte, par la jalouse attention des souverains de Sicile à le maintenir. Le duc de Savoie,

1. C'est-à-dire le *Journal de Dangeau.*

devenu roi de Sicile par la dernière paix et reconnu tel par toute l'Europe, parut à Rome plus aisé à entamer sur ce tribunal que les rois d'Espagne, qui avoient eu si longtemps la Sicile. La part que cette *Monarchia* prit donc à apaiser ce différend ne fit que l'aigrir, et tant fut procédé que l'évêque d'Agrigente excommunia ce tribunal, juge naturel et suprême de ses excommunications et de lui-même, et, de peur de la prison, passa la mer et se sauva dans l'État ecclésiastique. Presque tous les autres évêques mirent leur diocèse en interdit, à l'exemple de ce qu'avoit fait leur confrère du sien en partant, et la *Monarchia* cassa toutes ces sentences, saisit le temporel des évêques et de tous les prêtres et moines qui voulurent observer l'interdit, les menaça de la prison, et leur inspira tant de frayeur qu'il inonda l'État ecclésiastique de leur fuite. Le pape, qui les avoit soutenus, se trouva bien embarrassé de leur subsistance et même de leur présence à Rome, où ils mouroient de faim; cependant, il ne vouloit ni céder, ni excommunier pour ne pas rendre l'affaire irrémédiable, et cette confusion dura telle, et pour une charge ou deux de cheval de pois chiches, même rendus, c'est-à-dire offerts avec excuse plus que pertinente, jusqu'à ce que la Sicile tomba entre les mains de l'Empereur. Alors toutes choses nouvelles, et le pape et les évêques de Sicile furent trop heureux de laisser les choses sur l'ancien pied, et que l'Empereur, à cette condition, voulût bien ignorer ce qui s'étoit passé sur les dernières années de la domination du duc de Savoie.

APPENDICE

SECONDE PARTIE

I

LA RÉGENCE DU DUC D'ORLÉANS ; SÉANCE DU PARLEMENT

Nous avons dit ci-dessus dans la note 1 de la page 12 que, outre le récit officiel de la séance du 2 septembre 1715 où le duc d'Orléans fut proclamé régent et le testament de Louis XIV annulé, nous avions pu retrouver treize relations de cette réunion mémorable. Il convient de les énumérer et d'en indiquer l'étendue et les tendances.

I. — Relation conservée dans les manuscrits de Clairambault à la Bibliothèque nationale, n° 719, fol. 529-534. Elle est très détaillée, quoiqu'elle se contente d'analyser les discours du premier président, du duc d'Orléans, du duc du Maine et les avis des gens du roi, pour lesquels elle renvoie au texte du récit officiel imprimé. Elle est anonyme ; mais, l'abondance des détails qu'elle donne sur les incidents soulevés par les ducs et pairs et ses bonnes dispositions à leur égard peuvent faire penser qu'elle a été rédigée sous leur inspiration : nous pouvons dire, sans certitude, mais avec grande probabilité, qu'elle le fut sous celle de Saint-Simon. On en trouvera ci-après, n° II, les parties les plus caractéristiques.

II. — Relation du même manuscrit, fol. 517-527 ; il y en a une autre copie dans le ms. Franç. 23039, fol. 94 et suivants. Anonyme comme la précédente, dont elle semble être un abrégé, elle a les mêmes tendances favorables aux ducs. Ainsi que la précédente, elle mentionne que le duc d'Orléans se retira dans la quatrième chambre des Enquêtes et y discuta avec le duc du Maine, particularité sur laquelle Saint-Simon, on l'a vu, insiste beaucoup et qui n'a été indiquée par aucune des autres relations, ce qui ne laisse pas d'être assez singulier.

Toutes les autres émanent de magistrats ou de gens de robe ; elles sont nettement défavorables aux ducs, soit qu'elles omettent ou traitent légèrement l'incident soulevé par eux, soit qu'elles le présentent d'une façon ridicule ou même plaisante.

III. — Relation du président d'Aligre : une copie aux Archives nationales, carton K 696, n° 1; une autre à la Bibliothèque nationale, ms. Franç. 25030. Elle a été imprimée en 1836 dans la *Revue rétrospective*, 2e série, tome VI, p. 5-22.

IV. — Relation de l'avocat Prévot: Bibliothèque nationale, ms. Joly de Fleury 3, fol. 61 et suivants. Incomplète pour certaines parties, elle contient des renseignements curieux ; elle sera reproduite ci-après, n° III.

V. — Relation provenant des papiers de M. de Corberon, premier président du conseil supérieur d'Alsace : Archives nationales, K 544, n° 19[1]. Elle est anonyme. Ci-après, n° IV.

VI. — Relation anonyme conservée dans les papiers de M. Fevret de Fontette à la Bibliothèque de l'Arsenal, ms. 3724, fol. 178-185. Ci-après n° V.

VII. — Autre relation anonyme provenant des papiers de M. d'Argenson à la même bibliothèque, ms. 6113, fol. 33-48.

VIII. — Relation du greffier du Parlement Delisle, intitulée *Feuille ou Mémoire particulier que j'ai fait pour la Régence* (Archives nationales, U 357); elle donne le canevas de la séance avec l'indication de certains incidents particuliers. Nous en extrayons (ci-dessous, n° VI) ce qui regarde l'affaire des ducs.

IX. — Autre relation, anonyme, conservée au Dépôt des affaires étrangères, vol. *France* 1208; le dialogue final entre Saint Simon et le président de Novion est particulièrement précis; on le trouvera ci-après, n° VII.

X et XI. — Relations de M. Le Mée, conseiller au Parlement et de M. Anisson, autre conseiller : Archives nationales, G7 1905. Assez sommaires toutes les deux, elles ne relèvent que les parties essentielles de la séance, mais ne négligent pas l'incident des ducs.

XII. — Récit conservé dans la collection Lepaige et dont M. Chéruel eut naguère communication ; il ne semble pas contenir de détails particuliers.

XIII. — Note émanant d'un membre de la famille de Caumartin et inscrite sur un manuscrit, aujourd'hui perdu, de la bibliothèque du Louvre. M. Chéruel en a donné le texte en appendice du tome XIII de son édition de nos Mémoires de 1877. On la trouvera ci-après, n° VIII ; elle n'a trait qu'à la protestation des ducs.

On peut encore ajouter deux relations très succinctes : une dans le carton K 544 des Archives nationales, n° 19[1], qui insiste sur l'incident des ducs ; l'autre dans le manuscrit Clairambault 719, fol. 507. Enfin, dans le manuscrit Nouv. acq. franc. 22241 de la Bibliothèque nationale, il y a (fol. 67) une « Relation du cérémonial observé au Parlement pour l'ouverture du testament de Louis XIV. »

Nous faisons précéder ces récits de la lettre que le procureur général Daguesseau écrivit à M. de Joly de Fleury, aussitôt après la mort de Louis XIV, pour lui faire part des intentions du duc d'Orléans.

I

Lettre de M. Daguesseau, procureur général au Parlement, à M. Joly de Fleury, avocat général[1].

A Versailles, midi et demie,
le dimanche 1er septembre 1715.

Le Roi est mort ce matin à huit heures et un quart, un moment après que nous sommes arrivés ici. M. le duc d'Orléans a lu le codicille, qui étoit entre les mains de M. le Chancelier, en présence des princes du sang et légitimés, de M. le Chancelier et de M. le maréchal de Villeroy. Il nous a fait entrer ensuite dans son cabinet, Monsieur le premier président et moi, pour nous dire qu'il étoit résolu d'aller demain au Parlement avec les princes et les pairs pour faire ouvrir le testament, attendu l'incertitude où l'on est jusqu'à ce qu'il soit ouvert. Le lit de justice pourra être pour jeudi. M. le duc d'Orléans nous a parlé ensuite en particulier et voici les points qui en résultent :

1° Il proposera d'opiner en même temps sur ses deux titres[2], après que le testament sera ouvert; ainsi votre discours d'hier pourra servir tel qu'il est.

2° Il nous a encore répété que, dès le moment qu'il se soumettoit à la pluralité des voix, il falloit bien qu'il eût la liberté de former le conseil comme il le jugeroit à propos.

3° Monsieur le Duc veut être chef du conseil de régence, et M. le duc d'Orléans y consent, pourvu qu'il ne prétende autre chose que de présider à ce conseil en l'absence de M. le duc d'Orléans.

4° La difficulté sur le commandement de la Maison du roi est dans la même situation qu'hier.

5° Nouvelle difficulté de la part de Monsieur le Duc, qui ne prétend pas dépendre, en qualité de grand maître de la Maison du roi, de celui qui aura la garde.

6° On donnera à celui qui aura la garde, c'est-à-dire à M. le duc du Maine, le titre de surintendant à la garde et à l'éducation du Roi mineur.

7° Enfin le point le plus capital de tous est que M. le duc d'Orléans n'est nullement sûr que le titre de régent lui soit donné par le testament, et, de la manière dont M. le Chancelier nous a parlé, cela est en effet fort douteux, et il pourroit bien n'avoir que la qualité de chef de la régence.

Je me hâte de vous écrire tout ceci, Monsieur, afin de vous donner

1. Bibl. nat., ms. Joly de Fleury 3, fol. 87.
2. C'est-à-dire celui de Régent et celui de gouverneur de la personne du Roi.

toujours un peu plus de temps que vous n'en auriez, si je différois jusqu'à ce soir de vous en instruire. M. le Premier vous fera rendre cette lettre par un exprès ; je ne laisserai pas d'aller chez vous en arrivant. Voilà cependant les principaux points auxquels vous devez faire attention. Je suis très fâché du peu de temps qu'on vous donne, et je crains bien que votre santé n'en souffre.

(*non signée.*)

II

Relation du fonds Clairambault[1]

Relation de la séance au Parlement du 2 septembre 1715.

Louis XIV, roi de France et de Navarre, de glorieuse mémoire, étant mort à Versailles le dimanche 1er septembre 1715 vers huit heures et un quart, M. le duc d'Orléans résolut de venir le lendemain lundi 2e du même mois au Parlement pour y faire ouvrir le testament de ce prince. Les pairs de France y furent invités par des billets de M. Dreux, grand maître des cérémonies.....

Il s'agita alors entre quelques-uns des pairs comment l'on se conduiroit dans cette séance au Parlement, à l'égard des difficultés que l'on avoit pour le salut du bonnet du premier président, etc. La matière paroissant assez de conséquence pour être communiquée à un plus grand nombre, il fut résolu qu'il se tiendroit une assemblée composée de tout ce qu'on pourroit réunir de ducs. On en demanda l'agrément à M. le duc d'Orléans, qui l'accorda.

Elle se tint chez M. le duc de la Trémoïlle vers onze heures du matin. Il s'y trouva environ quarante ducs, tant pairs que ducs héréditaires. On y discuta la matière. Il passa unanimement à la pluralité des voix que les pairs mettroient leur chapeau, si le premier président leur demandoit leur avis le bonnet sur la tête. On rendit compte à M. le duc d'Orléans de cette résolution. Ce prince craignit qu'elle ne donnât lieu à quelque altercation violente, qui pût interrompre les affaires importantes qui se devoient traiter. Il fit donc dire à Messieurs les ducs qu'il avoit quelques réflexions à leur faire faire sur cette résolution. MM. les archevêque de Reims, évêques de Laon, de Beauvais et de Noyon, MM. les ducs de Saint-Simon, de la Force, de Charost et de Chaulnes allèrent chez S. A. R. vers six heures du soir. Elle leur dit qu'elle avoit appris la délibération que Messieurs les ducs avoient prise, qu'elle les prioit de vouloir bien en suspendre l'exécution pour cette fois seulement, et que la séance qui se devoit tenir le lendemain se passât comme

1. Bibl. nat., ms. Clairambault 719, fol. 529-554. Nous ne donnons que les parties qui ne sont pas conformes aux autres relations ou qui contiennent des détails particuliers.

les dernières du temps du feu Roi. Il lui fut répondu que ceux de Messieurs les ducs qui paroissoient actuellement devant S. A. R. ne pouvoient rien déterminer de leur chef, qu'ils n'étoient que simples particuliers qui ne disposoient pas du corps, que la délibération avoit été générale, qu'il falloit par conséquent qu'ils en conférassent avec les autres ducs. M. le duc d'Orléans leur répliqua qu'il ne croyoit pas que Messieurs leurs confrères lui refusassent ce qu'il leur demandoit, « car je leur ferai, ajouta-t-il, demain en pleine séance la même prière que je vous fais aujourd'hui ». Il lui fut promis qu'on convoqueroit une nouvelle assemblée et qu'on y proposeroit ce que S. A. R. souhaitoit de la part de Messieurs les ducs.

Cette assemblée fut indiquée pour le lendemain, six heures et demie du matin, chez M. l'archevêque de Reims. Messieurs les pairs y furent invités par des billets dont voici la teneur :

«Monsieur, vous êtes prié, de la part de Messieurs les pairs de France, de vous trouver à une assemblée qui se tiendra demain 2e septembre 1715 à six heures et demie du matin chez M. l'archevêque-duc de Reims, à l'hôtel de Mailly, d'où Messieurs les pairs iront au Parlement. »

Cependant l'on fit la protestation qui devoit être présentée le lendemain.

Le lundi 2 septembre 1715, Messieurs les pairs se rendirent chez M. l'archevêque de Reims. On y rendit compte de la proposition que M. le duc d'Orléans avoit faite que cette séance se tînt comme à l'ordinaire, avec les conditions que S. A. R. y avoit ajoutées. Il fut résolu d'une commune voix que, en cas que M. le duc d'Orléans le demandât en pleine séance, on se rendroit à ce qu'il souhaitoit, en faisant cependant une protestation. On lut celle que l'on avoit projetée, qui fut agréée, et M. l'archevêque-duc de Reims se chargea de la présenter. On partit ensuite vers huit heures pour se rendre au Parlement. Le cortège des carrosses de Messieurs les pairs et de leur suite étoit nombreux et formoit un long défilé. On arriva dans la cour de la Sainte-Chapelle, d'où l'on monta à la grand chambre. L'on y trouva toutes les chambres assemblées.

Elles l'étoient dès six heures du matin. Il avoit fallu les convoquer aussi par billets à cause de la fête. Lorsqu'elles furent en place, les présidents étant dans les bas sièges, M. le premier président dit à la Compagnie qu'il l'avoit priée de s'assembler de bonne heure pour délibérer sur plusieurs points importants avant l'arrivée des princes. Ils se réduisoient à quatre :

1° Sur la prétention de Messieurs les ducs qui veulent que M. le premier président se tienne découvert lorsqu'il demande leur avis ;

2° Sur la manière de recevoir M. le duc d'Orléans au Parlement :

3° Sur la réception de M. le duc de la Rochefoucauld :

4° Sur la lettre de cachet du Roi que les gens du Roi avoient apportée.

Sur le premier point, M. le premier président a dit qu'il croyoit être bien informé que Messieurs les ducs feroient quelque incident sur des prétentions agitées du vivant du feu Roi, et qu'ils pourroient même le faire avec une vivacité capable de troubler la Compagnie et de rompre les délibérations sérieuses; qu'il demandoit à Messieurs ce qu'ils trouveroient à propos de faire, s'ils vouloient dissimuler en cas que Messieurs les ducs innovassent, ou s'ils arrêteroient quelque chose qui les empêchât de se prévaloir du silence que l'on garderoit volontiers de peur de rompre une assemblée aussi nécessaire. M. le Nain, doyen, a opiné le premier à dissimuler, attendu les circonstances. M. l'abbé Robert a ouvert un autre avis qui étoit que, si un duc innovoit lorsqu'on lui demanderoit son avis, M. le premier président lui diroit poliment et avec douceur : « Monsieur, vous n'opinez pas. » S'il insistoit, il lui diroit : « Monsieur, à moins que vous ne vous mettiez en règle, vous êtes censé ne pas opiner, et votre voix ne sera pas comptée, » et passeroit à un autre; ainsi de suite. Cet avis fut suivi de toutes les chambres et rédigé par M. le président de Novion.

Sur le second point, etc. (*La suite est conforme aux autres relations*).

Cependant M. le duc d'Orléans..... arriva vers neuf heures à Paris. Il trouva des gardes françoises et suisses en haie dans la place Dauphine et autour du Palais. On dit qu'il y avoit quatorze cents hommes des gardes françoises et huit cents suisses, et qu'on leur avoit distribué deux jours auparavant de la poudre et des balles.

. . . .

M. le duc d'Orléans, ayant pris séance à la place qu'avoit eue M. le duc de Berry lors de la séance des Renonciations, dit qu'il prioit Messieurs les ducs de ne faire aucun incident sur les prétentions qu'ils avoient, pour n'apporter aucun trouble aux affaires importantes qui se devoient traiter, les assurant que tout ce qui se passeroit en ce jour ne préjudicieroit en rien à leurs droits. M. le duc de Saint-Simon prit la parole et dit : « Monsieur, vous nous rendrez donc justice au plus tôt », et, en s'adressant à M. l'archevêque de Reims : « Monsieur, lisez tout haut la protestation que nous avons faite. » M. l'archevêque de Reims, après avoir fait un petit discours à M. le duc d'Orléans, lut la protestation suivante :

« Sur ce que S. A. R. M. le duc d'Orléans vient de représenter que, pour le bien de l'État, il prioit les ducs et comtes pairs de France que cette première séance se passât comme les dernières du règne du feu Roi, les pairs de France, qui ont toujours préféré le bien du royaume aux prééminences de leur dignité et ont gardé le silence dans toutes les occasions où ils ont craint d'apporter quelque trouble, appréhendant néanmoins que ce silence et la déférence qu'ils ont aujourd'hui à la réquisition de S. A. R. ne soient pris pour une approbation tacite de toutes les usurpations qui leur ont été faites au préjudice de leur dignité, déclarent qu'ils protestent en général contre tout ce qui s'est fait ou a pu se faire au préjudice de leurdite dignité et spécialement de ce qu'ils pourront tolérer dans la présente séance pour le bien de l'État; et de ce ils demandent acte. » Après la lecture de cette protestation, plusieurs ducs ont dit : « Acte ! Acte ! » M. le duc d'Orléans a répété qu'il avoit effectivement demandé à Messieurs les ducs que la séance ne fût point troublée. Sur cela, M. le duc de Saint-Simon s'est levé et a dit : « Oui, nous étions bien résolus et très résolus, » et en a demeuré là sans rien ajouter. Le président de Novion a représenté que les affaires de l'État ne devoient point être mêlées avec celles des particuliers. Le premier président a ajouté, en s'adressant à M. le duc d'Orléans, que la Compagnie ne pouvoit point donner acte de la protestation de Messieurs les ducs; que tout ce qu'elle pouvoit faire étoit de l'assurer que ce qui se passeroit dans cette séance ne pourroit nuire aux prétendus droits des ducs, si aucun y a.

Cette altercation suspendue, M. le premier président, adressant la parole à M. le duc d'Orléans, a dit : *(pour ce qui suit, discours du premier président, discours du duc d'Orléans pour demander la régence, conclusions des gens du roi, cette relation renvoie au procès-verbal imprimé).*

M. le premier président a pris les voix à l'ordinaire; elles se sont trouvées conformes aux conclusions. Il faut remarquer que, quand le tour de Messieurs les pairs est venu pour opiner, MM. les ducs d'Hostun et de Chaulnes, qui étoient des premiers à le faire, ont renouvelé la protestation de M. l'archevêque de Reims. Cependant ils ont donné leur avis de même qu'aux dernières séances du temps du feu Roi. Il faut encore remarquer que, lorsque le premier président demanda l'avis à M. le duc d'Orléans, S. A. R. dit que, puisque la Compagnie avoit jugé à propos qu'il demeurât à la délibération, du moins ne devoit-il pas y opiner.

(La députation va ensuite chercher le testament.)

Pendant que M. le premier président est allé chercher le testament, M. le président de Novion a pris sa place, qu'il lui a rendue lorsqu'il est revenu. On dit que le premier président, en apportant ce testament, dit : « Ceci est notre loi. » Il mit le portefeuille sur son bureau, et, en tirant le paquet, il le présenta à M. le duc d'Orléans, auquel il fit voir que tout étoit dans son entier. On en fit l'ouverture. L'enveloppe du testament étoit fort gâtée et moisie, le corps même du testament très humide, mais entier. Il étoit tout écrit et signé de la main du Roi, cacheté de sept cachets, etc. On le remit à M. Dreux pour le lire, de même que les codicilles, dont M. le duc d'Orléans étoit porteur. Avant néanmoins d'en faire la lecture, il fut dit qu'on liroit l'édit du mois d'août 1714, qui ordonne que ce testament sera mis en dépôt au Parlement, avec l'arrêt du même mois, ci-dessous attachés. Lorsque M. Dreux fut venu à cet endroit de l'édit où le feu Roi disoit que « de sa pleine puissance et autorité royale, il vouloit, etc », il passa sur ces mots fort vite et en parcourant seulement, comme les regardant purement de style et sans conséquence. M. le premier président l'arrêta et lui dit : « Monsieur, lisez plus doucement ; tout est essentiel, et ceci fait notre loi. ».

(Texte du testament et des codicilles.)

Après la lecture du testament et des codicilles, M. le duc d'Orléans a pris la parole :

(Pour le discours du duc d'Orléans demandant la cassation du testament, l'avis conforme des gens du Roi, et le vote unanime, le second discours du Régent demandant la place de chef du conseil de régence pour le duc de Bourbon, réclamant le commandement des troupes, et annonçant l'institution des conseils, de même que pour les discours du duc de Bourbon et du duc du Maine, la relation s'en réfère au procès-verbal officiel.)

Les gens du Roi ont dit que, comme il s'agissoit de matières très importantes et sur lesquelles ils ne pouvoient même donner leurs conclusions sans en avoir conféré avec les personnes qu'ils croiroient plus intelligentes qu'eux, ils demandoient à la cour le temps de se recueillir sur ces propositions, et sont sortis pour en délibérer entre eux.

M. le duc d'Orléans, fatigué de la longueur de la séance, sortit aussi et passa à la quatre[1]. Il fut suivi de MM. les ducs du Maine et comte de Toulouse et de quelques ducs. Il y conféra quelque temps avec les gens du Roi et ensuite avec MM. du Maine et de Toulouse, pendant que d'un autre côté les gens du Roi s'informoient de MM. les ducs de Noailles et de Guiche quel étoit l'usage pour le commandement des troupes et en particulier de celles de la garde du roi, si elles devoient obéir à quelque autre qu'au roi, et au régent qui le représentoit. On peut croire vraisemblablement que leur sentiment fut pour la négative. La conversation de MM. les ducs d'Orléans et du Maine devenant un peu longue, on représenta à S. A. R. qu'il étoit fort tard et qu'on ne pouvoit pas se flatter de finir dans cette même séance ce qui restoit à faire[2].

Sur quoi tous étant rentrés et ayant repris place, M. Joly de Fleury a fait un discours et a conclu disant que les difficultés qui se présentoient étoient trop importantes pour pouvoir se déterminer si promptement ; qu'il falloit donner aussi à M. le duc d'Orléans le temps de mettre quelque ordre à ce qu'il avoit déclaré avoir intention de faire pour les différents conseils, dont il devoit communiquer avec la cour ; qu'ainsi ils demandoient que la séance fût remise à l'après-dînée ; qu'au reste ils requéroient que M. le duc de Bourbon fût dès à présent déclaré

1. C'est-à-dire, à la quatrième chambre des enquêtes.

2. Dans la relation abrégée qui se trouve dans le même manuscrit, fol. 517-527, cet incident est ainsi raconté plus sommairement : « Les gens du Roi ont demandé d'aller délibérer. M. le duc d'Orléans s'est levé et a été quelque temps à la quatre où il a conféré avec les gens du roi. Ensuite ils sont rentrés. »

chef du conseil de la régence, sous l'autorité de M. le duc d'Orléans, et que les princes du sang eussent entrée au conseil aussitôt qu'ils auroient atteint l'âge de vingt-trois ans accomplis.

Les gens du Roi s'étant retirés et la matière mise en délibération, il a été arrêté, suivant leurs conclusions, que M. le duc de Bourbon sera dès à présent, etc...

On dit que M. le duc d'Orléans demanda ensuite à M. le premier président si la cour n'avoit point quelques affaires pressées pour l'après-midi ; à quoi il répondit que l'on n'en pouvoit traiter de plus importantes, que toutes les autres devoient céder à celles-ci, et que, s'il vouloit, on s'assembleroit à trois heures ; ce qui a été arrêté.

La séance leva il étoit près d'une heure. M. le duc d'Orléans s'en retourna au Palais-Royal. Les troupes qui étoient rangées en haie de même qu'à son arrivée se retirèrent aussitôt qu'il eût passé. Il fit jeter de l'argent à la populace. Plusieurs ducs allèrent dîner à l'archevêché.

On se rassembla à la grand chambre vers trois heures et demie, etc...

(Le récit de cette séance est conforme à celui des autres relations et du procès-verbal officiel jusqu'à l'attribution de la garde du Roi au Régent sur le refus du duc du Maine.)

Après cet arrêté, M. le duc d'Orléans a remercié la cour de la confiance qu'elle lui marquoit, et l'a assurée qu'il travailleroit sérieusement au bien de l'État, qu'il lui demanderoit ses conseils et ses sages remontrances, dont il rétabliroit l'usage, qui lui avoit été ôté par les édits de 1667 et 1668.. S. A. R. ajouta ensuite que Messieurs les ducs demandoient qu'on leur donnât acte de leur protestation. M. de Saint-Simon a pris la parole et a dit : « Acte ! oui, acte ! nous étions bien résolus. » En cet endroit, M. le président de Novion a dit : « Monsieur, que demandez-vous ? Réduisez vos prétentions. » M. l'archevêque de Reims et M. le duc de Saint-Simon ont répondu : « Que l'on fasse mention sur vos registres de notre protestation. » — « Oui, acte à la cour, a ajouté M. de Saint-Simon. » — « Si cela est, a repris M. de Novion, vous nous reconnoissez donc pour juges de vos prétentions ? » M. de Saint-Simon a répondu d'un ton fort net : « Non, non, non, non ; pas nos juges. » Cette réponse a été accompagnée de plusieurs autres voix de Messieurs les ducs qui en ont dit autant.

Sur cela, M. le maréchal-duc de Villars a demandé permission à la cour de lui expliquer ce qu'un grand Roi avoit eu la bonté de lui témoigner sur cette question. Il a dit qu'entretenant S. M. de la difficulté que faisoit le premier président de saluer Messieurs les ducs, il lui avoit représenté que la seule raison sur laquelle se fondoient les présidents étoient qu'ils représentoient S. M. ; que cette prétendue représentation ne pouvoient excuser l'incivilité qu'ils commettoient ; que ceux qui représentoient le Roi pouvoient bien avoir la même politesse que S. M. : qu'elle ne refusoit pas de rendre les saluts qu'on lui donnoit; que lui, maréchal de Villars, avoit eu l'honneur de la représenter en différentes occasions ; qu'en qualité d'ambassadeur, de commandant, de général d'armée, de gouverneur, dignités dans lesquelles il représentoit sa personne sacrée, il avoit toujours cru devoir rendre les saluts qu'on lui faisoit ; qu'il ne voyoit pas pourquoi Messieurs les présidents refusoient un salut aux pairs de France dans leur séance au Parlement qui est la cour des pairs ; que S. M. lui avoit répondu que cela lui paroissoit mal à propos ; que la demande des pairs étoit juste et qu'il falloit qu'on lui donnât satisfaction. « Et moi, Monsieur, a repris M. le premier président, le Roi m'a fait l'honneur de me dire qu'il souhaitoit qu'on trouvât quelque expédient dont tout le monde fût content, mais qu'il ne s'en mêleroit point. » M. le Nain, doyen, a ajouté que, puisqu'il y avoit deux cents ans qu'on vivoit de même, il ne falloit rien changer aux anciens usages. M. le duc d'Orléans a pris alors la parole et a dit : « Puisque vous ne pouvez vous concilier, Messieurs, je reçois la protestation de Messieurs les ducs. Cependant vous me donnerez vos mémoires, et je vous jugerai. » — « Il n'y a que le Roi qui le puisse faire, a dit le président de Novion[1]. Il s'est élevé un bruit confus de voix de Messieurs les ducs, qui ont dit, les uns : « Ou le régent », les autres : « Le régent qui juge de la paix, de la guerre et du repos de l'État ne pourra pas juger du bonnet des présidents ! » M. le duc d'Orléans a dit que le temps et le lieu n'étoient pas propres pour agiter toutes ces questions ; qu'il tâcheroit de les concilier et que cependant il recevoit la protestation de Messieurs les ducs. Après quoi il s'est levé, et la séance alloit finir ; mais, en passant dans le parquet, il a entendu quelqu'un des conseillers qui disoit que l'on n'avoit pas opiné dans les règles sur la garde et la sûreté du jeune Roi, parce que par acclamation et vœu commun on avoit déchargé M. le duc du Maine. S. A. R. a prié tout le monde de reprendre leurs places, et M. le premier président a repris les voix. M. l'abbé Bouret, lorsqu'on est venu à lui a dit que ce ne pouvoit être que lui qui avoit été entendu de M. le Régent; qu'il ne réclamoit point contre l'arrêté de la cour, mais qu'il représentoit que M. le duc du Maine étant déchargé de la garde et sûreté du jeune Roi, on n'en avoit chargé aucun autre. On lui a représenté que M. le duc d'Orléans en étoit chargé de droit. Tous ont été de même avis, à l'exception de de MM. le duc du Maine, prince de Dombes et comte de Toulouse, qui seuls ont dit qu'ils ne pouvoient être d'un avis si directement opposé aux intentions du feu Roi et aux dispositions de son testament. Après quoi on s'est levé, et la séance a fini ; il étoit plus de six heures.

1. En marge, il y a dans le manuscrit : « Une relation donne à M. de Novion une réponse plus polie : Monsieur, nous vous rendrons toujours, etc. [*comme dans la relation des papiers Corberon, ci-après*].

III

Relation de l'avocat Prévot[1].

Relation de ce qui s'est passé au Parlement [après la mort de Louis XIV], par M. Prévot, avocat.

Le lundi 2 septembre 1715, je sortis du logis à huit heures et un quart du matin. Je trouvai, hors de la cour du Palais, les gardes françoises et suisses à l'entour du Palais, sans qu'il y en eût rien dans les cours. L'escalier de la Sainte-Chapelle était gardé des cent-suisses et des gardes du corps de M. le duc d'Orléans. J'entrai dans la Sainte-Chapelle, où je vis arriver vers les neuf heures mondit sieur le duc d'Orléans en habit et manteau noirs, suivi du duc de Bourbon, du comte de Charolois, du prince de Conti, du duc du Maine, du prince de Dombes et du comte de Toulouse, arrivés tous sept de Versailles dans un même carrosse. Le duc d'Orléans fut reçu à la porte de la Sainte-Chapelle par le chapitre avec la croix, les chanoines étant en surplis et le trésorier en habits pontificaux, chape et mitre. On m'a dit que le trésorier lui fit un petit discours, qui tendoit à lui exprimer que la Providence avoit réuni tant d'événements pour lui déférer le gouvernement pour le bien des peuples, et qu'il lui répondit que ses vues étoient le bien du peuple, mais que, pour les soutenir, il lui falloit la grâce de Dieu. Il entra dans le chœur de la Sainte-Chapelle, à la porte de laquelle je lui entendis dire : « Ces princes ne seront-ils point écrasés là derrière ? » Je sortis de la Sainte-Chapelle et m'arrêtai à la porte de la grande salle qui donne dans la galerie Dauphine, laquelle porte est divisée en deux portiques par un pilier qui est au milieu. Près de ce pilier étoient postés deux huissiers du Parlement, qui me dirent s'être mis là pour faire leur service en cas que quelques princes vinsent sans M. le duc d'Orléans. Il n'y avoit qu'un des portiques de cette porte qui fût libre pour le passage. Je m'arrêtai là. Deux présidents, savoir MM. de Bailleul et le Peletier, furent au devant de M. le duc d'Orléans jusqu'à la Sainte-Chapelle, vers la fin de la messe, avec des huissiers de la cour. Ils se mirent à ses côtés, les huissiers marchant d'une file entre les gardes, et le premier huissier étant tout près de la personne du prince immédiatement. Lorsque M. le duc d'Orléans passa à la porte où je m'étois arrêté, M. le Peletier se trouvant arrêté par la foule du peuple à quelque distance de lui, il s'arrêta lui-même et demanda ce qu'il étoit devenu, et prit le soin de le faire échapper de la presse. Il entra en la grand chambre, un seul battant des portes s'étant ouvert à l'ordinaire. Ensuite j'entrai au

1. Bibliothèque nationale, ms. Joly de Fleury, 3, fol. 54 et suivants.

parquet, d'où Messieurs les gens du Roi étoient sortis pour aller à la grand chambre. J'appris alors par M. de la Galissonnière, doyen des substituts, que M. le duc d'Orléans avoit apporté les codicilles du Roi et fait un fort beau discours pour demander la régence indépendamment du testament et par le droit de sa naissance, et que M. Joly de Fleury avoit parlé et requis l'ouverture du testament, ce qui avoit été ordonné. Ils[1] revinrent vers les dix heures et entrèrent dans le second parquet. J'entrai alors à la grand chambre, où l'on venoit d'apporter le testament tiré de l'endroit où on l'avoit déposé par M. le premier président, le procureur général et Dongois, greffier en chef, qui fit la fonction de principal commis au greffe, dont il a une charge, tenant la plume et étant à l'entrée du parquet de la grand chambre et non pas à la place du greffier en chef. M. le premier président dit qu'il falloit donner à lire à M. Dreux, conseiller de la grand chambre, qui a bonne voix, et en effet on le lui donna. Il étoit assis entre MM. de la Grange et de Vienne, conseillers, sur le banc qui est au-dessus de Messieurs les présidents, qui étoient alors séant aux bas sièges. De là, il lut d'abord les lettres patentes envoyées pour le dépôt du testament, ensuite le testament, qui est du 2 août 1714, où le Roi, sans parler de régent, établi un conseil de régence dont le duc d'Orléans seroit le chef et où les princes entreroient quand ils auroient vingt-quatre ans, et dans lequel aussi le confesseur du Roi mineur auroit entrée pour les affaires de conscience, et où le Roi mineur entreroit quand il auroit dix ans ; après cela, un codicille du 13 avril 1715 pour donner à M. de Villeroy toute l'autorité sur les affaires de la maison royale et sur les troupes de cette maison jusqu'à l'ouverture du testament ; enfin un dernier codicille du 23 août 1715 uniquement pour nommer au Roi mineur le sieur de Fleury, ancien évêque de Fréjus, pour précepteur, et le P. le Tellier pour confesseur. A la lecture duquel dernier codicille, chacun qui l'entendit donna quelque démonstration de remarque singulière, les uns riant, les autres murmurant, d'autres disant que la disposition faite au profit d'un confesseur par un malade est nulle et étoit un indice de suggestion pour le reste de ce que le malade faisoit, ce qui faisoit un crime capital et notoire quand la personne ainsi séduite étoit un roi.

Après cette lecture, le duc d'Orléans dit que, quelque respect qu'il eut pour les volontés du Roi son oncle, il ne pouvoit s'empêcher de dire qu'il y avoit dans ces actes des choses toutes des plus extraordinaires, qui l'obligeoient de faire des observations sur lesquelles il demandoit qu'on délibérât ; que la première et la plus importante étoit que, quoique le Roi lui eût dit nettement qu'il étoit régent, il n'y avoit dans ces dispositions pas un mot qui le nommât régent, et qu'il demandoit qu'on délibérât sur la régence comme lui appartenant par le droit de sa naissance, et qu'ensuite il feroit les autres observations sur les-

1. Les gens du Roi.

quelles il demandoit aussi qu'on délibérât, et que M. le procureur général donnât ses conclusions. Une personne qui étoit là dit que les jésuites avoient fait mentir le Roi jusqu'au lit de la mort en lui faisant dire au duc d'Orléans qu'il l'avoit fait régent. Les gens du Roi firent un discours et conclurent à ce que la régence fût donnée au duc d'Orléans. Eux retirés, M. le premier président demanda l'avis à M. le Nain, doyen du Parlement, à M. le Musnier, doyen des conseillers clercs, qui étoit le dernier sur le premier banc où étoient les princes, après eux les premiers des pairs ecclésiastiques, et ensuite à M. Robert, qui étoit aussi le dernier sur le troisième banc vis à vis des présidents, lequel étoit d'ailleurs tout occupé par des pairs; demanda les avis des conseillers d'honneur, maîtres des requêtes, conseillers de grand chambre, pairs de France et princes du sang, et des présidents, et il passa uniformément à déclarer le duc d'Orléans régent. M. le duc du Maine dans son opinion dit qu'il supplioit qu'on ne le réduisît pas à un vain titre sans réalité et sans effet.

Après cela, le duc d'Orléans, continuant ses observations, parla des conseils et dit qu'il faudroit aviser si l'établissement des conseils pour chaque matière différente ne seroit pas plus utile, mais qu'il y avoit une observation préliminaire sur ce que le testament porte que les princes du sang auront entrée au conseil quand ils auront vingt-quatre ans. M. le duc de Bourbon a vingt-trois ans et quelques mois. L'usage qui fait réputer les rois, dont la majorité est fixée à quatorze ans, majeurs quand ils sont entrés dans leur quatorzième année, ne doit-il pas faire déterminer que Monsieur le Duc et les autres princes du sang entreront dans le conseil de la régence quand ils seront entrés dans la vingt-quatrième année? « Cela ne regarde pas mon fils, dit M. le duc d'Orléans; car la majorité du Roi sera venue avant qu'il soit entré dans sa vingt-quatrième année; mais, si on détermine cette entrée à vingt-quatre ans commencés, dès lors que vous me déclarez régent, M. le duc de Bourbon deviendra chef du conseil de la régence. » Là-dessus on fut au parquet; les gens du Roi étant entrés, on leur fit entendre les propositions de M. le duc [d'Orléans], et ils demandèrent à délibérer entre eux et ils se retirèrent. Ils revinrent ensuite, et M. Joly de Fleury fit un discours, dans lequel il parla des dispositions des coutumes qui fixèrent autrefois les majorités à des âges bien inférieurs à vingt-cinq ans, dit que cette ancienne majorité étoit restée pour les rois, et conclut à ce que les princes du sang eussent entrée à vingt-quatre ans commencés dans les conseils, que M. le duc de Bourbon soit déclaré chef du conseil de la régence, et à l'égard des autres demandes de M. le duc d'Orléans, ils réclamoient une surséance. Belle ouverture donnée au Parlement pour proroger sa puissance, si ce corps eût eu quelque chef ou membre considérable assez intelligent pour s'apercevoir de ce qui étoit de sa grandeur, ou assez persuadé des forces du corps pour soutenir ce poids. Eux retirés, M. le premier président, ayant pris un papier dont il s'étoit servi pour écrire les propositions de M. le duc d'Orléans, demanda l'avis à M. le Nain, doyen du Parlement, et résuma sur son papier les propositions pour lui remettre sous les yeux. M. le Nain fut de l'avis des conclusions, et cela passa ensuite sans incident. M. le premier président dit au greffier : « Dressez l'arrêt; car ce sera au lit de justice qu'on le prononcera; le voilà seulement arrêté. » Après cela, M. le duc d'Orléans demanda à quelle heure on avoit coutume de se rassembler au Parlement l'après-dînée : « A deux heures, dit M. le premier président; mais il est une heure, et il n'est pas possible de se rassembler ici plus tôt que trois heures ou trois heures et demie. » — « Je serai ici, dit M. le duc d'Orléans », et on s'en alla.

L'après-midi à trois heures et demie, la même assemblée étant au Palais, M. le duc d'Orléans s'y rendit. On dit qu'il entra au parquet; on dit même qu'entre les deux séances les gens du Roi furent au Palais-Royal lui parler. Il est certain qu'il n'y avoit pas cette après-dînée de troupes environnant le Palais, mais seulement des gardes de M. le duc d'Orléans. M. Joly de Fleury parla sur les conseils et conclut à ce que M. le duc d'Orléans eût la liberté entière de disposer de tout le fait des grâces, comme donner les bénéfices, les offices, les récompenses, le commandement des troupes, et qu'à l'égard des affaires de l'État, comme la guerre, la paix, les finances, il suivît la pluralité des voix dans le conseil de la régence (ce qui suppose le conseil établi suivant le testament).

Les gens du Roi retirés, M. le duc d'Orléans dit qu'il étoit bien éloigné de ne vouloir pas s'aider du secours du conseil, et que, quand le testament ne parleroit pas de la pluralité, il s'y soumettroit de lui-même, mais aussi qu'il y avoit des occasions où l'on étoit obligé d'appeler dans les conseils des personnes d'expérience sur certaines choses, et qu'il demandoit qu'il lui fût permis d'y ajouter ou diminuer; qu'il proposeroit même un plan de régime d'autant plus respectable qu'il venoit de Monsieur le Dauphin connu sous le nom de M. le duc de Bourgogne, père du Roi, qui est d'établir des conseils sur différentes matières, dont les avis se rapportent au conseil de la régence; qu'il croyoit qu'il falloit mettre au conseil de régence un prélat reconnu pour sage et intègre et y faire entrer un magistrat du corps de la Compagnie instruit des libertés de l'église gallicane. M. le Nain fut de cet avis, même que Monsieur le Régent puisse ajouter ou diminuer aux conseils. M. le Musnier dit de même. M. Robert dit qu'il n'y avoit qu'à remercier Monsieur le Régent de ce qu'il vouloit bien se soumettre à la pluralité, et cela passa ainsi.

Après cela, M. le duc d'Orléans parla de la garde du Roi mineur attribuée par le testament à M. le duc du Maine avec le commandement sur la Maison du Roi. Il dit que, dès lors qu'on l'avoit qualifié régent, c'étoit une suite qu'il eût le commandement des troupes. « Je parle ici, dit-il, devant des généraux qui savent que le commandement des troupes ne peut être divisé. M. le duc de Bourbon, grand maître de la

Maison du Roi, ne croiroit pas devoir recevoir l'ordre d'autre que du Roi. » M. le duc du Maine dit que ce qu'on proposoit là étoit contraire aux volontés du Roi défunt ; qu'il ne pouvoit se charger de la garde du Roi, s'il n'avoit le droit de commander aux troupes établies pour sa garde, et que, s'il n'avoit pas cette autorité, il se déchargeoit de la garde et de la sûreté de la personne du Roi. M. le duc d'Orléans dit qu'autre chose est le commandement des troupes et autre chose la surintendance sur la garde et l'éducation du Roi, qui peut consister à donner les ordres sur le guet et à ceux qui actuellement veillent à la garde de la personne. M. le duc du Maine dit qu'il n'avoit rien à ajouter à ce qu'il avoit dit. Les gens du Roi mandés demandèrent du temps pour délibérer et ensuite ne prirent des conclusions qu'en disant que la matière de la garde du Roi étoit importante, et demandoient qu'il fût sursis là-dessus pour chercher et prendre quelque expédient. Le parti qu'ils prirent auroit dû fait sentir que c'étoit chose difficile que de donner la garde de la personne d'un roi mineur au prince du sang son héritier présomptif, et en même temps fournir une occasion au Parlement de se soutenir plus d'un jour ; mais, soit foiblesse, soit, ce qui est la suite de la foiblesse, envie de signaler un dévouement aveugle, seule ressource du défaut de mérite, la matière fut mise en délibération. Le bon doyen, M. le Nain, avoit peine à mordre sur cette matière ; le premier président l'excitoit comme il pouvoit, lui parlant tantôt du commandement des troupes, tantôt de la garde de la personne, et le vénérable vieillard se défendoit avec une simplicité du moins apparente, disant sur le commandement des troupes que Monsieur le Régent l'entendoit, mais que lui il n'y entendoit rien. « Et la garde? dit M. le premier président. — Mais, dit le doyen, les gens du Roi ont demandé une surséance pour trouver les expédients; j'en suis d'avis. » M. le premier président dit : « M. le Nain a été longtemps pour dire qu'il est d'avis des conclusions. »

Cela passoit ainsi à quelques voix lorsqu'il s'éleva un murmure d'où l'on ne vit éclore rien de distinct, sinon une petite voix qui disoit : « Nous demandons acte de nos protestations. » C'étoient les ducs et pairs, qui à ce moment, soit par hasard, soit tout exprès, faisoient des clameurs sur des protestations dont il faut ici faire l'explication par forme de digression, cet endroit de cette illustre séance formant une fort plaisante scène, et qui seroit fort divertissante, si, dans un jour où les premières personnes du royaume se trouvent assemblées pour faire des délibérations (chose qu'ils avoient si longtemps regretté de ne plus faire) sur les matières d'État, il étoit douloureux de voir le royaume ne pouvoir fournir que des esprits capables d'amusement. Mais revenons à cette scène telle qu'elle est.

On m'a dit que, dès le matin, le Parlement étant assemblé, je veux dire les gens de robe du Parlement étant assemblés, avant qu'il fût entré des ducs et pairs, M. Doublet de Persan, conseiller de la troisième chambre des enquêtes, homme infiniment riche et même qui a la réputation de s'être enrichi dans le cours de l'argent en ces derniers temps, ne trouvant pas de place et s'apercevant que M. Bernard, maître des requêtes, fils de Samuel Bernard, homme fameux pour avoir été d'abord dans un médiocre commerce et s'être élevé ensuite à des richesses immenses par les finances du Roi et notamment par des lettres de change sur Lyon qu'ils avoient mis dans le public et qui n'ont pas été payées, étant placé quoiqu'il y eût déjà quatre maîtres des requêtes, dit qu'il ne falloit pas souffrir plus de quatre maîtres des requêtes occuper des places de la compagnie. Sur quoi on le fit retirer. Événement singulier tant par l'endroit d'où partoit le coup que par celui sur lequel il frappoit ! Ensuite M. le premier président dit que Messieurs les ducs et pairs insistoient en leurs prétentions contre Messieurs les présidents de vouloir que celui qui préside ôte son bonnet en leur demandant les avis, au défaut de quoi ils ne se découvriroient pas non plus en opinant. Après plusieurs avis, qui étoient tous de s'en tenir à l'usage de ne pas se découvrir en leur demandant leurs avis, M. de Novion dit que l'expédient qui lui paroissoit le meilleur étoit de leur dire, s'ils ne se découvroient pas : « Vous n'opinez point dans les règles » ; et cela passa ainsi. M. l'archevêque-duc de Reims, étant entré et ayant pris place et Messieurs les ducs et pairs, lut une protestation contre ce qui seroit fait en ce jour par M. le premier président au préjudice de la prétention de Messieurs les pairs, et en demanda acte.

C'étoit au sujet de cet acte demandé dès le matin par M. l'archevêque-duc de Reims que le murmure dont on vient de parler s'éleva et interrompit la délibération sur la garde de la personne du Roi. M. le duc d'Orléans dit qu'il avoit espéré de pouvoir trouver quelque voie de conciliation, et que pour cela il avoit demandé des mémoires. On continua encore de demander acte des protestations, et toujours cette petite voix, étant la dernière à se faire entendre, dit : « M. le duc d'Orléans nous a promis acte de nos protestations. » Sur quoi M. le président de Novion dit : « Où les portez-vous vos protestations ? » La même voix répondit : « Ici. » Le président de Novion repartit : « Vous nous reconnoissez donc pour vos juges ? » La même voix répondit : « Non. » Cette petite voix étoit celle de M. le duc de Saint-Simon. Un conseiller qui étoit debout à l'entrée du parquet et près de l'endroit où ce duc étoit assis, m'a dit que sur le champ un duc et pair dit au duc de Saint-Simon : « Ma foi, tu es un mauvais avocat. » Et dans le public on a dit que c'étoit une chose surprenante que M. de Saint-Simon, qui auroit pu desirer tout au plus d'être réputé ancien gentilhomme et qui devroit être tout étonné de se voir duc et pair de France, ait été ou se soit député pour être l'appui des ducs et pairs. M. le duc de Villars dit qu'il étoit obligé de déclarer que le défunt Roi lui avoit dit qu'il étoit étonnant qu'un duc et pair de France ne reçût pas la moindre marque de civilité dans la cour des pairs d'un président à mortier, qui en faisoit à ses propres confrères. « Et moi, dit le premier président, je puis dire que, parlant au défunt Roi de cette contestation, il m'a dit qu'il n'y entreroit jamais de son vivant. » M. le duc d'Orléans dit : « Donnez-moi vos mémoires ; je les examinerai ; je vous dirai ce que je pense ; je vous réglerai même, avec l'avis de M. le président de Novion. » Les ducs et pairs dirent : « Nous ne demandons que cela. » — « Doucement, dit M. le président de Novion ; il n'y a que le Roi qui puisse décider une telle contestation. Nous respecterons beaucoup, Monsieur, parlant à M. le duc d'Orléans, les ordres qu'il vous plaira de nous donner en qualité de régent ; mais, dès lors qu'on voudra faire décider la contestation ailleurs qu'en la cour, ce n'est que du Roi que la décision peut venir. » Là-dessus, M. le duc d'Orléans et plusieurs des ducs se levèrent et se tenoient debout un instant dans le parquet. Une voix dit : « Mais on n'a point achevé d'opiner. » On se rassit. Alors M. le premier président reprit les opinions où elles avoient été interrompues, et sur ce que celui qui parloit flottoit sur ce point difficultueux, M. le duc du Maine dit qu'il avoit demandé acte de ce qu'il se déchargeoit de la garde. M. le duc d'Orléans dit : « Eh bien ! vous en demandez acte. Je consens qu'on vous donne acte, et moi je prends la garde. » Après cela les opinions passèrent à donner acte de ce que M. le duc du Maine demandoit d'être déchargé de la garde, et cela alloit du bonnet. Quand ce vint à demander l'avis de M. Bourret, conseiller clerc en la première des enquêtes, il dit : « Mais on opine sur la décharge de la garde, et on ne dit point à qui on la donne. » — « C'est votre ignorance, dit M. le premier présidence, qui vous fait parler ainsi ; car la régence emporte la garde. » On suspendit alors le jugement sur le point de savoir à qui l'ignorance appartenoit, ou de celui qui doutoit que la régence pendant la minorité d'un roi, déférée au prince du sang héritier présomptif de la couronne, emportât la garde de la personne, ou de celui qui croyoit que la garde de la personne en tel cas fût une suite de la régence ; sur quoi il est certain que le premier a les livres pour lui. On ne fit plus qu'opiner du bonnet, et l'on se leva. Ainsi finit cette grande journée pour le Parlement, mais dont la grandeur ne fut qu'à l'entrée de la séance....

IV

Relation provenant des papiers de M. de Corberon[1].

Récit de ce qui s'est passé au Parlement de Paris après la mort de Louis le Grand pour l'établissement de la régence pendant la minorité du roi Louis XV.

La séance a commencé à six heures et demie du matin le lundi 2 septembre 1715, au parlement de Paris, à la grand chambre.

1. Archives nationales, K 544, n° 19[1].

Première proposition mise en délibération : De quelle manière on en useroit à l'égard des ducs qui ne voudroient pas se conformer aux anciens usages et se découvrir en opinant. — A été arrêté qu'on ne compteroit point leurs voix.

Seconde proposition : De quelle manière on envoieroit au devant de Mgr le duc d'Orléans. — A été arrêté que MM. le Peletier et le Bailleul, les deux derniers présidents à mortier, et MM. Godart et Cadeau, conseillers, iroient à la Sainte-Chapelle, lorsqu'on auroit avis de son arrivée, entendroient le reste de la messe placés derrière lui, et qu'ensuite les deux présidents à mortier marcheroient à ses côtés jusque dans la grand chambre, nonobstant les princes qui accompagneroient Mgr le duc d'Orléans.

Ensuite les gens du Roi ont été mandés pour leur dire que, aussitôt la séance finie, ils eussent à partir pour aller savoir du nouveau roi le jour qu'il voudroit prendre pour venir recevoir les respects de son Parlement et y tenir son lit de justice, et d'en avertir aussitôt la compagnie.

A huit heures trois quarts, on est venu avertir que Mgr le duc d'Orléans entendoit la messe à la Sainte-Chapelle. Aussitôt les députés sont sortis pour aller le recevoir.

Dans le moment que Mgr le duc d'Orléans est entré dans le parquet de la grand chambre, il a dit à MM. les ducs de Saint-Simon et de la Force qu'il les prioit de ne point renouveler en ce jour leurs prétentions et de les remettre à un autre temps ; qu'il s'agissoit d'affaires plus importantes et dans lesquelles le salut de tout l'État étoit intéressé.

Sur quoi M. le duc de Saint-Simon lui a dit d'un ton de voix fort élevé : « Monseigneur, vous nous rendrez donc justice au plus tôt, comme vous nous l'avez promis. » Et, s'adressant à M. l'archevêque-duc de Reims, M. le duc de Saint-Simon lui a dit : « Monsieur, lisez tout haut la protestation que nous avons faite. » Ce que M. le duc de Reims a fait dans le temps qu'on étoit allé au parquet pour faire venir les gens du Roi.

Lorsqu'ils ont été arrivés, M. le duc d'Orléans a fait un très beau discours, dans lequel il a répété à la compagnie les dernières paroles que le feu Roi lui avoit dit après avoir reçu le viatique ; il a marqué que la régence lui appartenoit par le droit de sa naissance et par les lois du royaume ; qu'il apportoit au Parlement le codicille du feu Roi, qui le lui avoit remis entre les mains avant de mourir ; que la compagnie étoit dépositaire de son testament ; qu'il souhaitoit pouvoir se conformer à ses dernières volontés, mais qu'il prioit la compagnie de ne point confondre les deux titres qu'il avoit pour lui ; que la qualité de régent lui appartenoit indépendamment de la volonté du feu Roi et de ses dernières dispositions, et qu'il demandoit qu'on y délibérât préalablement avant de prendre la communication du testament.

Sur quoi, M. Joly de Fleury, avocat général, portant la parole, a dit que la juste douleur dont ils étoient pénétrés par la grande perte que l'État venoit de faire ne leur auroit permis de s'expliquer que par des larmes, si le zèle qu'ils avoient pour le bien public ne les forçoit de surmonter leur affliction pour s'expliquer sur ce qui concerne le bien de l'État; que la naissance de Mgr le duc d'Orléans l'appeloit à la régence, mais qu'il osoit en même temps avancer que ses éminentes qualités lui donnoient encore un droit incontestable à cette dignité; que l'édit du mois d'août 1714 faisoit la loi de la compagnie; qu'il la chargeoit en même temps du dépôt inviolable du testament du feu Roi; qu'il requéroit qu'on en fît l'ouverture, pour être lu ensuite, aussi bien que le codicille; après quoi il seroit délibéré préalablement sur la qualité de régent, sans préjudice de l'exercice de la régence et de la tutelle et de la garde du jeune roi.

Après quoi, Monsieur le premier président, M. le procureur général et M. Dongois, greffier en chef, se sont transportés avec leurs clefs à l'endroit où étoit le testament, qu'ils ont apporté. L'enveloppe s'est trouvée fort gâtée et moisie, le corps du testament fort humide, mais entier, signé Louis, sans être écrit de la propre main du feu Roi[1].

Par la première disposition, le feu Roi nomme M. le duc d'Orléans chef du conseil de régence, avec les princes lorsqu'ils auront vingt-quatre ans accomplis, M. le Chancelier, le chef du conseil royal des finances, qui étoit pour lors M. de Beauvillier, les quatre secrétaires d'État, quatre maréchaux de France, savoir MM. de Villeroy, d'Huxelles, d'Harcourt et de Tallard, et M. Desmaretz.

Dans le conseil tout se passera à la pluralité des voix, et, en cas d'égalité, celle de M. le duc d'Orléans prévaudra.

Le conseil nommera à toutes les charges de la maison du Roi, de la guerre, de judicature et de finances, nommera aussi aux bénéfices, dont la feuille sera présentée par le Père confesseur, et en ce cas le chef du conseil y appellera deux archevêques et évêques de ceux qui se trouveront pour lors à Paris

M. le maréchal de Villeroy gouverneur du jeune Roi, M. le duc du Maine a la garde de sa personne, avec le commandement de toutes les troupes de la maison du Roi.

Il recommande qu'on conserve le rang de princes du sang à MM. le duc du Maine et le comte de Toulouse, sans y donner aucune atteinte; que l'on ait un soin particulier de la maison des Invalides et de celle de Saint-Cyr, et surtout de suivre exactement tout ce qui a été fait jusqu'à présent pour la paix de l'Église, et de faire exécuter inviolablement l'édit des duels.

En cas de décès de M. le maréchal de Villeroy, il nomme M. le maréchal d'Harcourt pour remplir sa place, et, en cas que ces deux

1. Ceci est en contradiction avec le témoignage de Gilbert de Voisins (notre tome XXVII, p. 361), qui dit que le testament était de la même main que la signature.

maréchaux de France viennent à décéder, le gouverneur du jeune Roi sera choisi par le conseil de régence.

Mme de Ventadour gouvernante du jeune Roi jusqu'à l'âge de sept ans;

Que le jeune Roi entrera au conseil à dix ans, sans néanmoins qu'il puisse y délibérer ni donner son avis jusqu'à ce qu'il soit majeur.

Par le codicille, le feu Roi ordonne qu'aussitôt son décès le maréchal de Villeroy ait le commandement de toutes les troupes de la Maison du Roi et leur donne les ordres nécessaires pour mener le jeune Roi au Parlement; que l'ouverture du testament se fasse en sa présence et qu'ensuite on le conduise à Vincennes, où il restera jusqu'à ce que le conseil de régence en ait autrement disposé.

Après la signature du codicille, il y a deux lignes ajoutées, par lesquelles il nomme le sieur Fleury, ancien évêque de Fréjus, précepteur du Dauphin, et le P. le Tellier son confesseur. Signé du 23 août 1715, deux fois LOUIS, et assez mal écrit.

Ensuite M. le duc d'Orléans a pris la parole et a dit que, malgré le respect qu'il devoit avoir pour les dernières volontés du Roi, il étoit néanmoins obligé de représenter à la Compagnie que ses droits étoient blessés par plusieurs dispositions du testament; qu'il s'attendoit, suivant les dernières paroles du feu Roi, à y trouver de plus grandes marques de sa confiance; qu'il le privoit de la qualité de régent qui lui appartenoit de droit, et qu'il demandoit avant toutes choses qu'on opinât sur cette qualité qu'il prétendoit et dont il n'avoit intention de faire usage que pour le bien du royaume, le repos des peuples et l'avantage de la Compagnie, et qu'ensuite il proposeroit ses difficultés sur l'exécution du testament.

Sur quoi, M. l'avocat général a conclu à ce que la qualité de régent lui soit donnée, ce qui lui a été déféré tout d'une voix avec de grands éloges.

Ensuite M. le duc d'Orléans a proposé trois difficultés sur l'exécution du testament:

La première sur l'établissement de nouveaux conseils qu'il propose, en suivant les projets de Monsieur le Dauphin dernier mort. Il demande qu'il soit établi des conseils séparés et subordonnés au conseil de régence, savoir, un pour la guerre, un pour les finances, un pour les matières de religion, etc.

La seconde que Monsieur le Duc, qui a vingt-trois ans accomplis, ait entrée au conseil, et soit déclaré chef du conseil de régence, sous l'autorité du régent.

La troisième que le régent ait le commandement de toutes les troupes à l'exclusion de M. le duc du Maine, qui aura seulement le commandement du guet pour la garde du jeune Roi.

Monsieur le Duc a représenté qu'à son égard, étant grand maître de la Maison du Roi, tous ses droits étoient détruits par le testament, et qu'il prétendoit les conserver et avoir entrée dans le conseil avec la qualité de chef du conseil.

M. le duc du Maine a dit qu'il sacrifieroit toujours volontiers ses intérêts pour le bien de l'État et le repos du royaume; que, prévoyant le trouble qui pouvoit arriver, il avoit pris la liberté de le représenter au feu Roi dans les derniers jours de sa maladie, mais qu'il lui avoit répondu qu'absolument il vouloit être obéi; qu'au surplus il supplioit la Compagnie de faire un règlement sur les différentes prétentions des princes; qu'il espéroit qu'on lui conserveroit ses droits, en ne lui laissant pas seulement la vaine apparence d'une fonction aussi importante que celle de la garde du jeune Roi, mais qu'on lui donneroit aussi les moyens de s'en acquitter avec tout le zèle que demande l'importance de cet emploi.

M. de Fleury a dit que les propositions et les demandes de Messieurs les princes leur paroissoient d'une extrême importance; qu'il étoit nécessaire de leur donner quelque temps pour en délibérer, et qu'ils prendroient des conclusions après avoir examiné avec attention le testament, le codicille et les propositions de Messieurs les princes; ce qu'on leur a accordé, et ensuite ils se sont retirés.

Une heure après, les gens du Roi sont rentrés et ont pris des conclusions pour l'entrée de Monsieur le Duc dans le conseil de régence et la qualité de chef du conseil, et au surplus ont demandé la communication des projets de M. le duc d'Orléans et que la séance fût remise après midi.

Sur quoi, par acclamation, tous d'une commune voix ont nommé Monsieur le Duc chef du conseil de régence, et M. le duc d'Orléans a dit qu'il reviendroit l'après-midi au Parlement, à trois heures et demie.

La séance a commencé à quatre heures. M. le duc d'Orléans, étant arrivé, a mandé les gens du Roi et a dit qu'il ne s'étoit pas suffisamment expliqué le matin sur les propositions qu'il avoit à faire à la Compagnie; qu'il vouloit bien lui déclarer que, quoiqu'il fût au-dessous de la dignité de régent d'être soumis à la pluralité des voix dans le conseil de régence, que cependant, reconnoissant le besoin qu'il avoit des lumières des autres pour le gouvernement du royaume, il se laisseroit toujours conduire avec plaisir à la pluralité des voix sur l'administration des affaires; mais que la nomination aux charges, aux emplois, aux bénéfices, lui appartenoit à lui seul; que, content de faire des grâces, il étoit trop heureux d'être dans l'impossibilité de faire du mal; qu'il prétendoit aussi ajouter ou diminuer au conseil de régence ainsi qu'il jugeroit à propos, et établir plusieurs conseils particuliers pour la guerre, les finances, la marine, dont il auroit le choix des sujets, et surtout pour la nomination aux bénéfices, qui seroit composé de deux archevêques ou évêques et d'un magistrat choisi du Parlement, toujours attentifs à conserver les droits et les libertés de l'église gallicane;

Qu'il avoit encore une autre proposition à faire, en ce qui concerne le commandement des troupes de la Maison du Roi, qui ne pouvoit être divisé; que c'étoit une occasion de trouble et de guerre civile; qu'il étoit néanmoins bien persuadé que celui à qui il étoit déféré par le testament du feu Roi concourroit toujours avec lui au bien de l'État, mais que, comme les officiers de la Maison du Roi ne pouvoient recevoir l'ordre que du roi seul, et que c'étoit lui en qualité de régent qui le représentoit, il prétendoit avoir seul le droit de les commander, à l'exclusion de tout autre, et qu'il le demandoit;

Qu'il falloit encore faire droit sur les prétentions de Monsieur le Duc, qui, en qualité de grand-maître de la Maison du Roi, devoit avoir la nomination de toutes les charges indépendamment de M. le duc du Maine.

Sur quoi les gens du Roi ont représenté à la cour que, selon les anciennes lois du royaume, le pouvoir de conférer les charges et les emplois étoit accordé au régent; que Mgr le duc d'Orléans ne vouloit en faire usage que pour le bien du royaume; qu'il donnoit même des marques de distinction à la Compagnie en admettant un des officiers du Parlement dans le conseil pour les bénéfices; que le commandement des troupes ne pouvoit être divisé; qu'il auroit été à souhaiter qu'on eût pu trouver quelque tempérament en laissant le commandement particulier de la garde de chaque jour à M. le duc du Maine, mais que, comme M. le Régent avoit allégué que cela étoit contre l'ordre militaire, ils croyoient plus à propos de lui laisser le commandement entier des troupes sans les diviser;

Qu'il falloit avoir égard au choix que le feu Roi avoit fait de M. le duc du Maine pour la tutelle et la garde du jeune Roi; qu'après avoir fait une exacte recherche dans notre histoire, ils avoient trouvé plusieurs exemples de ce qui est fait par le testament du feu Roi, et que l'éducation et la garde du prince avoient été séparées de l'administion des affaires et du gouvernement du royaume, mais qu'il étoit juste aussi de conserver les droits de Monsieur le Duc indépendamment de M. le duc du Maine.

Sur quoi, M. le duc du Maine a dit qu'il voyoit bien qu'on ne vouloit lui laisser qu'un vain titre et le charger de la garde du jeune Roi sans lui donner les moyens de pouvoir s'en acquitter; qu'il demandoit à en être déchargé, et que, puisqu'on ne lui laissoit aucun commandement, il se contentoit de la qualité de surintendant de l'éducation du jeune Roi.

Mgr le duc d'Orléans a dit qu'il demandoit acte de la déclaration de M. le duc du Maine; qu'il se chargeoit avec plaisir de la garde du jeune Roi; que son intention même étoit de ne le point quitter, et que c'étoit à ce sujet qu'on le feroit venir à Vincennes, pour être plus à portée de Paris et pour n'être pas exposé au mauvais air qui étoit quelquefois dangereux dans cette saison en cette ville.

M. de Fleury a dit qu'il demandoit du temps à la cour pour délibérer sur la déclaration que M. le duc du Maine venoit de faire, et qu'au surplus il prioit la cour de délibérer sur les autres propositions, ce qui a été accepté tout d'une voix.

M. le duc du Maine a dit qu'il étoit inutile de prendre du temps pour délibérer sur sa déclaration, puisqu'il la réiteroit, et, quand on est venu aux opinions à lui demander son avis sur les autres propositions, il a dit qu'il ne pouvoit acquiescer aux conclusions des gens du Roi, puisqu'elles étoient directement contraires aux volontés du feu Roi, dont on changeoit toutes les dispositions.

Ensuite toutes les propositions ont passé comme elles avoient été faites. Après quoi le différend pour la prétention des ducs s'est renouvelé avec beaucoup de chaleur et de vivacité.

M. le duc de Saint-Simon a dit qu'il demandoit acte de la protestation faite le matin par M. l'archevêque-duc de Reims.

M. le duc d'Orléans a dit qu'il avoit promis d'être neutre dans cette affaire, et qu'il conserveroit les droits de Messieurs les ducs sans donner atteinte à ceux du Parlement.

M. le duc de Villars a demandé à M. le duc d'Orléans la permission de parler et a dit que, ayant représenté au feu Roi qu'il étoit indécent à Messieurs les pairs d'attendre que M. le premier président leur demandât leur avis, et d'être obligés de se découvrir lorsqu'il leur adressoit la parole dans le temps que lui premier président restoit toujours couvert, d'autant plus que cette cour étoit anciennement appelée la cour des pairs, que le feu Roi avoit eu la bonté de lui témoigner qu'il étoit surpris d'un usage si peu convenable à leur dignité.

M. le premier président a répondu qu'il avoit eu l'honneur d'en parler plusieurs fois au feu Roi, qui avoit toujours paru surpris de la nouveauté de la prétention de Messieurs les ducs.

M. le doyen a dit ensuite que, puisqu'il y avoit deux cents ans qu'on vivoit de même, qu'il ne falloit rien changer aux anciens usages.

M. le duc de Saint-Simon a persisté à demander acte de la protestation, et qu'elle fût insérée dans les registres du Parlement.

M. le président de Novion, adressant la parole à M. le duc de Saint-Simon, lui a dit : « A qui demandez-vous acte de votre protestation ? » Il a répondu que c'étoit à la cour. M. de Novion a répliqué : « Vous nous reconnoissez donc pour vos juges ? » M. de Saint-Simon a dit que c'étoit à Mgr le duc d'Orléans. M. de Novion, en adressant la parole à Mgr le duc d'Orléans, lui à dit : « Monseigneur, nous vous rendrons toujours le respect que nous vous devons ; mais vous voulez bien me permettre de vous dire que vous ne pouvez pas être juge de ce différend, et qu'il n'y a que le Roi seul de son autorité qui puisse changer cet ancien usage. »

M. le duc de Saint-Simon a répliqué que Monsieur le Régent pouvoit faire tout ce qui étoit au pouvoir du Roi, puisqu'il le représentoit. M. de Novion a répondu que cela étoit vrai, à l'exception de certaines choses qui étoient au-dessus de son pouvoir, comme celle dont il étoit question, dont il rapporteroit la preuve lorsqu'il seroit nécessaire.

Mgr le duc d'Orléans a dit que le lieu et le temps n'étoient pas propres pour agiter ces questions, qu'il tâcheroit de les concilier, et qu'il ne feroit rien qu'en prenant l'avis de M. de Novion, qui avoit un assez grand fonds de justice pour se la rendre à lui-même et à ses confrères comme il faisoit aux autres avec tant d'exactitude et de probité.

Ensuite Mgr le duc d'Orléans s'est levé; on a crié : « Vive Monsieur le Régent! Vive le Roi! »

V

Relation des papiers Fevret de Fontette[1].

Relation de ce qui s'est passé au parlement de Paris au sujet de la régence et gouvernement du royaume de France pendant la minorité du roi Louis XV.

M. le duc d'Orléans vint au Palais le lendemain de la mort du Roi, 2e septembre; il étoit parti de Versailles dans le même carrosse avec Monsieur le Duc, M. le comte de Charolois, M. le prince de Conti, M. le duc du Maine, M. le prince de Dombes et M. le comte de Toulouse. Deux présidents à mortier et deux conseillers allèrent recevoir M. le duc d'Orléans à la Sainte-Chapelle, où il entendit la messe.

La séance étant disposée à l'ordinaire, elle se tint dans les bas sièges; Messieurs les présidents occupoient les bancs du fond; M. le duc d'Orléans, Messieurs les princes et Messieurs les pairs ecclésiastiques occupoient le banc à droite, Messieurs les ducs et pairs le banc vis à vis de celui de Messieurs les présidents et le banc à gauche; ces trois bancs étoient terminés par un conseiller.

M. l'archevêque de Reims voulut d'abord lire quelques protestations que faisoient Messieurs les pairs que ce qui se passeroit dans cette assemblée ne pût pas préjudicier à leurs droits. Ils en demandèrent acte, et, comme on ne voulut pas le leur accorder, M. le duc de Saint-Simon dit que M. d'Orléans leur avoit promis qu'on leur donneroit acte de leurs protestations. M. d'Orléans répondit qu'il avoit promis de la demander et qu'il la demandoit à la cour. M. le président de Novion répliqua qu'il n'étoit pas question de parler des affaires des particuliers, quand il s'agissoit des affaires les plus importantes de l'État.

M. d'Orléans fit un discours très touchant sur la perte que le royaume venoit de faire. Après avoir parlé des grandes qualités du Roi, il parla des bontés particulières de S. M. pour lui, de la manière dont elle l'avoit fait appeler pour lui donner ses dernières instructions. « Je crois, Messieurs, continua M. d'Orléans, devoir vous rapporter les termes du Roi : « Mon neveu, me dit-il, que votre fidélité et votre « zèle pour le Dauphin serve d'exemple à tous mes sujets. Si le Dau- « phin vient à mourir, la couronne vous appartient. Je vous ai nommé

1. Bibliothèque de l'Arsenal, ms. 3724, fol. 178-185, papiers Fevret de Fontette.

« régent du royaume ; je vous ai donné des lois ; si elles ne conviennent « pas aux circonstances particulières, on les changera. » A ces mots le Roi en ajouta d'autres ; ils me sont trop avantageux pour les répéter. » M. d'Orléans fit valoir ensuite le droit que lui donnoit sa naissance, le testament du Roi et les codicilles qu'il présentoit à la cour. « Je ne serois pas content, continua le prince, si à tant de titres vous ne joigniez vos suffrages. Je vous les demande, Messieurs, avec instance, et je vous proteste un zèle ardent pour la personne du Roi, pour le bien de l'État et pour le soulagement des peuples. Que ne puis-je pas, aidé de vos lumières et de vos sages remontrances, dont je souhaite avec passion le rétablissement authentique ? » M. le duc d'Orléans finit en demandant à la cour de délibérer d'abord sur le droit que lui donnoit sa naissance pour être régent et de délibérer ensuite sur le testament et les codicilles.

M. l'avocat général de Fleury se leva pour conclure sur la proposition de M. d'Orléans. Il fit d'abord un éloge du Roi avec des expressions convenables aux vertus de ce grand prince et à la perte infinie que faisoient tous les corps de l'État. Il fit concevoir de grandes espérances du jeune Roi ; il parla avec force des qualités éminentes de M. d'Orléans, et il requit que lecture fût faite du testament et des codicilles, pour après être délibéré d'abord sur le droit qu'avoit M. d'Orléans par sa naissance, et ensuite par les dispositions du Roi.

M. le premier président et Messieurs les gens du Roi quittèrent leur place et allèrent retirer le testament du Roi de l'endroit où il étoit déposé. On reconnut le cachet et on dressa procès-verbal du tout.

M. le premier président, retourné à sa place, chargea M. Dreux de lire le testament, dont voici la teneur :

. . . .

La lecture de ces actes faite, M. d'Orléans dit que, quelque respect qu'il eût pour les dernières volontés du Roi, il ne pouvoit s'empêcher de représenter à la cour combien ils blessoient le droit que lui donnoit sa naissance, que ces dispositions ne répondoient pas au discours que le Roi lui avoit tenu, et il demanda les conclusions de Messieurs les gens du Roi sur les propositions qu'il avoit faites à la cour. M. de Fleury fit valoir le droit que la naissance donnoit à M. le duc d'Orléans pour la régence ; il dit même que ce n'étoit pas s'éloigner de la volonté du Roi que de la lui déférer, et il conclut.

Messieurs les gens du Roi retirés, M. le premier président prit la voix de M. le doyen, de Messieurs les conseillers, de Messieurs les ducs et pairs, de Messieurs les princes et de Messieurs les présidents, et tout d'une voix M. d'Orléans fut nommé régent du royaume.

La délibération retenue, on manda Messieurs les gens du Roi. M. d'Orléans remercia la Compagnie ; il renouvela les assurances du zèle et du dévouement pour le bien de l'État. « Il y a dans le testament du Roi, dit-il, des choses qui pourroient avoir leur inconvénient, ce qui me donne lieu de proposer à la cour des expédients conformes à l'esprit et à la pensée du dernier Dauphin, M. le duc de Bourgogne. Pour que les affaires soient sagement décidées, il faut qu'elles soient mûrement examinées par plusieurs personnes ; car il est étrange qu'un seul homme soit par exemple chargé de la marine. Ne seroit-il pas plus convenable d'établir des conseils composés de gens sages et éclairés pour la guerre, pour les finances, pour les affaires étrangères, pour la marine ; tous ces conseils répondroient au conseil suprême.

« Il me paroît aussi que la cour pourroit accorder à M. le duc de Bourbon, qui n'a que vingt-trois ans, l'entrée au conseil, et le nommer chef du conseil de régence, qualité qui fut donnée à M. son bisaïeul. Ce qui est dit dans le testament du Roi de l'obéissance que rendront les officiers de la Maison du roi à M. le duc du Maine blesse les droits de M. le duc de Bourbon et mérite votre attention. » Monsieur le Duc représenta à peu près les mêmes choses.

M. le duc du Maine dit que les bontés du Roi pour lui étoient infiniment au-dessus de ce qu'il méritoit, qu'il avoit pris la liberté de le témoigner au Roi lorsque S. M. lui donna une marque de distinction peu de jours avant sa mort (il vouloit parler de la revue) ; que S. M. lui avoit répondu qu'il devoit toujours respecter ses volontés ; qu'au surplus il se soumettroit avec plaisir à ce que décideroit la cour sur la garde et l'éducation du Roi ; qu'il étoit aisé de faire un règlement pour les officiers de la Maison du roi, et qu'il seroit toujours content, pourvu qu'on lui laissât un peu plus que la vaine apparence de la garde du Roi.

Messieurs les gens du Roi prièrent la cour de leur permettre de se retirer pendant quelques moments pour concerter entre eux les conclusions qu'ils devoient prendre sur des affaires si importantes.

Messieurs les gens du Roi revenus conclurent à ce que M. le duc de Bourbon fût déclaré chef du conseil de régence, et à ce que Messieurs les princes du sang pussent entrer au conseil à vingt-trois ans. Ils louèrent fort la prudence de M. d'Orléans, qui, par ses grandes lumières pouvant gouverner seul le royaume, vouloit bien proposer à la cour d'établir des conseils pour examiner toutes les affaires ; mais que, l'article qui regardoit M. le duc du Maine demandant de sérieuses réflexions, ils croyoient devoir proposer à la cour d'en remettre la décision à tel jour qu'il lui plairoit. M. le premier président remit la séance à trois heures et demie. On sortit du Palais à une heure ; Messieurs les princes se retirèrent chacun à leur hôtel.

La séance recommença à quatre heures. M. le Régent dit qu'il avoit encore plusieurs choses importantes à dire à la cour : que, quoique par sa qualité de régent il fût en droit de décider seul de toutes les affaires, il vouloit bien néanmoins s'assujettir à la pluralité des voix pour ce qui regardoit les affaires de l'État, mais que, quant aux charges, emplois, bénéfices et grâces, il lui paroissoit qu'on ne pouvoit lui refuser d'en disposer seul ; que c'étoit par là qu'il pouvoit récompenser ceux qui avoient rendu ou qui rendroient de grands services à l'État. « Je veux être lié pour faire le mal ; je ne crois pas devoir l'être quand il s'agira de faire du bien.

« Le commandement des troupes ne peut être divisé sans occasionner du tumulte et des guerres civiles ; je le demande seul.

« On ne sauroit me contester le droit de composer les conseils. J'ai déjà commencé de former quelques plans. Je les apporterai à la cour. J'ai oublié ce matin de dire qu'il étoit très nécessaire d'établir un conseil de conscience composé des plus vertueux prélats, et il me paroît d'une très grande conséquence d'y donner entrée à un magistrat des plus éclairés de cette auguste compagnie pour y soutenir les droits de la couronne et les libertés de l'église gallicane.

« Je demande encore qu'il me soit permis d'augmenter et de diminuer le conseil de régence suivant que je le jugerai à propos. »

Messieurs les gens du Roi donnèrent leurs conclusions à toutes ces propositions. Ils entrèrent dans toutes les vues de M. le Régent : C'est à lui à arranger les conseils, à les composer ; on peut bien s'en rapporter à sa pénétration. La déclaration qu'il fait d'apporter à la cour ses projets et ses plans, de donner entrée dans le conseil de conscience à un magistrat des plus éclairés de cette compagnie marque les bonnes intentions de M. le Régent pour le bien public. Il demande d'augmenter ou de diminuer, c'est-à-dire, de perfectionner le conseil de régence ; peut-on le lui refuser ? Le commandement des troupes doit lui être absolument déféré, si on veut entretenir le bon ordre dans le royaume, et dès lors il doit disposer seul de toutes les grâces ; il doit en être la source. Quant à l'indépendance de M. le duc de Bourbon, elle lui doit être conservée ; on en sent assez les raisons. Ces motifs déterminèrent les gens du Roi à requérir qu'il fût permis à M. le Régent, etc...

M. le duc du Maine, après les conclusions, dit qu'il étoit obligé de prier la cour de le décharger de la garde du Roi ; que le testament du Roi défunt portoit qu'il répondroit de la personne et de la sûreté du jeune Roi ; que, dès qu'on ne lui donnoit aucun commandement des troupes, il ne pouvoit répondre de la sûreté du Roi ; qu'il se chargeroit avec joie de la surintendance de l'éducation.

Messieurs les gens du Roi demandèrent qu'il leur fût permis de se retirer pour concerter entre eux ce qui se pourroit faire sur la déclaration de M. le duc du Maine. Ils se retirèrent, et on opina sur les autres parties des conclusions, et elles furent suivies tout d'une voix et avec de grands applaudissements.

La délibération retenue, on manda les gens du Roi pour achever de conclure. Ils dirent qu'ils ne pouvoient trop presser M. le duc du Maine de ne pas insister sur sa déclaration et de se charger de la surintendance et de la garde du prince ; qu'il y avoit de grandes apparences que tout se feroit de concert entre M. le Régent et lui ; mais que, si M. le duc du Maine continuoit à vouloir demander sa décharge à la cour, ils étoient forcés de demander encore quelques moments pour chercher des expédients et tout concilier dans une conjoncture aussi délicate. Messieurs les gens du Roi se retirèrent.

Un moment après M. le premier président dit : « Les gens du Roi sont retirés pour chercher des expédients ; ne les pourrions-nous pas trouver ici ? » et demanda l'avis de M. le doyen. Il parut incertain, ce qui fit dire à M. le premier président : « Vous ne nous dites que ce que les gens du Roi nous ont dit. » M. le Régent prit la parole et dit qu'il ne concevoit pas pourquoi M. le duc du Maine faisoit difficulté de se charger de la garde du Roi ; que S. M. seroit à Vincennes ; qu'il seroit tout à portée de concourir unanimement pour la conservation de S. M. M. du Maine répliqua ce qu'il avoit déjà dit : que le mot de sûreté, qui étoit dans le testament, ne lui permettoit pas de répondre de la personne du Roi dès qu'il n'auroit aucun commandement ; qu'il pourroit arriver un malheur. — « Quel malheur ? dit M. le duc d'Orléans. Tout le monde n'aura d'autres attentions que de marquer son zèle pour le Roi ; mais, puisque vous demandez votre décharge à la cour, quoique ce ne soit pas à moi à opiner le premier, je suis d'avis qu'on vous l'accorde. » M. le premier président demanda l'avis de la Compagnie, et M. le duc du Maine fut déchargé tout d'une voix de la garde du Roi. Ainsi finit la séance pendant que Messieurs les gens du Roi examinoient dans le parquet quel parti ils devoient prendre dans cette affaire.

Comme on se levoit, Messieurs les ducs et pairs insistèrent à nouveau pour avoir l'acte qu'ils avoient demandé au commencement de la séance du matin. M. le duc de Saint-Simon répéta que M. le duc d'Orléans avoit promis qu'on l'accorderoit. M. le maréchal de Villars dit que, la cour du parlement de Paris étant la cour des pairs, les ducs et pairs devoient y avoir quelque considération ; qu'il avoit souvent parlé au Roi de cette affaire ; que S. M. lui avoit dit qu'il étoit étrange que quarante pairs de France fussent découverts lorsqu'on leur demandoit leur avis, tandis que le premier président qui le leur demandoit étoit couvert. M. le premier président répondit que le Roi lui avoit dit souvent qu'il souhaiteroit fort qu'on s'accommodât et que tout le monde fût content, mais qu'il n'y entreroit jamais. M. le duc de Saint-Simon répéta encore que M. d'Orléans avoit promis que l'acte seroit donné à Messieurs les pairs. « Est-ce un acte judiciaire que vous demandez ? dit M. le président de Novion. — « Non, répondit le duc de Saint-Simon, mais nous demandons qu'il paroisse au greffe de la cour que nous avons protesté. » — « Vous nous reconnoissez donc pour vos juges ? » répliqua M. de Novion. M. d'Orléans prit la parole et dit : « Mais n'y auroit-il pas moyen de finir cette affaire, et que quelqu'un de vous me remît les mémoires ; je les examinerois ; car c'est une protestation que vous faites devant le régent, dit-il à Messieurs les pairs. » — « Il y a quelque chose à dire à cela, répondit M. de Novion. Nous prétendons qu'il n'y a que le Roi qui puisse prononcer sur cette difficulté, et quand M. le Régent nous fera l'honneur de nous en parler, nous lui répondrons avec le respect qui lui est dû; mais nous soutenons que le Roi seul peut décider cette affaire. » L'assemblée se sépara là-dessus.

M. le Régent, en sortant du Palais, jeta au peuple grande quantité d'écus et de pièces de trente sols.

VI

Relation du greffier Delisle.

Il a été parlé ci-dessus (p. 468, sous le nº VIII) de ce « mémoire particulier ». Voici comment il rapporte l'incident des pairs :

« Après que chacun fut placé et que le silence eut été fait, M. l'archevêque-duc de Reims a commencé à lire un papier ou mémoire en forme de protestation de Messieurs les pairs, portant etc., et demandant acte que ce qui se feroit en la séance ne pourroit préjudicier à la prétention qu'ils avoient que celui qui présideroit la Compagnie se découvriroit lorsqu'il demanderoit leurs avis. Il lui fut répondu que le sujet de l'assemblée étoit trop important pour employer le temps à une pareille contestation, et M. l'archevêque de Reims remit son papier dans sa poche, ce qu'il répéta autant de fois que M. le premier président leur demanda leur avis dans les délibérations qui furent faites. Ils se découvrirent néanmoins lorsque M. le premier président leur demanda leur avis; et, après toutes les délibérations finies, le matin et de relevé, M. le duc d'Orléans se levant de sa place, M. l'archevêque de Reims voulut recommencer la lecture de son papier; mais il en fut empêché par les mêmes raisons. — Après que M. l'archevêque de Reims eut fini de parler la première fois, il dit par plusieurs fois que M. le duc d'Orléans leur avoit promis acte, etc. »

Puis à la séance de l'après-midi :

« Messieurs les pairs ont encore protesté comme ce matin. M. le président Potier leur a dit : « Vous demandez acte à la cour; vous nous reconnoissez donc pour vos juges ? » Ils ont dit : « Non », et il leur a dit : « Vous ne savez donc ce que vous demandez ». M. le duc d'Orléans ayant dit : « Nous accommoderons cela, » M. le président Potier lui a dit : « Monsieur, il n'y a point d'accommodement. Le Roi n'a pas jugé à propos de nous juger, et il n'y a que lui seul qui puisse le faire. »

VII

Relation du dépôt des affaires étrangères[1].

Relation de ce qui s'est passé au Parlement dans les deux séances du lundi 2 septembre 1715.

. . . .

« Toutes les délibérations étant ainsi terminées, M. le duc de Saint-Simon demanda au nom de tous MM. les ducs qu'on leur donnât acte des protestations qu'ils avoient faites le matin. M. le président de Novion prit la parole et le pria de lui dire si c'étoit à la cour qu'il demandoit un acte. M. le duc de Saint-Simon répondit que oui. M. de Novion lui répartit : « Vous nous reconnoissez donc pour juges ? » M. le duc de Saint-Simon répondit que non. « Accommodez-« vous donc avec vous-même, lui dit M. de Novion ; si vous nous « demandez acte de vos protestations, il faut que vous nous recon-« noissiez pour vos juges ; si vous ne voulez point nous reconnoître « en cette qualité, ne nous demandez point d'acte. » M. le duc de Saint-Simon répliqua que c'étoit à M. le Régent qu'il demandoit cet acte. M. de Novion repartit qu'il avoit infiniment de respect pour M. le Régent, mais qu'il espéroit qu'il ne trouveroit pas mauvais qu'il dît qu'il n'y avoit que le Roi seul, et un roi capable de se déterminer par ses propres lumières, qui pût décider sur les prérogatives de la cour du Parlement. M. le Régent ne jugea pas à propos de rien répondre, et M. le maréchal de Villars, s'étant levé, dit que, s'il falloit en ce cas la décision d'un roi de France, il pouvoit assurer que le feu Roi lui avoit dit qu'il trouvoit leur prétention légitime, et qu'il leur feroit rendre justice. M. le premier président l'interrompit, et dit : « Et moi j'ai plusieurs fois entretenu le feu Roi sur ce sujet, et il m'a toujours fait l'honneur de me dire qu'il souhaitoit qu'on s'accommodât, mais qu'il ne s'en méleroit jamais...... »

VIII

Note d'un manuscrit Caumartin[2].

« Il faut remarquer qu'avant de se lever, MM. les ducs de Saint-Simon et de la Force ont demandé au Parlement acte des protestations qu'ils faisoient que rien de tout ce qui venoit d'être fait ne pouvoit leur préjudicier. M. le premier président leur a répondu qu'ils pouvoient présenter au greffe leurs protestations, et se pourvoir ainsi

1. Volume *France*, 1208.
2. Bibliothèque du Louvre, F 401, aujourd'hui détruit.

qu'ils aviseroient. Ils ont répliqué qu'ils demandoient acte, et que, si on leur refusoit, ils avoient amené un notaire pour verbaliser. M. le président de Novion leur a répondu : *Vous reconnoissez donc la cour pour juge?* Ils ont répondu que non. Il leur a répliqué : *Il n'y a donc que le Roi, messieurs, qui puisse nous juger; il faut attendre qu'il soit en âge.* M. le duc d'Orléans a répliqué à cela qu'il décideroit toutes ces contestations. M. le président de Novion a répondu : *Non pas, monsieur, s'il vous plaît; le Roi seul en sera juge.* M. le maréchal de Villars a pris la parole, et a dit à M. le premier président que le Roi défunt lui avoit souvent dit que les ducs avoient raison : *Et moi,* a répondu M. le premier président, *le Roi m'a dit tout le contraire.* Sur quoi chacun s'est levé. »

II

OBSÈQUES DE LOUIS XIV.

Relation de ce qui s'est passé de plus considérable pendant la maladie du roi Louis XIV et depuis sa mort[1].

[La première partie de cette relation a été insérée dans notre tome XXVII, appendice I.]

...Après la mort du Roi Messieurs les princes et ducs et pairs allèrent rendre leurs hommages au nouveau Roi chacun en particulier.

Le corps du Roi fut vu a visage découvert pendant tout le reste du jour, ayant dans sa chambre des prêtres qui psalmodioient continuellement.

Le lendemain, son corps fut ouvert en présence du duc d'Elbeuf et du maréchal de Montesquiou nommés à cet effet par le Roi, et, suivant la coutume, on appela aussi à cette ouverture deux médecins de la faculté de Paris et deux chirurgiens de la communauté de Saint-Côme, outre le premier médecin et tous les autres médecins et chirurgiens du Roi. Son cercueil fut mis dans la chambre du grand appartement, meublé des meubles les plus précieux. Il y a été pendant huit jours, gardé par ses principaux officiers; le grand aumônier, des évêques et des religieux psalmodioient jour et nuit.

Le 3, ses entrailles furent portées à Notre-Dame de Paris par l'abbé de Froullay, aumônier du Roi, accompagné du sieur Desgranges, maître des cérémonies; le carrosse étoit suivi d'un exempt et de six gardes portant des flambeaux.

Le 5, la cour prit le deuil; le clergé, le Parlement, la chambre des comptes allèrent faire leurs compliments au nouveau Roi. Il y eut aussi une députation de six prélats pour haranguer M. le Régent; ce fut M. l'évêque d'Angers qui porta la parole.

Le 6, le cœur du défunt Roi fut porté aux Jésuites de la maison professe de Paris par le cardinal de Rohan, accompagné du comte de Charolois; dans le même carrosse étoient le duc de Sully et le duc de Tresmes, premier gentilhomme de la chambre, le marquis de Maillebois, maître de la garde-robe, le sieur de Beaucourt, gouverneur de M. de Charolois. Un aumônier du Roi nouvellement en charge, peu instruit de ses droits, crut devoir entrer dans ce carrosse, et fit sur cela des ins-

1. Ms. Arsenal 3724, fol. 174-177.

tances vives auprès de M. le duc d'Orléans dans le temps qu'on étoit prêt à partir. S. A. R. eut la bonté d'ordonner qu'il seroit mis sans conséquence lui septième dans ce carrosse, quoiqu'il n'y eût que six places. Les autres aumôniers occupèrent avec le confesseur du Roi et quelques jésuites le second carrosse. Cet incident dura moins d'une demi-heure, en sorte que rien ne fut dérangé, et on marcha en cet ordre à Paris: vingt pages du Roi portant des flambeaux autour du premier carrosse où étoit le cœur du Roi, trente gardes du Roi, et on trouva à la porte de la Conférence vingt valets de pied et trente suisses de la garde. Le cœur arrivé aux Jésuites, le cardinal le présenta au recteur par un discours touchant et des plus éloquents.

Le 9 au soir, le corps fut porté à Saint-Denis, après que les vêpres de mort eurent été dites par la musique du Roi. Il fut levé par le cardinal de Rohan en présence de Monsieur le Duc, grand maître de France, et porté par les gardes de la compagnie écossoise sur le chariot d'armes couvert d'un voile de velours noir croisé de moire d'argent, puis on marcha en l'ordre suivant:

Le capitaine des gardes de la Maison du Roi, quelques carrosses des principaux officiers, celui des écuyers de Monsieur le Duc, celui du maître des cérémonies, les mousquetaires noirs, les mousquetaires gris, les chevaux-légers de la garde, les officiers de la chambre et de la garde-robe, un carrosse du Roi où étoient les aumôniers de S. M., le P. le Tellier, son confesseur, et le curé de Versailles; un autre carrosse occupé par Monsieur le Duc, le cardinal de Rohan, le duc de Tresmes, premier gentilhomme de la chambre en service, le duc de la Trémoïlle et le duc de Mortemart, aussi premiers gentilhommes de la chambre, le duc de la Rochefoucauld, grand maître de la garde-robe, et le chevalier de Dampierre, premier écuyer de Monsieur le Duc; les trompettes de la chambre, les hérauts d'armes, le grand maître, le maître et l'aide des cérémonies; le chariot et quatre aumôniers à cheval portant les coins du voile; le prince Charles de Lorraine, grand écuyer de France, le duc de Villeroy, capitaine des gardes du corps, à cheval; les gardes du Roi et les gendarmes. La marche étoit fermée par le carrosse de Monsieur le Duc, et ceux du cardinal de Rohan et des ducs de la Trémoïlle, de la Rochefoucauld, de Mortemart et de Tresmes.

Le convoi, arrivant à une demi-lieue de Saint-Denis, y fut joint par un grand nombre d'officiers des sept offices à pied, les gardes de la prévôté de l'hôtel et les cent-suisses de la garde. A quelque distance de là, on trouva les religieux de Saint-Denis qui précédèrent processionnellement le chariot jusqu'à la porte de l'église, où le cardinal de Rohan le présenta au prieur en faisant le discours qui suit:

« Savants et saints religieux, dignes ministres du temple auguste que la piété de nos premiers rois a consacré au Dieu vivant et où le choix de leurs successeurs a fixé depuis plusieurs siècles leur dernière demeure, nous venons déposer ce qui nous reste d'un des plus grands rois qui aient gouverné cette puissante monarchie. Nous venons par l'abaissement et par l'anéantissement des grandeurs les plus éclatantes rendre hommage à la majesté de Celui qui est, qui a été et qui sera éternellement.

« Le prince dont nous pleurons la perte, laisse, il est vrai, un grand nom après lui, et la postérité la plus reculée conservera la mémoire de Louis le Grand, le victorieux, le pacifique, l'asile et le protecteur des rois; mais, quelque flatteuse idée que nous nous formions de sa gloire passée, rien ne doit être compté pour lui que ses bonnes œuvres, seules recevables au tribunal de la justice de Dieu, seul gage de l'immortalité bien heureuse. Grâce au Dieu des miséricordes, appliqué depuis longtemps aux exercices d'une piété pure et sincère, occupé tout entier des devoirs de la religion, ne songeant qu'au moyen de soulager ses peuples abattus sous le poids d'une guerre aussi longue et pénible qu'elle fut nécessaire, ce grand prince a consommé sa course avec une fermeté et une religion dont il est peu d'exemples. Nous en avons été les tristes témoins. Loin de s'écrier dans ses derniers moments : O mort, que ton souvenir est amer à l'homme qui jouit paisiblement de ses richesses!, il ne pleura jamais sur lui-même ; s'il versa quelques larmes, il ne les donna qu'à la douleur de ceux qui l'environnoient. Il tournoit ses desirs et ses pensées vers la céleste patrie; il demandoit avec empressement les sacrements de l'Église ; il les recevoit avec consolation et avec joie, mais sans ostentation; doux et tranquille, mais sans foiblesse, il mettoit toute sa confiance en son Dieu ; il l'invoquoit; il le bénissoit sans cesse, soumis à ses ordres souverains et rejetant jusqu'aux espérances de guérison, parce qu'il en avoit de mieux fondées dans les miséricordes du Seigneur.

« Telle fut la mort de Louis le Grand, mort plus glorieuse pour lui que ne fut tout le cours de son règne, quelque fécond qu'il ait été en prodiges, mort consolante pour nous et édifiante en même temps.

« Allez donc, mes Révérends Pères, allez au pied des autels, offrez au Seigneur vos vœux les plus ardents pour demander en faveur de ce prince religieux la couronne qui est promise à ceux qui aiment Dieu. Mais tâchons aussi par nos prières, par nos larmes et par des desirs sincères de conversion de fléchir la justice divine, afin qu'elle daigne arrêter le bras vengeur qui, pour la punition de nos offenses, nous a ravi en si peu d'années tant d'illustres têtes, et faisons pour le jeune Roi que le ciel nous a conservé la prière que Jacob mourant adressoit à Dieu pour les enfants de Joseph. Bénissez, Seigneur, cet enfant précieux. Que le nom du Dieu d'Israël soit invoqué sur lui et que sa postérité croisse comme une multitude sur la terre! »

Le lendemain, il fut fait un service par les religieux auquel assistèrent tous ceux qui avoient été au convoi.

L'enterrement du Roi se fit le 23. Monsieur de Castres fit l'oraison funèbre. Il avoit été de l'Oratoire et s'appelle M. de Beaujeu. M. Maboul a fait l'oraison funèbre à Notre-Dame, il est évêque d'Alet; le P.

de la Rue aux Jésuites, le P. Massillon à la Sainte-Chapelle pour la chambre des comptes, M. l'abbé Bignon à Saint-Jean-en-Grève pour la Ville.

Le jeudi 3 octobre, MM. du clergé firent un service pour le Roi. M. Madot, évêque de Chalon-sur-Saône, prononça l'oraison funèbre. Le public n'est pas trop prévenu en sa faveur, c'est peut-être la raison pourquoi on n'a rien dit de sa pièce.

III

PROCÈS-VERBAL DU PREMIER CONSEIL DE LA RÉGENCE[1]

Du samedi 28e jour de septembre 1715, après-midi.

Le conseil de régence s'est assemblé pour la première fois, où les présidents des conseils de finances, de guerre, de marine, étrangers, et du conseil des provinces ont été admis, en sorte que la séance étoit composée de :

Mgr le duc d'Orléans,
Mgr le duc de Bourbon,
Mgr le duc du Maine,
Mgr le comte de Toulouse,
M. le Chancelier,
M. le duc de Saint-Simon,
M. le maréchal-duc de Villeroy,
M. le duc de Noailles,
M. le maréchal-duc de Villars,
M. le maréchal-duc d'Harcourt,
M. le duc d'Antin,
M. le maréchal d'Estrées,
M. le maréchal d'Huxelles,
M. le maréchal de Bezons,
M. l'évêque de Troyes l'ancien,
M. de Pontchartrain, secrétaire d'État,
M. de la Vrillière, secrétaire d'État, tenant le registre.

Chacun des présidents y a lu un projet pour leurs conseils particuliers, avec la distribution des départements à chaque conseiller.

Les projets discutés et quelques changements faits, il a été ordonné qu'ils seroient rapportés au net au prochain conseil de régence, pour être entièrement arrêtés et expédiés en forme d'ordonnance, et être ensuite imprimés, pour que chacun sache à qui on pourra s'adresser.

Il a été décidé que le fauteuil du Roi ne seroit placé dans aucun des conseils particuliers, où chacun de ceux qui les composent seront assis sur des sièges égaux, le président seulement au haut bout du bureau.

1. Bibliothèque nationale, ms. Franç. 22663. — Ci-dessus, p. 127.

Il a été arrêté que le conseil de régence s'assembleroit quatre fois la semaine, savoir : le dimanche et le mercredi matin à neuf heures pour les affaires étrangères ; le samedi à trois heures après midi pour les affaires de finances, le mardi après midi pour les affaires de la guerre, de la marine et celles des provinces.

IV

L'AFFAIRE DU BONNET

Mémoires et factums.

Nous allons essayer de dresser une liste sommaire des mémoires, pamphlets et factums que les ducs et pairs d'une part, les présidents à mortier de l'autre, écrivirent ou firent rédiger sur cette affaire du bonnet. Il est possible que quelqu'une de ces fastidieuses productions ait échappé à notre inventaire ; l'omission sera de peu de conséquence.

Voici d'abord ceux qui sont conservés dans les papiers de Saint-Simon ; on remarquera que ce sont seulement les écrits émanés des ducs. Il est probable que notre auteur eut grande part à leur rédaction ; on se rappellera qu'une chanson de la Régence le qualifia de « greffier des pairs » (ci-après, p. 541).

Vol. Saint-Simon 68 (*France* 223, au Dépôt des affaires étrangères) :

Fol. 28. Mémoire de l'abbé de Bourzeis sur la préséance entre les pairs et les présidents à mortier (7 feuillets).

Fol. 39. Mémoire sur le différend entre les ducs et pairs et les présidents à mortier (5 feuillets).

Fol. 71. Assemblées des pairs de France depuis le 15 décembre 1715 jusqu'au 25 mai 1716 (1 feuillet).

Fol. 72. Requête adressée par les ducs et pairs au Régent pour lui demander la permission de faire imprimer leurs mémoires contre les présidents à mortier, 18 décembre 1715 (2 feuillets). Publiée par P. Faugère, *Écrits inédits de Saint-Simon*, tome IV, p. 245-247.

Fol. 74. Mémorial lu au Régent par les pairs députés, le 9 janvier 1716 1 feuillet).

Fol. 75. Mémoire des pairs de France qui devait être présenté au Roi pour lui demander de faire rayer des registres du Parlement l'arrêt du 2 septembre 1715 (4 feuillets).

Fol. 79. Mémorial lu au Régent par les ducs et pairs députés, le 19 janvier 1716 (1 feuillet).

Fol. 80. Mémorial lu au Régent par les ducs et pairs députés, le 28 janvier 1716 (2 feuillets).

Fol. 82. « Mémorial lu par M. le duc de Chaulnes à Son Altesse Royale, le vendredi 31 janvier 1716 » (1 feuillet). Publié dans les *Écrits inédits*, tome IV, p. 248-249.

Fol. 83. Mémoire du 14 février 1716 sur la dernière requête présentée par les pairs (4 feuillets).

Fol. 87. Requête des pairs de France au Roi pour le prier d'ordonner que les pièces concernant leur démêlé avec les présidents à mortier soient remises dans huitaine entre les mains d'un arbitre désigné par le Roi, 15 février 1716 (2 feuillets).

Fol. 89. Mémorial des ducs et pairs disant qu'ils ne sont en démêlé qu'avec les présidents à mortier et non avec le Parlement, 15 février 1716 (1 feuillet).

Fol. 92. Mémorial qui devait être lu au Régent par l'archevêque de Reims pour réclamer de nouveau la cassation de l'arrêt du Parlement du 2 septembre 1715 (4 feuillets).

Fol. 96. Mémorial lu par le duc de la Force au Régent au sujet du démêlé des pairs avec les présidents à mortier, 7 mars 1716 (1 feuillet).

Fol. 98. Autre mémoire sur le même sujet (2 feuillets).

Fol. 100. « Mémorial présenté à Son Altesse Royale Mgr le duc d'Orléans le samedi 21 mars 1716 » (2 feuillets). Publié dans les *Écrits inédits*, tome IV, p. 250-252.

Fol. 102. Arrêt du conseil de régence rendu en faveur des pairs de France le 22 mars 1716 contre l'arrêt du Parlement du 2 septembre 1715 (3 feuillets).

Fol. 105. Lettre des pairs de France au Régent au sujet de la signification de l'arrêt du conseil de régence au Parlement (2 feuillets).

Fol. 107. Lettre des pairs de France au Régent contenant des éclaircissements sur quelques endroits de leur mémoire contre l'arrêt du Parlement du 2 septembre 1715 (4 feuillets).

Fol. 111. Mémoire des pairs de France pour prouver que la régence avait le droit de donner l'arrêt du 22 mars et qu'il faut qu'il soit notifié au Parlement (4 feuillets).

Fol. 117. Mémoire des pairs de France pour établir que l'arrêt du conseil de régence doit être rapporté tout entier dans les lettres patentes (1 feuillet).

Fol. 118. Mémorial présenté au Régent par les ducs et pairs au sujet du projet de déclaration sur l'arrêt du conseil de régence (2 feuillets).

Fol. 120. Harangue adressée au Régent par l'évêque de Châlons au nom des pairs, au sujet de la déclaration précédente (2 feuillets).

Fol. 122. Réflexions sur le projet de déclaration (2 feuillets).

Fol. 124. Lettre anonyme envoyée le 14 mars 1716 au duc d'Uzès au sujet des prétentions des pairs (4 feuillets).

Fol. 128. Protestation des pairs de France contre la déclaration du 10 mai 1716 (6 feuillets). L'original de cette protestation, daté du 20 mai et signé par tous les ducs est aux Archives nationales, carton K 624, nº 11.

Vol. Saint-Simon 60 (*France* 215) :

Protestation des pairs de France au Parlement le 2 septembre 1715.

Canevas d'un mémoire pour les pairs destiné au Régent, octobre 1715.

Vol. Saint-Simon 48 (*France* 203) :

« Réflexions sur le mémoire des présidents à mortier du Parlement de Paris contre les ducs et pairs de France » (8 feuillets).

Vol. Saint-Simon 50 (*France* 205) :

Fol. 192. « Mémoire secret sur le bonnet à S. A. R. — Idée pour sortir S. A. R. de l'affaire du bonnet. — 15 février 1716. » Autographe de Saint-Simon. Publié dans les *Écrits inédits,* tome III, p. 433-443.

Fol. 195. Lettre de Saint-Simon a un inconnu résidant hors de France, où il reprend toute l'histoire de l'affaire du bonnet. Fin 1715 ou commencement 1716. Autographe de Saint-Simon. Publié dans les *Écrits inédits,* tome IV, p. 142-157.

Fol. 198. « Projet pour terminer l'affaire du bonnet ». Autographe de Saint-Simon. Publié dans les *Écrits inédits,* tome III, p. 443-447.

Il y a en outre dans le recueil Thoisy à la Bibliothèque nationale, vol. 364, fol. 197, une « Requête pour les ducs et duchesses à Son Altesse Royale Mgr le duc d'Orléans, régent du royaume » (contre les présidents à mortier), qui est de décembre 1716 ; un autre exemplaire existe au Dépôt des Affaires étrangères, vol. *France* 479.

Une partie des pièces énumérées ci-dessus, et d'autres encore, tant manuscrites qu'imprimées, ainsi que celles que produisirent les présidents à mortier, se retrouvent dans plusieurs collections. On peut citer notamment les manuscrits Clairambault n°s 516, p. 17, 720, p. 1-108, 721, p. 559-624, 756, p. 259 et suivantes, et 907, p. 87 et suivantes ; — le ms. Franç. 7502 ; — le ms. Nouv. acq. franç. 1360, fol. 211-216 ; — le ms. De Camps 87, fol. 320-403 ; — le ms Arsenal 4243 ; — le carton K 619, liasse 4, aux Archives nationales ; — le recueil Thoisy, vol. 67, fol. 36 et suivantes. Les ducs firent imprimer plus tard un gros volume in-folio intitulé *Recueil des écrits qui ont été faits sur le différend entre les Pairs de France et les présidents à mortier du parlement de Paris. — Mémoires concernant les pairs de France, avec les preuves.* Paris, Coustelier, 1720. L'exemplaire de ce recueil conservé à la bibliothèque des Archives nationales vient des archives du duc d'Orléans.

Le plus célèbre des factums produits par les présidents contre les pairs est celui qu'ils firent paraître en avril 1716 et qui contient de si sanglantes attaques contre les généalogies des familles ducales, en prétendant que la plupart de ces maisons ont des origines très basses. Imprimé à l'époque, on en connaît un certain nombre d'exemplaires indiqués dans le *Catalogue des factums de la Bibliothèque nationale,* tome IV, p. 102-103 ; d'autres, tant manuscrits qu'imprimés existent dans les ms. Clairambault 720, p. 109, et 721, p. 869, dans les volumes de Thoisy 67, fol. 249, et 364, fol. 183, aux Archives nationales, cartons K 619, n° 10, K 622, n° 7, K 696, n°s 8 et 69, etc., sans compter ceux qui existent dans les bibliothèques de province.

La paternité de ce libelle fut attribuée à l'abbé Menguy, ou au président de Novion, ou même à la duchesse du Maine ; voy. Chasot de Nantilly, *Généalogies historiques*, t. III, p. 162 ; Capefigue, le *Cardinal Dubois*, p. 70-71[1]. Ce factum a été réimprimé par Dangerville dans la *Vie privée de Louis XV*, Londres, 1783, 4 vol. in-8, tome 1, p. 258, et M. Rathery l'a reproduit à la fin du tome VIII de son édition du *Journal de Barbier*, p. 385-396. Ces deux réimpressions sont très fautives, et les noms propres sont fréquemment estropiés ; c'est ce qui nous engage à en donner ci-après un texte correct. Nous y joindrons une réponse inédite que les pairs firent rédiger et qui est conservée aux Archives nationales, carton K 696, n° 70. Une autre réponse, sous forme de lettre, et écrite d'une plume bien plus alerte, se trouve à la Bibliothèque impériale de Vienne, et a été imprimée par les éditeurs du *Journal de Dangeau*, dans l'Appendice de leur tome XVIII, p. 393-405. Clairambault, d'ailleurs, dès l'apparition du libelle, en avait annoté et corrigé un exemplaire, et l'avait fait suivre de corrections et de rectifications en deux textes différents (vol. Clairambault 720, p. 109-189) ; à la suite, dans le même volume, on trouve (p. 191) un « Mémoire d'un homme de condition », daté de mai 1716, sur le même sujet, et deux lettres (p. 203 et 219), dont la première est attribuée à l'abbé de Vertot et dont la seconde, anonyme, renferme un passage piquant sur les Saint-Simon. A cette affaire encore se rapporte une lettre à Baluze, du 29 juin 1716, avec la réponse, qui est conservée dans le ms. Baluze 208, fol. 179-180.

MÉMOIRE POUR MESSIEURS LES PRÉSIDENTS A MORTIER A Mgr LE DUC D'ORLÉANS, PRÉSENTÉ EN 1715.

Monseigneur,

Le Parlement se flatte d'avoir donné assez de preuves de son zèle à Votre Altesse Royale pour espérer qu'elle ne voudra point le dépouiller de l'honneur dont il est en possession depuis tant de siècles. Si les pairs de France avoient regardé ces distinctions comme des usurpations récentes et des attentats à leur dignité, auroient-ils négligé de s'en plaindre en 1664 ? N'auroient-ils point tenté de les détruire dans un temps où le feu Roi paroissoit peu favorable à cette cour, et que, par leurs clameurs importunes, ils obtinrent que l'ordre observé pour opiner seroit interverti ? Leur silence est une conviction de la nouveauté de leurs prétentions. Elles n'ont d'autre source que la témérité du duc d'Uzès, qui, par un orgueilleux caprice, ne voulut pas se découvrir en donnant son avis, et ce qu'il entend appeler aujourd'hui une interruption qui arrête la prescription est l'unique fondement de leurs chimères. Attentifs à profiter des moindres occasions, ils voulurent se

1. On peut rapprocher de la partie généalogique de ce factum une pièce intitulée « Représentation faite à M. le Régent en 1720 sur l'origine d'une partie des ducs et sur la noblesse dans l'épée et dans la robe » ; ce n'est guère qu'une reproduction délayée de cette partie du premier pamphlet (Archives nationales, MM 818^A, fol. 365 et suivantes).

prévaloir de l'entreprise du duc d'Uzès. Ils firent tous leurs efforts pour qu'elle fût approuvée et autorisée par S. M.; mais un prince si rempli de sagesse comprit aisément que c'étoit donner atteinte à sa grandeur que de diminuer celle de personnes qui ont l'honneur de le représenter, et il défendit de pareilles entreprises à l'avenir sous peine de son indignation et d'une punition exemplaire. Ces pairs devroient se souvenir de ce que le Parlement a fait pour eux depuis quelques années : ils se présentoient dans les mêmes places que les sénéchaux pour prêter leurs serments, et ils étoient reçus en qualité de conseillers de cour souveraine. Mais ce titre que les princes du sang, et les ducs de Guise dans leur plus grande splendeur, n'avoient pas dédaigné, blessoit leur orgueil. Le Parlement voulut bien consentir qu'il fût supprimé, et, par une molle condescendance, dont le premier président de Harlay fut le premier mobile, il se relâcha sur un point qui marquoit hautement la supériorité des présidents, qu'ils contestent aujourd'hui avec tant d'aigreur.

Leur ambition démesurée ne s'est pas contentée d'un avantage dont ils ne sont redevables qu'à la modération du Parlement. Comme ils vont de prétentions en prétentions et qu'une grâce accordée est à leur égard une raison pour en demander une autre, ils songèrent d'obtenir d'être salués comme les présidents et crurent trouver une entière complaisance dans un magistrat fort répandu à la cour. Ils s'attachèrent au premier président d'aujourd'hui et s'imaginèrent qu'il voudroit bien se relâcher sur le bonnet. Ils ne purent le séduire par des flatteries, ni l'intimider par des menaces dont les dignes effets n'ont que trop paru depuis. Il soutint l'honneur de sa Compagnie avec tant de zèle et de fermeté que, malgré de pressantes instances auprès du feu Roi, il tira parole de S. M. qu'elle ne décideroit point. Leurs espérances se tournèrent alors vers Votre Altesse Royale. Ils s'offrirent à la servir, quand le Roi, dont la mort étoit certaine et inévitable et les dispositions incertaines, auroit terminé sa destinée; mais ils ne songèrent à se déclarer pour Votre Altesse Royale que sur l'assurance qu'elle leur donna de favoriser leurs prétentions, et lui firent entendre qu'elle ne devoit pas compter sur eux sans cette promesse. Votre Altesse Royale, Monseigneur, voudroit-elle faire un moment de réflexion sur la différence du procédé du Parlement et celui des pairs. Notre zèle seul nous a portés à vous servir; nous n'avons rien extorqué de vous. La régence vous étoit déjà assurée par nos suffrages avant que les pairs fussent en tour d'opiner; car nous ne croyons pas qu'ils osent soutenir sérieusement que c'est à eux de disposer de la régence, et même du royaume en cas de litige, quoiqu'ils aient eu la hardiesse de le répandre dans le monde et de l'insinuer dans leur mémoire de 1664. Sur quoi pourroient-ils fonder une telle prétention? Est-ce sur ce que leur corps semble être composé des trois états du royaume, ou sur ce qu'ils croient avoir succédé aux ducs de Bourgogne, de Guyenne et de Normandie?

Vous n'avez point sans doute oublié, Monseigneur, que vous aviez chargé plusieurs fois le président de Maisons d'assurer le Parlement qu'il devoit compter sur votre protection, et que vous en augmenteriez les prérogatives plutôt que de les diminuer, lorsque vous seriez chargé de l'administration du royaume. Et que demande aujourd'hui le Parlement à Votre Altesse Royale? La seule grâce de le laisser dans la possession de ses droits. Ce n'est pas que nous prétendions vous disputer le droit de juger, et, si un de nos plus illustres magistrats a dit en présence de Votre Altesse Royale que c'étoit au Roi à régler de tels différends, ce fut moins par un doute de votre autorité que pour vous suggérer un prétexte spécieux de laisser les choses indécises jusqu'à la majorité du Roi.

Dans un temps où l'union de tous les corps est si nécessaire et qu'ils devroient concourir unanimement au bien de la paix, n'est-il pas étrange que les pairs, qui ne sont qu'une portion du Parlement, y excitent des troubles pour satisfaire leur vanité? S'ils étoient affectionnés à Votre Altesse Royale, la mettroient-ils dans l'embarras d'une décision dont les suites pourroient être dangereuses?

Vous n'ignorez pas, Monseigneur, quelle est la considération du Parlement dans la ville capitale et dans toute la France, de quel poids est son autorité dans les affaires les plus importantes de l'État, et ce que peut son exemple sur les autres parlements. En vain les pairs veulent se donner pour redoutables. Seroit-ce par leurs grands biens? Ils n'en ont pas la plupart autant qu'il en falloit pour être simple chevalier romain, et ils ne se soutiennent que par des alliances peu sortables. Seroient-ils à craindre les armes à la main? Contents de leur dignité pacifique, ils sont peu touchés des emplois militaires, et, si l'on en excepte un très petit nombre, ils servent si mal dans les armées et ils ont donné si peu de marques de leur valeur, qu'il semble que l'exercice de la justice leur conviendroit bien davantage. Mais peut-être engageroient-ils la noblesse dans leur parti? On sait qu'ils l'ont aliénée par leurs hauteurs ridicules en toute occasion, et particulièrement lorsqu'ils vouloient qu'elle marchât à leur suite le jour du décès du Roi, ou faire un corps distinct et séparé. L'air de la pairie est si contagieux que l'archevêque de Reims même, dont la dignité n'est que passagère, n'eut pas honte d'entrer dans un dessein si odieux, et de sacrifier ainsi à un honneur d'un moment les intérêts de la noblesse, pour qui on connoît d'ailleurs son entêtement. Mais ce n'est pas la distinction des présidents à mortier qui les irrite; des idées plus élevées animent leur ambition, et, n'osant ouvertement s'égaler aux princes du sang, ils tâchent de diminuer les honneurs et les prérogatives qui, malgré la conformité des dignités, mettroient entre eux une si grande différence.

Rien ne peut obliger Votre Altesse Royale de prononcer. En laissant les choses dans l'état où elles ont été de tous les temps, les pairs auroient-ils lieu de se plaindre, et ne seroit-ce pas avilir le Parlement que de le dégrader des honneurs dont les rois ont voulu décorer les personnes qui les représentent? L'annulation de l'arrêt du 2 septembre, qui n'étoit qu'une simple précaution d'écolier pour empêcher les troubles que les pairs se proposoient d'exciter dans le jour de la déclaration de la régence, vient de donner un assez grand dégoût au Parlement pour ne pas augmenter sa juste douleur par de nouvelles mortifications.

Cependant, si Votre Altesse Royale est absolument déterminée à juger, supposition opposée à la politique, ce ne pourroit être que sur des titres ou sur la possession. Les pairs ne peuvent disconvenir que l'usage est contre eux, puisqu'ils le combattent, et, s'ils ont des titres, qu'ils les manifestent; nous préviendrons le jugement de Votre Altesse Royale; nous nous exécuterons nous-mêmes. Mais non seulement notre possession est certaine et immémoriale, elle est encore attestée par nos registres, ce monument éternel qui établit l'état et les biens de chaque particulier, ces solides fondements de la sûreté publique, ces sacrés dépôts de la volonté des rois. Oseroit-on en attaquer l'authenticité?

Les pairs n'avoient pas autrefois d'autres prérogatives que celles dont jouissoient tous ceux qui avoient des fiefs nobles. Ils étoient admis les uns et les autres dans les parlements qui étoient à la suite des rois, pour y traiter des affaires d'État et rendre la justice aux particuliers. Ces assemblées générales étoient ordinairement tumulteuses, les rois peu maîtres des délibérations qu'on y prenoit, les juges nullement ou médiocrement instruits du droit écrit et des coutumes, et les parties exposées à de grandes injustices. Philippe le Bel, reconnoissant qu'il étoit d'une nécessité indispensable de changer la forme de ces parlements, les rendit sédentaires, fixa le temps et le lieu de ces assemblées pour la commodité de ses sujets et l'expédition de la justice. Celui des pairs fut mi-parti des ecclésiastiques et des laïques; le roi nommoit à l'ouverture du Parlement deux prélats et deux seigneurs qui étoient commis à y présider; mais quels furent ceux qui furent nommés par le dauphin Charles pendant la captivité du roi Jean? Le comte de Dreux et le comte de Bourgogne. Les douze pairs de France eurent entrée dans le Parlement comme conseillers honoraires et perpétuels par la qualité de leurs pairies, à la différence des conseillers que le roi choisissoit et changeoit selon sa volonté. Et, pour faire sentir à ses fiers vassaux la grandeur du suzerain, Philippe le Bel donna la préséance sur eux aux présidents, comme représentant leur souverain maître dans l'administration de la justice. Les derniers ont siégé à même titre aussi bien que les premiers à la tête des pairs, preuve certaine que le nombre des présidents n'empêche pas leur unité et leur indivisibilité par rapport à la représentation et aux honneurs qui en sont inséparables. Des princes si puissants se seroient offensés sans doute de voir des gens placés au-dessus d'eux, s'ils ne les avoient regardés comme ne faisant qu'un seul et unique chef. Ils ont même souffert sans murmurer que les conseillers ordinaires eussent une sorte de supériorité sur les honoraires et que le droit de présider leur appartînt en l'absence des présidents, et c'est pour marquer cette prérogative qu'un conseiller ferme les bancs des pairs encore aujourd'hui.

Comme les pairs font partie du Parlement, que d'ailleurs ils y ont leurs causes commises, on a appelé quelquefois assez improprement cette cour la cour des pairs ; mais c'est la cour du roi, où l'on rend la justice en son nom et à laquelle les pairs sont attachés. À la vérité, ils ont séance dans les autres parlements ; mais c'est en qualité de conseillers honoraires, et on défère ces mêmes honneurs aux conseillers honoraires de la grand chambre par considération pour le premier des parlements. Les pairs ecclésiastiques, qui se glorifient tant d'être les anciens pairs du royaume et qu'on entend sans cesse regretter la préséance qu'ils avoient sur les princes du sang, ont-ils d'autres distinctions dans tous les parlements que de siéger au-dessus du doyen, de même que les autres évêques qui y ont entrée par la prérogative de leur siège? Ces prélats sont comme un conseiller d'honneur ; comme eux ils ne sont reçus qu'après avoir prêté le serment, et ils ne sont, ni les uns ni les autres, conseillers-nés, leur droit étant suspendu jusqu'à leur réception. Et, cette loi étant commune aux pairs laïques, sur quoi peuvent-ils fonder la nouvelle difficulté qu'ils ont formée au sujet du duc de Richelieu pour arrêter le cours de la justice dans l'exécution du plus important et du plus sage de tous les édits?

Enfin les fils et les petits-fils de France voient tranquillement les présidents assis au-dessus d'eux. Le Dauphin, cette image parfaite de la royauté, qui touche la couronne d'une main, tandis qu'il baisse l'autre jusqu'à terre en qualité de sujet, ce Dauphin, dis-je, ne peut sans une commission expresse du roi se mettre à la tête des présidents, et, dans le temps où les princes du sang n'étoient regardés que comme les seigneurs du sang et les pairs de fief, le premier président ne les saluoit point en demandant leurs suffrages. Ce n'est que depuis qu'Henri III les a déclarés pairs nés qu'il se découvre pour prendre leur avis. Et les pairs modernes se récrieront contre un honneur attaché à la dignité de président, jaloux sans doute de ce que les princes du sang en jouissent!

L'histoire nous apprend que le chancelier de Rochefort allant recevoir, au nom du roi Louis XII, l'an 1499, l'hommage de Philippe, archiduc d'Autriche, pour les comtés de Flandre, d'Artois et de Charolois, prit le pas sur lui au moment de son arrivée dans la ville d'Arras destinée pour la cérémonie. Il demeura assis et couvert dès que le prince se présenta pour prêter le serment de fidélité. Les présidents, qui représentent le roi dans une fonction qui n'est pas moins éclatante, seroient sans doute en droit de ne point saluer les pairs, lorsqu'ils entrent dans la grand chambre pour venir se mettre en place. Et, puisque les pairs, pour quelques honneurs limités dont ils jouissent à la cour, se sont imaginés de pouvoir obliger la noblesse de marcher à leur suite, les présidents pourroient, avec bien plus de justice, puisqu'ils sont au-dessus d'eux dans le Parlement, demander à les présider partout ailleurs, s'ils étoient aussi inquiets et aussi remuants que les ducs d'aujourd'hui.

Les Grecs et les Romains, ces nations si belliqueuses, donnoient la préférence à la robe sur l'épée, parce que la force n'est que l'appui de la justice et ne doit être considérée qu'autant qu'elle sert à la maintenir. Les républicains de Venise, d'Hollande et de Gênes se conduisent encore selon ces mêmes maximes. Et ces Messieurs, qui, dans le cours de leurs moindres affaires, se prosternent devant ceux qui sont revêtus des dignités de la robe, font gloire de la mépriser !

Si le Parlement, qui, dans son institution, ne fut rempli que de nobles, a été depuis ouvert à la roture par la vénalité, ce mélange ne ternit point le lustre de la profession, et le corps des pairs, qui est encore bien plus défiguré, n'est point en droit de nous faire ces reproches.

Il n'y a qu'une sorte de noblesse ; elle s'acquiert différemment, par les emplois militaires ou par ceux de judicature ; mais les droits et les prérogatives sont les mêmes. La robe a cette illustration comme l'épée ; les chanceliers et gardes des sceaux sont en parallèle avec les connétables et les maréchaux de France, les présidents à mortier avec les ducs et pairs, qui cèdent comme eux sans difficulté au chef de la justice.

Mais, si on vient à l'examen des familles, nous ne craindrons point de dire qu'il y a un grand nombre de maisons dans le Parlement qui sont fort au-dessus de la plupart des pairs. Aussi ne croyons-nous pas devoir ajouter foi à leurs fabuleuses généalogies adoptées par le trop crédule Du Fourny. Mais, sans vouloir entrer dans un détail sur ce sujet plus grand que ne le comporte cet écrit, il ne sera pas inutile de donner ici à Votre Altesse Royale une connoissance, du moins sommaire, mais fidèle, des maisons de plusieurs ducs[1]. Vous jugerez après cela, Monseigneur, s'il seroit juste d'abaisser en faveur de tels gens la première compagnie du royaume, et s'ils sont sages à l'attaquer.

Nous conservons dans l'enceinte du Palais l'anoblissement des deux premiers ducs :

Géraud Bastel fut anobli par l'évêque de Valence en 1304. Il étoit fils d'un Jean Bastel, apothicaire de Viviers, qui, en 1300, selon les mêmes registres, acheta la terre de Crussol des héritiers de cette maison.

Nicolas de la Trémoïlle, que son esprit divertissant avoit mis en

1. Toutes les fables qui vont suivre sur l'origine des maisons ducales étaient répandues depuis longtemps ainsi qu'on peut le voir dans la préface de l'*Histoire de la maison d'Harcourt*, par A. de la Roque, tome I, p. 2-4, et dans les Remarques sommaires de d'Hozier sur la maison de Gondi (*Œuvres du cardinal de Retz*, tome IX, p. 427 et suivantes).

faveur auprès de Charles V, fut anobli par lettres patentes en 1375; un torrent de biens et de grandeurs enfla bientôt cette petite source.

Maximilien de Béthune est traité d'homme de néant par le maréchal de Tavannes dans ses Mémoires. Jean de Béthune, son père, étoit un aventurier d'Écosse, et on l'appeloit Bethon, suivant la prononciation étrangère. Les additions aux Mémoires de Castelnau insinuent l'incertitude de son origine, en disant que les Bethons d'Écosse sortoient des Béthune de Flandre. Jean Bethon débaucha Jeanne de Melun, fille du seigneur de Rosny, et l'épousa. André du Chesne le fit descendre des Béthune de Flandres, dont il fut bien récompensé.

Luynes, Brantes et Cadenet étoient trois frères qui n'avoient qu'un manteau, qu'ils portoient tour à tour lorsqu'ils alloient au Louvre. Honoré d'Albert, leur père, étoit avocat à Mornas, petite ville du Comtat, où les avocats sont qualifiés nobles. Jamais fortune ne fut si prompte ni si grande. Charles d'Albert fut duc de Luynes et connétable; Brantes, qui avoit lui-même plaidé en qualité d'avocat, fut duc de Luxembourg par son mariage, et Cadenet créé duc de Chaulnes. On les fait venir à présent des Alberti d'Italie.

La maison de Cossé-Brissac a beaucoup d'illustration et fort peu d'ancienneté. Ils ont prétendu un temps sortir des Cossa d'Italie, comme l'on voit dans les additions de Castelnau; mais aujourd'hui c'est d'une maison de Cossé, au pays du Maine, qu'ils veulent venir.

René de Vignerot, domestique et joueur de luth chez le cardinal de Richelieu, le servoit si heureusement dans ses plaisirs, qu'il consentit qu'il épousât sa sœur, qui en étoit devenue passionnément amoureuse. Il le substitua ensuite à son duché. La mère de Vignerot avoit épousé en secondes noces un fauconnier.

La fortune du duc de Saint-Simon est si récente que tout le monde en est instruit. L'aîné de la maison étoit encore presque de nos jours écuyer du maréchal de Schulemberg. La ressemblance des armes de la Vacquerie, qu'ils écartèlent, avec celles de Vermandois leur a fait dire qu'ils avoient épousé une fille de cette maison. La vanité de ce petit duc est si folle que, dans sa généalogie, il fait de la maison de Bossut un bourgeois, juge de Mayenne, nommé Le Bossu, qui a épousé l'héritière de la branche aînée de sa maison[1].

Gorgevert, du haut de son étal, seroit bien étonné de voir sa nombreuse postérité dans les ducs de la Rochefoucauld, les Roye et les Roucy.

Les Neufville-Villeroy sortent d'un marchand de poisson, contrôleur de la bouche de François Ier; il est ainsi mentionné à la chambre des comptes. Son fils, greffier de l'hôtel-de-ville, fut prévôt des marchands, et père de Nicolas de Neufville, audiencier, secrétaire d'État. La morgue du maréchal de Villeroy a de la peine à s'accommoder d'une si basse extraction.

1. Voyez notre tome I, Appendice I, p. 402.

La maison d'Estrées n'est noble que depuis deux cents ans. Le cardinal, après beaucoup d'efforts, ne put trouver rien au-dessus de ce temps-là.

Les maisons de Beauvillier, de Boufflers et d'Hostun n'étoient connues, il y a peu de siècles, qu'aux environs de leurs villages.

Les Gramont ont enfin fixé leurs armes, et ils s'en tiennent à présent à la maison d'Aure. Le comte de Gramont demandoit un jour au maréchal quelles armes ils porteroient cette année-là. Ils doivent leur grandeur à Corisande d'Andouins, maîtresse d'Henri IV et leur grand'mère.

Les Noailles viennent d'un domestique de Pierre-Roger, comte de Beaufort, qui l'anoblit et érigea pour lui un petit coin de terre en fief. Les Montmorin en ont le titre, qu'ils n'ont jamais voulu remettre au duc de Bouillon durant leur querelle. Nicolas de Noailles, évêque de Dax, acquit des Lignérac une portion de la terre de Noailles en 1556, et en 1559 il acheta l'autre et le château.

On ne connoissoit point les Cambout-Coislin avant leur alliance avec Françoise du Plessis, tante du cardinal de Richelieu.

La qualité de sergent d'armes ou d'huissier d'armes, que portoient les ancêtres du duc d'Aumont, nous en donnent une petite idée. Elle n'est pas au-dessus de la charge de conseiller.

Charles de la Porte, maréchal de la Meilleraye, père du feu duc Mazarin, étoit petit-fils d'un avocat fameux en ce Parlement, dont le père étoit apothicaire à Parthenay en Poitou. Ce maréchal, fils d'une tante du cardinal de Richelieu, lui dut ensuite sa fortune.

Le duc d'Harcourt sort d'un bâtard d'un évêque de Bayeux. Jean d'Harcourt était juge en la vicomté de Caen en 1514. Son fils fut du nombre des jeunes enfants de la bourgeoisie choisis pour jeter des fleurs à l'entrée d'Henri IV en cette ville, comme on le voit dans le livre des antiquités de Caen.

Le duc d'Épernon-Rouillac, grand généalogiste, nous a appris que les Pardaillan-Montespan venoient d'un bâtard d'un chanoine de Lectoure.

Camieu de Villars étoit greffier de Condrieux en 1486, de même que son père Claude de Villars[1]. Son petit-neveu profita des lettres de noblesse qu'il avoit obtenues ; après avoir tenu des terres à ferme, il se fit réhabiliter le 17 février 1586.

Un des valets de chambre du cardinal de Bourbon, lorsqu'il sortit de France, étoit Goyon de Matignon, suivant les Mémoires de Brantôme.

La maison de Potier, duc de Tresmes et de Gesvres, sort du sein du Parlement. D'autres maisons y ont possédé des charges : un Jean de

1. M. le marquis de Vogüé dans son étude sur la famille de Villars et dans le tableau généalogique qu'il y a joint (*Mémoires du maréchal de Villars*, tome VI, p. 161-168) a montré la fausseté de cette assertion.

Mailly étoit conseiller sous Charles VI. Les Clermont-Tonnerre n'étoient que conseillers du Dauphiné viennois.

Les Chastes, faux Clermont dont est l'évêque de Laon, qu'étoient-ils avant le mariage de François de Chaste avec la veuve d'un Polignac, dont il étoit domestique?

Telle est, Monseigneur, l'extraction d'une partie considérable des pairs de ce royaume; mais il n'y a parmi ceux-là ni parmi les autres comme Bouillon, Rohan, Luxembourg, Mortemart, la Feuillade, Duras, Brancas, Rochebonne, aucuns, sans exception d'un seul, qui soit exempts d'alliance avec la robe, et souvent même ils ont pris ces alliances avec ce que nous avons de plus abject; car nous ne dissimulons point qu'il y a parmi nos maisons plusieurs classes que nous distinguons par la grande, la médiocre et la petite robe. Cependant ce sont ces gens-là qui se comparent aux ducs de Guyenne, de Bourgogne et de Normandie, aux comtes de Flandre, de Champagne et de Toulouse; ce sont ces gens-là qui cabalent pour démettre les princes du sang légitimes dans le rang de leurs pairies, qui, ne se contentant pas de [la] traiter avec mépris, veulent faire marcher la noblesse à leur suite, exiger de la noblesse la qualité de Monseigneur dans les lettres, lui refuser la main chez eux, obtenir à la Bastille des distinctions jusque là inouïes et se dispenser de mesurer leurs épées avec des gentilshommes; ce sont enfin ces gens-là qui, oubliant qu'ils font partie du Parlement, osent comprendre dans le tiers état cette compagnie, la première et la plus auguste du royaume.

Réponse a la généalogie des ducs[1].

Pour détruire le libelle du Parlement et confondre ses auteurs, il n'est pas nécessaire de produire toutes les preuves que nos lois et notre histoire fournissent en foule. C'est lui faire assez d'honneur d'y faire attention. Il ne s'agit que de réprimer par des raisons justes et solides l'insolence qui règne dans tous les points de ce libelle. L'on ne craint point qu'il ait fait aucune impression aux gens d'esprit et de bon sens, qui d'ailleurs peuvent avoir quelque connoissance des lois de cette monarchie et des privilèges et prérogatives des ordres qui la composent. Les auteurs même ne peuvent être assez aveuglés dans leur propre cause pour s'en être flattés; mais, animés par la passion, ils n'ont songé qu'à jeter leur venin. C'est peu de chose, s'ils n'avoient passé jusqu'à l'insolence, qu'ils poussent jusqu'à vouloir faire pressentir qu'il y auroit du danger à heurter le Parlement dans ses volontés.

« Vous n'ignorez pas, dit le libelle, quelle est la considération du

1. Archives nationales, K 696, n° 70.

Parlement dans la ville capitale et dans toute la France, de quel poids est son autorité dans les affaires les plus importantes de l'État, et ce que peut son exemple sur les autres parlements. » Discours séditieux, mais qui cadrent malheureusement avec les foibles conseils de gens qui obsèdent S. A. R. et qui, sous l'apparence de zèle pour ses intérêts, donnent à leurs discours le nom de crainte qu'il ne se fasse des ennemis, mais en effet par celle de perdre l'ascendant qu'ils ont sur son esprit, s'ils lui voyoient la force de punir une séditieuse insolence, en renfermant les parlements, et surtout celui de Paris, dans les bornes où ils doivent être.

La décision des affaires de l'État n'appartient qu'au roi. C'est dans cet état monarchique en lui que réside l'autorité directement émanée de Dieu. A son défaut, les États généraux, c'est à dire la voix des peuples divisés en ordres différents, et dans les minorités le régent, ont le même pouvoir. Le roi ou le régent communiquent leur autorité à qui ils veulent, choisissent leurs conseils et leurs ministres. S'ils consultent le Parlement, soit en corps, soit dans ses membres, ce ne peut être qu'en cette qualité, et ils n'en peuvent jamais tirer une autorité pour décider ni se mêler des affaires de l'État d'eux-mêmes et sans être consultés.

Les rois, dans leurs affaires importantes, ont souvent convoqué les États généraux, dont les décisions ont été pour les parlements des lois sur lesquelles ils ont fondé leurs arrêts. Leur véritable et unique fonction, c'est le soin de la justice, qui leur a été confié dans les différends qui naissent entre les particuliers. La nécessité de tenir continuellement la main à tout ce qui peut regarder la police exige aussi que des compagnies continuellement assemblées soient chargées de ce soin; mais elles ne doivent pas pour cela s'imaginer être en droit de décider sur les affaires de l'État, ni de déférer les régences. L'ordonnance du roi Jean et l'aveu même d'un de leurs plus célèbres présidents[1] dans sa réponse au duc d'Anjou sont assez connus sans en chercher d'autres preuves. Ce sage magistrat faisoit consister la véritable gloire à ne se point méconnoître.

A l'égard des régences, ceux qui voudront lire Dupuy verront à qui il appartient de les déférer, et, si la noblesse, engourdie d'un long assoupissement, n'est pas encore entièrement réveillée, les parlements doivent savoir qu'il n'est point de prescription pour ses droits, quand elle voudra s'en remettre en possession. Il ne faut pas que celui de Paris ait l'arrogance de s'attribuer l'honneur d'avoir déféré la régence à S. A. R. Sa naissance, les voix des princes du sang et de toute la noblesse pour lors à la cour, par leurs assurances d'obéissance dès le moment du décès du Roi et la preuve qui en suivit dans celle des chefs et des troupes, avoient prévenu les voix du Parlement, qui ne peuvent être regardées dans cette occasion que comme un usage qui se prati-

1. *En marge :* Le président de la Vacquerie.

que dans tous les arrêts et qu'ils ont observé en enregistrant[1] (et non en déférant, comme ils disent) la régence, suite indispensable du droit de S. A. R. et de la voix de tous les ordres du royaume, dont la solennité n'étoit pas nécessaire, n'y ayant nulle contestation. Le testament du feu Roi ne peut servir de titre au Parlement pour s'imaginer d'avoir décidé. Outre qu'il avoit désavoué ce testament par l'autorité entière qu'il donna à M. le duc d'Orléans dans les derniers jours de sa vie, personne n'ignore que les lois du royaume sont les seuls testaments des rois. Où sont donc ces grandes obligations qu'ils osent faire sonner si haut et qui doivent engager le Régent à une si grande reconnoissance, ce que chantent continuellement à ses oreilles gens dont nous avons déjà parlé, pour faire valoir leurs menées avec le président de Maisons comme un grand service et auquel S. A. R. doit la régence, mais qui n'est en effet qu'une façon de se faire valoir, dans laquelle on n'oseroit croire pour son honneur qu'il donne. Disons plutôt que ce prince, par l'esprit de bonté et d'équité qui lui est si naturel, a comblé le Parlement de grâces en rétablissant authentiquement l'usage des remontrances. Mais c'est peut-être cette bonté qui l'enfle d'un orgueil si outré. Ils apprendront, s'ils l'ont oublié, qu'un maître qui aime la justice ne craint point les représentations, mais agit après suivant ce qu'il croit à propos. Je ne vois donc rien dans toutes les choses dont ils tirent un si grand avantage, sur quoi ils puissent fonder ce qu'ils disent partout si hautement que le Régent doit songer à deux fois à déplaire au Parlement.

L'auteur du libelle n'oublie rien pour appuyer ses prétentions. On y voit le même esprit que dans la conduite du Parlement, la même attention à donner de la jalousie aux princes du sang des demandes des pairs, et plus encore aux légitimés, auxquelles sans doute ils promettent un fort appui, à exciter les divisions et réveiller les sujets de plaintes de la noblesse sur les démarches des ducs, pour empêcher la réunion de gens qui s'uniroient s'ils connoissoient leurs intérêts. Il sait bien faire remarquer les sottises des pairs : il relève ce qu'ils ont avancé dans leurs factums au sujet de la décision du droit de la couronne ; mais il n'a garde de dire que c'est aux pairs et aux barons, c'est à dire aux princes du sang, aux pairs, et à la haute noblesse qui se trouve pour lors à la cour, qu'appartient cette décision, les conjonctures ne permettant pas toujours une assemblée d'États dans les formes, ce qui souvent est plus long que le cas ne le requiert.

Enfin il prouve bien que les figures que la rhétorique emploie pour persuader sont sans force, quand elles sont dénuées de la vérité. Il

1. *En marge :* Qu'ont-ils fait de plus en 1610, où ils se crurent assez forts pour que leurs présidents osassent opiner dans un rang qui ne leur convenoit pas ? Leurs délibérations ne furent que la suite des assurances que la noblesse venoit de donner à Marie [de Médicis] ; mais il faudra dorénavant leur ôter tout prétexte de se flatter.

semble même que le discours s'en ressente et perde ses grâces ; pour remplacer le vrai, on entasse mille choses qui se contredisent. Le feu Roi, après avoir agi par passion dans son règlement de 1664, est loué de sa sagesse, parce qu'il n'a pas décidé en cette dernière occasion. La passion de tout peser par ses intérêts est la seule règle qui ait guidé sa plume. Dans un endroit il menace avec insolence ; un moment après, il ne peut s'empêcher de montrer qu'il craint une décision comme une condamnation assurée. Du haut de son orgueil il en descend pour reconnoître l'arrogante hardiesse du président de Novion et ne fait pas attention qu'il le rend inexcusable en voulant l'excuser, puisqu'il avoue qu'il a avancé une fausseté. Tout n'est enfin qu'un amas confus de figures sans ordre, de conséquences fausses et outrées et de raisons sans fondements. Veut-il faire le plaisant, il n'est que l'écho d'une femme d'esprit[1].

Je n'entreprendrai point de défendre la conduite des pairs. Elle a été si pitoyable que l'on ne doit pas être surpris si, dans une occasion où ils pouvoient jouer un grand rôle et s'attirer beaucoup de considération, ils n'ont remporté que beaucoup de mépris, suivi du désagrément d'avoir le dessous dans toutes leurs démarches. Dès que le Roi fut mort, ils se crurent maîtres de l'État, et que les gouvernements, les charges à la cour et dans la garde du Roi dont ils sont tous pourvus, les mettoient si fort au-dessus du reste de la noblesse, qu'ils pouvoient tout entreprendre, et, sans songer que leur grandeur est dans la possession de dignités distinguées dans la noblesse, ils voulurent s'en séparer et en établir le titre sur la manière de saluer le nouveau roi. Cette entreprise aussi folle que vaine ne les découragea pas pour avoir échoué. Ils n'ont rien oublié pour y parvenir par d'autres voies, mais dont on a aisément découvert le faux caché sous de beaux exposés. Tout ce qu'ils ont pu imaginer ne leur a pas mieux réussi, et ils ne doivent pas s'attendre que la noblesse leur passe les moindres entreprises, contre lesquelles elle est en garde.

A l'égard de leurs prétentions sur les présidents, elles paroissent raisonnables, et je ne vois pas sur quoi ces derniers veulent établir en leur faveur cette unité de plusieurs en un que la foi nous a jusqu'à présent plutôt fait croire que comprendre dans la Trinité. Le plus ancien conseiller n'a-t-il pas en leur absence le même droit de présider et de représenter la personne du roi en prononçant les arrêts ? Il n'y a pas un d'eux qui ne soit par là en droit de prétendre ne faire qu'un avec le premier président. Si les ducs eussent bien compris leur serment de conseiller, ils ne se fussent point du tout souciés de le faire rayer. Ne sont-ils pas conseillers du roi, dès qu'ils assistent et ont séance réglée au Parlement ? Et, y ayant les premières places après les

1. *En marge :* Mme Tibergeau dit cet hiver, pour se moquer de ce que les ducs vouloient faire corps, qu'il étoit composé des trois ordres du royaume.

princes du sang et sur les hauts bancs, craignent-ils que le nom de conseiller les mette au-dessous de ceux à qui on a donné le nom de présidents et qui, en présence du roi, sont effacés au point qu'ils sont aux pieds des ducs et opinent après eux.

Quand, en l'absence du roi, le Parlement redevient simplement le tribunal de la justice et des procès entre les particuliers, il a bien fallu que la présidence en fût commise à gens élevés dans les rubriques de la chicane, et la preuve que ç'a été l'esprit de cet établissement, c'est, comme je l'ai déjà dit, qu'il n'y a point de conseiller qui n'ait le même droit en l'absence des présidents ou de son ancien.

Il ne faut donc pas que ces présidents, bouffis de vanité, s'imaginent qu'un gentilhomme en fasse plus de cas que d'un conseiller. On sait que ce titre qu'ils ont au-dessus d'eux n'a été donné à plusieurs qu'à l'appât d'une plus grosse finance que l'on a eue en créant leurs charges, dont le nombre a été augmenté de temps en temps, et dont les deux dernières, à la rigueur de l'édit, devroient être supprimées avec celles de contrôleur de la volaille ou du charbon. Ils sont comme eux inutiles, comme eux à charge au public, comme à beaucoup de particuliers dont ils ont le bien. Dès qu'un homme peut parvenir à être président à mortier, c'est un brevet pour ne plus payer ses dettes, et, pour peu que la charge se perpétue dans une famille (car on n'a jamais dit maison d'une famille de robe), un créancier peut abandonner le fonds, après avoir déjà perdu l'intérêt. Il n'est point d'huissier qui ose donner un exploit à Monseigneur le président, considération dont ils sont, je crois, fort jaloux et qu'ils ont grand soin de soutenir, pour jouir impunément du bien de la veuve et de l'orphelin, qu'ils se sont approprié injustement[1]. Voilà quels sont ces illustres magistrats! On ne doit pas s'étonner après cela si, sous de tels chefs, la justice se rend aussi injustement, si un plaideur est plusieurs années à Paris sans pouvoir seulement obtenir une audience, parce que celui qui possède son bien le partage avec eux et le rapporteur. Enfin la justice n'emploie plus sa balance que pour peser l'or; une direction suffit pour enrichir tous ceux qui en sont, aux dépens des héritiers et des créanciers, et l'on ne voit que des gens qui se sont ruinés à gagner des procès, dont on ne voit la fin que lorsque l'on n'a plus de quoi assouvir l'avidité de ces ministres de Thémis, qui la plupart, nourris du sang de l'orphelin, conservent les mêmes inclinations qu'ils ont contractées dans la crasse de l'étude de leurs pères. D'autres, vil sang de partisan, croient avoir

1. *En marge :* L'oncle de M. de Chabanais, voulant le déshériter sans aucun espoir de revenir contre son testament, choisit, il y a peu d'années, les présidents de Mesmes et de Novion, avec lesquels il n'avoit nulle liaison, pour leur donner son bien. Fidéicommis de nouvel aspect, bien honorable pour ceux que l'on a jugés dignes et qui ont si bien répondu à l'opinion qu'on a eue d'eux. Disons vrai: ils mériteroient d'être notés d'infamie et bannis de la société civile parmi des hommes qui feroient profession d'aimer la vertu et de haïr le vice.

acheté un titre pour voler plus impunément que leurs pères. Tels sont ces tuteurs des rois, ces pères conscrits de nouvelle édition, dont les meilleurs font leurs études dans les coulisses de la Comédie, où, mauvais copistes des marquis ridicules de Molière, ils viennent faire soupirer quantité de spectateurs de savoir leurs affaires en de pareilles mains. C'est ainsi qu'est composée cette illustre compagnie, que l'auteur du libelle ose comparer au sénat de l'ancienne Rome et établir par cette comparaison une préférence à la robe sur l'épée, ridicule idée, digne production d'un cerveau aussi démonté, qui croit tout persuader par ses sophismes ; mais il essaye en vain d'avilir les dignités et les charges que la noblesse acquiert par sa valeur en leur comparant celles de la robe ; cela ne vaut pas la peine d'y répondre. Un gentilhomme anobli par son épée mérite plus de considération qu'un homme revêtu d'une charge vénale qu'il ne doit qu'à son bien, suite de ce que nous venons de dire et souvent d'une infâme usure, habileté fort en usage chez Messieurs et leur séquelle.

La préséance du chancelier qu'il cite ne fait rien pour eux. Ce chef de la justice a été choisi dans tous les États selon la volonté des rois. Il s'est arrogé dans ces derniers temps bien des prérogatives qui ne lui appartiennent pas. Mais pour qui l'auteur du libelle a-t-il prétendu écrire, et qui est assez ignorant des coutumes des Romains pour ne pas savoir qu'il n'y a jamais eu d'état chez eux pareil à celui qui est en France sous le nom de la robe? Qui ne sait que leur sénat étoit ce qu'il y avoit de plus considérable dans la république, que l'on appeloit les familles qui le composoient patriciennes, ce que les historiens appellent la noblesse de Rome, et que l'on les remplaçoit, à mesure qu'elles s'éteignoient, de celles des chevaliers romains, qui pourroient être comparés à la simple noblesse de France, quoique la comparaison n'en soit pas tout à fait juste, les lois de cette monarchie n'admettant point de séparation de grades dans la noblesse, mais seulement une considération plus grande fondée sur l'ancienneté et l'illustration, ou sur les emplois, souvent même, par le malheur des temps, sur les richesses, et peu sur le mérite.

Les sénateurs romains faisoient les lois, gouvernoient la religion, commandoient les armées, et seuls remplissoient les charges qui commandoient à la république, au gouvernement de laquelle le peuple n'avoit nulle part avant ses révoltes contre le sénat. La part qu'il y a en France par les députés qu'il envoie aux États, n'est pas non plus du commencement de la monarchie, et le soin de la justice que l'on lui a abandonné est encore plus nouveau. La noblesse seule avec le clergé régloit autrefois les affaires de l'État, soit convoquée par le Roi ou à son défaut, et le droit de rendre la justice chacun à ses vassaux lui appartenoit aussi uniquement. Si ces magistrats, qui prétendent un rang si élevé, veulent une comparaison pour eux dans la république romaine, celle des tribuns du peuple leur convient beaucoup mieux. Comme eux créés plusieurs siècles après la fondation de l'empire et augmentés en temps différents, comme eux d'entre le peuple qu'on nomme en France tiers état, ne songeant qu'à s'arroger de nouveaux droits, ils en ont l'orgueil et l'esprit séditieux, toujours prêts à entraîner la populace d'une ville qui les écoute comme des oracles. Sans remonter plus haut, Henri IV et Louis XIV l'ont éprouvé. Mais heureusement ils n'auront point de crédit sur les soldats de Fabius pour leur faire méconnoître leur général, et ils n'empêcheront point, ce qu'ils ont essayé plusieurs fois, qu'on n'arrache le Capitole des mains de l'étranger. Qu'ils songent bien plutôt que Montfaucon est le mont Sacré ou le mont Aventin sur lequel le peuple les pourroit suivre, digne fruit des suites de cette considération dont ils menacent. Mais peut-être ont-ils voulu parler de Rome sous les empereurs? Qu'ils se souviennent que ces maîtres du monde étoient l'ouvrage des légions. C'est à quoi la France n'est point exposée; le droit légitime de nos souverains a plus d'une branche pour se perpétuer, sans compter celles qui sortiront du rejeton qui nous est resté de tant d'illustres troncs abattus en si peu de temps. Mais lors, comme il est déjà arrivé que le droit de la couronne se trouvera en litige, nous avons dit à qui en appartenoit la décision, et cette même noblesse qui commande ou compose les troupes sauroit appuyer et faire valoir son choix. C'est à elle que l'on doit la conservation de la couronne dans l'auguste maison de nos maîtres. Le Parlement, consulté sur les droits de Philippe de Valois simplement comme gens de loi, vit contre son avis la couronne déférée à ce prince par les pairs et barons. Sans la noblesse, à la mort d'Henri III le royaume étoit la proie des étrangers, et le Parlement, membre d'une Union de révolte, donnoit arrêts sur arrêts dictés par les doublons d'Espagne, crime dont à la vérité le nonce donnoit sur le champ l'absolution. Malgré son crédit, il ne put cependant alors obtenir de faire un ordre séparé entre la noblesse et le tiers état aux États qui se tinrent à Paris, quoiqu'ils ne fussent qu'une foible idée des véritables et qu'il n'y eût pour la noblesse que quelques gentilshommes peu considérables et créatures des Lorrains, qui appuyoient cette prétention du Parlement. En effet le tiers état a plus d'intérêt que les autres d'empêcher l'élévation de la robe au-dessus de lui, ce qui l'éloigneroit davantage de la noblesse. Peut-être s'y opposeroit-il moins si ces magistrats étoient dignes de leurs emplois, si, contents de l'honneur de rendre la justice, ils n'abandonnoient pas le véritable pour courre après le faux, et si, n'achetant point avec leurs charges le droit de vendre la justice, ils étoient choisis par leur capacité et leur intégrité, et si de suppôts de la chicane, source des sollicitations dont ils ont la bassesse de tirer gloire, avantage qu'ils ont de commun avec le procureur et le plus petit commis et qu'ils reprochent dans leur libelle, on les voyoit devenir les destructeurs de cette fille favorite de l'enfer et faire consister leur gloire dans la vertu et dans l'équité. C'est de cette considération qu'ils devroient être jaloux et que personne ne leur refuseroit.

L'on ne doit pas croire que cet écrit soit le mémoire que le public attend depuis longtemps de la noblesse. Il n'est que l'occupation de quelques heures d'un seul homme dont le plus grand intérêt en cette affaire est l'amour de la vérité et le plaisir de confondre l'orgueil. L'on verra si le Parlement agitera de le condamner comme leur libelle, qui méritoit d'être brûlé par la main du bourreau, démarche qu'ils n'ont faites que pour exciter davantage la curiosité.

Au reste, l'on n'a pas daigné répondre aux généalogies. On laisse jouir tranquillement le Parlement du plaisir de la médisance et de l'infamie de la calomnie.

V

LES MÉMOIRES MANUSCRITS DE TORCY

M. Émile Bourgeois, dans l'article qu'il a fait paraître en 1905 dans la *Revue historique* (tome LXXXVII), sous le titre de *La collaboration de Saint-Simon et de Torcy*, a établi : 1° que, pour le récit des négociations diplomatiques, notre auteur a, depuis le mois d'octobre 1715, non seulement résumé et analysé les « Mémoires manuscrits de Torcy[1] », dont il avait une copie[2], mais qu'il en a très souvent reproduit presque sans modification des passages entiers ; 2° que pour les premiers mois de 1718, pendant plus de trois cents pages, il les copie textuellement, ce que d'ailleurs il déclare lui-même. A cette démonstration péremptoire il n'y a rien à ajouter, et les nombreuses citations de ces Mémoires de Torcy que nous avons faites ou indiquées en notes dans le commentaire des pages (207-204) ci-dessus, ne font que corroborer ce que le savant professeur avait si judicieusement démontré.

Les conclusions de la dernière partie du travail de M. Bourgeois ne sont pas moins intéressantes. Mgr Baudrillart[3] n'avait vu dans le recueil formé par le ministre que des extraits de correspondance d'agents secrets[4] ; il avait cru y trouver des inexactitudes, conséquence, pensait-il, du défaut de documents officiels, et il ne lui attribuait qu'une valeur proportionnelle à la confiance que méritent des rapports d'espions. Or M. Bourgeois a établi, par trois exemples tirés de la correspondance d'Alberoni avec le duc de Parme, et aussi par d'autres correspondances diplomatiques anglaises, suédoises ou espagnoles, que toutes les lettres d'ambassadeurs ou d'agents étrangers qui transitaient par la France pour atteindre leur destinataire passaient sous les yeux de Torcy, en qualité de surintendant des postes, et qu'il en faisait prendre des extraits dont il a composé ses Mémoires[5]. Ceux-ci ne manquent donc plus de l'autorité des documents officiels ; ce ne sont plus seulement

1. Bibl. nat., ms. Franç., 10670 à 10672.
2. Affaires étrangères, vol. *France* 464-468.
3. *Philippe V et la cour de France*, tome II, Introduction, p. 13-14.
4. C'est le titre que porte la copie qu'en possédait Saint-Simon ; mais ce titre est récent.
5. Il faut remarquer que toutes les lettres qui étaient envoyées par courriers spéciaux, et qui étaient les plus importantes, lui échappaient.

des rapports d'espions, comme l'avait pensé Mgr Baudrillart, et de cette constatation leur valeur historique se trouve singulièrement renforcée. Saint-Simon ayant pour une bonne part reproduit textuellement les Mémoires de Torcy, il se trouve que toute la partie des Mémoires de notre auteur qui s'étend d'octobre 1715 à août 1718 est l'exposé complet et fidèle de la politique étrangère des divers cabinets européens pendant cette période.

A toutes ces conclusions de M. Bourgeois, nous souscrivons sans réserve; mais il nous semble qu'il y a lieu d'y ajouter d'autres remarques.

Dans la forme où ils nous sont parvenus, ces Mémoires de Torcy ne sont point simplement des copies ou des extraits de correspondances; à peine les sept ou huit premières pages laissent-elles transparaître cette forme. C'est bien vite un récit suivi, dans lequel se montre la substance plus que le texte même des documents diplomatiques. Jamais on n'y rencontre trace de style direct; c'est toujours le mode indirect qui est employé, et cela indique bien qu'il y a eu analyse ou adaptation de l'original. On trouvera de cela une preuve évidente dans les trois lettres d'Alberoni et du duc de Parme dont le texte a été rapproché par M. Bourgeois de celui des *Mémoires de Saint-Simon* et par conséquent de ceux de Torcy, dont les premiers sont l'exacte copie en cette circonstance: Torcy et Saint-Simon conservent le sens de l'original; ils en utilisent même certaines expressions; mais ce n'en est point la reproduction exacte. Les documents primitifs ont donc été analysés et condensés dans une rédaction nouvelle.

Avant que ces Mémoires de Torcy soient arrivés à leur forme actuelle, il a dû y avoir plusieurs opérations successives: d'abord, la copie textuelle des passages intéressants des documents ouverts dans les bureaux de la poste (il fallait agir vite et ne pas trop retarder les correspondances; il était plus simple et plus sûr de copier que d'analyser, surtout étant donné que ce travail de copie pouvait se faire par quelque commis dont la compétence aurait été sans doute insuffisante pour une analyse exacte et complète); — ensuite, la condensation des textes sous une forme résumée, mais contenant la substance essentielle des documents primitifs, et parfois les termes mêmes qui s'y trouvaient.

Cette deuxième opération s'est-elle exécutée immédiatement dans les bureaux du secrétaire d'État, ou a-t-elle été faite longtemps après, par un secrétaire du ministre, lorsque celui-ci eut le loisir, dans sa retraite, de revoir l'amas de documents qu'il avait ainsi réunis? Nous ne le savons pas précisément. Cependant il est très probable qu'il y a eu d'abord une première condensation dans les bureaux des affaires étrangères, puis une seconde, faite d'après cette première, longues années plus tard, quand Torcy eut été éloigné des affaires. Voici les raisons qui nous font penser qu'il en a été ainsi.

L'examen du manuscrit de la Bibliothèque nationale (Français 10670-10672), qui est certainement l'original ayant appartenu au ministre, puisqu'on y trouve des passages entiers écrits de sa main, fait voir que ce manuscrit ne fut achevé qu'assez tard; car la copie qu'en avait prise Saint-Simon, très probablement vers 1740, ne contient pas certaines additions ou corrections qui s'y trouvent. Il paraît donc certain que, à l'époque où Saint-Simon en eut communication, ce manuscrit n'était pas absolument dans sa forme actuelle, et que par conséquent Torcy le revisa et le compléta légèrement pendant sa retraite.

D'autre part, il est très vraisemblable que ce travail tardif ne fut pas fait directement sur les extraits copiés. Ces extraits primitifs devaient contenir beaucoup de fatras et d'inutilités, et il est à penser que, pour se débarrasser de ce superflu et ne conserver que les renseignements utiles contenus dans les lettres copiées à la poste, on avait dû, dans les bureaux des affaires étrangères, procéder à une première condensation qui rendît ces documents plus facilement utilisables. Mais, pour ce premier travail, il n'était pas nécessaire de réunir ces analyses, ou plutôt ces résumés, de documents qui avaient des sources, des destinations et des sujets très divers; il n'était pas besoin de les souder ensemble dans un récit suivi s'enchaînant logiquement, avec des transitions et des phrases de liaison, il suffisait de les juxtaposer.

Une preuve de l'existence de ce premier travail sont les corrections de pur style que l'on rencontre parfois en interligne dans le manuscrit de Torcy; elles sont l'indice d'une première rédaction. Une autre preuve se trouve dans les premières pages de ce manuscrit; elles ont en effet conservé la forme d'extraits, mais d'extraits déjà condensés et rédigés, où n'existe plus trace du style direct que devait laisser paraître la copie primitive; celle-ci devait porter en outre l'indication de l'auteur et du destinataire, indication qu'on ne retrouve jamais dans le manuscrit de Torcy.

Or, si l'on met à part ces premières pages[1], ce manuscrit présente un récit, non seulement continu et bien enchaîné, mais correct, bien écrit, châtié même, et Saint-Simon laisse à entendre qu'il le regarde comme une rédaction personnelle du ministre, puisqu'il vante[2] « la netteté, le coulant, la noblesse et la correction de style, son agrément et sa douceur », ce qu'il n'aurait pas dit de l'œuvre d'un secrétaire ou d'un commis. Nous arrivons donc à cette conclusion que les « Mémoires manuscrits de Torcy », tels qu'ils nous sont parvenus, sont une œuvre composée par lui-même et ayant pour base première les extraits de lettres copiées à la poste, pour base seconde une première condensation de ces extraits faite peu après dans les bureaux des affaires étrangères. Cette œuvre se présente donc, non plus comme un simple recueil de copies du cabinet noir, mais comme une histoire générale de

1. Il est très possible que Torcy avait laissé à ces premières pages cette forme primitive, parce qu'il comptait ne rédiger le début de son œuvre qu'en dernier lieu, et que la mort l'en a empêché.

2. Tome XV de 1873, p. 298.

la diplomatie européenne pendant les trois années qui suivirent la mort de Louis XIV, histoire écrite par un homme qui avait été intimement mêlé à tous les incidents de cette diplomatie et qui en connaissait le mieux tous les ressorts et toutes les intrigues.

Ce ne serait pas s'aventurer que de penser que le ministre, pour enchaîner et compléter le récit, et aussi pour établir les transitions nécessaires, y a joint quelques précisions de son cru, quelques renseignements ou quelques indications qui lui étaient personnelles. Une étude très fouillée et très complète de tout l'ensemble du texte et de ses sources premières pourrait seule établir dans quelle mesure cette hypothèse est justifiée. Souhaitons que l'édition complète des Mémoires de Torcy que M. François Rousseau entreprend pour la Société de l'histoire de France, éclaircisse toutes ces questions, si les documents que nous possédons encore à l'heure actuelle en fournissent la possibilité.

VI

LA POLITIQUE ÉTRANGÈRE AU DÉBUT DE LA RÉGENCE

Extraits des Procès-verbaux du conseil de Régence.

Les relations de la France avec les puissances étrangères tenant une place importante dans le présent volume, et spécialement ce qui regarde l'Espagne, l'Angleterre et la Hollande, il a semblé curieux d'extraire des procès-verbaux du conseil de régence (mss. Franç. 23663 et 23667) les passages relatifs aux négociations avec ces trois puissances qui ont plus particulièrement rapport au récit de Saint-Simon. Ce sera comme un résumé de la politique étrangère officielle de la France pendant les premiers mois de la Régence. La première mention intéressante se trouve dans le procès-verbal du 19 octobre :

Séance du 19 octobre 1715.

Hollande. — « M. le maréchal d'Huxelles a rapporté une lettre de M. de Châteauneuf, ambassadeur en Hollande, par laquelle il marque que, quoique les Hollandois ne paroissent pas trop contents de l'Empereur et du roi d'Angleterre, il est cependant persuadé que les Hollandois fourniront six mille hommes de troupes aux Anglois ; qu'il lui paroît que les Anglois sont en situation de faire une ligue avec l'Empereur, dans laquelle il est à craindre que les Hollandois, quelque mine qu'ils fassent, ne soient entraînés, mais que ce ne sera qu'après que le traité de la Barrière sera fini, ce qu'il croit qui n'ira pas loin, paroissant que chacun veut concourir pour cela.

« Il a été décidé qu'on lui répondroit de redoubler d'attention sur tout ce qui se passe, et qu'on lui manderoit les ouvertures que Mylord Stair avoit faites pour prendre quelques arrangements avec le Roi ; que, supposé qu'il voulût agir de bonne foi, on ne perdoit point cette affaire de vue... »

Séance du 27 octobre 1715.

Espagne. — « ...Lettre de M. de Saint-Aignan, qui marque qu'il a eu avis que le baron de Ripperda avoit ordre de suivre une négociation particulière avec la reine, par le moyen de l'abbé Alberoni, pour obtenir de faire le commerce aux Indes, offrant de fournir soixante vaisseaux, dont partie appartiendroit en propre au roi d'Espagne, et le reste feroit commerce pour se payer des vaisseaux fournis au roi d'Espagne ; —

écrit aussi qu'il a trouvé le baron de Capres enfermé secrètement chez le cardinal del Giudice, sans qu'il ait pu découvrir de quoi il est question, qu'il sait seulement que ce baron avoit témoigné qu'il avoit des moyens pour mettre l'abbé Alberoni dans ses intérêts.

« Il a été décidé qu'il seroit répondu à M. de Saint-Aignan qu'il eût à faire ses efforts pour détourner le roi d'Espagne, autant qu'il se pourroit, de recevoir des vaisseaux d'Hollande, lui faisant entendre que le commerce des Indes ne peut se soutenir qu'autant qu'il ne sera fait que par les Espagnols; que d'ailleurs cette offre n'est qu'un prétexte pour engager S. M. Cath. dans des affaires qui lui seroient préjudiciables et le mettroient dans la suite dans leur dépendance; — que, si le roi d'Espagne vouloit absolument avoir une marine, il lui seroit fourni de France des moyens pour cela et des constructeurs; qu'il avoit des bois en Espagne de toute espèce, et que par là il auroit des bâtiments à lui dont il pourroit faire l'usage qu'il estimeroit à propos, sans avoir à faire à personne; qu'à l'égard de la négociation dont il parle du baron de Capres, il falloit qu'il fît tous ses efforts pour en découvrir quelque chose. »

Séance du 6 novembre 1715.

Hollande. « Il a été lu une grande lettre de M. de Châteauneuf très raisonnée, non seulement sur ce qui regarde la Hollande, où il est ambassadeur, mais même sur l'état présent des affaires de l'Europe, et sur les partis qu'il croiroit qu'on pourroit prendre. Il marque encore qu'il croit savoir par une voie sûre qu'il y a un traité signé entre l'Empereur et le roi d'Angleterre.

« Décidé de lui répondre qu'on est content de ces détails et des avis qu'il donne, et l'exciter à continuer avec une liberté entière, en lui marquant que, quoique ce qu'il propose ne soit pas également praticable, il est bon cependant de se former un plan, remettant à perfectionner ses premières idées à mesure que les événements en découvriront les moyens; qu'il faut néanmoins avoir toujours en vue d'éviter la guerre, et, si elle devenoit indispensable, songer à diminuer le nombre des ennemis du Roi autant qu'il se pourroit... »

Séance du 10 novembre 1715.

Hollande. — « ...Deux lettres de M. de Châteauneuf du 5 novembre, par lesquelles il marque que la conclusion du traité de la Barrière ne rouloit plus que sur des bagatelles, et que les obstacles qui regardoient la religion étoient levés. Il mande qu'on peut s'attendre que le Pensionnaire fera tout son possible pour former une ligue entre l'Empereur, l'Angleterre et la Hollande... »

Espagne. — « Il a été lu les lettres de M. de Saint-Aignan des 26 et 27 octobre, par lesquelles il marque qu'il se répand que le roi d'Espagne a envie de rappeler M. de Cellamare et envoyer ici à sa place M. de Robecq; que cependant le cardinal del Giudice, avec qui il a parlé de cela, lui a dit que cette nouvelle étoit fausse; que cela ne décide cependant rien, ce cardinal, qui est mal avec M. Alberoni, n'ayant plus grand crédit à la cour. Dit aussi qu'il sait que M. le baron de Capres desire fort d'avoir cette ambassade; que, comme il lui a paru qu'on desiroit en France que l'ambassadeur qu'on enverra fût espagnol, il a tâché dans une simple conversation d'exciter le P. Daubenton de penser au marquis de Mejorada; que cependant il attend des ordres pour suivre cette affaire plus vivement. — Mande aussi que le baron de Ripperda continue à avoir de fréquentes conférences avec M. Alberoni, qu'il croit rouler sur les vaisseaux que les États-Généraux veulent fournir au roi d'Espagne; qu'on dit que M. Alberoni veut envoyer à Rome le prince de Cellamare pour tâcher d'obtenir pour lui un chapeau de cardinal; qu'on parle de mettre M. d'Aguilar à la tête des affaires de la guerre.

« Il a été décidé de répondre qu'il faut absolument qu'il s'oppose qu'on envoie ici pour ambassadeur ni M. de Robecq, ni M. le baron de Capres, et qu'il faut insister pour avoir un Espagnol; qu'il peut juger, étant sur les lieux, celui qui conviendroit le mieux; qu'on s'accommoderoit fort de M. de Mejorada et qu'il peut même agir pour cela, quoiqu'il ait paru ci-devant qu'on le destinoit pour être mis auprès du prince des Asturies; — qu'à l'égard de la négociation qui paroît se former entre l'Espagne et la Hollande, il peut suivre ce qu'on lui a déjà marqué là-dessus, en engageant autant qu'il pourra le roi d'Espagne à faire plus tôt bâtir des vaisseaux, avec les offres de lui envoyer les ouvriers nécessaires, lui faisant connoître de quelle conséquence il pourroit être de permettre aux Hollandois le commerce des Indes. »

Séance du 17 novembre 1715.

« Le Mylord Stair ayant revendiqué un Anglois arrêté pour être resté trois jours à une porte à attendre avec un mousqueton un courrier qui devoit passer[1], il a été décidé que, après le lui avoir rendu, on lui marqueroit qu'il étoit contre le droit des gens d'envoyer dans le royaume des Anglois avec ses passeports, n'ayant nul caractère pour en donner tant qu'il n'a point la qualité d'ambassadeur; que, même s'il avoit caractère, il ne pourrait donner des passeports à ceux qui s'en retourneroient en Angleterre que pour aller s'embarquer à Calais, sauf à en demander en cas qu'il leur fît prendre un autre chemin. »

Séance du 20 novembre 1715.

Angleterre. — « A été lue une lettre de M. d'Iberville du 15, par laquelle il marque que le penchant de l'Angleterre et de la cour de Vienne seroit assez de renouveler la guerre contre la France, sans les affaires présentes de l'Angleterre et celles de l'Empereur contre les

1. Ceci a certainement trait à l'affaire de Nonancourt; ci-dessus, p. 274-282.

Turcs ; qu'on disoit hautement à Londres que le Prétendant étoit parti de Bar et avoit pris le chemin de Paris sans aucun déguisement sous son nom ordinaire de chevalier de Saint-Georges ; qu'un courrier du Mylord Stair, arrivé le matin du jour qu'il écrivoit, avoit rapporté que Mgr le duc d'Orléans avoit envoyé un maréchal de camp sur la route qu'on disoit que le Prétendant avoit prise, avec ordre de l'empêcher de passer plus avant et de le faire retourner en Lorraine...

« A été décidé de faire savoir à M. d'Iberville les démarches que fait ici Mylord Stair, sans oublier ce qui s'est passé à Nonancourt... »

Espagne — « A été lu des lettres de M. de Saint-Aignan du 4 novembre, par lesquelles il marque que, quoique le cardinal del Giudice paroisse mécontent du peu de part qu'il a aux affaires et que les bruits de sa retraite subsistent, il ne lui est cependant revenu rien de certain sur le voyage qu'on disoit qu'il vouloit faire en France ; qu'il fera néanmoins de son mieux pour le traverser ; qu'à cette fin il en a déjà parlé à l'abbé Alberoni et au P. Daubenton ;..... que le nommé Tanqueux lui est venu dire qu'il savoit de bonne part qu'il y avoit un traité secret fait entre le roi d'Espagne et la république de Gênes, par lequel cette république offroit de fournir à S. M. Cath. des vaisseaux pour faire le commerce des Indes, à de certaines conditions, et que c'étoit le même traité qu'avoit voulu faire M. de Ripperda pour la Hollande ; qu'on regarde le retour de M. de Cellamare comme une chose certaine ; qu'il en a lui-même écrit à M. le baron de Capres, avec lequel il est en intelligence, en lui souhaitant sa place..... »

Séance du 27 novembre.

Hollande. — « A été lue une lettre de M. de Châteauneuf du 22 novembre, par laquelle il envoie la copie du traité de Barrière ; marque qu'on lui a dit que M. de Königsegg proposoit une ligue défensive entre l'Empereur et les Hollandois, et qu'on l'avoit voulu engager à en proposer une offensive entre la France et la Hollande, lui faisant entendre qu'une neutralité, cela pourroit donner quelque défiance ; au lieu qu'en proposant une ligue offensive, on pourroit parvenir à la neutralité ; que le temps étoit d'autant plus propre pour cela, qu'il étoit indispensable aux Hollandois de faire une ligue avec la France ou avec l'Empereur ; — marque qu'il ne paroît pas que le traité qui a été proposé entre l'Espagne et la Hollande pour le commerce des Indes puisse avoir lieu, que M. de Ripperda qui s'en mêle n'est pas un homme fort accrédité.

« Il mande par une lettre particulière qu'il ne croit pas qu'on doive prendre le change en proposant une ligue offensive et qu'il s'en faut tenir à la neutralité ; que la ligue offensive entraîneroit indubitablement la demande de faire la guerre au Prétendant ; — marque que les États-Généraux auroient quelque envie d'envoyer M. Riden ambassadeur en France, mais que cela n'est pas encore décidé ; — mande que Mylord Stair a répandu que Mgr le duc d'Orléans lui avoit témoigné qu'il étoit porté à entrer dans une ligue avec les Hollandois et le roi d'Angleterre.....

« Décidé de répondre de ne rien écouter sur ce qui regarde la ligue offensive, cela ne convenant en aucune façon, mais qu'il peut en proposer une défensive pour retomber après sur la neutralité des Pays-Bas, et cela sur le fondement de la conclusion du traité de Barrière; que ce qu'a pu mander le Mylord Stair est absolument faux. Décidé de répondre en même temps que, comme il est important de mettre plusieurs personnes dans les intérêts de la France, qui ne tendent qu'au repos de la république et par là à son bien, il peut compter qu'on dépensera volontiers sur cela jusqu'à cinquante mille écus. »

Séance du 4 décembre.

Espagne. — « A été lue une lettre de M. le duc de Saint-Aignan du 18 novembre, par laquelle il marque qu'il a cru devoir faire précéder l'audience qu'il devoit avoir du roi d'Espagne par une conférence avec M. l'abbé Alberoni ; qu'il a commencé par lui dire que S. M. étoit informée des offres que les États-Généraux faisoient à S. M. Cath. et des engagements qu'on étoit sur le point de prendre avec M. de Ripperda; que l'abbé, qui lui avoit paru d'abord embarrassé, lui avoit répondu que, s'il s'étoit fait quelque proposition, c'étoit à son insu. A quoi il avoit répliqué que, cela étant, il étoit étonné que M. de Ripperda, qui avoit de fréquentes conversations avec lui, n'en eût que sur des bagatelles; à quoi l'abbé Alberoni n'avoit rien répondu. Marque qu'il a parlé aussi à cet abbé d'une négociation avec les Génois pour le commerce des Indes, que l'abbé a niée de la même manière; qu'ayant eu depuis une audience du roi d'Espagne, S. M. Cathol. l'avoit assuré de même qu'il n'étoit question de rien. Marque que le baron de Capres ménage toujours le cardinal del Giudice et l'abbé Alberoni. Quoique le crédit du premier paroisse baisser de plus en plus, assure que ce baron pense toujours à l'ambassade de France...

« Décidé de lui mander le peu de considération qu'on a appris de Hollande qu'on a en ce pays-là pour M. de Ripperda; qu'il paroît que toutes les négociations projetées avec les Hollandois et les Génois sont absolument rompues; que, dès qu'il lui semble que le crédit du cardinal del Giudice tombe, il doit songer à se ménager avec le nouveau gouvernement... »

Séance du 8 décembre.

Angleterre. — « A été lu des lettres de M. d'Iberville des 28, 29 et 30 novembre, par l'une desquelles il rend compte d'une conversation très haute et très vive qu'a eue avec lui M. de Stanhope, sur ce qu'il prétend que Mgr le duc d'Orléans a favorisé le passage en France et l'embarquement du Prétendant et du duc d'Ormond, que l'on a aussi laissé sortir des armes pour l'Écosse, et qu'enfin l'on a fait refus de laisser embarquer le maître d'hôtel de Mylord Stair, qui avoit ordre de son maître de suivre le duc d'Ormond. M. d'Iberville marque que M. de Stanhope lui a dit, fort échauffé de colère, qu'avant qu'il fût longtemps le Roi et Mgr le duc d'Orléans auroient lieu de se repentir de cette prétendue infraction aux traités, puisque l'Angleterre avoit des amis qui ne l'abandonneroient pas, et qu'il n'avoit tenu qu'à Mgr le duc d'Orléans de s'allier avec le roi d'Angleterre, qui lui avoit fait faire des propositions très avantageuses. M. d'Iberville mande que plus les vivacités de M. de Stanhope ont paru, plus il a conservé son sens froid, lui demandant seulement si son intention étoit qu'il fît part au Roi de ce qu'il lui disoit; à quoi M. de Stanhope a répondu qu'il le pouvoit.....

« A été décidé de lui répondre... qu'il peut dire avec fermeté que, si absolument le roi d'Angleterre vouloit rompre les traités, on sauroit bien lui résister, et que le Roi trouveroit dans le cœur de ses sujets les moyens de soutenir la guerre injuste qu'on voudroit lui faire; — qu'on pourroit se plaindre des discours insolents de M. Stanhope, mais que de pareilles plaintes ne servent qu'à augmenter l'aigreur; — que les faux avis que Mgr le duc d'Orléans avoit favorisé le passage du Prétendant et du duc d'Ormond, viennent du Mylord Stair, qui a voulu par là faire sa cour à son parti; que c'est sa faute si le Prétendant s'est embarqué, d'autant qu'on a fait tout ce qu'il a voulu pour l'empêcher; — que, quand Mylord Stair a fait des propositions à Mgr le duc d'Orléans, il a toujours répondu qu'il ne pouvoit entrer dans aucune alliance qu'autant qu'elle seroit de bonne foi, pour assurer les traités;.... »

Séance du 11 décembre.

Hollande. — « ...A été lue une lettre de M. de Châteauneuf du 6 décembre, par laquelle il... mande qu'un député des mieux intentionnés lui a dit depuis quelque jours que la république se trouvoit dans une situation à desirer plus que jamais d'être unie avec le Roi, pour empêcher les desseins du roi de Prusse, qui emploie tous ses efforts pour se faire stathouder des provinces de Gueldre et Over-Yssel; qu'il sait que ce prince répand de l'argent pour parvenir à ce but... »

Séance du 15 décembre.

Angleterre. — « ...A été lu des lettres de M. d'Iberville des 2, 5 et 9 décembre ;..... mande que Mylord Stair a écrit à plusieurs personnes qu'il seroit bientôt en état de faire connoître tout ce qu'a fait Monseigneur le Régent pour le Prétendant, quelque chose que l'on puisse dire ; que ce Mylord a écrit bien différemment du mémoire qui lui avoit été adressé sur l'affaire de ses domestiques qu'il dit avoir été arrêtés ; marque que M. Stanhope continue à tenir des discours fort hauts ; que cependant les nouvelles qui se répandent à la cour de l'arrivée du Prétendant consternent le parti whig et réveillent fort les tories... »

Séance du 29 décembre.

Espagne. — « A été lue une lettre de M. le duc de Saint-Aignan du 14 décembre, envoyée par un courrier extraordinaire, pour recevoir des ordres sur la manière dont il se doit conduire pour l'obtention de la continuation des privilèges des marchands et négociants de la nation, ayant reçu des plaintes très vives de ceux de Valence et de Barcelone; qu'il en a parlé au cardinal del Giudice, des réponses duquel il n'a pas été content; que sur cela il a jugé à propos de demander une audience au roi d'Espagne; que, quoiqu'il ait bien expliqué à ce prince la justice de la cause, il l'a trouvé si fort en garde contre ses discours et si prévenu par ses ministres, qu'il en a eu des réponses très sèches;..... que la faveur du cardinal del Giudice tombe de jour en jour, et celle de l'abbé Alberoni augmente; que par là il est embarrassé à qui s'adresser, voyant qu'en continuant à traiter avec le cardinal il se met au hasard de ne rien finir; qu'en s'adressant aussi entièrement à l'abbé Alberoni, il court risque d'aliéner le cardinal et de déplaire même aux Espagnols, qui paroissent quant à présent dans son parti.

« Décidé de lui répondre de prendre le canal de l'abbé Alberoni et de paroître toujours s'adresser pour les dehors au cardinal, en s'expliquant même avec confiance à l'abbé Alberoni et lui marquant qu'on est obligé d'avoir ces ménagements pour un homme que le roi d'Espagne a paru charger de ses affaires, lui donnant à entendre que, s'il pouvoit s'attirer à lui seul celle dont est question, on en seroit ravi, persuadé qu'il s'emploiera toujours à ce qui peut servir à l'union des deux couronnes, et lui insinuant que son intérêt le doit porter à se ménager avec la France, qui peut le servir utilement pour son avancement, même au cardinalat... »

Nous arrêtons ici ces extraits qui pourront être continués par la suite, si la matière le demande.

VII

LA DUCHESSE DE LESDIGUIÈRES, NÉE GONDY.

Notes du P. Léonard[1].

« Novembre 1691. — Mme la duchesse de Lesdiguières, qui avoit été longtemps sans aller à la cour, y a été mener son fils, qui a été présenté au Roi par M. le duc de la Trémoïlle, son futur beau-père ; car il doit épouser Mlle de la Trémoïlle, âgée un peu plus de treize ans, lui environ quatorze, étant de 1678. Le mariage a été déclaré à la cour. On fait état que ce duc a plus de six cent cinquante mille livres de rente. *Ajouté après coup* : Ce mariage a été rompu par les oppositions.

« Cette duchesse a acquitté pendant son veuvage pour deux millions de dettes. Elle vit fort régulièrement, se relève à minuit, etc. M. Braumé (?), confesseur de Saint-Paul, étoit son directeur. M. l'Archevêque l'a interdit au mois d'octobre 1691. On dit que cette duchesse y a eu part. Quand ce directeur a été pour la voir, on lui a refusé à parler.

« Il n'y a rien de plus magnifique que son hôtel et ses appartements. Ses portraits ont tous la gorge couverte. On dit qu'elle a donné congé à son écuyer parce qu'il étoit bien fait. Sa sœur aînée de Gondy, au Calvaire, ne voulut point se marier. Cette duchesse la va voir une fois l'an.

« Elle a fait faire un mausolée de marbre avec un relief à une petite chatte qu'elle aimoit fort (environ 1690). Elle l'a fait peindre dans ses tableaux.

Ci gît une chatte jolie.
Sa maîtresse, qui n'aime rien,
L'aima jusqu'à la folie.
Pourquoi le dire? On le voit bien.

« Elle étoit fort du monde. Étant à Grenoble, à l'arrivée de M. le Camus, elle alloit au sermon par divertissement, parce qu'il étoit bien fait, disoit de belles choses, etc. Après quelque temps, elle fut touchée et alla voir M. le Camus pour lui demander un confesseur, et que c'étoit le présent qu'elle demandoit. Quand elle revint à Paris, Mon-

1. Archives nationales, MM 825, fol. 145-146.

sieur de Grenoble lui dit de prendre le P. Bersault[1], homme de grande famille, à l'Institution, qui a donné trois ou quatre cent mille livres à cette maison. C'est un bon homme, pas de génie extraordinaire. Depuis qu'elle l'a quitté, on a remarqué quelque changement.

« 1694. Mme la duchesse de Lesdiguières a fait présent de quatre beaux chevaux à M. l'archevêque de Paris au commencement de 1694[2]. Cet archevêque ne bouge de chez elle, et elle va souvent à Conflans. Elle a écrit au cardinal le Camus qu'elle étoit bien avec M. l'archevêque de Paris. Cette Éminence lui a mandé dans la réponse : « Je suis bien aise d'avoir appris par vous-même cette nouvelle que par le public *(ici trois mots indéchiffrables)*.

« 1695. Mme la duchesse de Lesdiguières, qui es tde la famille des Gondy, a traité avec Messieurs du chapitre de Notre-Dame de Paris pour être inhumée dans la chapelle de MM. de Gondy dans leur église. C'est une chapelle que M. de Gondy, archevêque de Paris, et le cardinal de Retz, qui étoit Gondy, mais d'une autre branche qu'elle, ont accommodée; ils y sont enterrés. Elle fait bien orner et embellir cette chapelle.

« Vers le commencement de l'été 1697, elle fonda un obit à perpétuité à Notre-Dame de Paris pour feu M. François de Harlay, archevêque de Paris, mort en 1695, moyennant la somme de six mille francs. Il se doit chanter le jour de son décès.

« Au commencement de 1698, elle demanda permission à Messieurs du chapitre de Notre Dame de faire exhumer les entrailles de feu M. de Harlay, archevêque de Paris, mort en 1695, pour le faire transporter dans la chapelle de MM. de Gondy, qu'elle a fait accommoder ; mais ces Messieurs n'y voulurent pas consentir, et, comme ces entrailles sont au-devant de cette chapelle, elle a fait mettre une tombe fort propre et ornée dedans, avec cette inscription : *Cy devant gisent les entrailles, etc.* »

Madame Palatine décrivait ainsi sa vie journalière (*Correspondance*, recueil Jæglé, tome I, p. 195) : « La duchesse de Lesdiguières est d'un caractère bien étrange : de tout le jour elle ne fait rien que boire du café et du thé ; elle ne lit pas, elle n'écrit ni ne joue. Quand elle boit du café, ses femmes de chambre sont obligées de s'habiller en turques ; elle-même s'habille de même. Quand elle boit du thé, c'est le costume indien qu'on revêt. Les femmes de chambre pleurent souvent à chaudes larmes d'avoir à changer de costume deux ou trois fois par jour. »

1. Sans doute, Berzian.
2. Tout ce qui suit, jusqu'à la fin du paragraphe, a été biffé par P. Léonard, et remplacé par ces mots : « avec qui elle est bien, comme elle a mandé au cardinal le Camus. »

ADDITIONS ET CORRECTIONS

La lettre qui va suivre est celle que Chamillart adressa au Régent, lorsque celui-ci, à la prière de Saint-Simon, lui eût accordé la continuation de la pension que lui faisait Louis XIV. Cette pièce, qui aurait dû être placée dans note tome XXVII, lorsque notre auteur a raconté (p. 192) cette libéralité, a passé deux fois en vente chez Étienne Charavay, le 4 juillet 1884, n° 68 du Catalogue, et le 15 janvier 1886, n° 25 :

« A Courcelles, ce 6e octobre 1715.

« Monseigneur,

« M. le duc de Saint-Simon me mande par ordre de Votre Altesse Royale qu'elle veut bien me continuer les pensions dont le feu Roi m'avoit gratifié, et que j'en serai payé aussi commodément et aussi régulièrement à l'avenir que je l'ai été par le passé. Quelles grâces n'ai-je point à rendre à Votre Altesse Royale ! Il faut un cœur aussi généreux que le sien pour entrer avec autant de bonté et de générosité qu'elle fait dans mon état. Si, au milieu de la plus vive et de la plus sensible reconnoissance, j'ose marquer quelque peine à Votre Altesse Royale, c'est celle de n'avoir pas mérité par mes services un bienfait aussi considérable ; du moins n'ai-je pas à me reprocher d'avoir manqué en rien à Votre Altesse Royale dans le temps que j'étois en place. Elle veut bien s'en souvenir d'une manière qui m'engage à la plus vive et à la plus parfaite reconnoissance, mais qui n'ajoute rien au profond respect avec lequel j'ai l'honneur d'être pour toute ma vie,

« Monseigneur, de Votre Altesse Royale, le très humble, très obéissant et très obligé serviteur,

« CHAMILLART. »

Page 95, note 5. L'opinion que Mme Desmaretz s'occupait d'affaires de finances était assez répandue. Le 22 juillet 1712, le sieur Jaquotot, directeur du dixième à Clermont en Auvergne, écrit au contrôleur général pour se disculper de lettres et de propos qui lui ont été attribués à cet égard et dont il a eu connaissance par sa nièce, Jeanne Petit, femme de service chez Mme de Maintenon. Il envoie copie de la lettre que lui a écrite cette nièce à ce sujet; en voici l'extrait (Archives nationales, carton G[7] 584, 22 juillet) : « Mme Desmaretz m'a fait l'honneur de m'envoyer chercher pour me montrer une lettre que vous avez écrite à un nommé Dubois, qui a été directeur du dixième à Strasbourg, de présent à Paris, dans laquelle vous lui mandez que vous êtes bien fâché de ne pouvoir lui rendre service, mais qu'il s'adresse aux femmes de Mme Desmaretz, et qu'il répande quelques louis d'or, pour avoir un emploi; qu'il l'aura bientôt; que ces louis serviroient au jeu, et vous le priez bien fort de brûler votre lettre; que vous avez eu bien de la peine d'avoir votre emploi, mais qu'il vous en avoit coûté des pistoles pour d'autres; ce qui a fort surpris Mgr et Mme Desmaretz. Cette lettre est signée Jaquotot et datée du 18 juin à Riom. Il y en a deux, l'une qui parle à peu près comme je vous dis, et l'autre est contre Mgr Desmaretz. Mme Desmaretz a toutes les pièces en mains. Je ne vous crois pas capable de tels discours; justifiez-vous. »

Page 104, note 1. Voici la mention qui fut portée sur le registre des procès-verbaux du conseil des finances (Archives nationales G[7] 1849), le 29 septembre : « M. le marquis d'Effiat a pris sa place de vice-président, après qu'on a eu fait la lecture de sa commission, qui porte que c'est sans tirer à conséquence et pour lui seulement, ladite place de vice-président devant être éteinte après son décès. »

Page 121, note 8. Le préambule des lettres de survivance du gouvernement de Pont-Sainte-Maxence pour le marquis de Ruffec (registre O[1] 59, fol. 183) mérite d'être cité : « Louis, etc. Mettant en considération les grands et importants services rendus par notre défunt cousin le duc de Saint-Simon, pair de France, au feu roi notre trisaïeul dans les temps les plus difficiles et les plus embarrassés des commencements de son règne, et sachant que notre très cher et bien amé cousin le duc de Saint-Simon, pair de France, ministre d'État, a dignement rempli les idées qui avoient été conçues de lui par ses services de guerre, où il s'est trouvé avec beaucoup de distinction dès ses premières années, nous avons, etc. » Ce ne fut pas la seule grâce que Saint-Simon obtint alors : il se fit donner en décembre 1716 la croix de Saint-Louis, en même temps que les ducs d'Antin, de Charost, d'Aumont et de Biron (Mazas, *Histoire de l'ordre de Saint-Louis*, tome I, p. 297).

Page 122, note 6. Aux renseignements que nous avons donnés sur Claude de Rouvroy, bailli de Saint-Simon, et à ceux qui se trouvaient déjà dans notre tome I, p. 419, note 17, on peut ajouter diverses indications complémentaires. Il avait fait ses vœux à Saint-Victor de fort bonne heure, puisque, dès 1713, alors qu'il n'avait que dix-neuf ans, il sollicitait du pape l'autorisation de passer des Victorins dans l'ordre de Malte. Le Roi écrivait le 26 janvier 1714 au cardinal de la Trémoïlle à Rome : « Le sieur de Saint-Simon, chanoine régulier de l'ordre de Saint-Augustin, profès de l'abbaye de Saint-Victor de Paris, m'a fait représenter que, desirant pour de justes causes de passer de cet ordre dans celui de la religion de Malte, il avoit besoin d'un bref du Pape pour sa translation et qu'il devoit faire supplier S. S. de le lui accorder, et le duc de Saint-Simon m'ayant fait en même temps des instances pour obtenir ma protection en cette occasion, j'ai bien voulu lui donner cette marque de ma protection, et mon intention est que vous appuyez de vos offices et en mon nom la demande qui sera faite de ce bref, après que vous aurez examiné avec ceux qui seront chargés de cette affaire les moyens de la faire réussir. » Il ne put obtenir cette translation; c'est alors qu'il se sauva en Angleterre. Ramené en France comme il a été dit, il entama un procès contre sa mère et son frère l'abbé, qui s'opposaient à la cassation de ses vœux et lui déniaient sa part d'héritage. Il fut enfermé au fort de Joux parce qu'il avait menacé de mort son parent le duc, notre auteur, s'il n'obtenait pas cette annullation (*Mémoires de Mathieu Marais,* tome III, p. 84). Il perdit son procès contre ses parents; mais on obtint à Rome sa translation dans l'ordre de Malte. Très bien accueilli à la cour de Louis XV, il fut surtout un des familiers de la Reine, jouant chaque jour avec elle à cavagnole et l'accompagnant partout, ce qui ne l'empêchait pas de faire sa cour à Mme de Pompadour et au Roi et d'en être bien traité (*Mémoires de Luynes,* tome V, p. 131, 136, 304, 336, etc., VI, p. 40-44, 48, etc., VIII, p. 42, etc.).

Page 157, note 2. Desmaretz présenta au Régent, à la fin de 1716, un grand rapport sur sa gestion des finances depuis sa nomination comme contrôleur général en 1708 jusqu'à septembre 1715. La *Gazette d'Amsterdam* publia ce document dans ses seconds Extraordinaires C et CI de 1716, et il a été reproduit dans la *Correspondance des contrôleurs généraux,* tome III, Appendice, p. 673-682.

Page 162, note 1. Les conflits étaient anciens entre le grand et le premier écuyers. L'annotateur des *Mémoires de Sourches* (tome II, p. 27) nous a conservé le souvenir d'un de ces tiraillements : « Autrefois il n'y avoit de coureurs, c'est-à-dire, de chevaux à courte queue, que dans la petite écurie du Roi, dans laquelle il n'y avoit jamais de chevaux à longue queue, si ce n'est quelques chevaux de carrosse, et tous les chevaux à longue queue étoient dans la grande écurie. Un jour, il prit fantaisie à M. de Beringhen le père d'avoir quelques chevaux d'Espagne à longue queue; mais il s'en repentit bien depuis; car Monsieur le Grand prétendit aussitôt avoir le droit d'avoir des coureurs. La chose étant venue au jugement du Roi, il leur permit aux uns et aux autres d'avoir ce qu'ils voudroient, et bientôt après il fit un fonds à la grande écurie pour des coureurs, qu'il montoit plus souvent que ceux de la petite écurie, parce qu'il les trouvoit meilleurs, et il n'en fut que mieux servi par la jalousie que cela fit naître entre les deux écuries. »

Page 183, note 2. Le 17 octobre 1716, le conseil de régence, siégeant en finances, rendit un arrêt pour le paiement à M. de Beringhen de la somme de cent cinquante-quatre mille livres, à laquelle étaient évalués les chevaux, carrosses et harnais de la petite écurie qui lui revenaient comme dépouille par la mort de Louis XIV et que le jeune Roi gardait (Procès-verbaux du conseil de régence, Bibliothèque nationale, ms. Franç. 23672, fol. 105 v°).

Page 206, note 1. Voici quelques couplets des nombreuses chansons qu'on fit contre Saint-Simon à l'époque de la Régence. D'abord dans celle des « Boudrillons » :

D'où te vient tant de gloire?
Dis-moi, petit Simon,
    Boudrillon !
Nous n'avons dans l'histoire
Jamais trouvé ton nom.
Régent que veux-tu faire
De ce petit Simon?
    Boudrillon!
Vil insecte de terre,
Vrai gibier de lardon.
Il remue, il cabale,
Fait le fin et le bon;
    Boudrillon !
Il jappe avec scandale
En toute occasion, etc.

D'autres ont été publiées par Raunié, *Chansonnier historique du XVIIIe siècle,* tome II, p. 11 et suivantes :

Le Régent, dit l'une d'elle,

Choisit d'illustres favoris,
Simonnet, Noailles, du Fargis
C'est un beau bruit pour son histoire
Saint-Simon, fier de son rang,
Ne s'occupe que de son titre ;
Il est fripon, poltron, bélître ;
Aussi sort-il d'un vilain sang.

Citons encore ces couplets :

Qu'un Régent plein de foiblesse
Change à tout moment d'avis ;
Que Saint-Simon sans noblesse
Soit haï de tout Paris ; etc.
. . . .
Que Saint-Simon dans sa colère
Attaque la noblesse entière ;
Je me ris de cet avorton,
Et d'abord, pour me satisfaire,
Je prends ce roquet au menton
Et je lui fais voir son grand père.

Dans un chansonnier manuscrit qui appartenait à la fin du dix-neuvième siècle à M. Paul Viollet, membre de l'Institut, on trouve au tome VI, fol. 7 et 17, les deux strophes suivantes :

Roi, pendant ton enfance,
Si je suis ton régent,
Ici tout comme en France
Je rafflerai l'argent.
Je mets tout au Conseil, le bœuf, l'ânon, Noailles,
Et même Saint-Simon
Don don
Qui son nom soutiendra
La la
Partout, hors les batailles.
. . . .
Suivi de sa coborte,
Saint-Simon au berceau
S'écria de la porte :
« Hé ! quoi ! point de carreau !
Nous voulons soutenir l'honneur de la pairie.
Ici nous protestons,
Don don....

Répétons encore ces vers bien connus :

Petit bouzard du régent de la France,
Greffier des pairs, nous t'imposons silence.
Paix !
Souviens-toi de ta naissance,
Bourgeois poltron et punais.

Page 220, note 5. Le greffier Delisle nous a laissé un récit de l'incident injurieux qui s'était passé au Palais Royal entre Saint-Simon et le premier président et dont parlait M. de Caumartin dans sa lettre à la marquise de Balleroy du 1er février. Voici la note prise par lui à cette occasion (Archives nationales, reg. U 358, à la date) : « Sur la fin de janvier 1716, M. le premier président étant au Palais-Royal dans l'antichambre de M. le duc d'Orléans, causant avec M. le duc de la Feuillade et autres seigneurs, M. le duc de Saint-Simon passant dit à M. le duc de la Feuillade en ces termes : « M. le duc de la Feuillade, vous êtes là en méchante compagnie et avec une B. de J. (*sic*). A quoi M. le premier président ne répondit rien, mais sur le champ entra chez M. le duc d'Orléans, à qui il en fit sa plainte. M. le duc de Saint-Simon est celui qui est le plus animé et qui conduit l'affaire de Messieurs les pairs contre le Parlement. Cette querelle fait grand bruit dans le monde. En savoir la suite. » — La *Gazette de la Régence*, publiée par le comte Édouard de Barthélemy, fournit quelques autres détails, au 6 février (p. 68) : « Le duc de Saint-Simon, rencontrant à la porte du cabinet du Régent le premier président qui causoit avec le duc de la Feuillade, dit à ce duc : « A quoi t'amuses-tu à parler à un J... F... comme celui-là ? » Le premier président lui dit qu'il se plaindroit à S A. de son insolence, ce qu'il a fait, et le Régent lui a promis satisfaction; mais il n'y a pas de témoin, le duc de la Feuillade disant n'avoir rien entendu. Un conseiller m'a dit hier que, s'il y avoit des preuves et si le fait étoit avoué, le Parlement interviendroit comme ayant été insulté dans la personne de son président... » Et le 10 février (p. 69) : « Faute de preuve pour l'affaire du duc de Saint-Simon, on va dissimuler et garder la chose *in petto* pour, l'occasion arrivant, faire sentir à ce jeune seigneur qu'il n'en est pas quitte. »

Page 231, note 6. Le conseil des finances fut saisi de cette affaire (Procès-verbal de la séance du 19 novembre 1715, Archives nationales, G[7] 1849) : « M. le duc de Brancas demande à S. A. R., pour lui et ses hoirs, le droit de protection, habitation et tolérance accordées aux juifs établis et à établir dans l'intendance de Metz, pour en jouir pendant trente ans. Ces droits sont pris sur tous les juifs par tous les princes chrétiens, même par le pape, comme une marque de leur infidélité; ils se lèvent en Alsace, et on les a négligés à Metz. — La demande a été communiquée au contrôleur général du Domaine, qui est persuadé que c'est là un droit de souveraineté, un droit purement domanial, qui ne peut être aliéné à perpétuité; ces propositions sont incertaines. — Arrêté que S. A. R. peut faire don de ce droit-là, après qu'elle l'aura établi sur le pied de 40 livres sur chaque famille, et même sur un pied plus haut, pour neuf années seulement, attendu que, si cela excédoit, on le regarderoit comme une aliénation et que la Chambre des comptes ne le passeroit pas. » — Il n'en est plus parlé dans la suite.

Page 235, note 5. Nous reproduisons le texte de la lettre adressée par le Régent au chancelier de Pontchartrain pour lui annoncer la révocation de son fils et le don de la charge de secrétaire d'État à son petit-fils Maurepas : « A Paris, ce 6 novembre. Vous m'avez forcé, Monsieur, contre toutes mes résolutions; mais il ne m'est plus possible de n'y pas revenir. Épargnons-nous l'un à l'autre une conversation qui ne vous apprendroit rien que ce que vous êtes vous-même peiné de savoir il y a longtemps, et plus peiné encore que les choses soient telles. Mais, pour vous montrer jusqu'au bout quelle est ma considération personnelle pour vous et mon amitié que rien ne peut ébranler, je veux bien donner à votre petit-fils dès à présent la charge de secrétaire d'État et passer sur sa tête le brevet de retenue de quatre cent mille livres. Je vous donnerai encore quelqu'un qui ne vous puisse être suspect pour exercer la charge jusqu'à ce qu'il ait vingt-cinq ans ou que le Roi l'ait dispensé avant cet âge. Ce quelqu'un sera M. de la Vrillière, votre ami, votre parent, et secrétaire d'État lui-même, qui suffira aux deux charges et qui, par la sienne, ne vous peut donner d'inquiétude sur celle de votre petit-fils. Voilà, Monsieur, tout l'effort de mon estime et de mon amitié pour vous, qui laisse votre famille avec la charge que vous y avez mise, qui établit bien votre petit-fils, et qui me délivre de ce qui ne se peut plus soutenir à cet égard. Ne m'en demandez pas davantage; croyez même que je fais beaucoup. Je compte que la réponse de ce billet sera la démission de votre fils. Il sera moins désagréable que ce soit vous qui vous chargiez de tout cela avec lui que si j'en donnois la commission à un autre. Dès que j'aurai la démission pure et simple, j'envoierai M. de la Vrillière vous porter les provisions de votre petit-fils. Je vous plains infiniment; mais je fais pour vous tout ce qui m'est possible et que je n'aurois fait pour personne. Encore une fois, Monsieur, ne m'en demandez pas davantage; vous ne l'auriez pas, et je serois fâché de vous refuser et que vous m'aimassiez moins que je ne vous aime. PHILIPPE D'ORLÉANS. »

Page 256, note 2. Saint-Simon, comme nous l'avons indiqué, a supprimé un long passage en tête de la page 1762 du manuscrit de ses *Mémoires*. En voici le texte :

« Le feu Roi étoit revenu à son goût naturel et ses anciens principes sur l'Angleterre depuis la mort de la reine Anne et la disgrâce de tout ce qui avoit composé dans les derniers temps de son règne son Conseil, et les personnes de sa confiance à qui nous devions la la paix, et que le roi Georges, électeur d'Hanovre, eût remis dans toutes les places les whigs et tous ceux que la reine Anne en avoit ôtés. Ces mutations entières dans le gouvernement ne se peuvent exécuter sans faire bien des mécontents, d'autant que les nouveaux ministres vouloient faire périr juridiquement ceux qui, sous la reine Anne, avoient eu le plus de part à la paix. L'Écosse ne se consoloit point d'être enfin devenue en effet province d'Angleterre. Le duc d'Ormond se tenoit caché à Paris, en attendant ce que le comte de Mar pourroit faire en Écosse, où il y avoit un parti en mouvement, et le Prétendant, pour parler un langage reçu, étoit à Bar, qui n'attendoit qu'une conjoncture un peu apparente pour passer la mer, certain de la protection et des secours du Roi, et peut-être du roi d'Espagne. La mort du Roi, qui entroit secrètement, mais de tout son cœur, dans ce projet, qui pouvoit être même favorisé par quelques puissances du Nord que la guerre entre elles retenoit encore, déconcerta ce projet. Une minorité, dans la situation où le Roi laissoit les affaires du royaume, n'étoit pas un temps propre à risquer de rompre avec l'Angleterre, sans être bien assuré de ce dont il est bien difficile de l'être, je veux dire d'une révolution subite et entière, telle à peu près que celle qui mit le roi Guillaume sur le trône de son oncle et de son beau-père, et qui par sa promptitude relieroit en même temps la France qui y auroit eu part avec l'Angleterre et ne lui laisseroit d'ennemis que l'électeur d'Hanovre et ses amis au-dehors des Iles britanniques. Le feu Roi avoit, comme [on] a vu, laissé la France et l'Espagne dans leur union depuis l'avènement de Philippe V sur ce trône, et bien raffermi, et les deux couronnes en paix avec toute l'Europe, dont elles jouissoient par les traités d'Utrecht et de Bade. M. le duc d'Orléans vouloit absolument conserver un bien si nécessaire, et d'autres circonstances l'éloignoient de se prêter au projet du feu Roi en faveur du Prétendant. Le comte de Stair étoit en France de la part du roi Georges plus d'un an avant la mort du Roi, sans avoir encore pris le caractère d'ambassadeur, qu'il gardoit dans sa poche. C'étoit un très simple gentilhomme écossois, grand, bien fait, maigre, la tête haute, l'air fier, vif, entreprenant, hardi jusqu'à l'audace, avec cela de l'esprit, de l'adresse, du tour, actif, instruit, parlant aisément tous les langages suivant qu'il les croyoit convenir, et, sous prétexte d'aimer la société, la bonne chère, un peu de débauche, attentif à se faire des connoissances et à se procurer des liaisons, dont il pût faire usage à bien servir son maître et son parti, auquel il étoit dévoué comme créature du duc de Marlborough, sous qui il avoit servi, qui l'avoit avancé, et dont les amis le protégeoient, et par une grande ambition pour réussir et faire en son pays une grande fortune. Il étoit d'ailleurs pauvre et n'avoit qu'un régiment et l'ordre d'Écosse. On a vu que le Roi étoit mort fort mal content de lui, que Torcy l'étoit encore davantage, et qu'il avoit même refusé de plus traiter avec lui. Stair, voyant de loin le déclin menaçant de la santé du Roi, et n'espérant rien de bon pour lui de l'autorité du duc du Maine, qui auroit, si elle eût prévalu, suivi les maximes et le goût du feu Roi pour la politique et les projets, comprit de bonne heure qu'il n'avoit de parti à prendre que celui de M. le duc d'Orléans, le flatter de la protection de son maître s'il en avoit besoin pour faire reconnoître sa régence et l'autorité qu'elle lui donnoit, l'enrôler pour ainsi dire de bonne heure avec le roi Georges par ces offres dans un temps douteux, et le lier avec lui en lui persuadant que leurs intérêts étoient communs, et, pour en parler franchement, car il ne craignit pas d'en laisser échapper les paroles, que deux usurpateurs se devoient soutenir mutuellement envers et contre tous, puis[qu']ils étoient tous deux dans le même cas, Georges à l'égard du Prétendant, M. le duc d'Orléans à l'égard du roi d'Espagne au foible titre des Renonciations, si un enfant tout tendre et de l'âge dont le Roi étoit venoit à manquer. »

Page 260, note 4. M. Hyrvoix de Landosle veut bien nous communiquer des extraits des deux lettres échangées entre Torcy et le comte du Luc, ambassadeur de France à Vienne, et relatives aux insolences du comte de Stair. Le comte du Luc écrit au ministre le 21 août 1715, de Vienne (Affaires étrangères, vol. *Autriche* 108, fol. 50 v°) : « ...J'ai mes raisons de vous supplier, Monsieur, d'ordonner à quelqu'un de m'écrire mot à mot ce qui s'est passé dans votre cabinet entre vous et Mylord Stair. Le prince Eugène, après vous avoir mis au pinacle et loué votre modération, me parla de ce Mylord comme d'un homme d'un grand flegme et si fort maître de ses discours qu'il n'en connoissait pas un autre en Angleterre qui pût lui être comparé. Il me dit ensuite qu'on prétendoit que vous aviez mis ce Mylord hors de votre cabinet par les épaules, au vu et au su de tous les autres ministres... »

Torcy répondit le 5 septembre (vol. *Autriche* 107, fol. 57) : « ... Je répondrai seulement, Monsieur, à un article de votre lettre du 21 août : c'est celui de Mylord Stair. Il est faux que je l'aie mis hors de mon cabinet par les épaules ; mais il est vrai qu'il le méritoit, et je crois que, quelque sage que vous soyez, vous n'auriez pas souffert avec patience qu'un ministre vous eût reproché la mauvaise foi de la France, surtout dans une occasion où il n'y avoit pas lieu de faire un pareil reproche. M. de Stair sentit [si] bien le tort qu'il avoit qu'il voulut s'excuser en disant que c'étoit de l'Espagne et non de la France qu'il avoit voulu parler. Je suis obligé à M. le prince Eugène de l'opinion qu'il veut bien avoir de moi. Je crois qu'il a raison de penser comme il fait de Mylord Stair, parce qu'il ne l'a connu qu'obéissant et soumis, et cet homme a le don de prendre tous les caractères qu'il croit convenables à l'état où il se trouve. Il a cru, lorsqu'il est venu en France, qu'il pouvoit être utile à ses amis de mettre de l'aigreur dans les affaires et de les traiter avec hauteur ; j'ai cru, Monsieur, qu'en nul endroit il ne pouvoit convenir à la dignité et au service du Roi de souffrir cette manière de traiter ; quelques gens ici n'ont pas pensé de même... » Et du Luc répliqua le 28 septembre (vol. 108, fol. 78 v°) : « ... Je vous remercie très humblement de l'article touchant Mylord Stair : il écrit ici de si sottes nouvelles qu'il n'y a pas moyen de l'en croire l'auteur... »

Page 266, note 7. Il y a quelques renseignements biographiques sur le chevalier Harvey dans une lettre de M. d'Iberville, ambassadeur de France à Londres, du 18 mai 1716 (Dépôt des affaires étrangères, vol. *Angleterre* 281).

Page 268, note 3. Les traités d'Utrecht avaient réservé le commerce dans la mer du Sud aux seuls Espagnols et en avaient exclu toutes les autres nations, même les Français. Une déclaration royale l'avait donc interdit à tous les armateurs ; mais ceux-ci n'en tenaient pas compte. Le Régent promulgua le 29 janvier 1716 une nouvelle déclaration qui interdisait expressément à tous Français de naviguer et de commercer dans la mer du Sud (Archives nationales, reg. du Parlement, X1A 8715, fol. 131 v°).

Page 281, note 3. Au conseil de régence du 10 décembre, il fut question d'une réclamation adressée au maître de poste de Nonancourt par l'Anglais qui avait été arrêté ; il redemandait la carabine démontable qu'on avait saisie sur lui. Comme il se servait à ce propos « d'injures et de termes menaçants », le conseil estima qu'il n'y avait pas lieu de tenir compte de sa requête et décida que cette carabine serait déposée au greffe [du Parlement?] comme « arme défendue » (Bibliothèque nationale, ms. Franç. 23671, fol. 3). D'autre part, la minute des deux notes qui furent remises à Stair en réponse à ses réclamations et à ses plaintes est au Dépôt des affaires étrangères, vol. *Angleterre* 279, fol. 33 et 37.

Page 283, note 1. Dès le début de son ambassade, le duc de Saint-

Aignan s'était persuadé des mauvaises dispositions d'Alberoni; il écrivait au Roi le 17 février 1715 (vol. *Espagne* 239, fol. 25) : « Il m'est revenu que l'abbé Alberoni continuoit de temps en temps ses mauvais discours contre les sujets de Votre Majesté. Cela ne l'empêche pas de me protester souvent qu'il est inséparablement attaché aux intérêts de la France;... mais toutes les assurances qu'il donne de ses bonnes dispositions à notre égard, ont un air si contraint et si déguisé qu'elles ne persuadent personne. » Et le secrétaire Pachau écrivait le lendemain (*ibidem*, fol. 33) : « Je souhaite que la reine se dégoûte promptement de son abbé Alberoni; car je vous avoue que je craindrois extrêmement les conséquences dangereuses des conseils qu'un homme de ce caractère est capable de lui donner. » En juillet 1715, Louis XIV rétablit la pension de six mille livres que l'abbé avait eue naguère, et, comme celui-ci faisait des façons sur ce qu'il devait demander permission de l'accepter au duc de Parme et au roi d'Espagne, parce que c'était une grâce nouvelle, le Roi décida que les six années pendant lesquelles il n'avait pas joui de cette pension lui seraient payées intégralement, afin de faire disparaître ce prétexte de nouveauté (vol. *Espagne* 241, fol. 232, lettre du Roi du 12 août).

Page 293, note 2. A la nouvelle du naufrage de la flotte du Mexique, le Régent écrivit, le 27 novembre, la lettre suivante au roi d'Espagne (Archives nationales, KK 1323, fol. 89); on en remarquera le ton cordial et déférent. « Monseigneur. Attentif non seulement à ce qui peut plaire, mais à ce qui peut convenir au bien et à l'intérêt de Votre Majesté, j'ai pensé que, dans la perte malheureuse qu'elle a faite de la flotte du Mexique, je pouvois lui être de quelque utilité. Pour cet effet, Votre Majesté n'ayant peut-être pas encore une marine suffisante et prête au besoin pressant qu'il y a de faire venir plus promptement en Europe l'argent de cette flotte qu'on a repêché, je me suis mis en état d'offrir à Votre Majesté deux bons vaisseaux du Roi, bien armés, qui pourroient partir quand et aussi tôt qu'il plairoit à Votre Majesté, et ramener à Cadix avec plus de sûreté et de promptitude cet argent, après lequel les négociants des deux couronnes respirent, et qui ne seroit pas moins utile en particulier à Votre Majesté. Elle sait mieux que moi que dans cela la diligence est d'autant plus nécessaire que ce seroit réparer en quelque façon ou du moins diminuer considérablement la perte qu'on a faite. Votre Majesté aura donc la bonté de délibérer sur l'offre que j'ai l'honneur de lui faire et d'être persuadé que je ne perdrai jamais aucune occasion de lui marquer mon attachement sincère et le profond respect avec lequel je suis, Monseigneur, de Votre Majesté, très humble et très affectionné oncle et serviteur. »

Page 314, note 4. Les procès-verbaux des séances du conseil des finances (Archives nationales, G[7] 1849) contiennent diverses mentions sur l'affaire intentée à M. de la Garde : Séance du 8 novembre 1715. « Requête des payeurs, contrôleurs et syndics des rentes supprimés à ce que le sieur de la Garde soit condamné, et par corps, de leur payer les sommes qu'il a reçues pour les rembourser, montant à 1 600 000 livres, qu'il dit avoir remis au sieur le Gendre sur un ordre particulier de M. Desmaretz. — Les conclusions accordées en leur entier et tout d'une voix; mais, avant que d'expédier l'arrêt, M. Rouillé en rendra compte à S. A. R. » — Séance du 15 novembre : « Requête du sieur de la Garde, payeur des rentes, à ce qu'on lui remette 1 600 000 livres pour être employées au remboursement des officiers supprimés, sinon permis d'assigner en garantie M. Desmaretz, pour être condamné par les mêmes voies qu'il a été condamné par l'arrêt du 8 novembre dernier. Nota : M. Rouillé en a parlé à S. A. R. qui a dit permettre de suivre les voies de justice. — Arrêté que la requête sera communiquée à M. Desmaretz pour y répondre dans trois jours. » — Séance du 17 novembre : « M. Rouillé a reçu une lettre du sieur de la Garde, qui lui mande que les huissiers ne veulent point signifier l'arrêt qui ordonne que sa requête sera communiquée à M. Desmaretz. — Arrêté qu'on ordonnera à l'huissier de le signifier, et sur le champ l'ordre a été donné à l'huissier de service. » — Séance du 3 décembre : « Le sieur de la Garde, payeur des rentes, demande à être déchargé de l'assignation à lui donnée le 7 novembre 1715 au Bureau de la Ville, à la requête du sieur Billaud. — Néant. »

Page 366, note 2. Pendant sa prison à la Conciergerie, le chevalier de Jonzac entretint une correspondance avec le prince de Vaudémont, alors à Commercy, chez lequel il s'était réfugié après son duel. Deux de ses lettres sont aujourd'hui conservées dans les portefeuilles du musée Dobré, à Nantes ; en voici le texte :

« De la Conciergerie, ce vendredi 18e septembre 1716.

« Monseigneur,

« Mon père m'ayant montré la lettre dont vous l'honorez à mon sujet, je ne puis retarder davantage à vous assurer de ma respectueuse reconnoissance de l'honneur de votre souvenir. Si vous avez la bonté de ne pas tout à fait oublier le pauvre chevalier, il vous rend bien la pareille, je vous jure, et il n'est de moment, dans ma journée, où je ne regrette l'aimable séjour de Commercy. Quelle différence de ma vie présente ! J'ai été charmé d'y voir les prouesses de votre meute et, de toutes les raisons qui me donnent impatience de sortir, qui, comme jugez bien, sont en grand nombre, la plus vive est de me retrouver encore à portée de rendosser le sarrau vert; mais, quand je sortirai, la saison sera si avancée, que je crains bien qu'il ne soit plus temps d'aller chasser. Encore, Monseigneur, si vous étiez arrivé en ce pays-ci, et notre respectable abbesse[1] aussi, je serois, quelque envie, je vous l'avoue, que j'eusse de chasser, je serois consolé; mais, si vous n'y êtes pas encore, je n'aurai certainement rien de plus pressé que

1. Mlle de Lillebonne, abbesse de Remiremont, nièce de Vaudémont.

de m'en retourner vous retrouver et de revenir avec vous. J'ai assurément bien des affaires; mais je n'en ai point qui me tiennent plus au cœur, et, vos bontés excessives pour moi m'autorisant à vous parler avec liberté, je vous assure, de toute la sincérité dont je me flatte que vous me croyez capable, que, si vous m'honorez du titre de votre enfant, j'en ai plus que les dispositions, puisque, outre le tendre respect dû à mon père, je donnerois volontiers dix années de ma vie pour passer ce qui m'en resteroit à vous faire ma cour. Je vous supplie, si vous trouvez que je m'exprime trop librement, de vous en prendre à mon cœur qui ne se peut taire sur un article aussi sensible. Vous êtes mieux instruit que moi des nouvelles de l'état de la santé de M. le prince de Conti, qui est à Issy, et de Monsieur le Duc qui a pensé perdre son bon œil à Chantilly. Vous savez qu'ils se portent tous deux assez bien pour qu'on n'en soit point en inquiétude : ainsi je ne vous en parlerai point; mais, de la façon dont je passe mon temps dans la captivité où je suis détenu, je soutiens toujours mon projet, et, me levant à six heures du matin tous les jours, je tâche à si bien remplir toute ma journée jusqu'à onze que je me couche, que je n'aie pas le moment de réflexion, à laquelle, si je m'y abandonnois, j'aurois d'autant plus de sujet de chagrin que le moindre est ma prison. Suivant donc le principe de l'éviter, et la gaieté naturelle que vous me connoissez ne m'abandonnant que le moins que je peux, ma musique et mon italien continuent toujours à aller leur train on ne peut pas mieux. J'ai de plus très souvent quelque petit concert depuis quatre heures jusqu'à huit, composé de Murayre, que vous avez vu à la cour de Lorraine, qui a la plus gracieuse voix du monde et la plus goûtée à Paris, de Guesdon, de la musique du Roi, de deux basses-tailles de leurs beautés, d'une basse de viole, et d'un clavecin. Je retiens les voix à souper, et, y étant depuis huit heures jusqu'à onze avec des dames, l'amour, qui, quoique dans la prison, me sert à merveilles et que j'y ai admis comme très nécessaire en tout temps, mais surtout en pareil lieu, se joignant avec la musique, je n'ai regret qu'à voir arriver l'heure à laquelle il faut se séparer, dans quelque bon train qu'on soit. Je ne sais trop comme il s'accommodera du devoir conjugal, qui commença hier à reprendre ses droits de visite, mais non pas de plaisirs réels; mais j'y ferai de mon mieux pour les accommoder. C'est tout ce que je puis faire de mieux pour le légitime, le défendu étant tout du plus aimable, et méritant bien d'emporter la balance. Je sais combien peu vous êtes ennemi des joies humaines; ainsi, je vous rends compte, et m'y crois obligé comme à un bon père très indulgent, de ma conduite. Quand serai-je assez heureux pour le pouvoir faire moi-même? Je le desire bien ardemment et de vous convaincre, dans tout le reste de ma vie, qu'elle est dévouée et consacrée au tendre et respectueux attachement qu'a pour vous, Monseigneur, de Votre Altesse, le très humble et très obéissant serviteur. — Jonzac-Aubeterre.

« P. S. Permettez-moi de vous rendre mille grâces au sujet de la Ferté et de mes chevaux et de vous en demander la continuation. »

La seconde lettre est du 5 octobre suivant :

« Monseigneur,

« Il y a près d'un mois que Votre Altesse ne m'a pas honoré de la moindre lettre; j'en suis profondément alarmé, et ne puis m'empêcher de vous le marquer, et ma juste crainte de subir la règle presque générale des absents, qui ont toujours tort. Ils ne l'ont jamais eu près de vous; il n'y a sur cela, comme sur tout ce qui vous regarde, qu'à s'en rapporter à la voix publique. Le pauvre chevalier auroit-il été le premier? j'ose me flatter que non, et toutes vos bontés me sont trop présentes pour le pouvoir imaginer. J'aime bien mieux croire, Monseigneur, que l'heureux talent dont le ciel vous a doué, d'une perpétuelle occupation, ne vous laisse pas le temps de vaquer à la consolation d'un pauvre prisonnier qui n'en reçoit point de plus vive que quand vous l'honorez d'un mot de votre main, et que notre meute surtout (permettez-moi de l'appeler nôtre parce que je me regarde toujours comme ayant l'honneur d'en être le gentilhomme) fait des merveilles pour votre amusement. Je ne sais si vous approuverez le dessein et l'intention dans laquelle je suis, qui est de retourner à mon poste au sortir d'ici. Je compte, si vous êtes encore à Commercy, ne rester que huit jours à Paris pour mes visites de bienséance et ensuite, le trouvant trop petit pour m'enfermer, et pressé par l'excès de ma reconnoissance et de mon attachement, d'aller, sous mon vrai nom et en homme libre, vous en assurer et vous faire ma cour en me revoyant encore à la queue de notre excellente meute, y passer tout le mois de décembre et à aller, présenté par vous, faire aussi ma cour à L. A. R., et puis surtout à notre respectable abbesse, et de là revenir, au commencement de l'année prochaine, à Paris, avec vous, si vous y venez, sinon seul. Faites-moi la grâce de me mander, Monseigneur, si vous approuvez ce projet, et, si rien ne s'oppose à l'exécution, de me permettre de le suivre, et je ferai pour lors, en m'en revenant, revenir la Ferté avec mes chevaux. Approuvez de grâce les motifs de mon dessein, et soyez bien persuadé que rien dans le monde n'est au-dessus de mon sincère dévouement à vous, et que personne n'a l'honneur d'être avec un plus profond respect, etc. — Jonzac-Aubeterre.

« Mon père, qui sort d'ici, m'a bien chargé de vous assurer de son très humble respect. Je vous ai rendu, dans ma dernière, compte de ma conduite : elle est toujours la même, et toujours l'amour de la partie. Permettez-moi, Monseigneur, de faire ici un peu ressouvenir M. et Mme d'Hizoncourt(?), et M. et Mlle le Rouge, du meilleur de leurs amis. Je souhaite souvent ici le merveilleux Desnoyers, de moitié avec son ami Dubois le basson, avec lequel j'ai bu à sa santé. »

Page 370, note 2. En mai 1716, Jean Buvat (*Journal,* tome I, p. 144) raconte que le chancelier de Pontchartrain fut contraint par la chambre de justice à rendre compte de son administration comme contrôleur général des finances, et dut fournir, ainsi que son fils, une déclaration de ses biens. Il cite même une conversation que l'ancien ministre aurait eue à ce propos avec le Régent, et il prétend que le maître des requêtes Dugué de Bagnols fut chargé de le garder à vue. Mais Duclos a noté en marge du manuscrit de Buvat que tout cela était faux.

Page 371, note 1. Le Régent écrivit la lettre suivante, le 11 novembre, au comte du Luc, ambassadeur à Vienne (Archives nationales, KK 1323, fol. 67) : « J'ai reçu la lettre que vous m'avez écrite le 8 de ce mois. Vous n'avez besoin auprès de moi que de vos seules remontrances pour attirer mon attention sur vous et par conséquent sur votre situation. Mais vous n'ignorez pas le désastre dans lequel j'ai trouvé les finances du royaume et ma peine à fournir aux besoins les plus urgents. Indépendamment de ma bonne volonté pour vous, je songe aux moyens de mettre les ministres du Roi dans les cours étrangères en état de soutenir leurs caractères et de continuer leurs services, ce qui demande un peu de patience, à quoi je vous exhorte, persuadé que vous ne serez point oublié dans nos arrangements et que je suis très disposé à vous faire plaisir. »

Page 379, note 2. Nous devons à la bienveillance des PP. Dudon et de Becdelièvre des renseignements complémentaires sur le P. Riglet. Il naquit à Bourges le 28 octobre 1655, entra au noviciat le 14 octobre 1674, et enseigna à Moulins, à Nevers, à Bourges, à Hesdin, etc. ; il fut ordonné prêtre en 1685 et fit la profession des quatre vœux le 2 février 1689. Appelé à Paris en 1700, il s'adonna presque exclusivement à la prédication. — Saint-Simon parlera encore deux fois du P. Riglet, à peu près dans les mêmes termes : tomes XIV de 1873, p. 209, et XVI, p. 280. Dans la première de ses deux mentions, il le qualifiera de « jésuite d'esprit et de manège, qu'elle [la duchesse de Berry] avoit connu de jeunesse par ses femmes, et qui en disoit des meilleures ».

Page 396, note 1. Le 8 février 1716, le Régent adressa au roi Victor-Amédée la lettre suivante relativement aux difficultés de la cour de Sicile avec celle de Rome : « Au roi de Sicile, monseigneur mon beau-frère. — Monseigneur, la lettre de Votre Majesté du 5 du mois passé, que m'a rendue M. le baron Perone, m'a fait un plaisir sensible par la justice qu'elle rend à mes bonnes intentions au sujet des différends de la Sicile avec la cour de Rome. Les démarches que j'ai fait faire depuis auprès du Pape par rapport à cela, dont le baron doit avoir rendu compte à Votre Majesté, doivent la persuader combien j'ai à cœur ses intérêts et de faire voir l'union qui est entre Votre Majesté et cette couronne. Je mettrai toujours mon attention principale à la conserver, et à lui donner toutes les marques du parfait attachement avec lequel je suis, Monseigneur, de Votre Majesté, très affectionné beau-frère et serviteur. » (Archives nationales, KK 1323, fol. 150 v°).

TABLES

I

TABLE DES SOMMAIRES

QUI SONT EN MARGE DU MANUSCRIT AUTOGRAPHE.

Suite de 1715.

1716.

II

TABLE ALPHABÉTIQUE

DES NOMS PROPRES

ET DES MOTS OU LOCUTIONS ANNOTÉS DANS LES *MÉMOIRES*

N. B. Nous donnons en italique l'orthographe de Saint-Simon, lorsqu'elle diffère de celle que nous avons adoptée.

Le chiffre de la page où se trouve la note principale relative à chaque mot est marqué d'un astérisque.

L'indication (Add.) renvoie aux Additions et Corrections.

A

B

C

D

E

F

G

H

I

N

O

P

Q

R

S

T

W

Y

III

TABLE DE L'APPENDICE

PREMIÈRE PARTIE

ADDITIONS DE SAINT-SIMON AU *JOURNAL DE DANGEAU.*

(Les chiffres placés entre parenthèses renvoient au passage des *Mémoires* qui correspond à l'Addition.)

SECONDE PARTIE

TABLE DES MATIÈRES

CONTENUES DANS LE VINGT-NEUVIÈME VOLUME.

FIN DU TOME VINGT-NEUVIÈME.

CHARTRES. — IMPRIMERIE DURAND, RUE FULBERT.